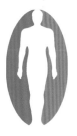

实用人体解剖图谱

Atlas of
Practical Human Anatomy

图谱

躯干内脏分册

Trunk and Internal Organ Volume

主编
陈金宝

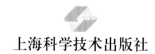

上海科学技术出版社

图书在版编目（CIP）数据

实用人体解剖图谱·躯干内脏分册/陈金宝主编 .
—上海：上海科学技术出版社，2015.5
ISBN 978-7-5478-2504-4

Ⅰ.①实… Ⅱ.①陈… Ⅲ.①人体解剖学－图谱

Ⅳ.① R322-64

中国版本图书馆 CIP 数据核字（2014）第 304198 号

实用人体解剖图谱
躯干内脏分册

主编　陈金宝

上海世纪出版股份有限公司

上 海 科 学 技 术 出 版 社　出版

（上海钦州南路 71 号　邮政编码 200235）

上海世纪出版股份有限公司发行中心发行

200001　上海福建中路 193 号　www.ewen.co

浙江新华印刷技术有限公司印刷

开本 889×1194　1/16　印张 41　插页 4

字数 730 千字

2015 年 5 月第 1 版　2015 年 5 月第 1 次印刷

ISBN 978-7-5478-2504-4/R · 850

定价：398.00 元

主编简介

发表论文及出版

在国家级杂志发表的论文、编写出版的教材及专著共 140 余篇（部）。其中主编专著《医学摄影》1 部，副主编《断面解剖与 MRI CT ECT 对照图谱》1 部，策划并参加主编的医学彩色图谱《人体解剖学彩色图谱》《组织胚胎学彩色图谱》《寄生虫学彩色图谱》《病理解剖学彩色图谱》《实验诊断学彩色图谱》5 部，策划并参加总主编系列教材 54 种。

承担课题

国家"九五"重点攻关课题"人体解剖学课件""组织胚胎学课件"2 项，国家新世纪网络建设工程课题"人体解剖学网络课程""组织胚胎学网络课程"2 项，教育部重大研究课题子课题 1 项，"药理学"国家级优秀网络课程 1 项，辽宁省科委课题 1 项，辽宁省教育厅课题 1 项。

获得奖励

卫生部奖 6 项，教育部奖 1 项，美国医学电教学会（HESCA）奖 1 项。

辽宁省科技进步一等奖"现代医学教育资源库"1 项，辽宁省优秀教学成果一等奖 1 项，辽宁省优秀教学成果二等奖 2 项，辽宁省优秀教学成果三等奖 1 项，辽宁省优秀课件一等奖 1 项，沈阳市科技进步三等奖 1 项。

曾任职务

中国医科大学教育技术中心主任，网络教育学院常务副院长。卫生部继续医学教育和乡村医生教育的视听教育专家，中华医学会教育技术分会委员、常务委员、副主任委员、主任委员、名誉主任委员，教育部高等医药院校现代教育技术与计算机教学指导委员会委员，中国电化教育协会理事、医学委员会主任委员，辽宁省高等院校电化教育研究会副理事长等职。

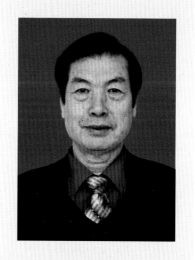

陈金宝

1944 年生，山东单县人，1963 年考入中国医科大学医疗系学习，1969 年毕业。1994 年晋升为教授，2000 年获得国务院特殊津贴。一直在中国医科大学从事医学图像制作和医学图像处理的研究及资源库建设等工作。

编委名单

主 编

陈金宝

副主编

齐亚力　段坤昌　孙桂媛　傅　强
季雪芳　刘　强　周艳芬

影像主审

王振宇

编 委

按姓氏笔画排序

马　黎　王　顺　王　洋　朱小兵
刘　强　刘自力　刘贤魁　齐亚力
孙桂媛　李　亮　杨　军　杨　雄
张　颐　陈金宝　邵　博　季雪芳
周艳芬　段坤昌　常　阳　傅　强
富长海　黎　宪

标本制作

按姓氏笔画排序

王　顺　王　洋　朱小兵　刘自力
邵　博　段坤昌　富长海　黎　宪

前言

《实用人体解剖图谱》结合临床的实际需要，按照人体的部位进行分册，即头颈分册、躯干内脏分册和四肢分册。为了让读者对人体的结构建立一个立体的概念，我们还设立了概论与断面分册。该图谱主要供普通外科、骨科、心外科、胸外科、泌尿外科、神经外科、血管外科、整形美容外科、乳腺外科、肝脏外科、妇产科、眼科、耳鼻喉科、口腔科、影像科及运动医学等专业的临床医师使用。解剖工作者和医学生也可在教学和科学研究中参考。

该图谱为了充分体现实用性原则，采取了系统解剖、局部解剖、表面解剖、影像解剖和运动解剖相结合，以及正常与变异相结合、大体标本与显微镜切片相结合的方法，充分展示人体的正常结构。此外，在该图谱还包括了有关胚胎学的部分内容。

系统解剖部分重点展示骨骼、肌肉、血管和神经的有关内容。局部解剖部分按照内容的需要，进行逐层解剖，用高分辨率数码相机拍摄，用图像处理技术对拍摄的图像进行加工处理，充分显示浅组织、筋膜、肌肉、骨骼、血管、神经的相互位置关系。断面解剖部分是将人体进行水平、矢状和冠状断层，用高分辨率数码相机拍摄，用图像处理技术对拍摄的图像进行修整，对标本在固定过程中的萎缩部分进行适当处理，使图像更加真实。近年影像技术发展很快，设备的分辨率越来越高，我们应用了超声波、X线、CT、ECT和MRI图像，从不同侧面展示人体的正常结构。表面解剖部分根据内容的要求，采用不同的姿势，充分显示人体的结构，用高分辨率数码相机拍摄后进行加工处理，从而获得高质量的图像。

在本套图谱的编绘过程中，参阅了国内外出版的相关图谱和专著。在此，对出版社和作者表示衷心的感谢。

本套图谱在编绘过程中得到了中国医科大学有关领导，网络教育学院、基础医学院有关教研室，以及临床学院有关科室和专家的大力支持，在此一并表示感谢。

由于作者的水平有限，本套图谱难免存在不当之处或错误，敬请学界专家和读者给予批评指正。

陈金宝

2014 年 10 月

目录

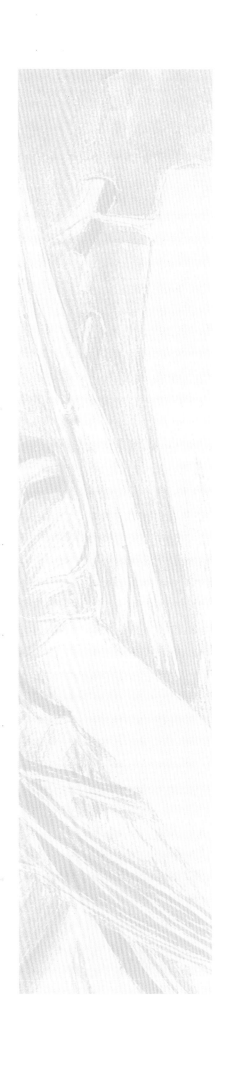

第一篇 胸背与内脏

第一章 胸背部体表

体表 / 3
1. 男性胸部体表 / 3
2. 女性胸部体表 / 4
3. 男性背部体表 / 5

分区 / 6
4. 胸部的分区 / 6
5. 背部的分区 / 7

张力线 / 8
6. 胸部张力线 / 8
7. 背部张力线 / 9

标志线 / 10
8. 胸部标志线 / 10
9. 背部标志线 / 11
10. 腋部标志线 / 12

第二章 系统解剖

骨骼 / 13
11. 胸肋关节（前面观）/ 13
12. 胸锁关节和第 1 肋胸肋结合（前面观）/ 13

13. 胸椎 / 14
14. 胸椎 X 线像（前后位）/ 15
15. 胸椎 X 线像（侧位）/ 15
16. 胸椎磁共振成像（矢状位）/ 16
17. 第 1 胸椎 / 17
18. 第 5 胸椎 / 18
19. 第 12 胸椎 / 19
20. 胸锁关节 / 20
21. 肋椎关节韧带 / 20
22. 肋骨 / 21
23. 胸骨（前面观）/ 22
24. 胸骨（侧面观）/ 22

肌肉 / 23
25. 胸部肌肉（浅层）/ 23
26. 胸部肌肉（深层）/ 24
27. 胸后壁（前面观）/ 25
28. 胸前壁（后面观）/ 26
29. 胸壁（侧面观）/ 27
30. 背肌（浅层）/ 28
31. 背肌（深层）/ 29
32. 背肌（断面）/ 29
33. 背固有肌 / 30
34. 背固有肌局部解剖 1 / 31
35. 背固有肌局部解剖 2 / 32

血管 / 33

36. 胸壁动脉（前面观）/ 33
37. 胸壁动脉（侧面观）/ 34
38. 支气管动脉 / 35
39. 主动脉弓及其分支 / 36
40. 主动脉弓主要分支变异 / 37
41. 主动脉弓直接发出椎动脉变异 / 38
42. 主动脉弓直接发出甲状腺最下动脉变异 / 39
43. 主动脉弓直接发出右锁骨下动脉变异 / 39
44. 右位主动脉弓变异 / 40
45. 重复主动脉弓变异 / 40
46. 回旋主动脉弓变异 / 41
47. 主动脉弓数字减影血管造影 1 / 42
48. 主动脉弓数字减影血管造影 2 / 42
49. 支气管静脉 / 43
50. 胸壁静脉（前面观）/ 44
51. 胸壁静脉（侧面观）/ 45
52. 肋骨周围静脉 / 46
53. 胸椎周围静脉 / 47

神经 / 48
54. 胸壁神经（前面观）/ 48
55. 胸壁皮神经（前面观）/ 49
56. 胸壁皮神经（后面观）/ 50

淋巴 / 51
57. 女性乳房淋巴回流 / 51
58. 胸导管 / 52

第三章　局部解剖

胸壁 / 53
59. 胸前壁局部解剖 1 / 53
60. 胸前壁血管神经 / 54
61. 胸前壁局部解剖 2 / 55
62. 胸前壁局部解剖 3 / 56
63. 胸前壁局部解剖 4 / 57
64. 胸壁血管神经（深层）/ 58

65. 胸腔器官 1 / 59
66. 胸腔器官 2 / 60
67. 胸腔器官 3 / 61
68. 胸腔器官 4 / 62
69. 胸腔器官 5 / 63
70. 胸后壁局部解剖 1 / 64
71. 胸后壁局部解剖 2 / 65

72. 胸后壁局部解剖 3 / 66

⁓⁓⁓ 背部 / 67
73. 背部血管神经（浅层）/ 67
74. 背部血管、神经和肌肉 / 68

⁓⁓⁓ 纵隔 / 69

75. 纵隔（左面观）/ 69
76. 纵隔（右面观）/ 70

⁓⁓⁓ 膈肌 / 71
77. 膈的动脉（上面观）/ 71
78. 膈的动脉和神经（下面观）/ 71

第四章 乳腺

⁓⁓⁓ 表面 / 72
79. 乳房（前面观）/ 72
80. 乳房（侧面观）/ 72

⁓⁓⁓ 结构 / 73
81. 乳房结构 / 73
82. 乳房局解 / 73
83. 乳房矢状切面模式图 / 73

⁓⁓⁓ 影像 / 74
84. 乳房 X 线像（侧位）/ 74
85. 乳房 X 线像（头足位）/ 74

⁓⁓⁓ 组织学结构 / 75
86. 静止期乳腺（人乳腺，HE 染色，×100）/ 75
87. 妊娠期乳腺（人乳腺，HE 染色，×100）/ 75
88. 授乳期乳腺（人乳腺，HE 染色，×400）/ 75

第五章 气管

⁓⁓⁓ 结构 / 76
89. 气管与支气管（前面观）/ 76
90. 气管与支气管（后面观）/ 76
91. 气管和支气管局解（后面观）/ 77
92. 气管镜像（隆嵴）/ 77
93. 气管隆嵴 / 77

⁓⁓⁓ 影像 / 78
94. 支气管造影（前后位）/ 78

95. 支气管造影（侧位）/ 79
96. 支气管造影（标本 1）/ 80
97. 支气管造影（标本 2）/ 80

⁓⁓⁓ 组织学结构 / 81
98. 气管（人气管，HE 染色，×40）/ 81
99. 黏膜（人气管，HE 染色，×400）/ 81
100. 黏膜下层（人气管，HE 染色，×400）/ 82
101. 外膜（人气管，HE 染色，×400）/ 82

第六章 食管

⁓⁓⁓ 结构 / 83
102. 食管及毗邻器官（前面观）/ 83
103. 食管及毗邻器官（后面观）/ 84
104. 纵隔的内容（后面观）/ 85

105. 胸部淋巴结（后面观）/ 86

⁓⁓⁓ 影像 / 87
106. 食管镜像 / 87

107. 食管 X 线像 / 88

组织学结构 / 89
108. 食管（人食管，横切面，HE 染色 ×40）/ 89

109. 食管上皮（人食管，HE 染色，×400）/ 89
110. 黏膜下层（人食管，HE 染色，×400）/ 89
111. 肌层（人食管，HE 染色，×400）/ 90
112. 外膜（纤维膜）（人食管，HE 染色，×400）/ 90

第七章 肺

结构 / 91
113. 肺（前面观）/ 91
114. 右肺（内侧面观）/ 92
115. 左肺（内侧面观）/ 93
116. 肺的节段性结构 1（前面观）/ 94
117. 肺的节段性结构 2（后面观）/ 94
118. 肺的节段性结构 3 / 95
119. 支气管肺段铸型（内面观）/ 96
120. 支气管肺段铸型（外面观）/ 96
121. 胸腔脏器血管铸型（前面观）/ 97

影像 / 98
122. 肺 X 线像（后前位）/ 98
123. 肺 X 线像（侧位）/ 99

组织学结构 / 100
124. 肺（人肺，HE 染色，×40）/ 100
125. 细支气管（人肺，HE 染色，×100）/ 100
126. 终末细支气管（人肺，HE 染色，×400）/ 101
127. 呼吸性细支气管（人肺，HE 染色，×400）/ 101
128. 肺泡管（人肺，HE 染色，×40）/ 102
129. 肺泡囊（人肺，HE 染色，×400）/ 102
130. 肺泡（人肺，HE 染色，×400）/ 102
131. 肺血管色素注入（兔肺，台盼蓝，×400）/ 103
132. 肺弹性纤维（人肺，地衣红染色，×400）/ 103

肺的发生 / 104
133. 喉气管憩室的发生与演变（第 3～4 周）/ 104
134. 支气管和肺的连续发生 1 / 104
135. 支气管和肺的连续发生 2 / 105

第八章 心脏

结构 / 106
136. 心脏（前面观）/ 106
137. 心脏的形状和结构（前面观）/ 107
138. 心脏的形状和结构（后面观）/ 108
139. 心脏的形状和结构（后下面观）/ 109
140. 心脏的肌肉结构（前面观）/ 110
141. 心脏的肌肉结构（后下面观）/ 111
142. 心肌 / 112

心脏血管 / 113
143. 心的动脉（胸肋面）/ 113

144. 心的血管（心底）/ 114
145. 心的血管（膈面）/ 115
146. 心的动脉（胸肋面）/ 116
147. 冠状动脉和心脏静脉（前面观）/ 117
148. 冠状动脉和心脏静脉（后下面观）/ 118
149. 心的血管铸型 / 119
150. 心包的血管 / 120

心脏瓣膜 / 121
151. 心的瓣膜 / 121
152. 心房的局部解剖 / 122

153. 右心房的结构 / 123

154. 心室和心房的结构（左侧面观）/ 124

155. 右心室的结构 / 125

156. 左心室的结构 / 126

157. 心瓣膜的体表投影 / 127

心脏神经 / 128

158. 心的植物神经 / 128

159. 心传导系 1 / 129

160. 心传导系 2（前面观）/ 130

161. 心传导系 3（右侧面观）/ 131

162. 心传导系 4（左侧面观）/ 132

163. 心传导系 5 / 133

心脏影像 / 134

164. 心脏 X 线像（前后位）/ 134

165. 心脏 CT 三维重建图像 1 / 135

166. 心脏 CT 三维重建图像 2 / 135

167. 右冠状动脉造影（前斜位）/ 136

168. 左冠状动脉造影（前斜位）/ 137

169. 超声心动图 1（主动脉弓长轴切面观）/ 138

170. 超声心动图 2（乳头肌水平短轴切面观）/ 138

171. 超声心动图 3（二尖瓣水平短轴切面观）/ 139

172. 超声心动图 4（心尖位左心长轴切面观）/ 139

173. 超声心动图 5（左心两腔心切面观）/ 140

174. 超声心动图 6（心尖水平左室短轴切面观）/ 140

175. 超声心动图 7（心底短轴切面观）/ 141

176. 超声心动图 8（收缩期心尖四腔切面观）/ 141

177. 超声心动图 9（胸骨旁左室长轴切面观）/ 142

178. 超声心动图 10 / 142

179. 超声心动图 11 / 143

180. 超声心动图 12 / 143

组织学结构 / 144

181. 心内膜（人心脏，HE 染色，×100）/ 144

182. 心肌膜（人心脏，HE 染色，×100）/ 144

183. 普肯耶纤维（人心脏，HE 染色，×400）/ 144

184. 心瓣膜（人心脏，HE 染色，×400）/ 145

185. 心外膜（人心脏，HE 染色，×400）/ 145

心血管系统的发生 / 146

186. 血细胞及血管的连续发生（18 ~ 20 天）/ 146

187. 动脉系统的发生（3 周）/ 147

188. 胚的心血管系统（20 对体节胚）/ 147

189. 心管和围心腔的发生 1 / 148

190. 心管和围心腔的发生 2 / 149

191. 心脏外形的演变 1 / 150

192. 心脏外形的演变 2 / 151

193. 心脏外形的演变 3 / 152

194. 房室管、原始心房和心室的分隔 1 / 153

195. 房室管、原始心房和心室的分隔 2 / 154

196. 房室瓣、腱索和乳头肌的发生 1 / 154

197. 房室瓣、腱索和乳头肌的发生 2 / 155

198. 心球和动脉干的分隔 1 / 156

199. 心球和动脉干的分隔 2 / 157

200. 心球和动脉干的分隔 3 / 158

201. 动脉干、动脉囊、弓动脉和背主动脉演变为成体动脉 / 159

第九章 胸部断面与影像对照

水平断面与 CT 对照 / 160

202. 胸部水平断面 1 / 160

203. 胸部计算机断层摄影（轴位 1）/ 160

204. 胸部水平断面 2 / 161

205. 胸部计算机断层摄影（轴位 2）/ 161

206. 胸部水平断面 3 / 162

207. 胸部计算机断层摄影（轴位 3）/ 162

208. 胸部水平断面 4 / 163

209. 胸部计算机断层摄影（轴位 4）/ 163

210. 胸部水平断面 5 / 164

211. 胸部计算机断层摄影（轴位5）/164

212. 胸部水平断面6 / 165

213. 胸部计算机断层摄影（轴位6）/165

214. 胸部水平断面7 / 166

215. 胸部计算机断层摄影（轴位7）/166

216. 胸部水平断面8 / 167

217. 胸部计算机断层摄影（轴位8）/167

218. 胸部水平断面9 / 168

219. 胸部计算机断层摄影（轴位9）/168

220. 胸部水平断面10 / 169

221. 胸部计算机断层摄影（轴位10）/169

222. 胸部水平断面11 / 170

223. 胸部计算机断层摄影（轴位11）/170

224. 胸部水平断面12 / 171

225. 胸部计算机断层摄影（轴位12）/171

冠状断面与CT对照 / 172

226. 胸部冠状断面1 / 172

227. 胸部计算机断层摄影（冠状位1）/173

228. 胸部冠状断面2 / 174

229. 胸部计算机断层摄影（冠状位2）/175

230. 胸部冠状断面3 / 176

231. 胸部计算机断层摄影（冠状位3）/177

232. 胸部冠状断面4 / 178

233. 胸部计算机断层摄影（冠状位4）/179

234. 胸部冠状断面5 / 180

235. 胸部计算机断层摄影（冠状位5）/181

236. 胸部冠状断面6 / 182

237. 胸部计算机断层摄影（冠状位6）/183

238. 胸部冠状断面7 / 184

239. 胸部计算机断层摄影（冠状位7）/185

240. 胸部冠状断面8 / 186

241. 胸部计算机断层摄影（冠状位8）/187

242. 胸部冠状断面9 / 188

243. 胸部计算机断层摄影（冠状位9）/189

244. 胸部冠状断面10 / 190

245. 胸部计算机断层摄影（冠状位10）/191

矢状断面与CT对照 / 192

246. 胸部矢状断面1 / 192

247. 胸部计算机断层摄影（矢状位1）/193

248. 胸部矢状断面2 / 194

249. 胸部计算机断层摄影（矢状位2）/195

250. 胸部矢状断面3 / 196

251. 胸部计算机断层摄影（矢状位3）/197

252. 胸部矢状断面4 / 198

253. 胸部计算机断层摄影（矢状位4）/199

254. 胸部矢状断面5 / 200

255. 胸部计算机断层摄影（矢状位5）/201

256. 胸部矢状断面6 / 202

257. 胸部计算机断层摄影（矢状位6）/203

258. 胸部矢状断面7 / 204

259. 胸部计算机断层摄影（矢状位7）/205

260. 胸部矢状断面8 / 206

261. 胸部计算机断层摄影（矢状位8）/207

262. 胸部矢状断面9 / 208

263. 胸部计算机断层摄影（矢状位9）/209

264. 胸部矢状断面10 / 210

265. 胸部计算机断层摄影（矢状位10）/211

266. 胸部矢状断面11 / 212

267. 胸部计算机断层摄影（矢状位11）/213

268. 胸部矢状断面12 / 214

269. 胸部计算机断层摄影（矢状位12）/215

270. 胸部矢状断面13 / 216

271. 胸部计算机断层摄影（矢状位13）/217

第十章 胸部表面解剖

胸部表面解剖 / 218

272. 胸部表面解剖 1 / 218

273. 胸部表面解剖 2 / 218

274. 胸部表面解剖 3 / 219

275. 胸部表面解剖 4 / 219

276. 胸部表面解剖 5 / 219

第二篇 腹腰与内脏

第一章 腹、腰部体表

体表 / 223

277. 腹部体表 / 223

278. 腰部体表 / 224

分区 / 225

279. 腹部分区 / 225

280. 腰部分区 / 226

张力线 / 227

281. 腹部张力线 / 227

282. 腰部张力线 / 228

第二章 系统解剖

骨骼 / 229

283. 腰椎（前面观）/ 229

284. 腰椎（侧面观）/ 230

285. 第 2 腰椎 / 231

286. 第 4 腰椎 / 232

287. 第 5 腰椎 / 233

288. 前纵韧带（前面观）/ 234

289. 腰椎韧带（侧面观）/ 235

290. 后纵韧带（后面观）/ 236

291. 黄韧带和横突间韧带（前面观）/ 237

292. 腰椎 X 线像（前后位）/ 238

293. 腰椎 X 线像（侧位）/ 239

294. 腰椎磁共振成像（矢状位）/ 240

295. 腰椎计算机断层摄影（轴位）/ 241

肌肉 / 242

296. 腹肌（前面观 1）/ 242

297. 腹肌（前面观 2）/ 243

298. 腹肌（前面观 3）/ 244

299. 膈（侧面观）/ 245

300. 腰肌（前面观）/ 246

301. 腰肌（后面观 1）/ 247

302. 腰肌（后面观 2）/ 248

303. 腰肌（后面观 3）/ 249

304. 腰肌（后面观 4）/ 250

305. 腰肌（后面观 5）/ 251

■■■■ 血管 / 252
306. 腰部动脉（前面观）/ 252
307. 腰部动脉（侧面观）/ 253
308. 腹主动脉（前面观）/ 254
309. 腹主动脉及其分支 / 255
310. 腹腔干的分布 / 256
311. 腹主动脉数字减影血管造影 / 257
312. 腹腔干超声（经腹主动脉纵切面观）/ 258
313. 腹腔干超声（经剑下横切面观）/ 258
314. 完整型腹腔干 / 259
315. 不完整型腹腔干 / 259
316. 腹腔动脉分支与肠系膜上动脉形成共干 / 259

317. 下腔静脉及其属支（女）/ 260
318. 门腔静脉系吻合模式图 / 261
319. 下腔静脉及其属支（前面观）/ 262
320. 下腔静脉及其属支（侧面观）/ 263

■■■■ 神经 / 264
321. 腹部外周感觉神经支配（前面观）/ 264
322. 腰部外周感觉神经支配（后面观）/ 265
323. 腹部浅层血管和神经（前面观）/ 266
324. 腰部浅层皮血管和神经（后面观）/ 267
325. 腹壁神经（侧面观）/ 268

第三章 局部解剖

■■■■ 腹壁 / 269
326. 腹部局部解剖 1 / 269
327. 腹部局部解剖 2 / 270
328. 腹部局部解剖 3 / 271
329. 腹部局部解剖 4 / 272
330. 腹部局部解剖 5 / 273
331. 腹部局部解剖 6 / 274

332. 腹部局部解剖 7 / 275
333. 腹部局部解剖 8 / 276
334. 腹部局部解剖 9 / 277
335. 大肠淋巴回流 / 278
336. 腹部淋巴结 / 279
337. 腹后壁的血管和神经（前面观 1）/ 280
338. 腹后壁的血管和神经（前面观 2）/ 281

第四章 胃

■■■■ 结构 / 282
339. 胃 / 282
340. 胃前壁的外肌层 / 283
341. 胃前壁的内肌层 / 283
342. 胃黏膜 / 283
343. 胃的动脉 1 / 284
344. 胃的动脉 2 / 284
345. 胃的动脉变异 / 285
346. 胃的动脉 3（后面观）/ 286
347. 胃的动脉 4 / 286
348. 胃的静脉 / 287

349. 胃的神经 / 288
350. 胃的淋巴 / 289
351. 胃的淋巴模式图 / 289

■■■■ 影像 / 290
352. 胃部双重对比 X 线像 1 / 290
353. 胃部双重对比 X 线像 2 / 290
354. 胃部双重对比 X 线像 3 / 291
355. 胃镜像 1 / 292
356. 胃镜像 2 / 292

組織学結构 / 293
357. 胃底（人胃底，HE 染色，×100）/ 293
358. 胃黏膜上皮（人胃底，HE 染色，×400）/ 293

359. 胃底腺（人胃底，HE 染色，×400）/ 294
360. 黏膜肌层（人胃底，HE 染色，×400）/ 294

第五章 十二指肠

结构 / 295
361. 十二指肠的构造 / 295
362. 十二指肠的动脉 / 296
363. 十二指肠的静脉（前面观）/ 297
364. 十二指肠的静脉（后面观）/ 297
365. 胰十二指肠上后动脉的起源变异 / 298
366. 胰十二指肠前下、后下动脉的起源变异 / 299
367. 脾、胰和十二指肠的淋巴 / 300

影像 / 301
368. 十二指肠 X 线像 / 301
369. 十二指肠镜图像 / 301

組织学结构 / 302
370. 十二指肠黏膜与黏膜下层（人十二指肠，HE 染色，×100）/ 302

第六章 胰

结构 / 303
371. 胰的构造 / 303
372. 胰管 / 303
373. 胰的动脉（前面观）/ 304
374. 胰的动脉（后面观）/ 304
375. 胰管的变异 / 305

影像 / 306
376. 胰胆管造影（经"T"形管）/ 306
377. 胰超声影像（上腹部斜切胰腺长轴切面观 1）/ 307
378. 胰超声影像（上腹部斜切胰腺长轴切面观 2）/ 307

組织学结构 / 308
379. 胰腺（人胰腺，HE 染色，×100）/ 308
380. 外分泌部（人胰腺，HE 染色，×400）/ 308
381. 胰岛（人胰腺，HE 染色，×400）/ 308
382. 闰管（人胰腺，HE 染色，×400）/ 309
383. 泡心细胞（人胰腺，HE 染色，×400）/ 309

胰的发生 / 310
384. 胰腺的发生（第 5～8 周）/ 310

第七章 小肠

结构 / 311
385. 小肠 / 311
386. 肠系膜上动脉的分布 / 312
387. 肠系膜上动脉及其分支 / 313
388. 肠系膜上静脉及其属支 / 314

389. 肠系膜上丛至小肠的自主神经分布 / 315
390. 空肠动脉弓 / 316
391. 回肠动脉弓 / 316
392. 空肠（内面观）/ 317
393. 回肠（内面观）/ 317

影像 / 318

394. 小肠 X 线像（前后位 1）/ 318

395. 小肠 X 线像（前后位 2）/ 319

396. 肠系膜上动脉数字减影血管造影（前后位）/ 320

组织学结构 / 321

397. 空肠（人空肠，纵切面，HE 染色，×40）/ 321

398. 空肠黏膜（人空肠，纵切面，HE 染色，×100）/ 321

399. 小肠绒毛（人空肠，小肠绒毛纵切面，HE 染色，×400）/ 322

400. 小肠绒毛（人空肠，小肠绒毛横切面，HE 染色，×400）/ 322

401. 小肠腺（人空肠，HE 染色，×400）/ 323

402. 杯状细胞（人空肠，爱尔新蓝－PAS 染色，×400）/ 323

403. 消化管内分泌细胞（兔胃底黏膜，镀银，HE 染色，×400）/ 323

404. 肌间神经丛（人空肠，纵切面，HE 染色，×400）/ 324

405. 回肠（人回肠，纵切面，HE 染色，×40）/ 324

第八章 结肠与阑尾

结构 / 325

406. 结肠 1 / 325

407. 结肠 2 / 326

408. 回盲瓣和阑尾 / 326

409. 阑尾位置 / 326

410. 结肠的动脉 1 / 327

411. 结肠的动脉 2 / 328

412. 结肠动脉的变异 / 329

413. 盲肠动脉和阑尾动脉的变异 / 330

414. 大肠的淋巴管和淋巴结 / 331

影像 / 332

415. 肠系膜下动脉数字减影血管造影（前后位）/ 332

416. 结肠 X 线像（前后位 1）/ 333

417. 结肠 X 线像（前后位 2）/ 334

组织学结构 / 335

418. 结肠（人结肠，纵切面，HE 染色，×40）/ 335

419. 结肠（人结肠，纵切面，HE 染色，×400）/ 335

420. 阑尾（人阑尾，横切面，HE 染色，×40）/ 336

421. 阑尾（人阑尾，横切面，HE 染色，×400）/ 336

胃肠的发生 / 337

422. 原始消化管的形成和早期分化 1 / 337

423. 原始消化管的形成和早期分化 2 / 338

424. 胃的形成和旋转 / 339

425. 中肠襻的旋转 1 / 340

426. 中肠襻的旋转 2 / 341

427. 中肠襻的旋转 3 / 342

中肠襻旋转异常 / 343

428. 中肠襻旋转异常 1 / 343

429. 中肠襻旋转异常 2 / 344

430. 中肠襻旋转异常 3 / 345

第九章 肝

结构 / 346

431. 肝的膈面 / 346

432. 肝的脏面 / 346

433. 肝段及肝叶（前面观）/ 347

434. 肝段及肝叶（下面观）/ 347

435. 肝胃动脉 / 348

436. 血管和肝管的分布 / 348

437. 肝动脉的变异 / 349

438. 肝脏管道铸型（膈面）/ 350

439. 肝脏管道铸型（脏面）/ 350

440. 肝门静脉及其属支 / 351

441. 肝门静脉的变异 / 352

▦▦▦ 影像 / 353

442. 肝动脉数字减影血管造影 / 353

443. 肝超声影像（经第一肝门右肋下斜切面观）/ 354

444. 肝超声影像（经第 6～7 肋间斜切面观）/ 354

445. 肝超声影像（剑下肝左叶斜切面观）/ 355

446. 肝超声影像（经第二肝门肋缘下斜切面观）/ 355

▦▦▦ 组织学结构 / 356

447. 肝（猪肝，HE 染色，×40）/ 356

448. 肝（人肝，HE 染色，×40）/ 356

449. 肝小叶（人肝，HE 染色，×400）/ 357

450. 肝门管区（人肝，HE 染色，×400）/ 357

451. 肝糖原（鼠肝，PAS 反应 ×400）/ 358

452. 肝巨噬细胞（兔肝，卡红色素注入，×400）/ 358

453. 胆小管（人肝，镀银，×400）/ 359

454. 肝血管色素注入（兔肝，卡红明胶液注入，×100）/ 359

第十章　胆囊

▦▦▦ 结构 / 360

455. 胆囊 / 360

456. 肝外胆管 / 360

457. 胆囊动脉常见类型 / 361

458. 肝内、外胆管在肝表面的投影 / 361

459. 胆囊管的变异 / 362

▦▦▦ 影像 / 363

460. 胆囊超声影像（经胆囊右肋间斜切面观）/ 363

461. 胆囊超声影像（经第一肝门肋下斜切面观）/ 363

462. 胆囊 X 线造影 / 364

▦▦▦ 组织学结构 / 364

463. 胆囊（人胆囊，HE 染色，×100）/ 364

第十一章　脾

▦▦▦ 结构 / 365

464. 脾（膈面观）/ 365

465. 脾（脏面观）/ 365

▦▦▦ 影像 / 366

466. 脾超声影像（经左肋间斜切面观）/ 366

467. 脾动脉数字减影血管造影 / 366

▦▦▦ 组织学结构 / 367

468. 脾（人脾，HE 染色，×100）/ 367

469. 脾（人脾，HE 染色，×100）/ 367

470. 白髓（人脾，HE 染色，×400）/ 368

471. 红髓（人脾，HE 染色，×400）/ 368

第十二章 肾

■■■■■ 结构 / 369

472. 肾 / 369

473. 肾的形状（前面观）/ 370

474. 肾的形状（后面观）/ 370

475. 肾的形状（内面观）/ 371

476. 肾盂的构造和形状 / 371

477. 肾的动、静脉及肾上腺 / 372

478. 肾动、静脉 1 / 373

479. 肾动、静脉 2 / 373

480. 肾动脉的分支 / 374

481. 肾动脉分支到各肾段的关系 / 375

482. 肾动脉的变异 / 376

483. 肾静脉的变异 / 377

484. 肾段铸型（前面观）/ 378

485. 肾段铸型（后面观）/ 379

486. 肾周围的自主神经节和神经丛 / 380

■■■■■ 影像 / 381

487. 肾超声影像（经肝右肾冠状切面观）/ 381

488. 肾超声影像（经肝右肾横切面观）/ 381

489. 肾超声影像（经脾左肾冠状切面观）/ 382

490. 肾超声影像（经脾左肾横切面观）/ 382

491. 肾超声影像（经脾右肾背部横切面观）/ 383

492. 肾动脉数字减影血管造影 / 383

493. 肾盂造影 1 / 384

494. 肾盂造影 2 / 384

495. 肾扫描图 / 385

■■■■■ 组织学结构 / 386

496. 肾（人肾，HE 染色，×40）/ 386

497. 肾皮质（人肾，HE 染色，×100）/ 387

498. 肾小体（人肾，HE 染色，×400）/ 388

499. 肾小管曲部（人肾，HE 染色，×400）/ 388

500. 肾髓质（人肾，HE 染色，×400）/ 389

501. 细段与集合管（人肾，HE 染色，×400）/ 389

502. 致密斑（人肾，HE 染色，×400）/ 390

503. 球旁细胞（人肾，HE 染色，×400）/ 390

504. 肾血管（兔肾，卡红明胶注入，×40）/ 391

505. 肾血管（兔肾，卡红明胶注入，×400）/ 391

■■■■■ 肾和输尿管的发生 / 392

506. 前肾、中肾、后肾发生示意图（侧面观，第5周）/ 392

507. 中肾的发生 / 393

508. 后肾原基各期的连续发育 / 394

509. 泄殖腔的分隔，中肾管的吸收，膀胱、尿道和脐尿管的发生以及输尿管位置的改变 1（第 5～12 周）/ 395

510. 泄殖腔的分隔，中肾管的吸收，膀胱、尿道和脐尿管的发生以及输尿管位置的改变 2（第 5～12 周）/ 396

511. 泌尿系统各种畸形 1 / 397

512. 泌尿系统各种畸形 2 / 398

513. 泌尿系统各种畸形 3 / 399

第十三章 肾上腺

■■■■■ 结构 / 400

514. 右肾上腺 / 400

515. 左肾上腺 / 401

516. 肾上腺的血管 1 / 402

517. 肾上腺的血管 2 / 402

518. 肾上腺动脉的变异 / 403

■■■■■ 组织学结构 / 404

519. 肾上腺皮质（人肾上腺，HE 染色，×100）/ 404

520. 球状带（人肾上腺，HE 染色，×400）/ 404

521. 束状带（人肾上腺，HE 染色，×400）/ 405

522. 网状带（人肾上腺，HE 染色，×400）/ 405

523. 肾上腺髓质（人肾上腺，HE 染色，×100）/ 406

524. 肾上腺髓质（人肾上腺，铬盐固定，×400）/ 406

第十四章 输尿管

▪▪▪▪ 结构 / 407

525. 输尿管 / 407

526. 输尿管的动脉 / 408

▪▪▪▪ 影像 / 409

527. 泌尿系造影 / 409

▪▪▪▪ 组织学结构 / 410

528. 输尿管（人输尿管，HE 染色，×100）/ 410

529. 输尿管（人输尿管，HE 染色，×400）/ 410

第十五章 腹部断面与影像对照

▪▪▪▪ 水平断面与 CT 对照 / 411

530. 腹部水平断面 1 / 411

531. 腹部计算机断层摄影（轴位 1）/ 411

532. 腹部水平断面 2 / 412

533. 腹部计算机断层摄影（轴位 2）/ 412

534. 腹部水平断面 3 / 413

535. 腹部计算机断层摄影（轴位 3）/ 413

536. 腹部水平断面 4 / 414

537. 腹部计算机断层摄影（轴位 4）/ 414

538. 腹部水平断面 5 / 415

539. 腹部计算机断层摄影（轴位 5）/ 415

540. 腹部水平断面 6 / 416

541. 腹部计算机断层摄影（轴位 6）/ 416

542. 腹部水平断面 7 / 417

543. 腹部计算机断层摄影（轴位 7）/ 417

544. 腹部水平断面 8 / 418

545. 腹部计算机断层摄影（轴位 8）/ 418

546. 腹部水平断面 9 / 419

547. 腹部计算机断层摄影（轴位 9）/ 419

548. 腹部水平断面 10 / 420

549. 腹部计算机断层摄影（轴位 10）/ 420

550. 腹部水平断面 11 / 421

551. 腹部计算机断层摄影（轴位 11）/ 421

552. 腹部水平断面 12 / 422

553. 腹部计算机断层摄影（轴位 12）/ 422

554. 腹部水平断面 13 / 423

555. 腹部计算机断层摄影（轴位 13）/ 423

▪▪▪▪ 冠状断面与 CT 对照 / 424

556. 腹部冠状断面 1 / 424

557. 腹部计算机断层摄影（冠状位 1）/ 425

558. 腹部冠状断面 2 / 426

559. 腹部计算机断层摄影（冠状位 2）/ 427

560. 腹部冠状断面 3 / 428

561. 腹部计算机断层摄影（冠状位 3）/ 429

562. 腹部冠状断面 4 / 430

563. 腹部计算机断层摄影（冠状位 4）/ 431

564. 腹部冠状断面 5 / 432

565. 腹部计算机断层摄影（冠状位 5）/ 433

566. 腹部冠状断面 6 / 434

567. 腹部计算机断层摄影（冠状位 6）/ 435

568. 腹部冠状断面 7 / 436

569. 腹部计算机断层摄影（冠状位 7）/ 437

570. 腹部冠状断面 8 / 438

571. 腹部计算机断层摄影（冠状位 8）/ 439

572. 腹部冠状断面 9 / 440

573. 腹部计算机断层摄影（冠状位9）/441

574. 腹部冠状断面10 / 442

575. 腹部计算机断层摄影（冠状位10）/443

576. 腹部冠状断面11 / 444

577. 腹部计算机断层摄影（冠状位11）/445

■■■■ 矢状断面与CT对照 / 446

578. 腹部矢状断面1 / 446

579. 腹部计算机断层摄影（矢状位1）/447

580. 腹部矢状断面2 / 448

581. 腹部计算机断层摄影（矢状位2）/449

582. 腹部矢状断面3 / 450

583. 腹部计算机断层摄影（矢状位3）/451

584. 腹部矢状断面4 / 452

585. 腹部计算机断层摄影（矢状位4）/453

586. 腹部矢状断面5 / 454

587. 腹部计算机断层摄影（矢状位5）/455

588. 腹部矢状断面6 / 456

589. 腹部计算机断层摄影（矢状位6）/457

590. 腹部矢状断面7 / 458

591. 腹部计算机断层摄影（矢状位7）/459

592. 腹部矢状断面8 / 460

593. 腹部计算机断层摄影（矢状位8）/461

594. 腹部矢状断面9 / 462

595. 腹部计算机断层摄影（矢状位9）/463

596. 腹部矢状断面10 / 464

597. 腹部计算机断层摄影（矢状位10）/465

598. 腹部矢状断面11 / 466

599. 腹部计算机断层摄影（矢状位11）/467

600. 腹部矢状断面12 / 468

601. 腹部计算机断层摄影（矢状位12）/469

第三篇　盆骶与内脏

第一章　盆骶部体表

■■■■ 体表 / 473

602. 男性盆部体表 / 473

603. 男性骶部体表 / 474

604. 男性会阴体表 / 475

605. 女性盆部体表 / 476

606. 女性骶部体表 / 477

607. 女性外生殖器 / 478

■■■■ 分区 / 479

608. 男性盆部分区 / 479

609. 骶部分区 / 480

610. 男性会阴分区 / 481

■■■■ 张力线 / 482

611. 盆部张力线 / 482

612. 骶部张力线 / 483

第二章　系统解剖

■■■■ 骨骼 / 484

613. 小儿髋骨（内面观）/484

614. 小儿髋骨（外面观）/484

615. 髋骨肌肉附着部位（内面观）/485

616. 髋骨肌肉附着部位（外面观）/ 486

617. 男性骨盆（前面观）/ 487

618. 女性骨盆（前面观）/ 487

619. 小儿骨盆 / 488

620. 骨盆（后面观）/ 489

621. 男性骨盆（上面观）/ 490

622. 骨盆韧带（上面观）/ 491

623. 骨盆韧带（后面观）/ 492

624. 男性骨盆 X 线像（前后位）/ 493

625. 女性骨盆 X 线像（前后位）/ 494

▌▌▌▌▌▌ 肌肉 / 495

626. 男性盆底浅层筋膜 / 495

627. 女性盆底浅层筋膜 / 496

628. 女性盆底肌 1 / 497

629. 女性盆底肌 2 / 498

630. 女性盆底肌 3 / 499

631. 女性盆底肌 4 / 500

▌▌▌▌▌▌ 血管 / 501

632. 女性盆腔器官的动、静脉 / 501

633. 男性盆腔器官的动、静脉 / 502

634. 髂内动脉分支的变异 1 / 503

635. 髂内动脉分支的变异 2 / 504

636. 盆腔动脉数字减影血管造影 / 505

637. 盆腔动脉 CT 三维重建图像 / 506

638. CT 盆腔动脉造影 / 507

▌▌▌▌▌▌ 神经 / 508

639. 盆腔的神经 / 508

640. 肛门的运动和躯体神经支配 / 509

641. 肛门的内脏运动和内脏感觉神经支配 / 510

642. 女性生殖器的自主神经支配 / 511

643. 女性生殖器自主神经支配 / 512

644. 男性生殖器自主神经支配 / 513

645. 膀胱和直肠的自主神经支配 / 514

▌▌▌▌▌▌ 淋巴 / 515

646. 女性生殖器的淋巴 / 515

647. 男性生殖器的淋巴 / 516

648. 膀胱的盆腔淋巴结和淋巴回流 / 517

649. 盆腔淋巴造影（前后位）/ 518

650. 腹股沟区淋巴造影（前后位）/ 519

第三章　局部解剖

▌▌▌▌▌▌ 盆部局部解剖 / 520

651. 盆部前壁血管和神经 1 / 520

652. 盆部前壁血管和神经 2 / 521

653. 盆部前壁局部解剖 1 / 522

654. 盆部前壁局部解剖 2 / 523

655. 男性盆部（正中矢状断）/ 524

656. 男性盆部局部解剖（正中矢状断）/ 525

657. 女性盆部（正中矢状断）/ 526

658. 女性盆部局部解剖（正中矢状断）/ 527

659. 男性盆腔腹膜的关系 / 528

660. 女性盆腔腹膜的关系 / 529

661. 女性盆腔腹膜 / 530

▌▌▌▌▌▌ 会阴部局部解剖 / 531

662. 女性会阴局部解剖 1 / 531

663. 女性会阴局部解剖 2 / 532

664. 男性会阴局部解剖 1 / 533

665. 男性会阴局部解剖 2 / 534

666. 男性会阴部血管和神经 / 535

第四章 膀胱

▪▪▪▪ 结构 / 536
667. 膀胱 / 536
668. 膀胱、输尿管、精囊和前列腺 / 537

▪▪▪▪ 影像 / 538
669. 膀胱镜像 1 / 538
670. 膀胱镜像 2 / 538
671. 膀胱镜像 3 / 538
672. 膀胱镜像 4 / 539
673. 膀胱镜像 5 / 539
674. 膀胱镜像 6 / 539
675. 女性膀胱尿道造影（前后位）/ 540

676. 男性膀胱尿道造影（斜位）/ 541
677. 膀胱、前列腺超声影像（耻骨上缘
　　纵切面观）/ 542
678. 膀胱、前列腺超声影像（耻骨上缘
　　横切面观）/ 542

▪▪▪▪ 组织学结构 / 543
679. 膀胱（人膀胱，HE 染色，×40）/ 543
680. 膀胱（人膀胱，HE 染色，×400）/ 543
681. 前列腺（人前列腺，HE 染色，×100）/ 544
682. 前列腺（人前列腺，HE 染色，×400）/ 544

第五章 直肠

▪▪▪▪ 结构 / 545
683. 直肠与肛管 / 545
684. 直肠（前面观）/ 545
685. 直肠的动脉（后面观）/ 546

686. 直肠的静脉（后面观）/ 547

▪▪▪▪ 影像 / 548
687. 直肠镜像（下面观）/ 548

第六章 男性生殖系统

▪▪▪▪ 结构 / 549
688. 睾丸及附睾 / 549
689. 睾丸及附睾的结构 / 549
690. 阴囊结构模式图 / 550
691. 阴囊结构 / 550
692. 睾丸的动、静脉 / 551
693. 阴茎局部解剖 / 552
694. 阴茎背部血管和神经 / 553
695. 阴茎，阴囊和精索 / 554
696. 阴茎的勃起组织和勃起肌肉 / 555
697. 性腺 / 555

▪▪▪▪ 组织学结构 / 556
698. 睾丸（人睾丸，HE 染色，×100）/ 556
699. 生精小管（人睾丸，HE 染色，×400）/ 556
700. 间质细胞（人睾丸，HE 染色，×400）/ 557
701. 精子（人精液，涂片，铁苏木素染色，
　　×400）/ 557
702. 睾丸网（人睾丸，HE 染色，×100）/ 558
703. 输出小管（人附睾，HE 染色，×400）/ 558
704. 附睾管（人附睾，HE 染色，×400）/ 559
705. 输精管（人输精管，HE 染色，×100）/ 559

第七章　女性生殖系统

▪▪▪▪▪ 结构 / 560
706. 子宫及附件（后上面观）/ 560
707. 子宫和输卵管的形状与结构 / 560
708. 女性生殖器（冠状断）/ 561
709. 女性盆腔输尿管的进程 / 562
710. 女性内生殖器的动脉 / 562
711. 女性内生殖器的动脉变异 / 563

▪▪▪▪▪ 影像 / 564
712. 宫腔镜图像 1 / 564
713. 宫腔镜图像 2 / 564
714. 子宫超声影像（耻骨上横切面观）/ 565
715. 子宫超声影像（耻骨上纵切面观）/ 565

▪▪▪▪▪ 组织学结构 / 566
716. 卵巢皮质（猫卵巢，HE 染色，×40）/ 566

717. 原始卵泡（猫卵巢，HE 染色，×400）/ 566
718. 初级卵泡（猫卵巢，HE 染色，×400）/ 567
719. 次级卵泡（猫卵巢，HE 染色，×100）/ 567
720. 黄体（人卵巢，HE 染色，×400）/ 568
721. 闭锁卵泡与间质腺（猫卵巢，HE 染色，×40）/ 568
722. 输卵管（人输卵管，壶腹部，横切面，HE 染色，×100）/ 569
723. 增生期子宫内膜（人子宫，HE 染色，×400）/ 569
724. 分泌期子宫内膜（人子宫，HE 染色，×400）/ 570
725. 月经早期子宫内膜（人子宫，HE 染色，×400）/ 570
726. 子宫颈与阴道移行部（人子宫颈与阴道，HE 染色，×100）/ 570

第八章　生殖系统的发生

▪▪▪▪▪ 原始生殖细胞向生殖腺嵴迁移 / 571
727. 原始生殖细胞迁移（第 5 ～ 6 周）/ 571
728. 原始生殖细胞迁移（第 6 ～ 12 周）/ 572

▪▪▪▪▪ 生殖腺的发生与分化 / 573
729. 生殖腺的发生与分化（第 6 ～ 12 周）/ 573
730. 生殖腺的发生与分化（第 20 周）/ 574

▪▪▪▪▪ 生殖管道的发生 / 575
731. 生殖管道的发生 1 / 575
732. 生殖管道的发生 2 / 576

733. 生殖管道的发生 3 / 577

▪▪▪▪▪ 外生殖器的发生 / 578
734. 外生殖器的发生（第 4 ～ 7 周）/ 578
735. 男性外生殖器的发生（第 9 ～ 12 周）/ 579
736. 女性外生殖器的发生（第 9 ～ 12 周）/ 580

▪▪▪▪▪ 生殖系统的先天性畸形 / 581
737. 隐睾和先天性腹股沟疝 / 581
738. 先天性子宫畸形，男性尿道下裂及尿道上裂伴有膀胱外翻 / 582

第九章 盆部断面与影像对照

水平断面与MRI对照 / 583

739. 盆部水平断面1 / 583
740. 盆部磁共振图像（轴位1）/ 583
741. 盆部水平断面2 / 584
742. 盆部磁共振图像（轴位2）/ 584
743. 盆部水平断面3 / 585
744. 盆部磁共振图像（轴位3）/ 585
745. 盆部水平断面4 / 586
746. 盆部磁共振图像（轴位4）/ 586
747. 盆部水平断面5 / 587
748. 盆部磁共振图像（轴位5）/ 587
749. 盆部水平断面6 / 588
750. 盆部磁共振图像（轴位6）/ 588
751. 盆部水平断面7 / 589
752. 盆部磁共振图像（轴位7）/ 589
753. 盆部水平断面8 / 590
754. 盆部磁共振图像（轴位8）/ 590
755. 盆部水平断面9 / 591
756. 盆部磁共振图像（轴位9）/ 591
757. 盆部水平断面10 / 592
758. 盆部磁共振图像（轴位10）/ 592
759. 盆部水平断面11 / 593
760. 盆部磁共振图像（轴位11）/ 593
761. 盆部水平断面12 / 594
762. 盆部磁共振图像（轴位12）/ 594
763. 盆部水平断面13 / 595
764. 盆部磁共振图像（轴位13）/ 595
765. 盆部水平断面14 / 596
766. 盆部磁共振图像（轴位14）/ 596
767. 盆部水平断面15 / 597
768. 盆部磁共振图像（轴位15）/ 597
769. 盆部水平断面16 / 598
770. 盆部磁共振图像（轴位16）/ 598
771. 盆部水平断面17 / 599
772. 盆部磁共振图像（轴位17）/ 599

冠状断面与MRI对照 / 600

773. 盆部冠状断面1 / 600
774. 盆部磁共振图像（冠状位1）/ 601
775. 盆部冠状断面2 / 602
776. 盆部磁共振图像（冠状位2）/ 603
777. 盆部冠状断面3 / 604
778. 盆部磁共振图像（冠状位3）/ 605
779. 盆部冠状断面4 / 606
780. 盆部磁共振图像（冠状位4）/ 607
781. 盆部冠状断面5 / 608
782. 盆部磁共振图像（冠状位5）/ 609
783. 盆部冠状断面6 / 610
784. 盆部磁共振图像（冠状位6）/ 611
785. 盆部冠状断面7 / 612
786. 盆部磁共振图像（冠状位7）/ 613
787. 盆部冠状断面8 / 614
788. 盆部磁共振图像（冠状位8）/ 615

矢状断面与MRI对照 / 616

789. 盆部矢状断面1 / 616
790. 盆部磁共振图像（矢状位1）/ 617
791. 盆部矢状断面2 / 618
792. 盆部磁共振图像（矢状位2）/ 619
793. 盆部矢状断面3 / 620
794. 盆部磁共振图像（矢状位3）/ 621
795. 盆部矢状断面4 / 622
796. 盆部磁共振图像（矢状位4）/ 623
797. 盆部矢状断面5 / 624
798. 盆部磁共振图像（矢状位5）/ 625
799. 盆部矢状断面6 / 626
800. 盆部磁共振图像（矢状位6）/ 627
801. 盆部矢状断面7 / 628
802. 盆部磁共振图像（矢状位7）/ 629

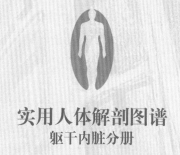

实用人体解剖图谱
躯干内脏分册

第一篇
胸背与内脏

第一章

胸背部体表

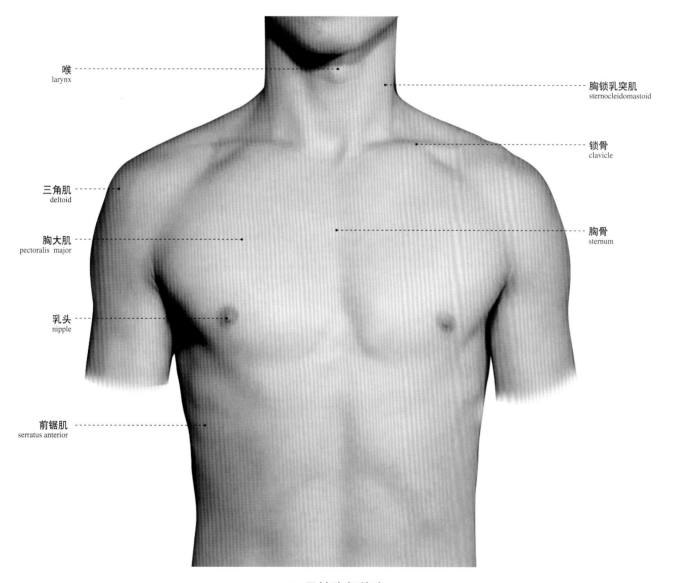

喉
larynx

胸锁乳突肌
sternocleidomastoid

锁骨
clavicle

三角肌
deltoid

胸大肌
pectoralis major

胸骨
sternum

乳头
nipple

前锯肌
serratus anterior

1. 男性胸部体表
Surface of the male chest

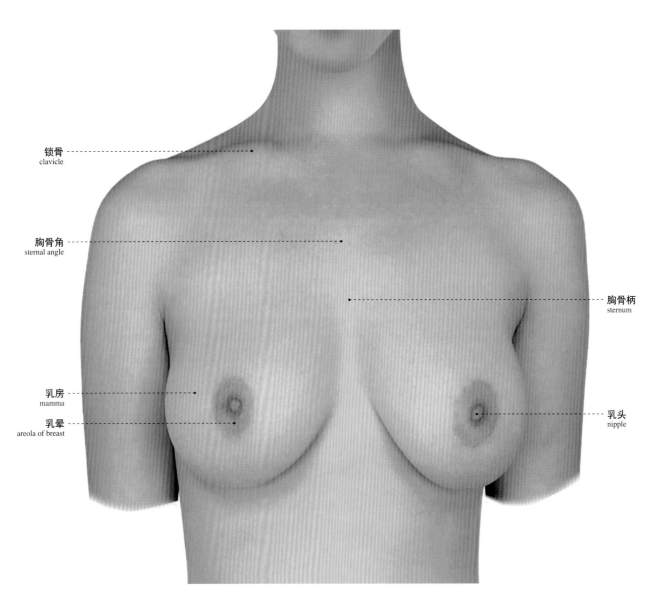

锁骨
clavicle

胸骨角
sternal angle

胸骨柄
sternum

乳房
mamma

乳头
nipple

乳晕
areola of breast

2. 女性胸部体表
Surface of the female chest

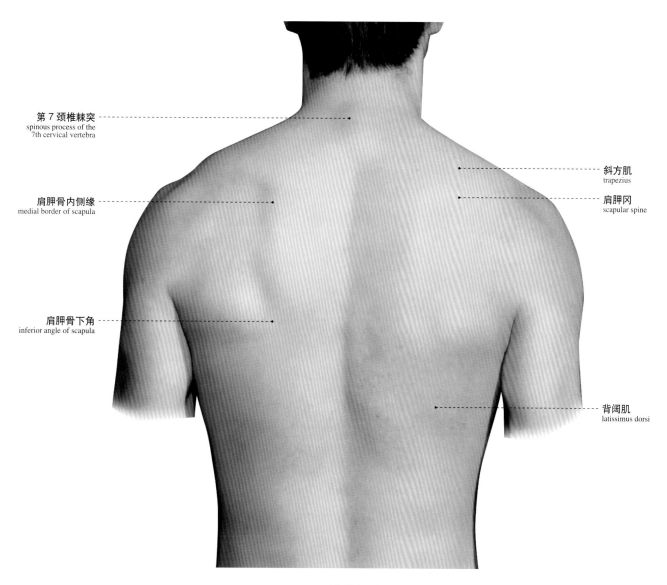

第 7 颈椎棘突
spinous process of the
7th cervical vertebra

斜方肌
trapezius

肩胛骨内侧缘
medial border of scapula

肩胛冈
scapular spine

肩胛骨下角
inferior angle of scapula

背阔肌
latissimus dorsi

3. 男性背部体表
Surface of the man back

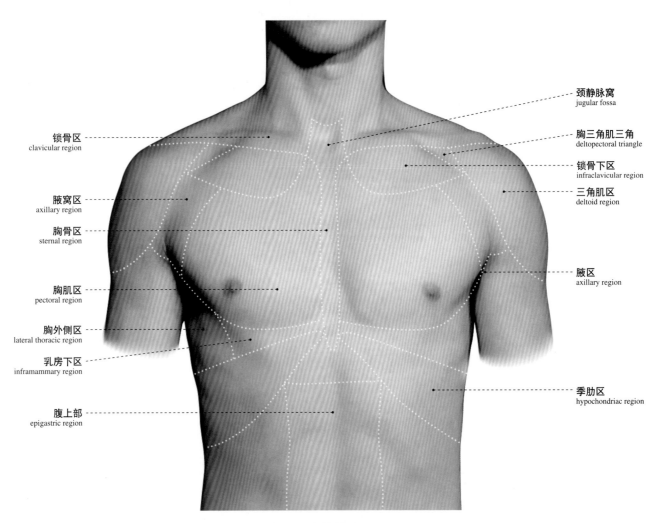

颈静脉窝
jugular fossa

胸三角肌三角
deltopectoral triangle

锁骨下区
infraclavicular region

三角肌区
deltoid region

腋区
axillary region

季肋区
hypochondriac region

锁骨区
clavicular region

腋窝区
axillary region

胸骨区
sternal region

胸肌区
pectoral region

胸外侧区
lateral thoracic region

乳房下区
inframammary region

腹上部
epigastric region

4. 胸部的分区
Regions of the thorax

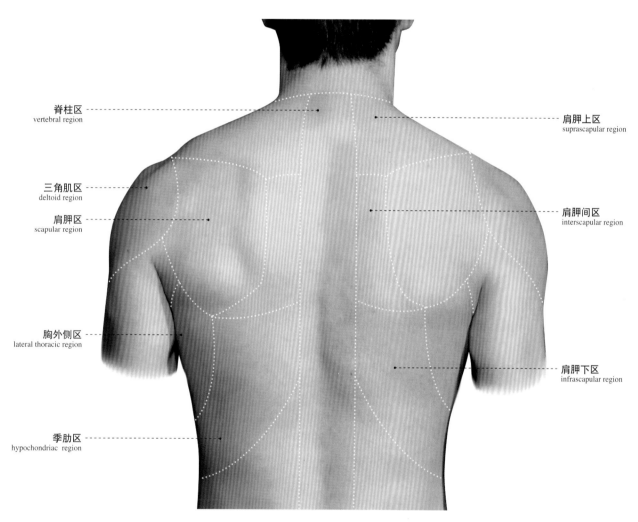

脊柱区
vertebral region

三角肌区
deltoid region

肩胛区
scapular region

胸外侧区
lateral thoracic region

季肋区
hypochondriac region

肩胛上区
suprascapular region

肩胛间区
interscapular region

肩胛下区
infrascapular region

5. 背部的分区
Regions of the back

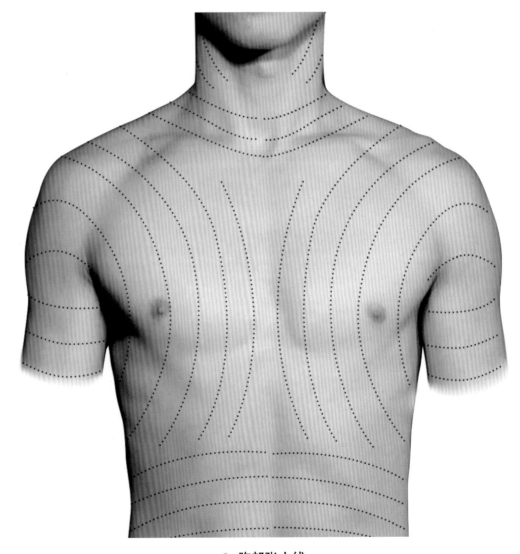

6. 胸部张力线
Tension lines of the thorax

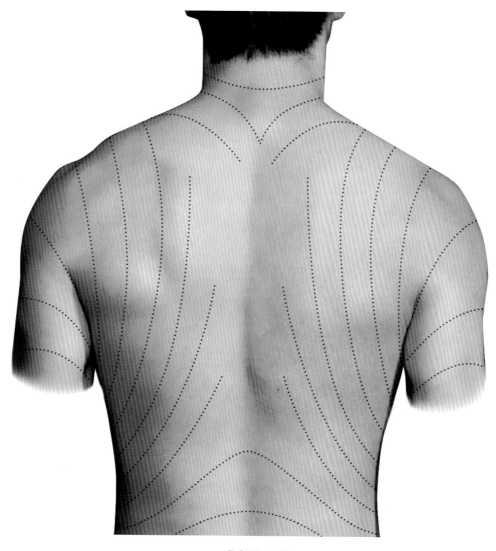

7. 背部张力线
Tension lines of the back

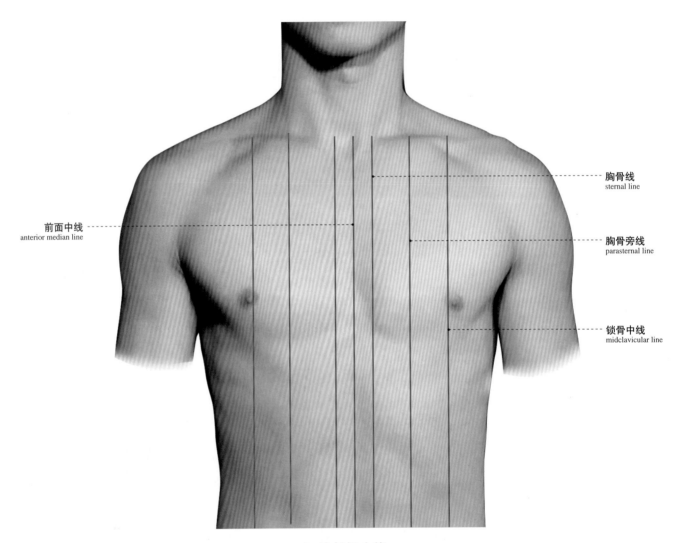

胸骨线
sternal line

前面中线
anterior median line

胸骨旁线
parasternal line

锁骨中线
midclavicular line

8. 胸部标志线
Reference lines of the thorax

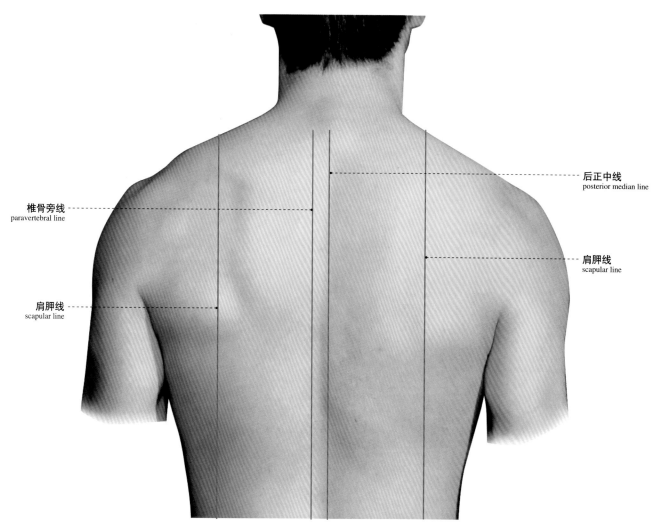

椎骨旁线
paravertebral line

肩胛线
scapular line

后正中线
posterior median line

肩胛线
scapular line

9. 背部标志线
Reference lines of the back

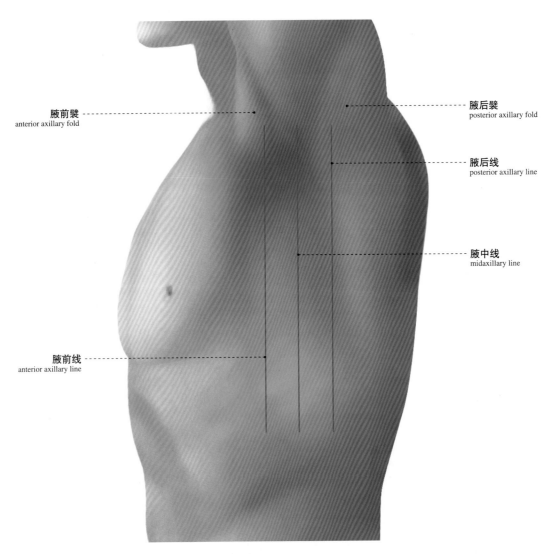

腋前襞
anterior axillary fold

腋后襞
posterior axillary fold

腋后线
posterior axillary line

腋中线
midaxillary line

腋前线
anterior axillary line

10. 腋部标志线
Reference lines of the axillary

第二章

系统解剖

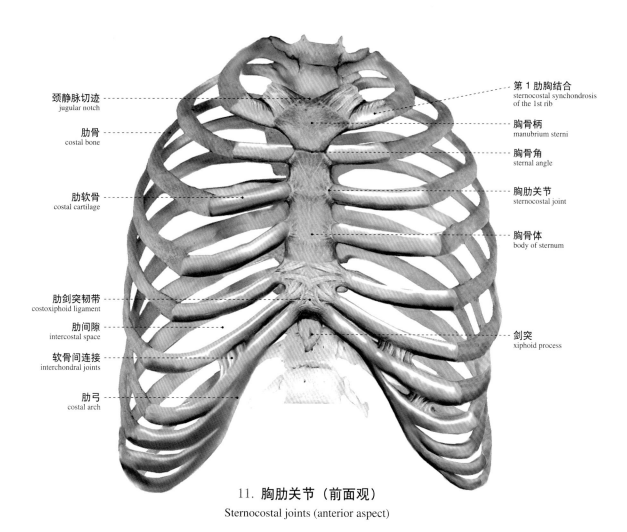

颈静脉切迹
jugular notch

肋骨
costal bone

肋软骨
costal cartilage

肋剑突韧带
costoxiphoid ligament

肋间隙
intercostal space

软骨间连接
interchondral joints

肋弓
costal arch

第 1 肋胸结合
sternocostal synchrondrosis of the 1st rib

胸骨柄
manubrium sterni

胸骨角
sternal angle

胸肋关节
sternocostal joint

胸骨体
body of sternum

剑突
xiphoid process

11. 胸肋关节（前面观）
Sternocostal joints (anterior aspect)

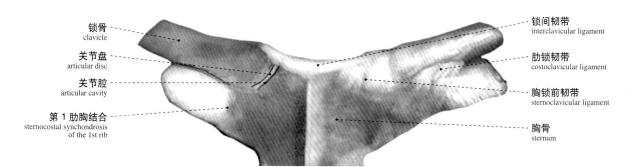

锁骨
clavicle

关节盘
articular disc

关节腔
articular cavity

第 1 肋胸结合
sternocostal synchrondrosis of the 1st rib

锁间韧带
interclavicular ligament

肋锁韧带
costoclavicular ligament

胸锁前韧带
sternoclavicular ligament

胸骨
sternum

12. 胸锁关节和第 1 肋胸肋结合（前面观）
Sternoclavicular joint and the sternocostal synchrondrosis of the 1st rib (anterior aspect)

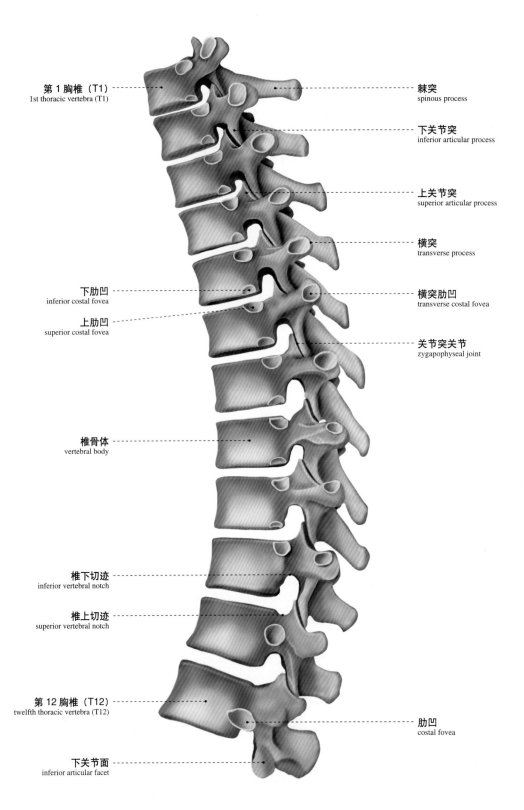

第 1 胸椎（T1）
1st thoracic vertebra (T1)

棘突
spinous process

下关节突
inferior articular process

上关节突
superior articular process

横突
transverse process

下肋凹
inferior costal fovea

上肋凹
superior costal fovea

横突肋凹
transverse costal fovea

关节突关节
zygapophyseal joint

椎骨体
vertebral body

椎下切迹
inferior vertebral notch

椎上切迹
superior vertebral notch

第 12 胸椎（T12）
twelfth thoracic vertebra (T12)

肋凹
costal fovea

下关节面
inferior articular facet

13. 胸椎
Thoracic vertebrae

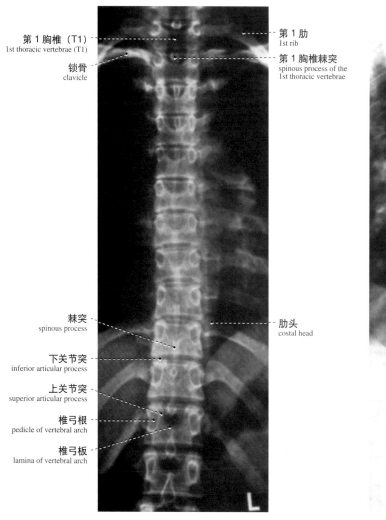

第 1 胸椎 （T1）
1st thoracic vertebrae (T1)

锁骨
clavicle

第 1 肋
1st rib

第 1 胸椎棘突
spinous process of the
1st thoracic vertebrae

棘突
spinous process

下关节突
inferior articular process

上关节突
superior articular process

椎弓根
pedicle of vertebral arch

椎弓板
lamina of vertebral arch

肋头
costal head

14. 胸椎 X 线像（前后位）
Radiograph of the thoracic vertebrae (anteroposterior view)

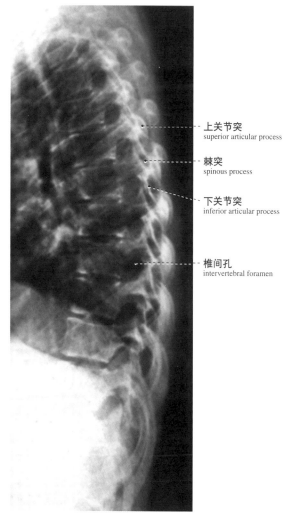

上关节突
superior articular process

棘突
spinous process

下关节突
inferior articular process

椎间孔
intervertebral foramen

15. 胸椎 X 线像（侧位）
Radiograph of the thoracic vertebrae (lateral view)

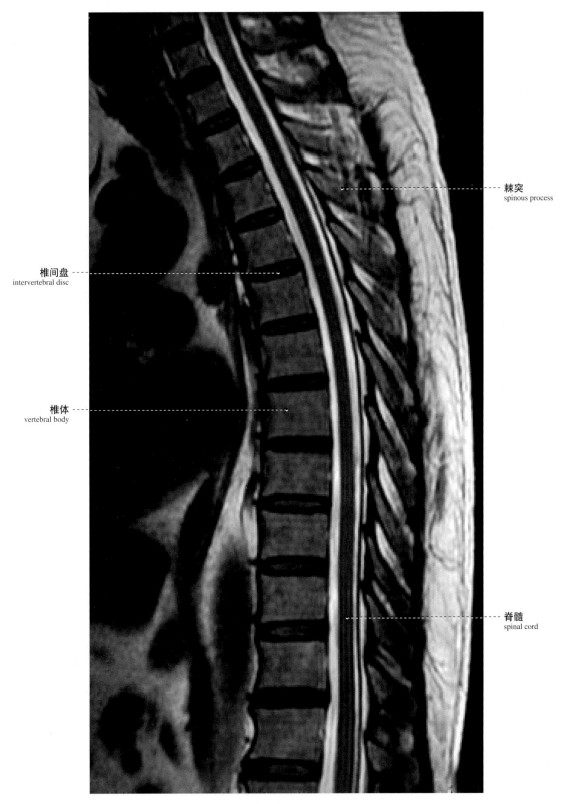

棘突
spinous process

椎间盘
intervertebral disc

椎体
vertebral body

脊髓
spinal cord

16. 胸椎磁共振成像（矢状位）
MRI of the thoracic vertebrae (sagittal view)

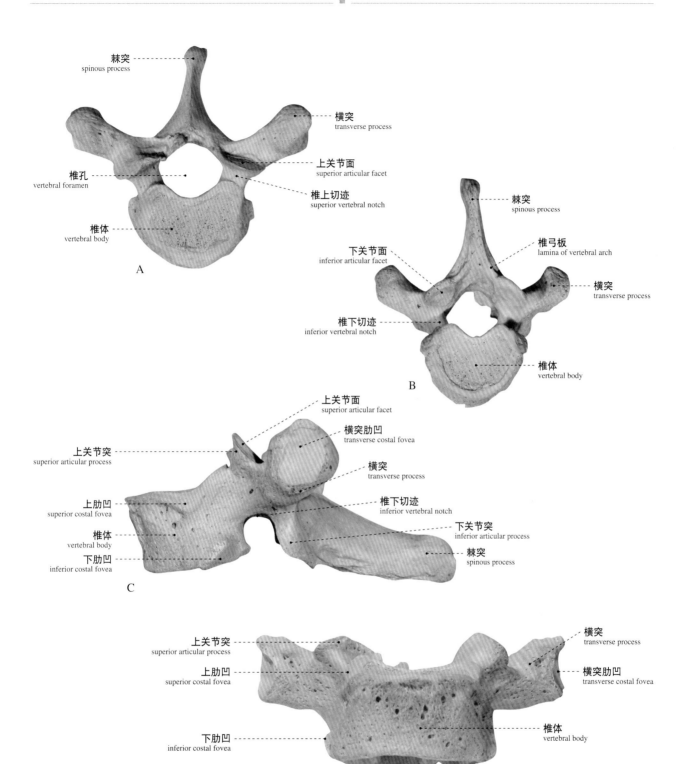

棘突
spinous process

横突
transverse process

上关节面
superior articular facet

椎上切迹
superior vertebral notch

椎孔
vertebral foramen

椎体
vertebral body

A

棘突
spinous process

椎弓板
lamina of vertebral arch

下关节面
inferior articular facet

横突
transverse process

椎下切迹
inferior vertebral notch

椎体
vertebral body

B

上关节面
superior articular facet

横突肋凹
transverse costal fovea

横突
transverse process

椎下切迹
inferior vertebral notch

下关节突
inferior articular process

棘突
spinous process

上关节突
superior articular process

上肋凹
superior costal fovea

椎体
vertebral body

下肋凹
inferior costal fovea

C

上关节突
superior articular process

上肋凹
superior costal fovea

下肋凹
inferior costal fovea

棘突
spinous process

横突
transverse process

横突肋凹
transverse costal fovea

椎体
vertebral body

D

17. 第 1 胸椎

1st thoracic vertebrae

A.上面观；B.下面观；C.侧面观；D.前面观

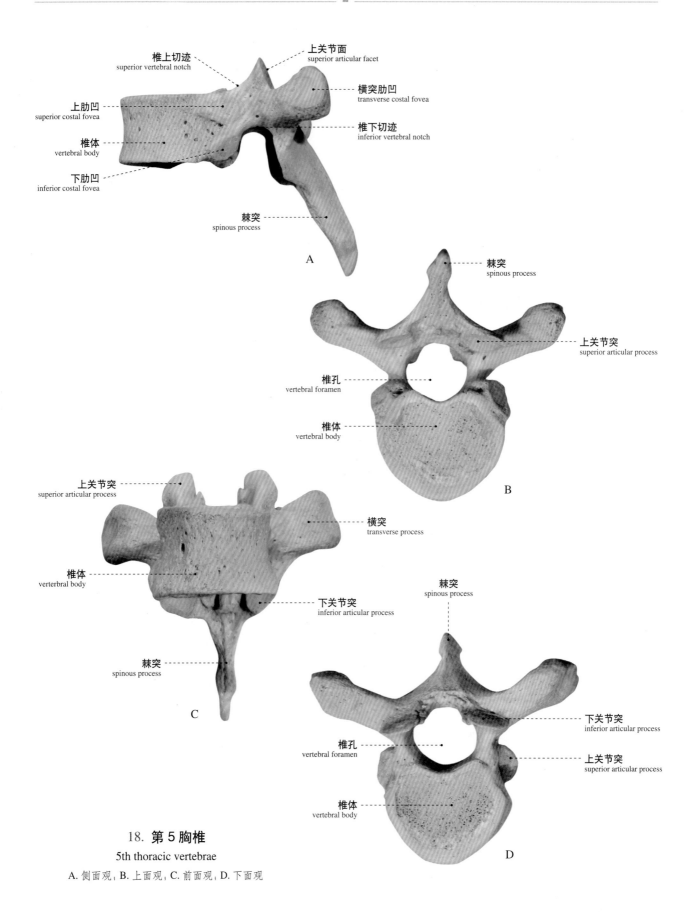

椎上切迹
superior vertebral notch

上关节面
superior articular facet

上肋凹
superior costal fovea

横突肋凹
transverse costal fovea

椎下切迹
inferior vertebral notch

椎体
vertebral body

下肋凹
inferior costal fovea

棘突
spinous process

A

棘突
spinous process

上关节突
superior articular process

椎孔
vertebral foramen

椎体
vertebral body

B

上关节突
superior articular process

横突
transverse process

椎体
verterbral body

下关节突
inferior articular process

棘突
spinous process

C

棘突
spinous process

下关节突
inferior articular process

椎孔
vertebral foramen

上关节突
superior articular process

椎体
vertebral body

D

18. 第 5 胸椎
5th thoracic vertebrae

A. 侧面观；B. 上面观；C. 前面观；D. 下面观

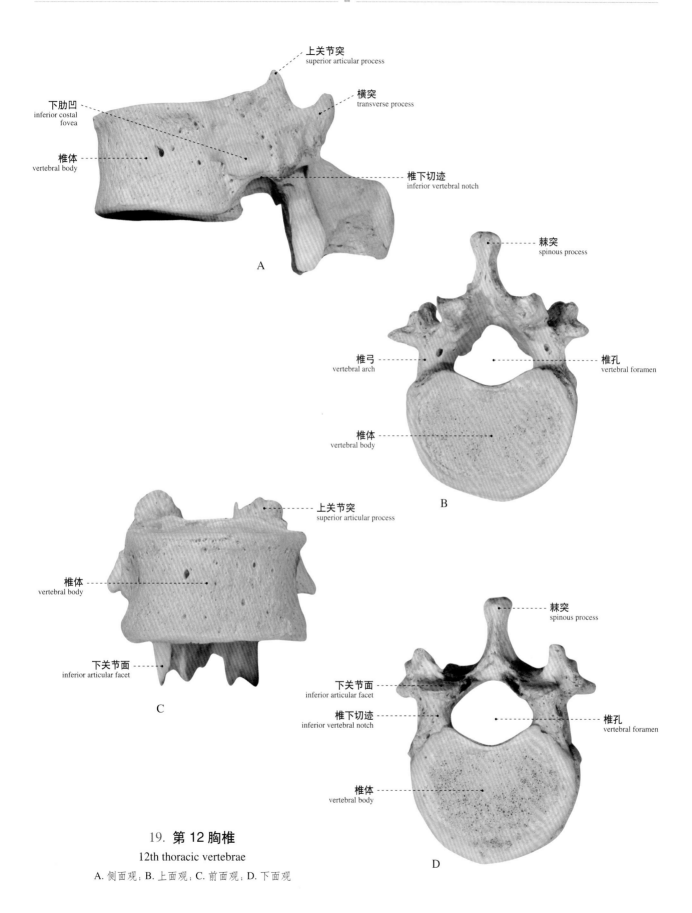

上关节突
superior articular process

横突
transverse process

下肋凹
inferior costal fovea

椎体
vertebral body

椎下切迹
inferior vertebral notch

A

棘突
spinous process

椎弓
vertebral arch

椎孔
vertebral foramen

椎体
vertebral body

B

上关节突
superior articular process

椎体
vertebral body

下关节面
inferior articular facet

C

棘突
spinous process

下关节面
inferior articular facet

椎下切迹
inferior vertebral notch

椎孔
vertebral foramen

椎体
vertebral body

D

19. 第 12 胸椎
12th thoracic vertebrae

A. 侧面观；B. 上面观；C. 前面观；D. 下面观

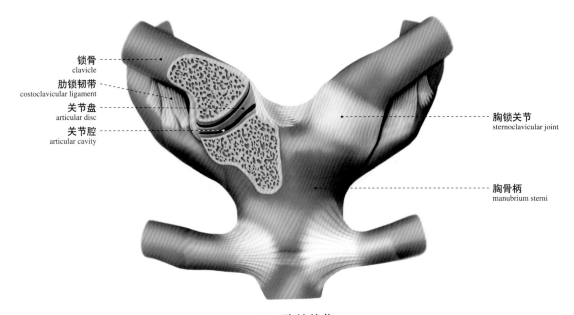

锁骨
clavicle

肋锁韧带
costoclavicular ligament

关节盘
articular disc

关节腔
articular cavity

胸锁关节
sternoclavicular joint

胸骨柄
manubrium sterni

20. 胸锁关节
Sternoclavicular joint

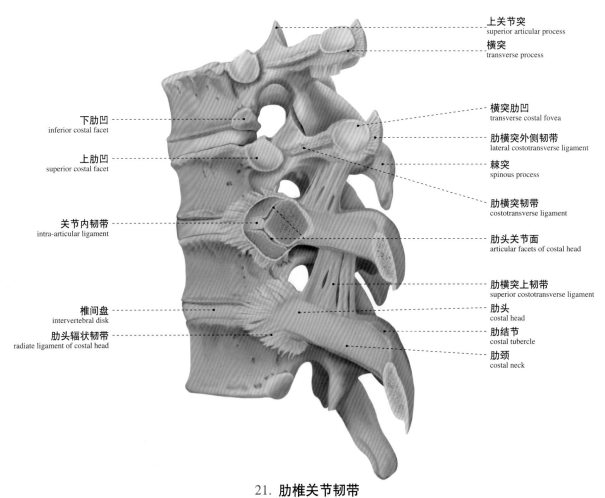

上关节突
superior articular process

横突
transverse process

下肋凹
inferior costal facet

横突肋凹
transverse costal fovea

肋横突外侧韧带
lateral costotransverse ligament

上肋凹
superior costal facet

棘突
spinous process

肋横突韧带
costotransverse ligament

关节内韧带
intra-articular ligament

肋头关节面
articular facets of costal head

肋横突上韧带
superior costotransverse ligament

椎间盘
intervertebral disk

肋头
costal head

肋头辐状韧带
radiate ligament of costal head

肋结节
costal tubercle

肋颈
costal neck

21. 肋椎关节韧带
Ligaments of the costovertebral joints

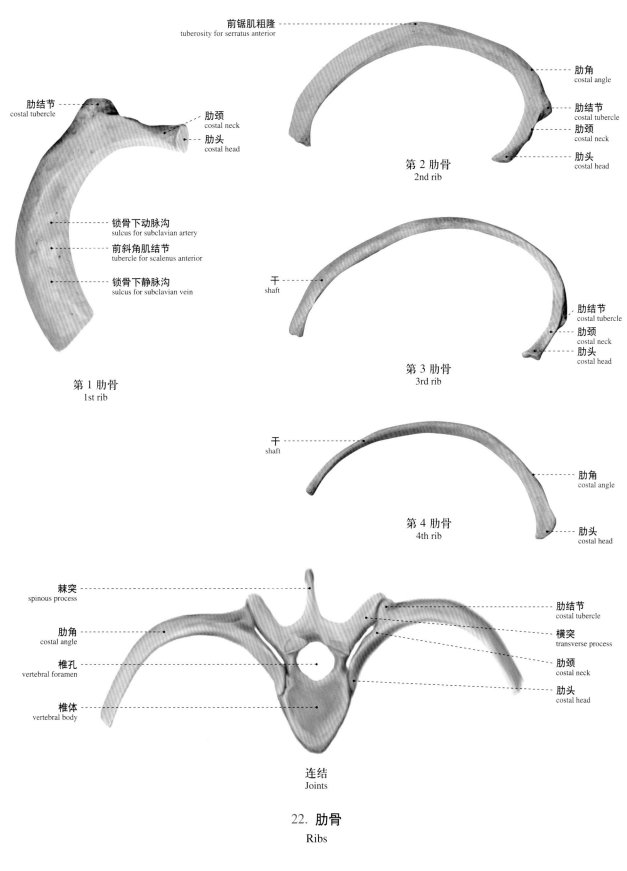

前锯肌粗隆
tuberosity for serratus anterior

肋结节
costal tubercle

肋颈
costal neck

肋头
costal head

肋角
costal angle

肋结节
costal tubercle

肋颈
costal neck

肋头
costal head

锁骨下动脉沟
sulcus for subclavian artery

前斜角肌结节
tubercle for scalenus anterior

锁骨下静脉沟
sulcus for subclavian vein

第 1 肋骨
1st rib

第 2 肋骨
2nd rib

干
shaft

肋结节
costal tubercle

肋颈
costal neck

肋头
costal head

第 3 肋骨
3rd rib

干
shaft

肋角
costal angle

肋头
costal head

第 4 肋骨
4th rib

棘突
spinous process

肋角
costal angle

椎孔
vertebral foramen

椎体
vertebral body

肋结节
costal tubercle

横突
transverse process

肋颈
costal neck

肋头
costal head

连结
Joints

22. 肋骨
Ribs

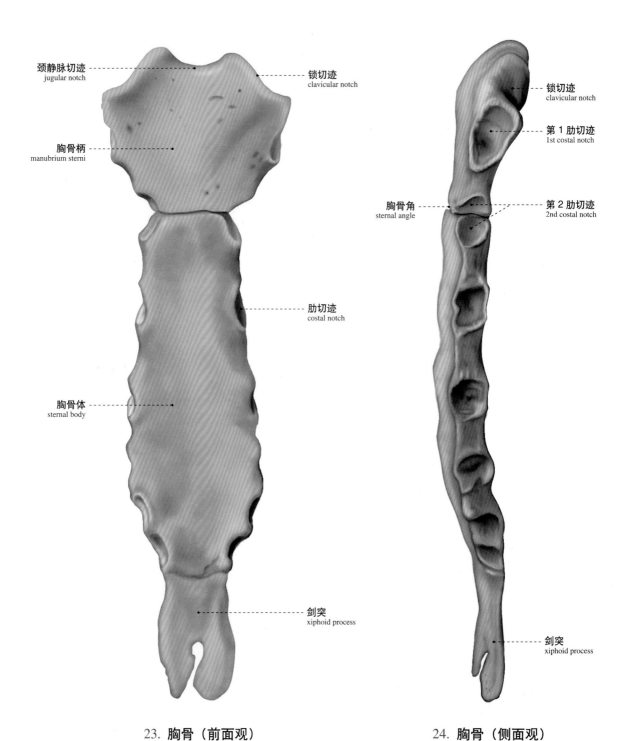

颈静脉切迹
jugular notch

锁切迹
clavicular notch

胸骨柄
manubrium sterni

锁切迹
clavicular notch

第 1 肋切迹
1st costal notch

胸骨角
sternal angle

第 2 肋切迹
2nd costal notch

肋切迹
costal notch

胸骨体
sternal body

剑突
xiphoid process

剑突
xiphoid process

23. 胸骨（前面观）
Sternum (anterior aspect)

24. 胸骨（侧面观）
Sternum (lateral aspect)

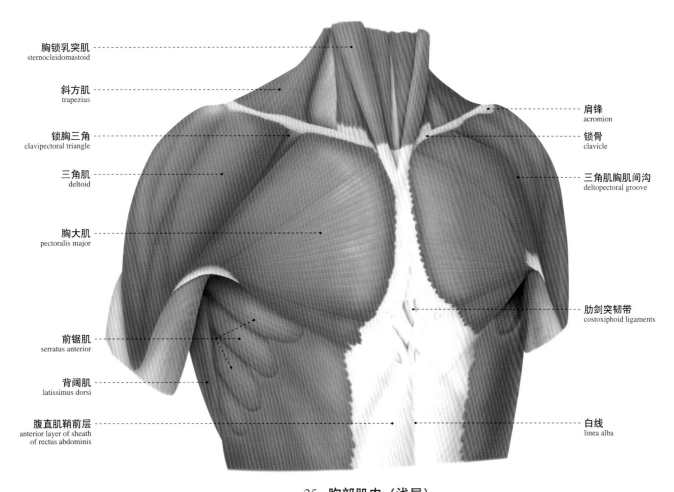

胸锁乳突肌
sternocleidomastoid

斜方肌
trapezius

锁胸三角
clavipectoral triangle

三角肌
deltoid

胸大肌
pectoralis major

前锯肌
serratus anterior

背阔肌
latissimus dorsi

腹直肌鞘前层
anterior layer of sheath
of rectus abdominis

肩锋
acromion

锁骨
clavicle

三角肌胸肌间沟
deltopectoral groove

肋剑突韧带
costoxiphoid ligaments

白线
linea alba

25. 胸部肌肉（浅层）
Chest muscles (superficial layer)

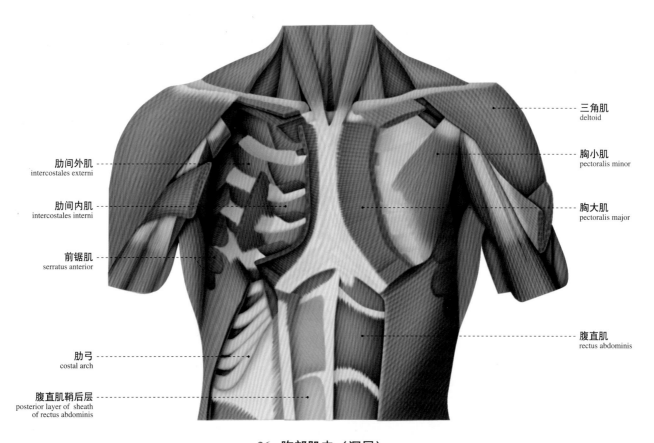

肋间外肌
intercostales externi

肋间内肌
intercostales interni

前锯肌
serratus anterior

肋弓
costal arch

腹直肌鞘后层
posterior layer of sheath
of rectus abdominis

三角肌
deltoid

胸小肌
pectoralis minor

胸大肌
pectoralis major

腹直肌
rectus abdominis

26. 胸部肌肉（深层）
Chest muscles (deep layer)

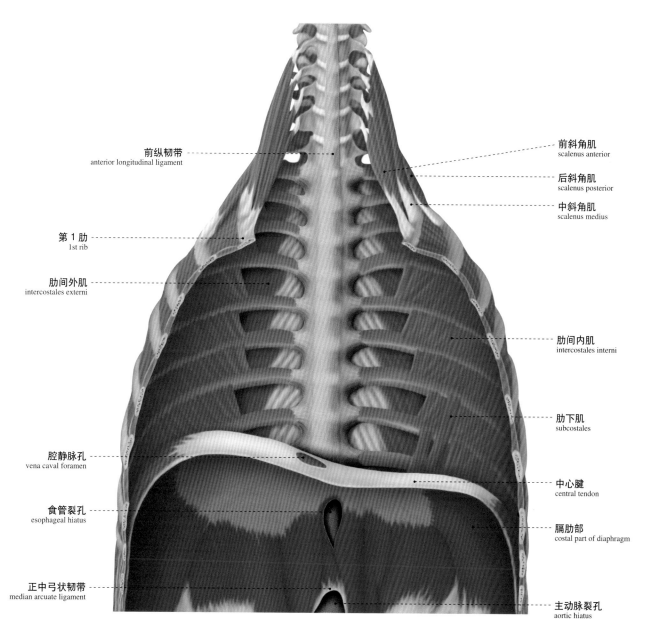

前纵韧带
anterior longitudinal ligament

前斜角肌
scalenus anterior

后斜角肌
scalenus posterior

中斜角肌
scalenus medius

第 1 肋
1st rib

肋间外肌
intercostales externi

肋间内肌
intercostales interni

肋下肌
subcostales

腔静脉孔
vena caval foramen

中心腱
central tendon

食管裂孔
esophageal hiatus

膈肋部
costal part of diaphragm

正中弓状韧带
median arcuate ligament

主动脉裂孔
aortic hiatus

27. 胸后壁（前面观）
Posterior wall of the chest (anterior aspect)

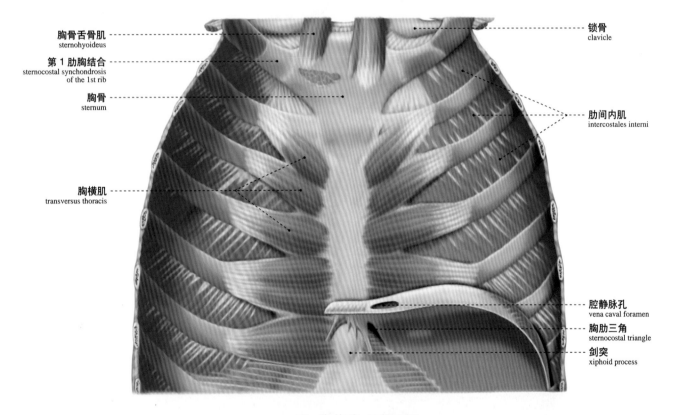

胸骨舌骨肌
sternohyoideus

第 1 肋胸结合
sternocostal synchondrosis
of the 1st rib

胸骨
sternum

胸横肌
transversus thoracis

锁骨
clavicle

肋间内肌
intercostales interni

腔静脉孔
vena caval foramen

胸肋三角
sternocostal triangle

剑突
xiphoid process

28. 胸前壁（后面观）
Anterior wall of the chest (posterior aspect)

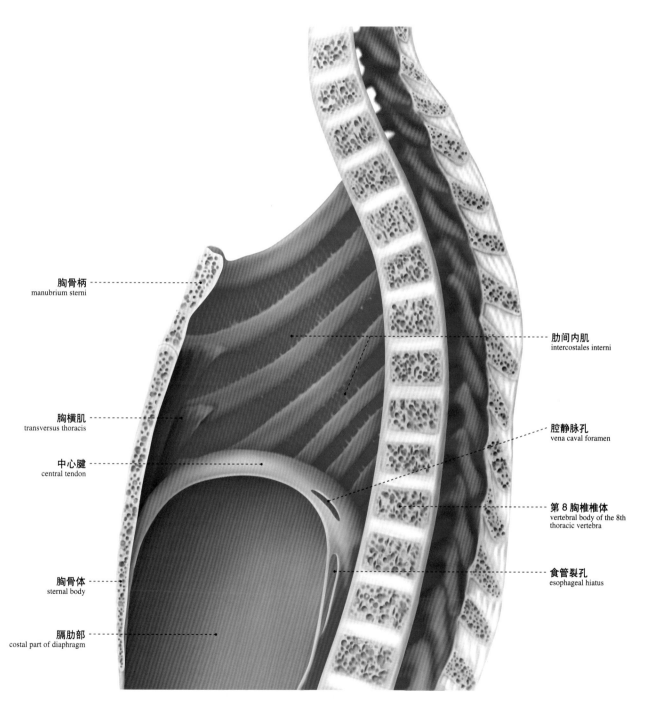

胸骨柄
manubrium sterni

胸横肌
transversus thoracis

中心腱
central tendon

胸骨体
sternal body

膈肋部
costal part of diaphragm

肋间内肌
intercostales interni

腔静脉孔
vena caval foramen

第 8 胸椎椎体
vertebral body of the 8th thoracic vertebra

食管裂孔
esophageal hiatus

29. 胸壁（侧面观）
Thoracic wall (lateral aspect)

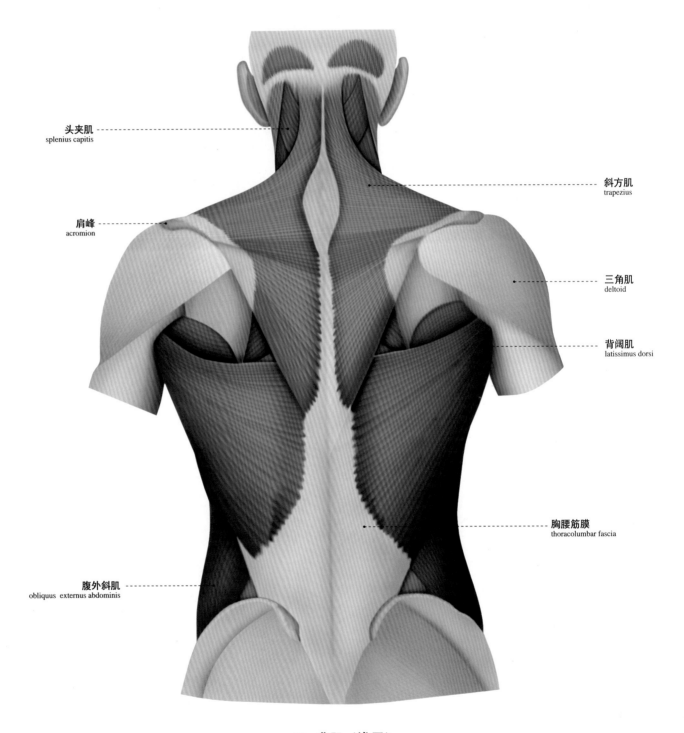

头夹肌
splenius capitis

斜方肌
trapezius

肩峰
acromion

三角肌
deltoid

背阔肌
latissimus dorsi

胸腰筋膜
thoracolumbar fascia

腹外斜肌
obliquus externus abdominis

30. 背肌（浅层）
Muscles of the back (superficial layer)

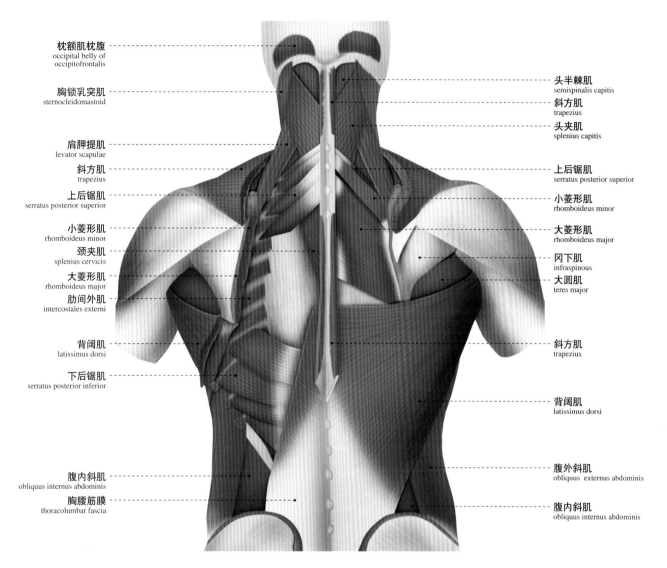

31. 背肌（深层）
Muscles of the back (deep layer)

枕额肌枕腹
occipital belly of occipitofrontalis

胸锁乳突肌
sternocleidomastoid

肩胛提肌
levator scapulae

斜方肌
trapezius

上后锯肌
serratus posterior superior

小菱形肌
rhomboideus minor

颈夹肌
splenius cervicis

大菱形肌
rhomboideus major

肋间外肌
intercostales externi

背阔肌
latissimus dorsi

下后锯肌
serratus posterior inferior

腹内斜肌
obliquus internus abdominis

胸腰筋膜
thoracolumbar fascia

头半棘肌
semispinalis capitis

斜方肌
trapezius

头夹肌
splenius capitis

上后锯肌
serratus posterior superior

小菱形肌
rhomboideus minor

大菱形肌
rhomboideus major

冈下肌
infraspinous

大圆肌
teres major

斜方肌
trapezius

背阔肌
latissimus dorsi

腹外斜肌
obliquus externus abdominis

腹内斜肌
obliquus internus abdominis

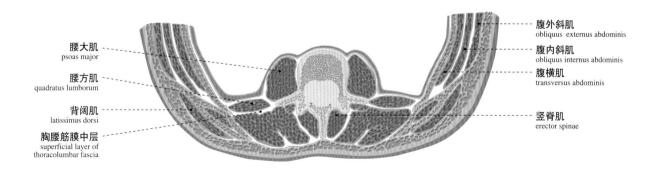

32. 背肌（断面）
Muscles of the back (section)

腰大肌
psoas major

腰方肌
quadratus lumborum

背阔肌
latissimus dorsi

胸腰筋膜中层
superficial layer of thoracolumbar fascia

腹外斜肌
obliquus externus abdominis

腹内斜肌
obliquus internus abdominis

腹横肌
transversus abdominis

竖脊肌
erector spinae

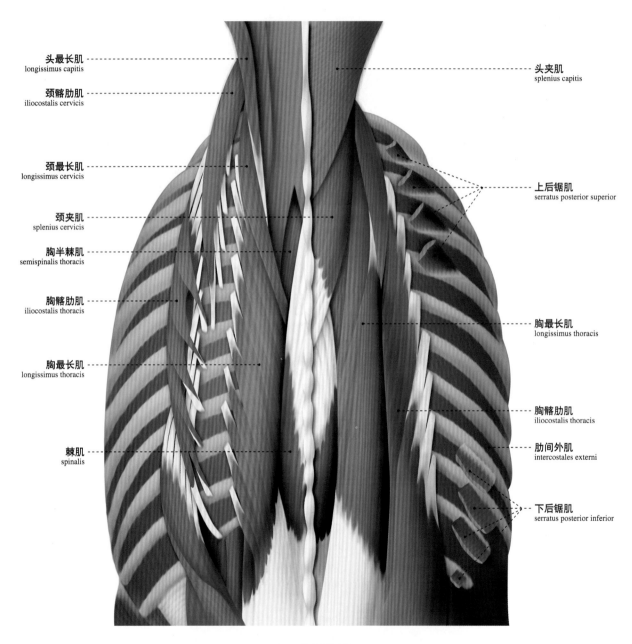

头最长肌
longissimus capitis

颈髂肋肌
iliocostalis cervicis

颈最长肌
longissimus cervicis

颈夹肌
splenius cervicis

胸半棘肌
semispinalis thoracis

胸髂肋肌
iliocostalis thoracis

胸最长肌
longissimus thoracis

棘肌
spinalis

头夹肌
splenius capitis

上后锯肌
serratus posterior superior

胸最长肌
longissimus thoracis

胸髂肋肌
iliocostalis thoracis

肋间外肌
intercostales externi

下后锯肌
serratus posterior inferior

33. 背固有肌
Intrinsic back muscles

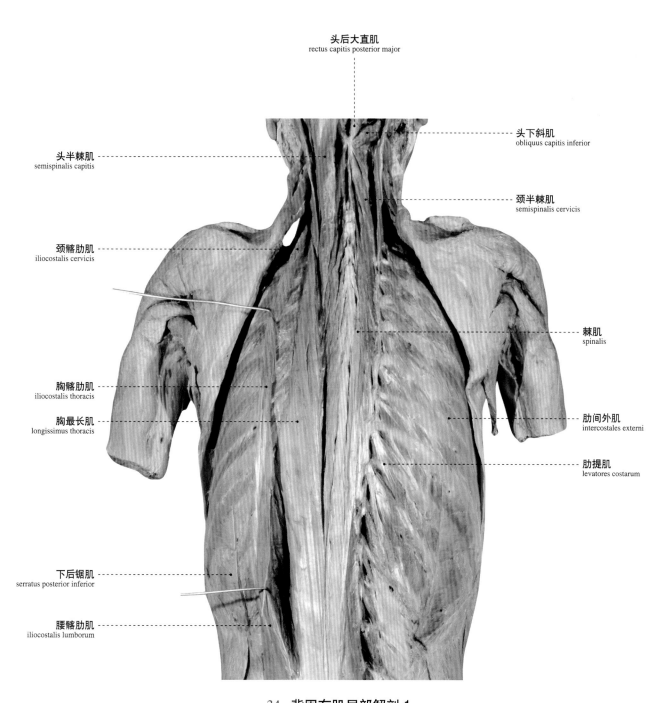

头后大直肌
rectus capitis posterior major

头下斜肌
obliquus capitis inferior

头半棘肌
semispinalis capitis

颈半棘肌
semispinalis cervicis

颈髂肋肌
iliocostalis cervicis

棘肌
spinalis

胸髂肋肌
iliocostalis thoracis

胸最长肌
longissimus thoracis

肋间外肌
intercostales externi

肋提肌
levatores costarum

下后锯肌
serratus posterior inferior

腰髂肋肌
iliocostalis lumborum

34. 背固有肌局部解剖 1

Topography of the intrinsic back muscles 1

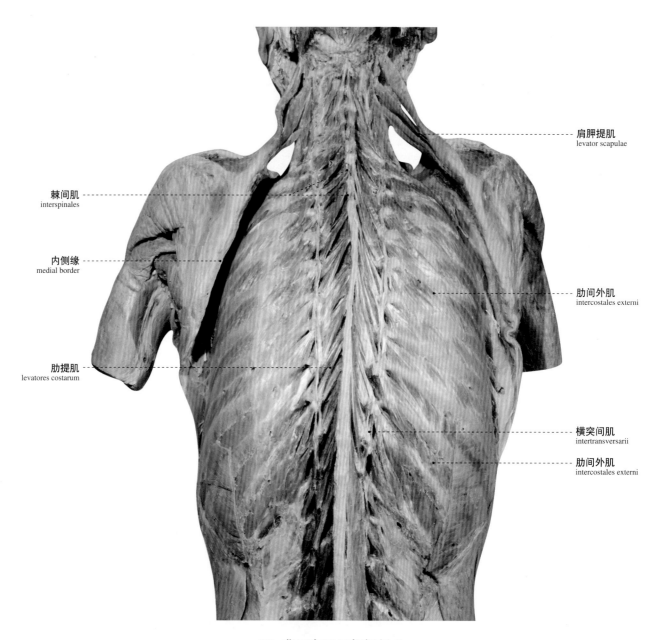

棘间肌
interspinales

内侧缘
medial border

肋提肌
levatores costarum

肩胛提肌
levator scapulae

肋间外肌
intercostales externi

横突间肌
intertransversarii

肋间外肌
intercostales externi

35. 背固有肌局部解剖 2
Topography of the intrinsic back muscles 2

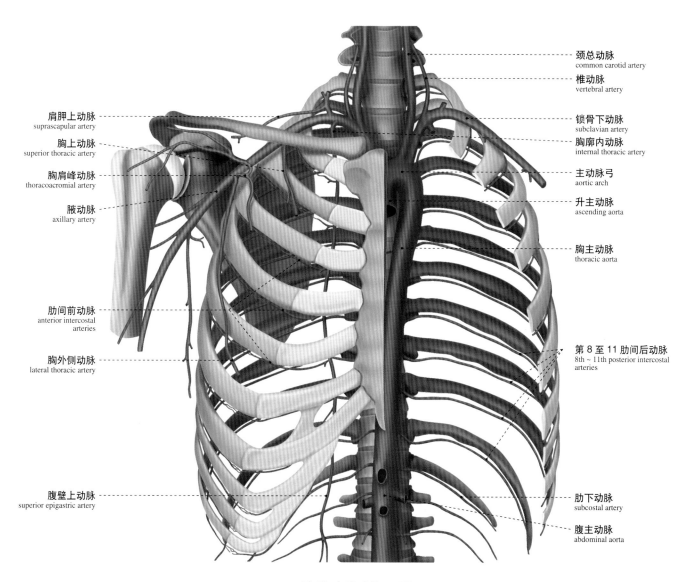

肩胛上动脉
suprascapular artery

胸上动脉
superior thoracic artery

胸肩峰动脉
thoracoacromial artery

腋动脉
axillary artery

肋间前动脉
anterior intercostal
arteries

胸外侧动脉
lateral thoracic artery

腹壁上动脉
superior epigastric artery

颈总动脉
common carotid artery

椎动脉
vertebral artery

锁骨下动脉
subclavian artery

胸廓内动脉
internal thoracic artery

主动脉弓
aortic arch

升主动脉
ascending aorta

胸主动脉
thoracic aorta

第 8 至 11 肋间后动脉
8th ~ 11th posterior intercostal
arteries

肋下动脉
subcostal artery

腹主动脉
abdominal aorta

36. 胸壁动脉（前面观）
Arteries of the chest wall (anterior aspect)

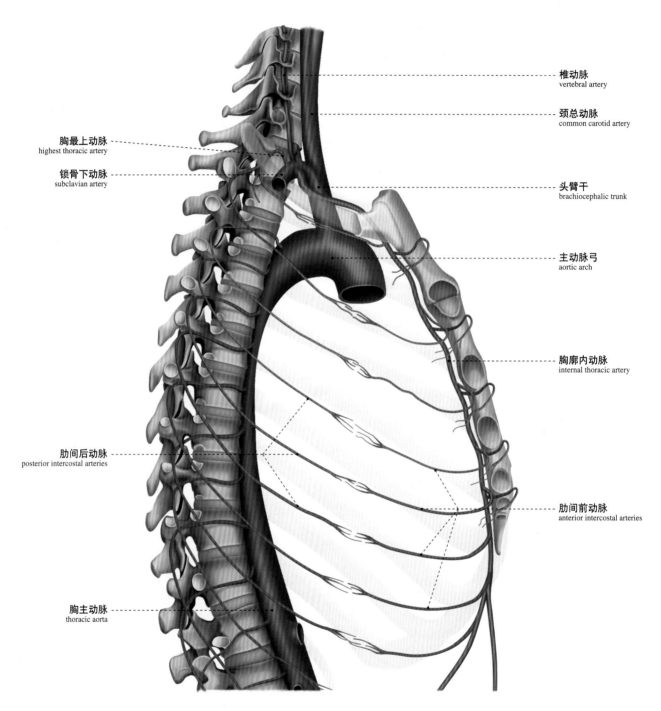

椎动脉
vertebral artery

颈总动脉
common carotid artery

胸最上动脉
highest thoracic artery

锁骨下动脉
subclavian artery

头臂干
brachiocephalic trunk

主动脉弓
aortic arch

胸廓内动脉
internal thoracic artery

肋间后动脉
posterior intercostal arteries

肋间前动脉
anterior intercostal arteries

胸主动脉
thoracic aorta

37. 胸壁动脉（侧面观）
Arteries of the chest wall (lateral aspect)

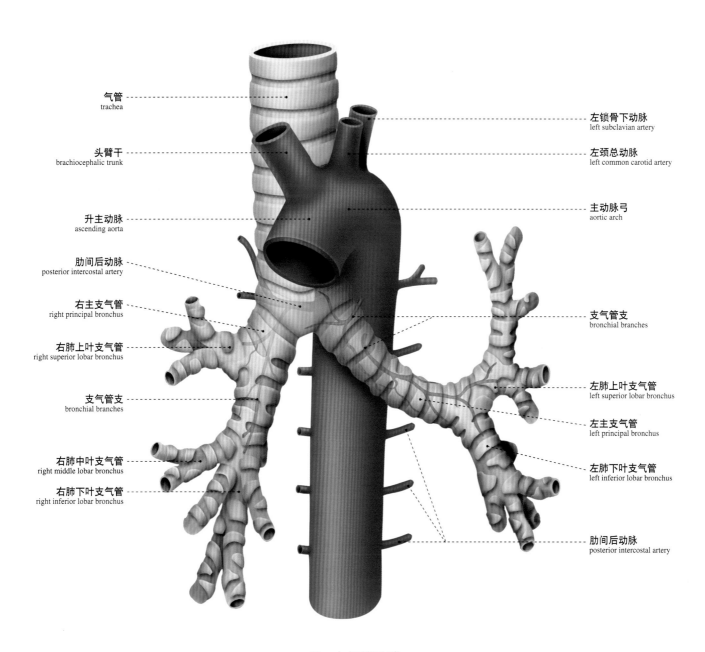

气管
trachea

头臂干
brachiocephalic trunk

升主动脉
ascending aorta

肋间后动脉
posterior intercostal artery

右主支气管
right principal bronchus

右肺上叶支气管
right superior lobar bronchus

支气管支
bronchial branches

右肺中叶支气管
right middle lobar bronchus

右肺下叶支气管
right inferior lobar bronchus

左锁骨下动脉
left subclavian artery

左颈总动脉
left common carotid artery

主动脉弓
aortic arch

支气管支
bronchial branches

左肺上叶支气管
left superior lobar bronchus

左主支气管
left principal bronchus

左肺下叶支气管
left inferior lobar bronchus

肋间后动脉
posterior intercostal artery

38. 支气管动脉
Bronchial arteries

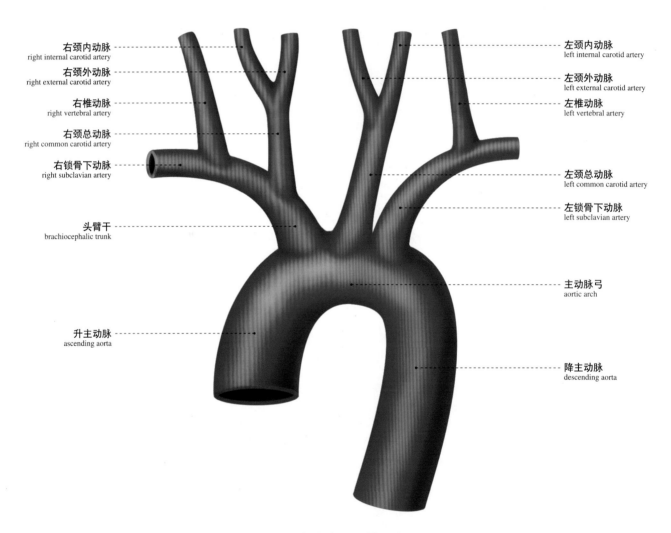

右颈内动脉
right internal carotid artery

右颈外动脉
right external carotid artery

右椎动脉
right vertebral artery

右颈总动脉
right common carotid artery

右锁骨下动脉
right subclavian artery

头臂干
brachiocephalic trunk

升主动脉
ascending aorta

左颈内动脉
left internal carotid artery

左颈外动脉
left external carotid artery

左椎动脉
left vertebral artery

左颈总动脉
left common carotid artery

左锁骨下动脉
left subclavian artery

主动脉弓
aortic arch

降主动脉
descending aorta

39. 主动脉弓及其分支
Aortic arch and its branches

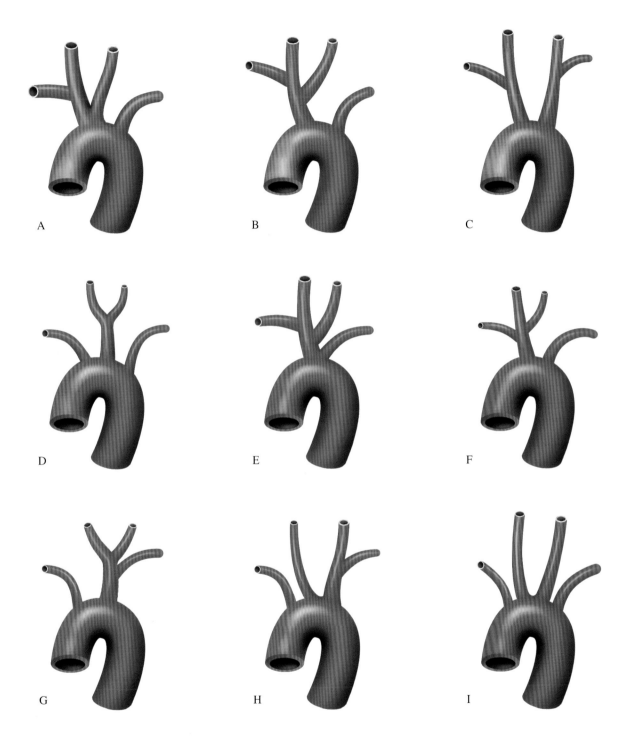

40. 主动脉弓主要分支变异

Variation of the main branch of the aortic arch

A. 右头臂干与左颈总动脉共干(13%)；B. 左颈总动脉由右头臂干发出(9%)；C. 左、右2条头臂干(＜1%)；D. 两侧颈总动脉共干(＜0.1%)；E. 右头臂干与左颈总、左锁骨下动脉共干，形成1条头臂动脉干 (＜0.1%)；F. 左、右颈总动脉共干并发出右锁骨下动脉 (＜0.1%)；G. 左、右颈总动脉共干并发出左锁骨下动脉 (＜0.1%)；H. 左头臂干形成，右颈总动脉、右锁骨下动脉独立起自主动脉弓 (＜0.1%)；I. 无头臂干，各分支独立起自主动脉弓 (＜0.1%)

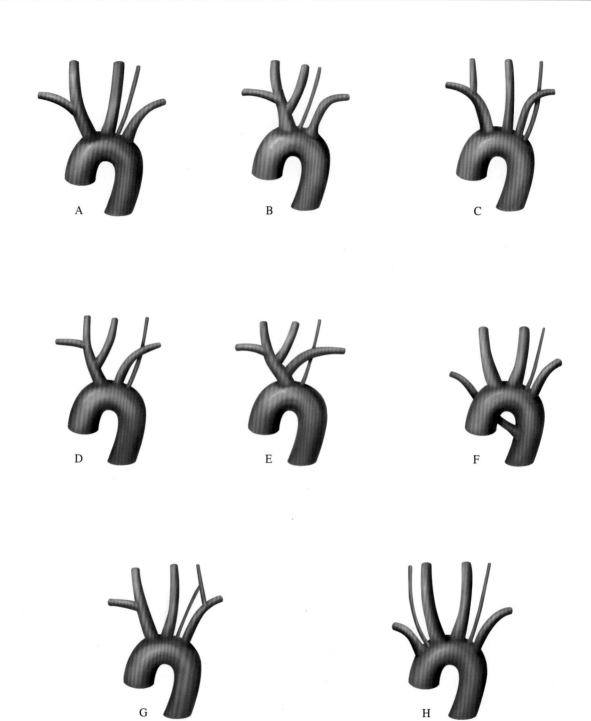

41. 主动脉弓直接发出椎动脉变异
Variation of the aortic arch directly emit vertebral artery

A. 左椎动脉作为第3分支由主动脉弓发出；B. 左颈总动脉由右头臂干发出，左椎动脉作为第2分支由主动脉弓发出；C. 左椎动脉作为最后的分支直接由主动脉弓发出；D. 左颈总动脉由右头臂干发出，左椎动脉作为最后的分支直接由主动脉弓发出；E. 共同头臂干，左椎动脉作为最后的分支直接由主动脉弓发出；F. 左椎动脉在锁骨下动脉之前发出，右锁骨下动脉为主动脉弓的最后分支；G. 左椎动脉分别起自主动脉弓和左锁骨下动脉，并形成共干；H. 无头臂干，左、右椎动脉分别起自主动脉弓

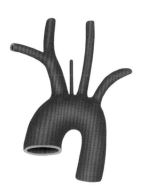

42. 主动脉弓直接发出甲状腺最下动脉变异
Variation of the aortic arch directly emit arteria thyroidea ima

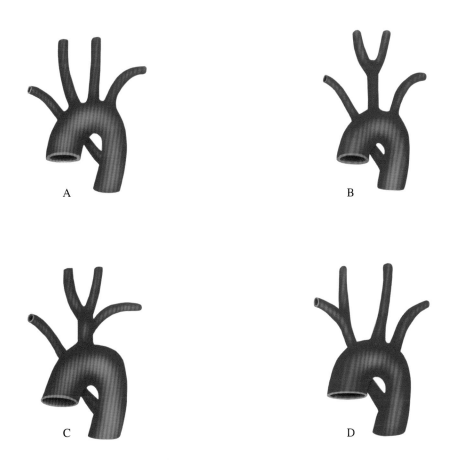

43. 主动脉弓直接发出右锁骨下动脉变异
Variation of the aortic arch directly emit right subclavian artery

A. 右锁骨下动脉为主动脉弓最后的分支，其他分支正常；B. 左、右颈总动脉共干；
C. 其他 3 条形成共同头臂干；D. 右头臂干作为主动脉弓的最后分支

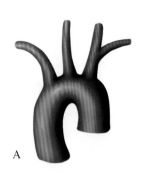

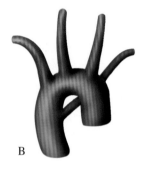

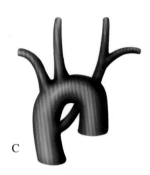

44. 右位主动脉弓变异
Variation of the right aortic arch

A. 右位主动脉弓合并分支转位，左头臂干形成（＜1%）；B. 右位主动脉弓合并左锁骨下动脉最后发出，无头臂干形成（＜0.1%）；
C. 右位主动脉弓合并左头臂干最后发出（＜0.1%）

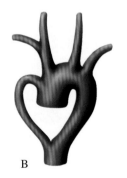

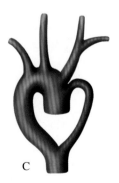

45. 重复主动脉弓变异
Variation of the repeat aortic arch

A. 两侧重复主动脉弓基本对称，无头臂干形成；B. 两侧重复主动脉弓不对称，右侧为纤维条索或小腔；
C. 两侧重复主动脉弓不对称，左侧为纤维条索或小腔，合并左头臂干形成

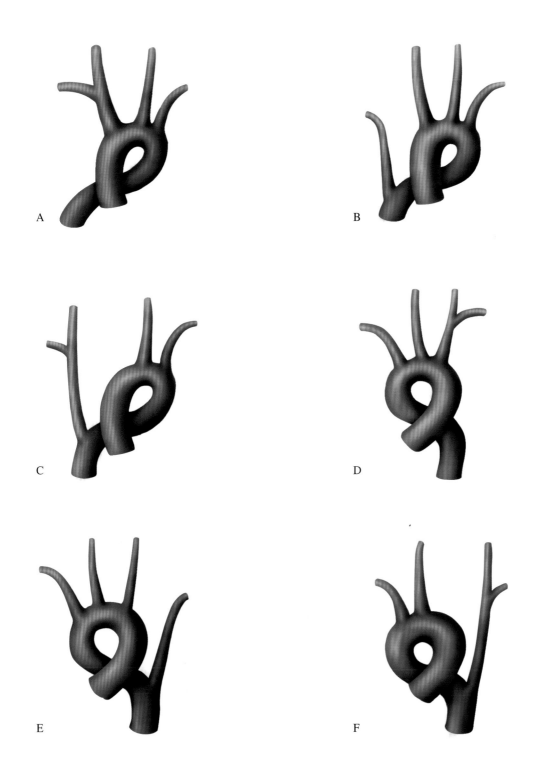

46. 回旋主动脉弓变异
Variation of the convolute aortic arch

A. 左旋主动脉弓，各分支正常（＜0.1%）；B. 左旋主动脉弓，伴右锁骨下动脉最后发出，无头臂干形成（＜0.1%）；C. 左旋主动脉弓，伴右头臂干最后发出（＜0.1%）；D. 右旋主动脉弓，伴左头臂干形成（＜0.1%）；E. 右旋主动脉弓，伴左锁骨下动脉最后发出（＜0.1%）；F. 右旋主动脉弓，伴左头臂干最后发出（＜0.1%）

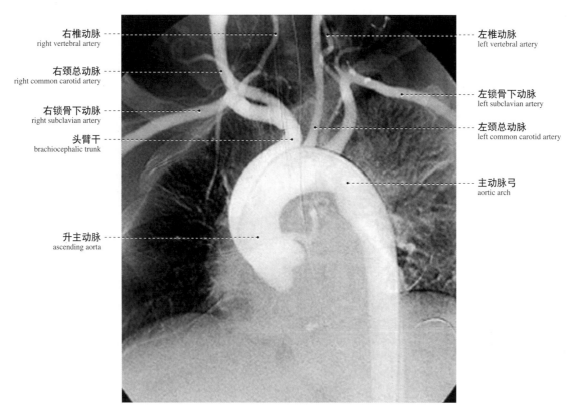

右椎动脉
right vertebral artery

右颈总动脉
right common carotid artery

右锁骨下动脉
right subclavian artery

头臂干
brachiocephalic trunk

升主动脉
ascending aorta

左椎动脉
left vertebral artery

左锁骨下动脉
left subclavian artery

左颈总动脉
left common carotid artery

主动脉弓
aortic arch

47. 主动脉弓数字减影血管造影 1
DSA of the aortic arch 1

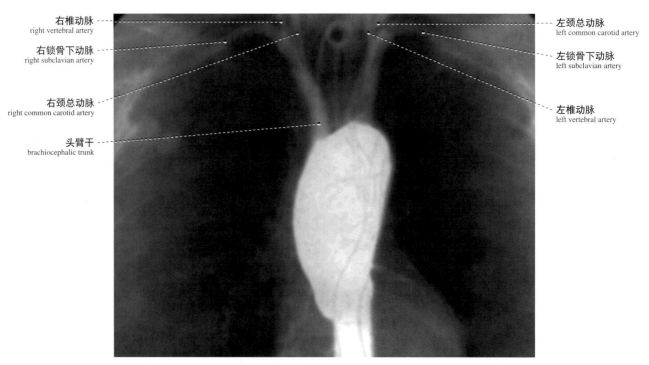

右椎动脉
right vertebral artery

右锁骨下动脉
right subclavian artery

右颈总动脉
right common carotid artery

头臂干
brachiocephalic trunk

左颈总动脉
left common carotid artery

左锁骨下动脉
left subclavian artery

左椎动脉
left vertebral artery

48. 主动脉弓数字减影血管造影 2
DSA of the aortic arch 2

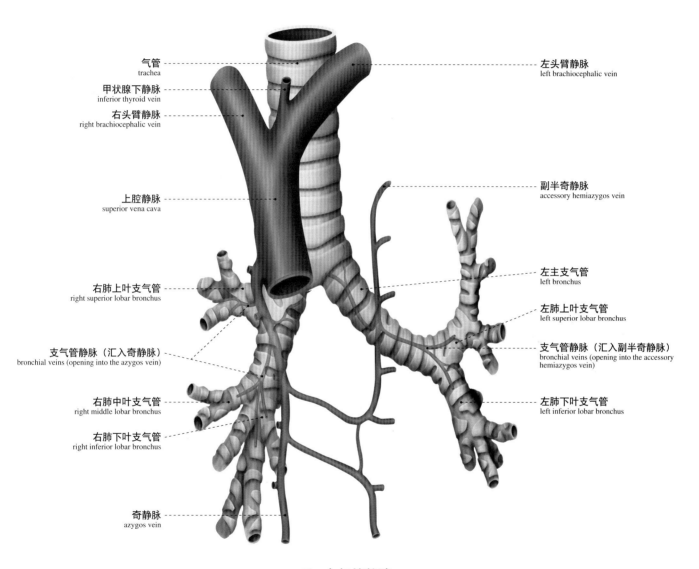

气管
trachea

甲状腺下静脉
inferior thyroid vein

右头臂静脉
right brachiocephalic vein

上腔静脉
superior vena cava

右肺上叶支气管
right superior lobar bronchus

支气管静脉（汇入奇静脉）
bronchial veins (opening into the azygos vein)

右肺中叶支气管
right middle lobar bronchus

右肺下叶支气管
right inferior lobar bronchus

奇静脉
azygos vein

左头臂静脉
left brachiocephalic vein

副半奇静脉
accessory hemiazygos vein

左主支气管
left bronchus

左肺上叶支气管
left superior lobar bronchus

支气管静脉（汇入副半奇静脉）
bronchial veins (opening into the accessory hemiazygos vein)

左肺下叶支气管
left inferior lobar bronchus

49. 支气管静脉
Bronchial veins

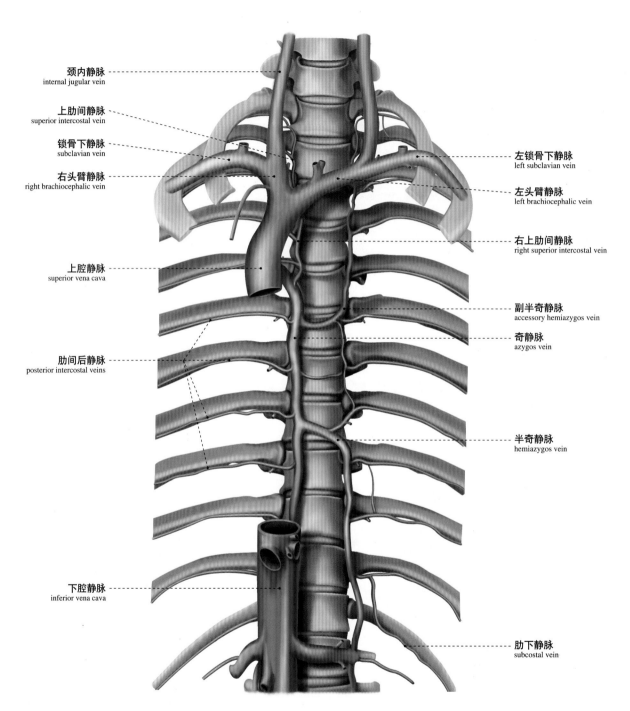

颈内静脉
internal jugular vein

上肋间静脉
superior intercostal vein

锁骨下静脉
subclavian vein

右头臂静脉
right brachiocephalic vein

上腔静脉
superior vena cava

肋间后静脉
posterior intercostal veins

下腔静脉
inferior vena cava

左锁骨下静脉
left subclavian vein

左头臂静脉
left brachiocephalic vein

右上肋间静脉
right superior intercostal vein

副半奇静脉
accessory hemiazygos vein

奇静脉
azygos vein

半奇静脉
hemiazygos vein

肋下静脉
subcostal vein

50. 胸壁静脉（前面观）
Veins of the chest wall (anterior aspect)

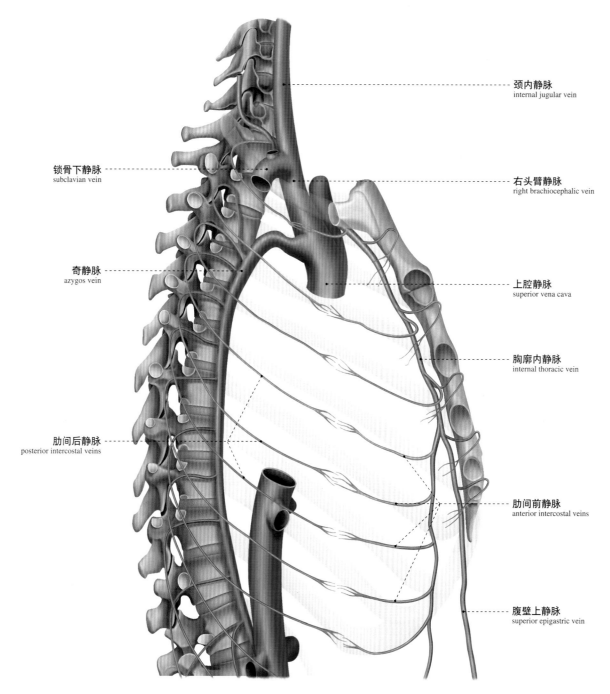

颈内静脉
internal jugular vein

锁骨下静脉
subclavian vein

奇静脉
azygos vein

肋间后静脉
posterior intercostal veins

右头臂静脉
right brachiocephalic vein

上腔静脉
superior vena cava

胸廓内静脉
internal thoracic vein

肋间前静脉
anterior intercostal veins

腹壁上静脉
superior epigastric vein

51. 胸壁静脉（侧面观）
Veins of the chest wall (lateral aspect)

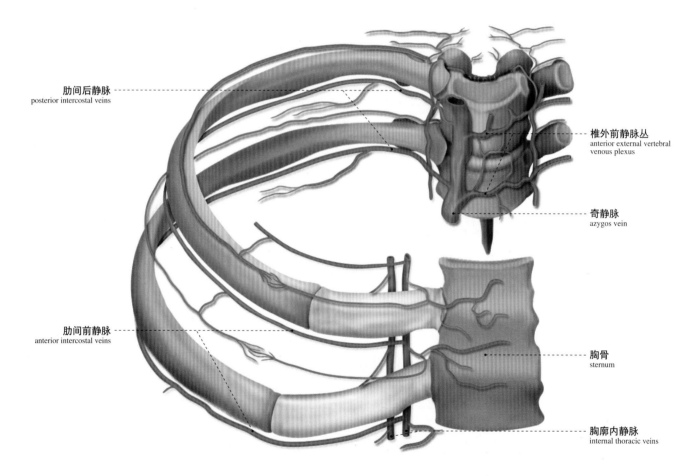

肋间后静脉
posterior intercostal veins

椎外前静脉丛
anterior external vertebral
venous plexus

奇静脉
azygos vein

肋间前静脉
anterior intercostal veins

胸骨
sternum

胸廓内静脉
internal thoracic veins

52. 肋骨周围静脉
Veins around the ribs

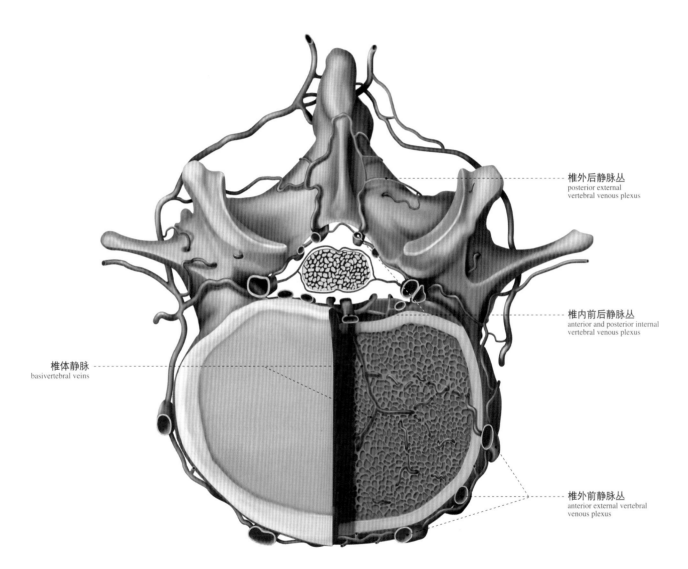

椎外后静脉丛
posterior external
vertebral venous plexus

椎内前后静脉丛
anterior and posterior internal
vertebral venous plexus

椎体静脉
basivertebral veins

椎外前静脉丛
anterior external vertebral
venous plexus

53. 胸椎周围静脉
Veins around thoracic vertebrae

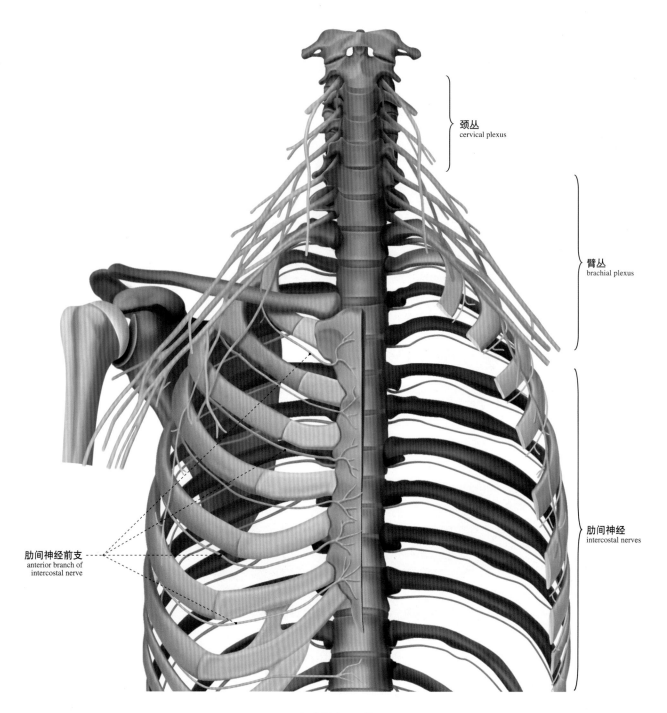

颈丛
cervical plexus

臂丛
brachial plexus

肋间神经
intercostal nerves

肋间神经前支
anterior branch of
intercostal nerve

54. 胸壁神经（前面观）
Nerves of the chest wall (anterior aspect)

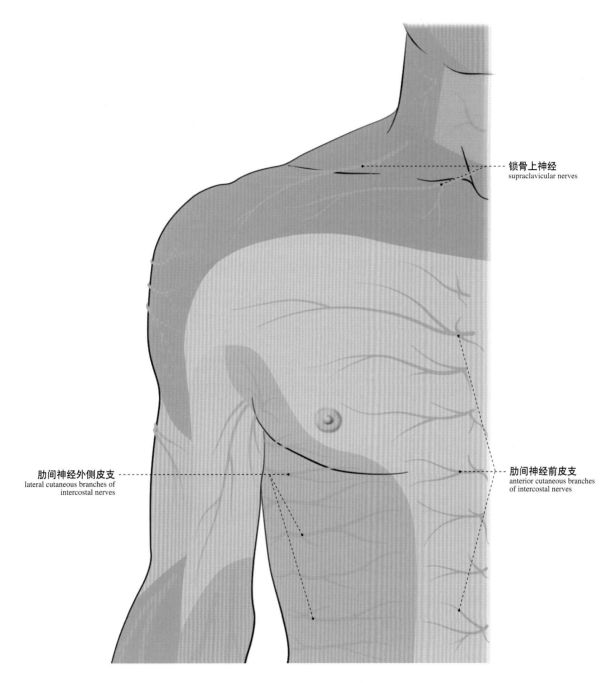

锁骨上神经
supraclavicular nerves

肋间神经外侧皮支
lateral cutaneous branches of
intercostal nerves

肋间神经前皮支
anterior cutaneous branches
of intercostal nerves

55. 胸壁皮神经（前面观）
Cutaneous nerves of chest wall (anterior aspect)

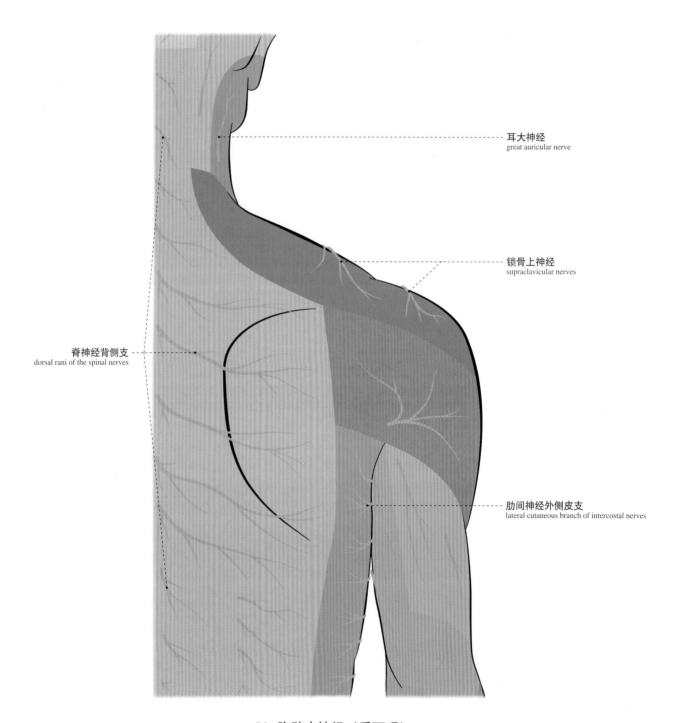

耳大神经
great auricular nerve

锁骨上神经
supraclavicular nerves

脊神经背侧支
dorsal rani of the spinal nerves

肋间神经外侧皮支
lateral cutaneous branch of intercostal nerves

56. 胸壁皮神经（后面观）
Cutaneous nerves of chest wall (posterior aspect)

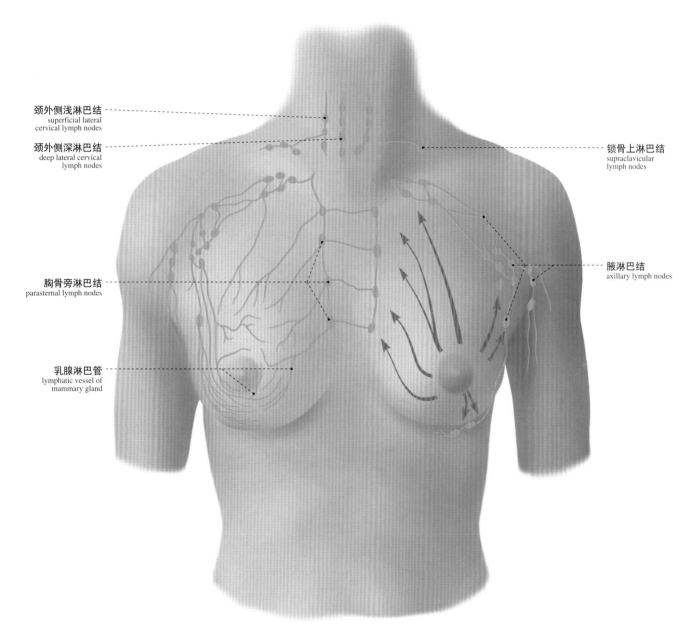

颈外侧浅淋巴结
superficial lateral
cervical lymph nodes

颈外侧深淋巴结
deep lateral cervical
lymph nodes

锁骨上淋巴结
supraclavicular
lymph nodes

腋淋巴结
axillary lymph nodes

胸骨旁淋巴结
parasternal lymph nodes

乳腺淋巴管
lymphatic vessel of
mammary gland

57. 女性乳房淋巴回流
Lymphatic drainage of the female breast

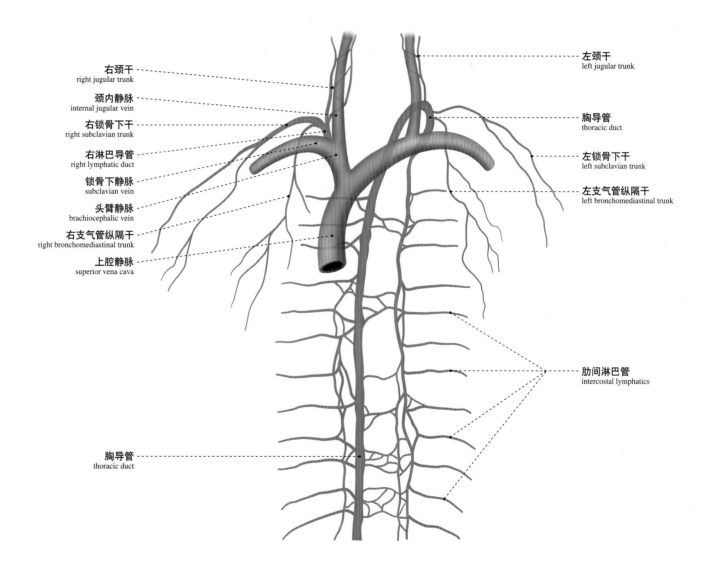

右颈干
right jugular trunk

颈内静脉
internal jugular vein

右锁骨下干
right subclavian trunk

右淋巴导管
right lymphatic duct

锁骨下静脉
subclavian vein

头臂静脉
brachiocephalic vein

右支气管纵隔干
right bronchomediastinal trunk

上腔静脉
superior vena cava

左颈干
left jugular trunk

胸导管
thoracic duct

左锁骨下干
left subclavian trunk

左支气管纵隔干
left bronchomediastinal trunk

肋间淋巴管
intercostal lymphatics

胸导管
thoracic duct

58. 胸导管
Thoracic duct

第三章

局部解剖

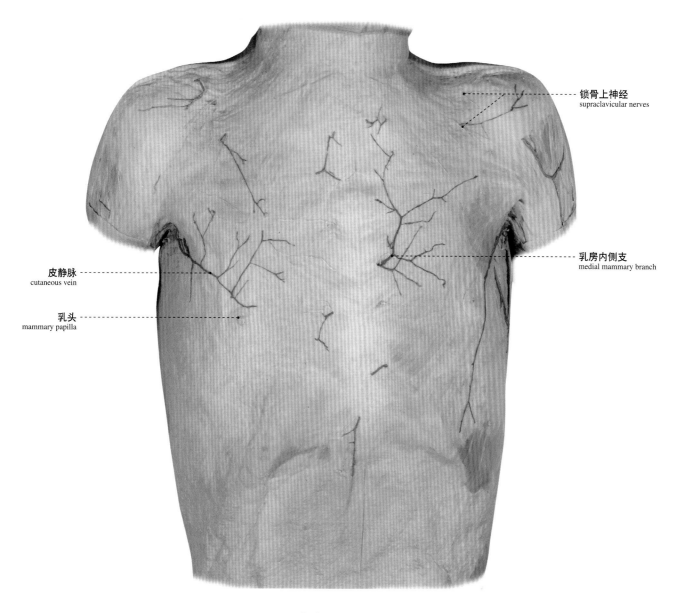

锁骨上神经
supraclavicular nerves

乳房内侧支
medial mammary branch

皮静脉
cutaneous vein

乳头
mammary papilla

59. 胸前壁局部解剖 1
Topography of the anterior thoracic wall 1

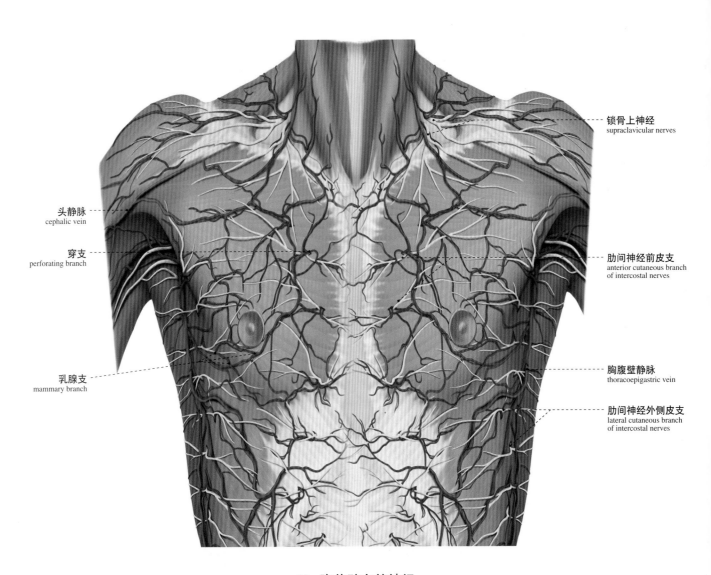

锁骨上神经
supraclavicular nerves

头静脉
cephalic vein

穿支
perforating branch

肋间神经前皮支
anterior cutaneous branch
of intercostal nerves

乳腺支
mammary branch

胸腹壁静脉
thoracoepigastric vein

肋间神经外侧皮支
lateral cutaneous branch
of intercostal nerves

60. 胸前壁血管神经
Blood vessels and nerves of the anterior thoracic wall

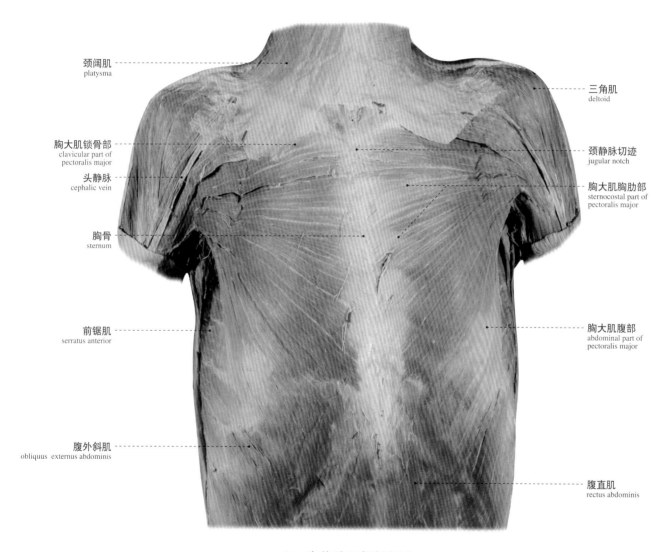

颈阔肌
platysma

三角肌
deltoid

胸大肌锁骨部
clavicular part of
pectoralis major

颈静脉切迹
jugular notch

头静脉
cephalic vein

胸大肌胸肋部
sternocostal part of
pectoralis major

胸骨
sternum

前锯肌
serratus anterior

胸大肌腹部
abdominal part of
pectoralis major

腹外斜肌
obliquus externus abdominis

腹直肌
rectus abdominis

61. 胸前壁局部解剖 2
Topography of the anterior thoracic wall 2

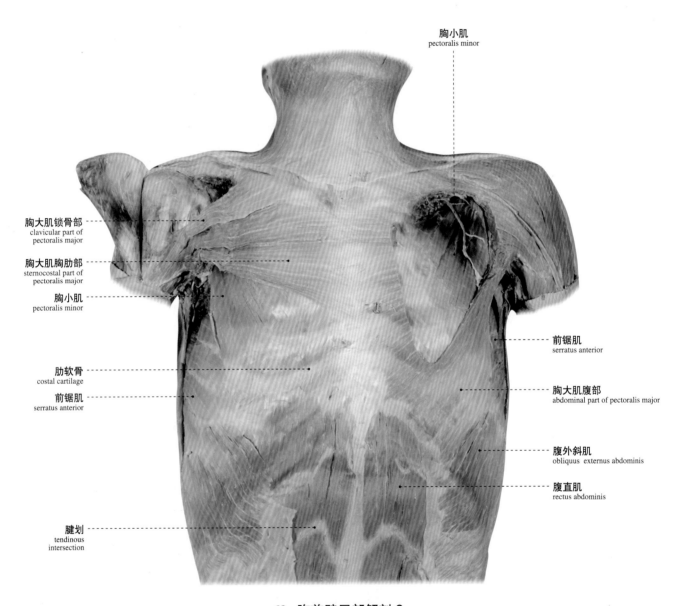

胸小肌
pectoralis minor

胸大肌锁骨部
clavicular part of
pectoralis major

胸大肌胸肋部
sternocostal part of
pectoralis major

胸小肌
pectoralis minor

肋软骨
costal cartilage

前锯肌
serratus anterior

腱划
tendinous
intersection

前锯肌
serratus anterior

胸大肌腹部
abdominal part of pectoralis major

腹外斜肌
obliquus externus abdominis

腹直肌
rectus abdominis

62. 胸前壁局部解剖 3
Topography of the anterior thoracic wall 3

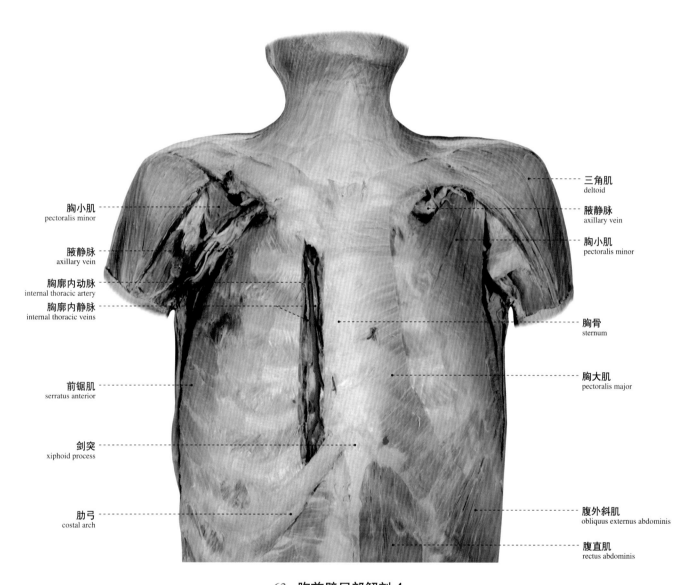

胸小肌
pectoralis minor

腋静脉
axillary vein

胸廓内动脉
internal thoracic artery

胸廓内静脉
internal thoracic veins

前锯肌
serratus anterior

剑突
xiphoid process

肋弓
costal arch

三角肌
deltoid

腋静脉
axillary vein

胸小肌
pectoralis minor

胸骨
sternum

胸大肌
pectoralis major

腹外斜肌
obliquus externus abdominis

腹直肌
rectus abdominis

63. 胸前壁局部解剖 4
Topography of the anterior thoracic wall 4

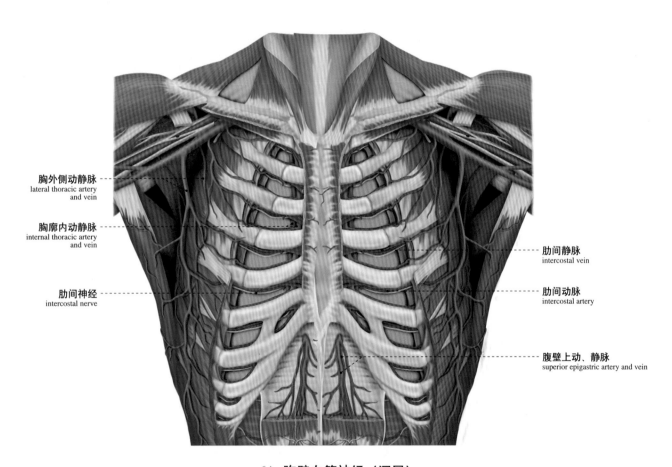

胸外侧动静脉
lateral thoracic artery
and vein

胸廓内动静脉
internal thoracic artery
and vein

肋间神经
intercostal nerve

肋间静脉
intercostal vein

肋间动脉
intercostal artery

腹壁上动、静脉
superior epigastric artery and vein

64. 胸壁血管神经（深层）
Blood vessels and nerves of thoracic wall (deep layer)

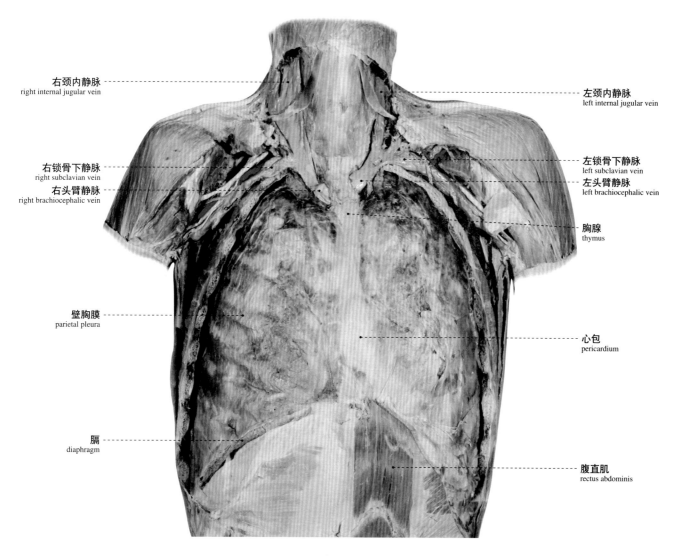

右颈内静脉
right internal jugular vein

左颈内静脉
left internal jugular vein

右锁骨下静脉
right subclavian vein

左锁骨下静脉
left subclavian vein

右头臂静脉
right brachiocephalic vein

左头臂静脉
left brachiocephalic vein

胸腺
thymus

壁胸膜
parietal pleura

心包
pericardium

膈
diaphragm

腹直肌
rectus abdominis

65. 胸腔器官 1

Organs in the thoracic cavity 1

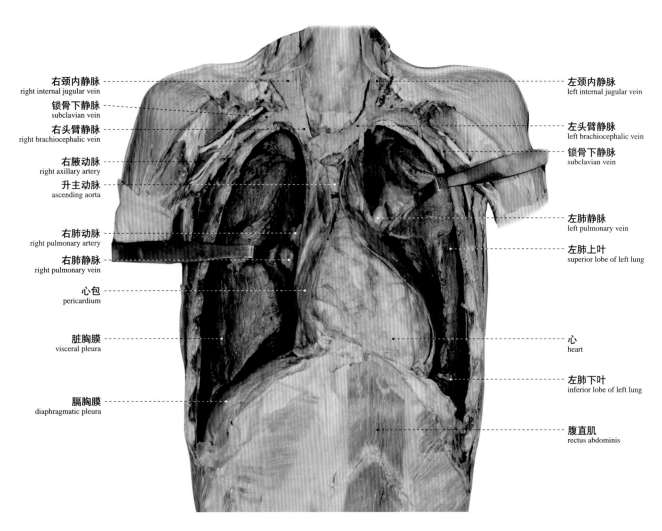

右颈内静脉
right internal jugular vein

锁骨下静脉
subclavian vein

右头臂静脉
right brachiocephalic vein

右腋动脉
right axillary artery

升主动脉
ascending aorta

右肺动脉
right pulmonary artery

右肺静脉
right pulmonary vein

心包
pericardium

脏胸膜
visceral pleura

膈胸膜
diaphragmatic pleura

左颈内静脉
left internal jugular vein

左头臂静脉
left brachiocephalic vein

锁骨下静脉
subclavian vein

左肺静脉
left pulmonary vein

左肺上叶
superior lobe of left lung

心
heart

左肺下叶
inferior lobe of left lung

腹直肌
rectus abdominis

66. 胸腔器官 2
Organs in the thoracic cavity 2

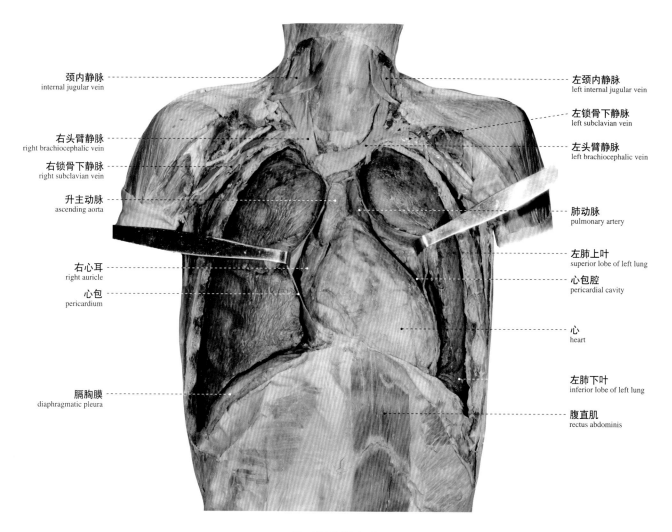

颈内静脉
internal jugular vein

右头臂静脉
right brachiocephalic vein

右锁骨下静脉
right subclavian vein

升主动脉
ascending aorta

右心耳
right auricle

心包
pericardium

膈胸膜
diaphragmatic pleura

左颈内静脉
left internal jugular vein

左锁骨下静脉
left subclavian vein

左头臂静脉
left brachiocephalic vein

肺动脉
pulmonary artery

左肺上叶
superior lobe of left lung

心包腔
pericardial cavity

心
heart

左肺下叶
inferior lobe of left lung

腹直肌
rectus abdominis

67. 胸腔器官 3
Organs in the thoracic cavity 3

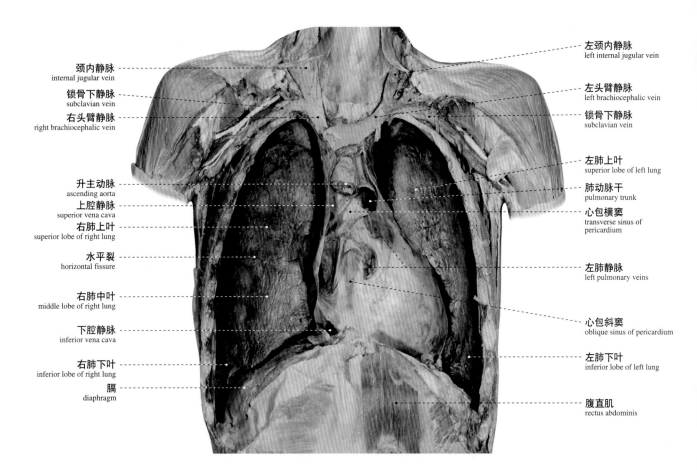

颈内静脉
internal jugular vein

锁骨下静脉
subclavian vein

右头臂静脉
right brachiocephalic vein

升主动脉
ascending aorta

上腔静脉
superior vena cava

右肺上叶
superior lobe of right lung

水平裂
horizontal fissure

右肺中叶
middle lobe of right lung

下腔静脉
inferior vena cava

右肺下叶
inferior lobe of right lung

膈
diaphragm

左颈内静脉
left internal jugular vein

左头臂静脉
left brachiocephalic vein

锁骨下静脉
subclavian vein

左肺上叶
superior lobe of left lung

肺动脉干
pulmonary trunk

心包横窦
transverse sinus of
pericardium

左肺静脉
left pulmonary veins

心包斜窦
oblique sinus of pericardium

左肺下叶
inferior lobe of left lung

腹直肌
rectus abdominis

68. 胸腔器官 4
Organs in the thoracic cavity 4

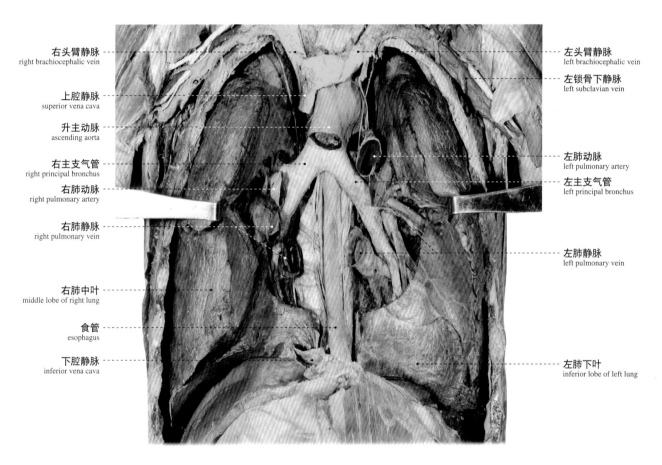

右头臂静脉
right brachiocephalic vein

上腔静脉
superior vena cava

升主动脉
ascending aorta

右主支气管
right principal bronchus

右肺动脉
right pulmonary artery

右肺静脉
right pulmonary vein

右肺中叶
middle lobe of right lung

食管
esophagus

下腔静脉
inferior vena cava

左头臂静脉
left brachiocephalic vein

左锁骨下静脉
left subclavian vein

左肺动脉
left pulmonary artery

左主支气管
left principal bronchus

左肺静脉
left pulmonary vein

左肺下叶
inferior lobe of left lung

69. 胸腔器官 5
Organs in the thoracic cavity 5

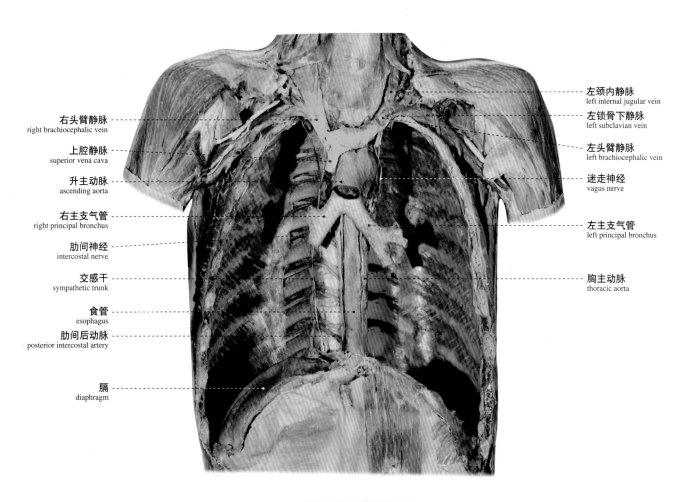

右头臂静脉
right brachiocephalic vein

上腔静脉
superior vena cava

升主动脉
ascending aorta

右主支气管
right principal bronchus

肋间神经
intercostal nerve

交感干
sympathetic trunk

食管
esophagus

肋间后动脉
posterior intercostal artery

膈
diaphragm

左颈内静脉
left internal jugular vein

左锁骨下静脉
left subclavian vein

左头臂静脉
left brachiocephalic vein

迷走神经
vagus nerve

左主支气管
left principal bronchus

胸主动脉
thoracic aorta

70. 胸后壁局部解剖 1
Topography of the posterior thoracic wall 1

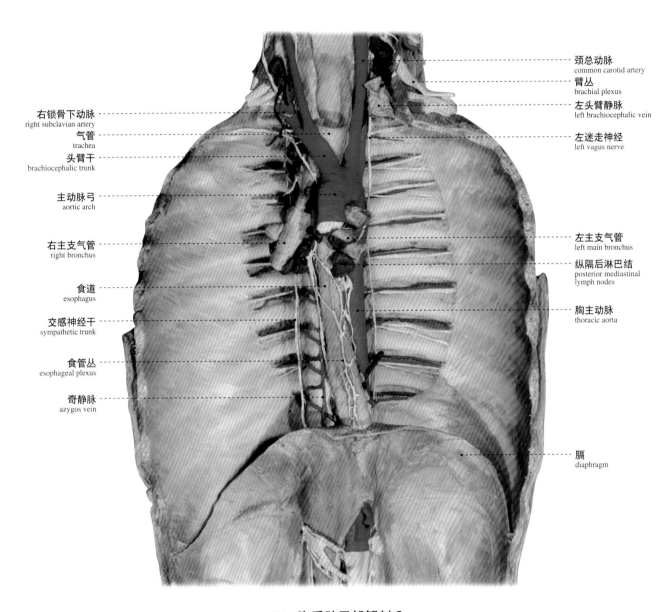

右锁骨下动脉
right subclavian artery

气管
trachea

头臂干
brachiocephalic trunk

主动脉弓
aortic arch

右主支气管
right bronchus

食道
esophagus

交感神经干
sympathetic trunk

食管丛
esophageal plexus

奇静脉
azygos vein

颈总动脉
common carotid artery

臂丛
brachial plexus

左头臂静脉
left brachiocephalic vein

左迷走神经
left vagus nerve

左主支气管
left main bronchus

纵隔后淋巴结
posterior mediastinal lymph nodes

胸主动脉
thoracic aorta

膈
diaphragm

71. 胸后壁局部解剖 2
Topography of the posterior thoracic wall 2

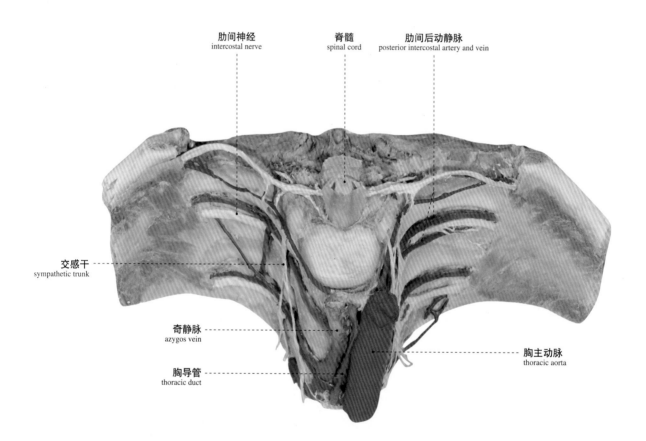

肋间神经
intercostal nerve

脊髓
spinal cord

肋间后动静脉
posterior intercostal artery and vein

交感干
sympathetic trunk

奇静脉
azygos vein

胸导管
thoracic duct

胸主动脉
thoracic aorta

72. 胸后壁局部解剖 3
Topography of the posterior thoracic wall 3

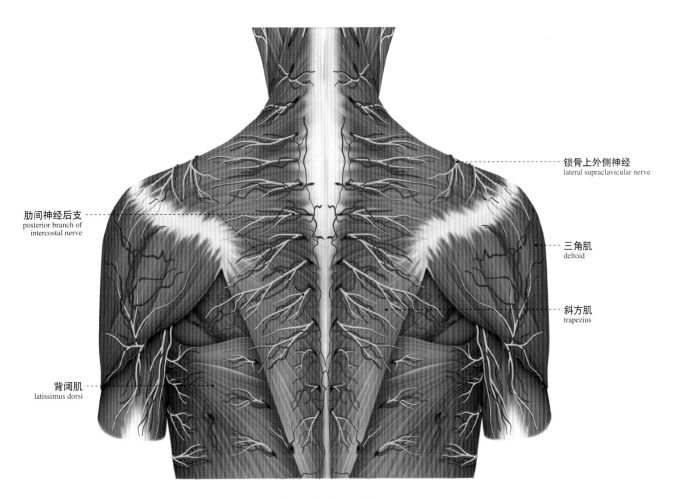

锁骨上外侧神经
lateral supraclavicular nerve

肋间神经后支
posterior branch of
intercostal nerve

三角肌
deltoid

斜方肌
trapezius

背阔肌
latissimus dorsi

73. 背部血管神经（浅层）
Blood vessels and nerves of the back (superficial layer)

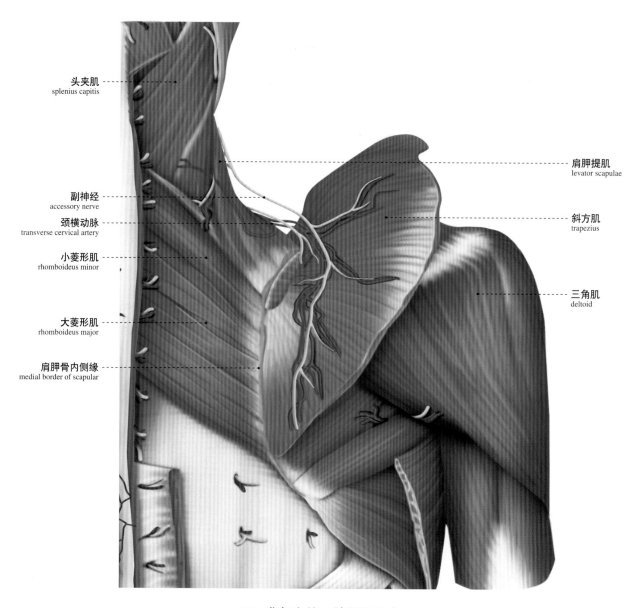

头夹肌
splenius capitis

副神经
accessory nerve

颈横动脉
transverse cervical artery

小菱形肌
rhomboideus minor

大菱形肌
rhomboideus major

肩胛骨内侧缘
medial border of scapular

肩胛提肌
levator scapulae

斜方肌
trapezius

三角肌
deltoid

74. 背部血管、神经和肌肉
Blood vessels, nerves and muscles of the back

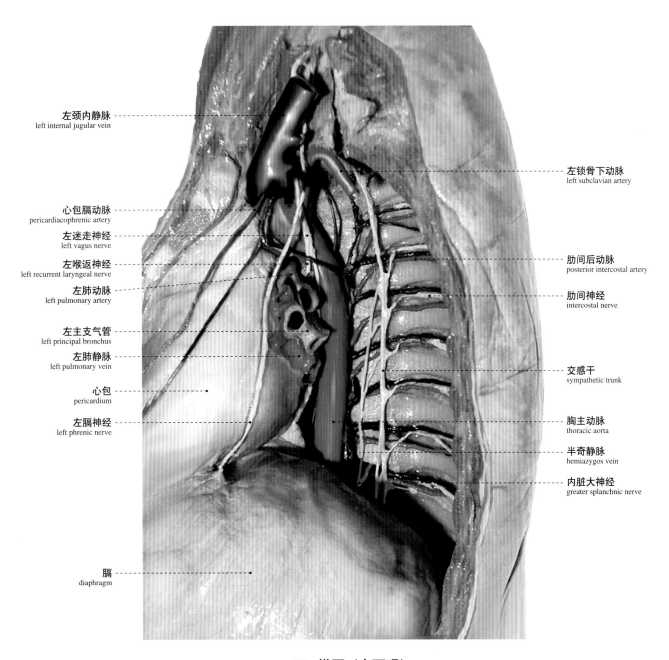

左颈内静脉
left internal jugular vein

左锁骨下动脉
left subclavian artery

心包膈动脉
pericardiacophrenic artery

左迷走神经
left vagus nerve

左喉返神经
left recurrent laryngeal nerve

肋间后动脉
posterior intercostal artery

肋间神经
intercostal nerve

左肺动脉
left pulmonary artery

左主支气管
left principal bronchus

左肺静脉
left pulmonary vein

心包
pericardium

交感干
sympathetic trunk

左膈神经
left phrenic nerve

胸主动脉
thoracic aorta

半奇静脉
hemiazygos vein

内脏大神经
greater splanchnic nerve

膈
diaphragm

75. 纵隔（左面观）
Mediastinum (left aspect)

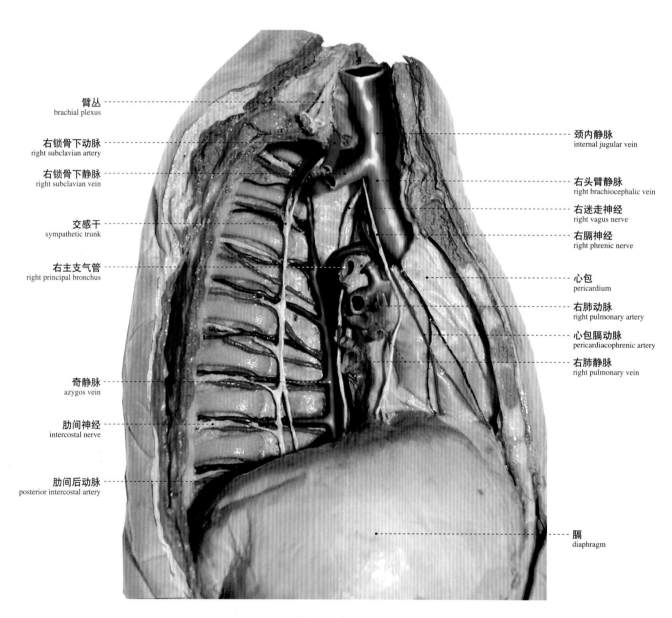

臂丛
brachial plexus

右锁骨下动脉
right subclavian artery

右锁骨下静脉
right subclavian vein

交感干
sympathetic trunk

右主支气管
right principal bronchus

奇静脉
azygos vein

肋间神经
intercostal nerve

肋间后动脉
posterior intercostal artery

颈内静脉
internal jugular vein

右头臂静脉
right brachiocephalic vein

右迷走神经
right vagus nerve

右膈神经
right phrenic nerve

心包
pericardium

右肺动脉
right pulmonary artery

心包膈动脉
pericardiacophrenic artery

右肺静脉
right pulmonary vein

膈
diaphragm

76. 纵隔（右面观）
Mediastinum (right aspect)

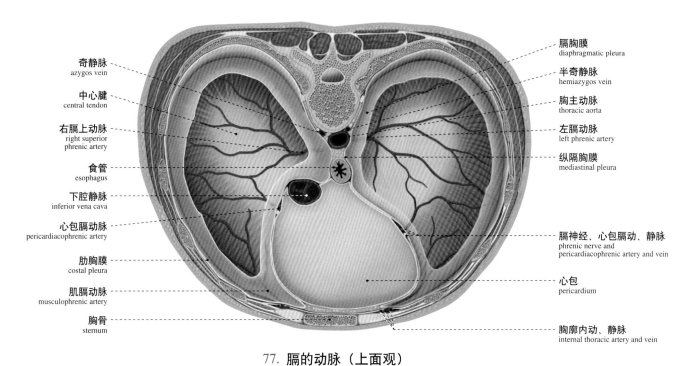

奇静脉　azygos vein

中心腱　central tendon

右膈上动脉　right superior phrenic artery

食管　esophagus

下腔静脉　inferior vena cava

心包膈动脉　pericardiacophrenic artery

肋胸膜　costal pleura

肌膈动脉　musculophrenic artery

胸骨　sternum

膈胸膜　diaphragmatic pleura

半奇静脉　hemiazygos vein

胸主动脉　thoracic aorta

左膈动脉　left phrenic artery

纵隔胸膜　mediastinal pleura

膈神经、心包膈动、静脉　phrenic nerve and pericardiacophrenic artery and vein

心包　pericardium

胸廓内动、静脉　internal thoracic artery and vein

77. 膈的动脉（上面观）
Arteries of the diaphragm (superior aspect)

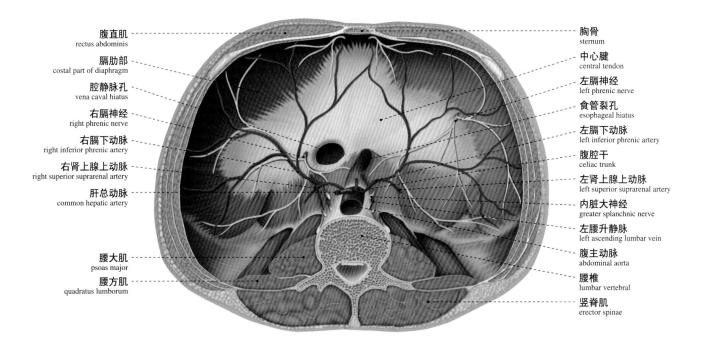

腹直肌　rectus abdominis

膈肋部　costal part of diaphragm

腔静脉孔　vena caval hiatus

右膈神经　right phrenic nerve

右膈下动脉　right inferior phrenic artery

右肾上腺上动脉　right superior suprarenal artery

肝总动脉　common hepatic artery

腰大肌　psoas major

腰方肌　quadratus lumborum

胸骨　sternum

中心腱　central tendon

左膈神经　left phrenic nerve

食管裂孔　esophageal hiatus

左膈下动脉　left inferior phrenic artery

腹腔干　celiac trunk

左肾上腺上动脉　left superior suprarenal artery

内脏大神经　greater splanchnic nerve

左腰升静脉　left ascending lumbar vein

腹主动脉　abdominal aorta

腰椎　lumbar vertebral

竖脊肌　erector spinae

78. 膈的动脉和神经（下面观）
Arteries and nerves of the diaphragm (inferior aspect)

第四章

乳 腺

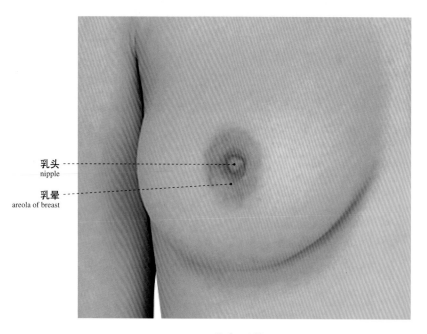

乳头
nipple

乳晕
areola of breast

79. 乳房（前面观）
Mamma (anterior aspect)

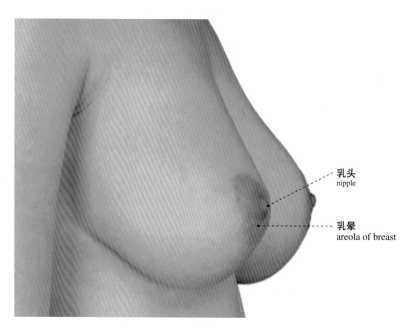

乳头
nipple

乳晕
areola of breast

80. 乳房（侧面观）
Mamma (lateral aspect)

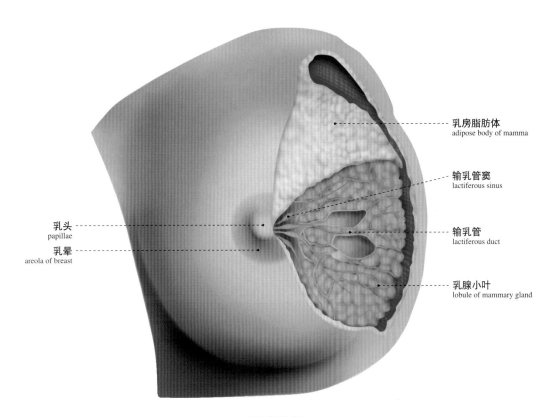

乳房脂肪体
adipose body of mamma

输乳管窦
lactiferous sinus

输乳管
lactiferous duct

乳腺小叶
lobule of mammary gland

乳头
papillae

乳晕
areola of breast

81. 乳房结构
Mamma structure

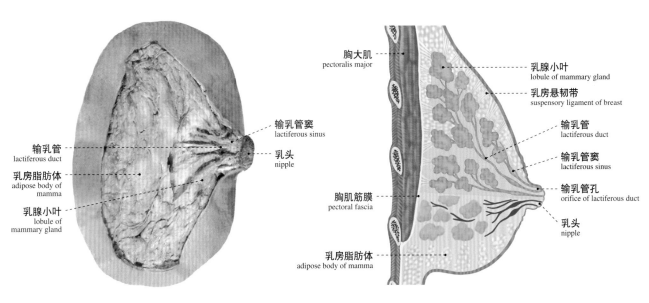

胸大肌
pectoralis major

乳腺小叶
lobule of mammary gland

乳房悬韧带
suspensory ligament of breast

输乳管
lactiferous duct

输乳管窦
lactiferous sinus

输乳管孔
orifice of lactiferous duct

胸肌筋膜
pectoral fascia

乳头
nipple

乳房脂肪体
adipose body of mamma

输乳管窦
lactiferous sinus

乳头
nipple

输乳管
lactiferous duct

乳房脂肪体
adipose body of mamma

乳腺小叶
lobule of mammary gland

82. 乳房局解
Topography of the mamma

83. 乳房矢状切面模式图
Diagram of the sagittal section of the mamma

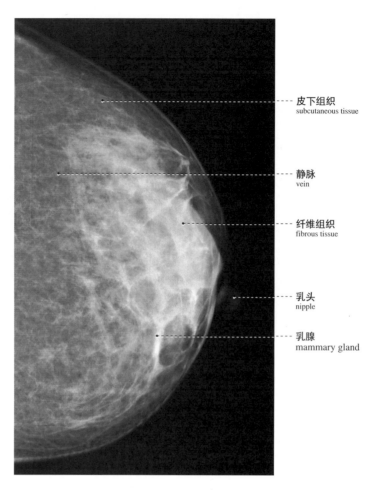

皮下组织
subcutaneous tissue

静脉
vein

纤维组织
fibrous tissue

乳头
nipple

乳腺
mammary gland

84. 乳房 X 线像（侧位）
Radiograph of the mamma (lateral view)

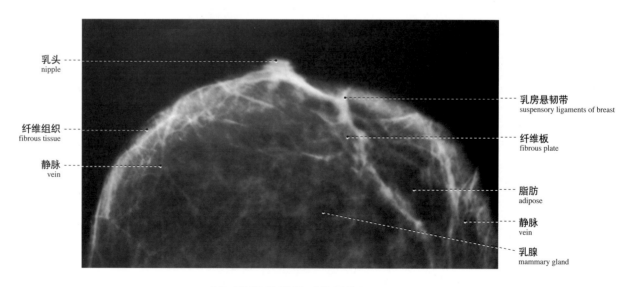

乳头
nipple

纤维组织
fibrous tissue

静脉
vein

乳房悬韧带
suspensory ligaments of breast

纤维板
fibrous plate

脂肪
adipose

静脉
vein

乳腺
mammary gland

85. 乳房 X 线像（头足位）
Radiograph of the mamma (head - foot view)

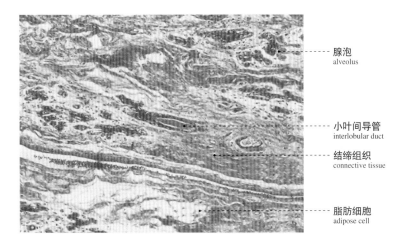

腺泡
alveolus

小叶间导管
interlobular duct

结缔组织
connective tissue

脂肪细胞
adipose cell

86. 静止期乳腺（人乳腺，HE 染色，×100）
Mammary gland in resting state (human mammary gland, HE staining ×100)

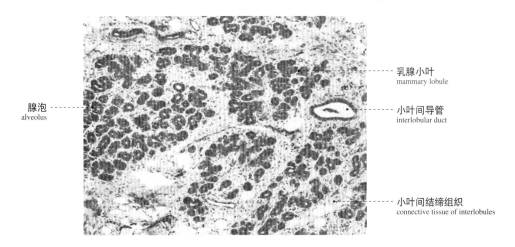

腺泡
alveolus

乳腺小叶
mammary lobule

小叶间导管
interlobular duct

小叶间结缔组织
connective tissue of interlobules

87. 妊娠期乳腺（人乳腺，HE 染色，×100）
Mammary gland in pregnant state (human mammary gland, HE staining, ×100)

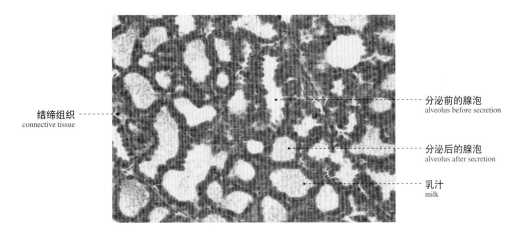

结缔组织
connective tissue

分泌前的腺泡
alveolus before secretion

分泌后的腺泡
alveolus after secretion

乳汁
milk

88. 授乳期乳腺（人乳腺，HE 染色，×400）
Mammary gland in lactating state (human mammary gland, HE staining, ×400)

第五章

气管

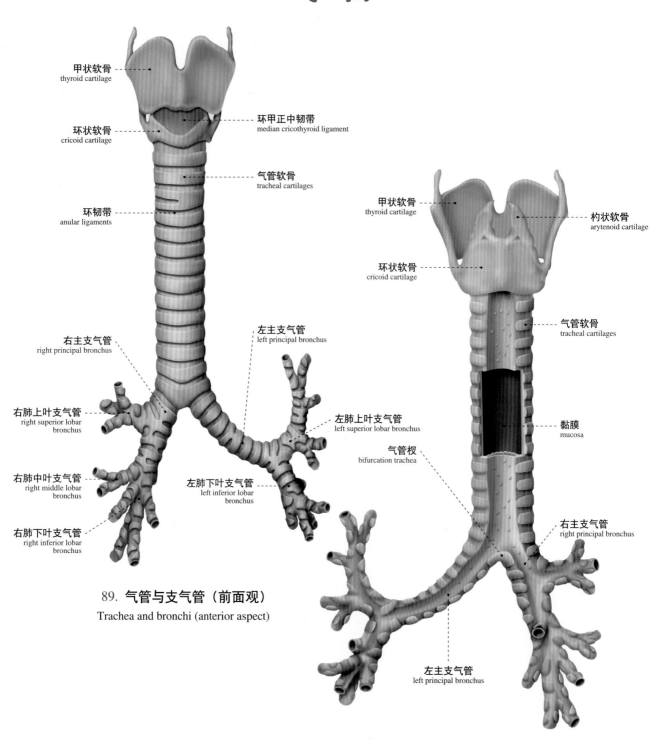

甲状软骨
thyroid cartilage

环甲正中韧带
median cricothyroid ligament

环状软骨
cricoid cartilage

气管软骨
tracheal cartilages

环韧带
anular ligaments

甲状软骨
thyroid cartilage

杓状软骨
arytenoid cartilage

环状软骨
cricoid cartilage

气管软骨
tracheal cartilages

右主支气管
right principal bronchus

左主支气管
left principal bronchus

右肺上叶支气管
right superior lobar bronchus

左肺上叶支气管
left superior lobar bronchus

黏膜
mucosa

右肺中叶支气管
right middle lobar bronchus

左肺下叶支气管
left inferior lobar bronchus

气管杈
bifurcation trachea

右肺下叶支气管
right inferior lobar bronchus

右主支气管
right principal bronchus

89. 气管与支气管（前面观）
Trachea and bronchi (anterior aspect)

左主支气管
left principal bronchus

90. 气管与支气管（后面观）
Trachea and bronchi (posterior aspect)

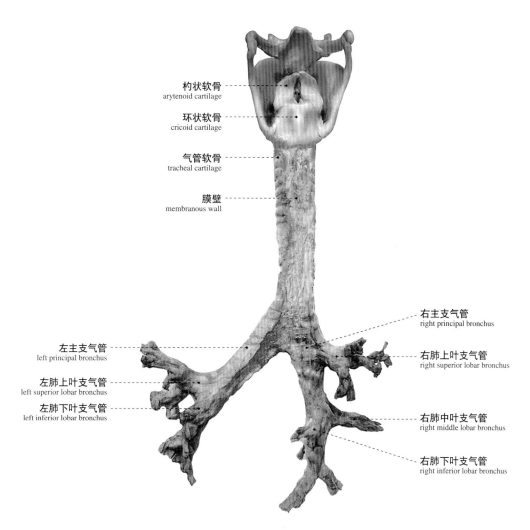

杓状软骨
arytenoid cartilage

环状软骨
cricoid cartilage

气管软骨
tracheal cartilage

膜壁
membranous wall

右主支气管
right principal bronchus

左主支气管
left principal bronchus

右肺上叶支气管
right superior lobar bronchus

左肺上叶支气管
left superior lobar bronchus

左肺下叶支气管
left inferior lobar bronchus

右肺中叶支气管
right middle lobar bronchus

右肺下叶支气管
right inferior lobar bronchus

91. 气管和支气管局解（后面观）
Topography of the trachea and the bronchi (posterior aspect)

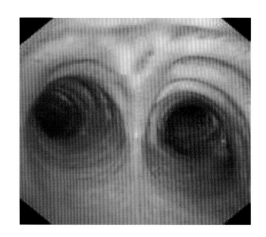

92. 气管镜像（隆嵴）
Bronchoscope image (carina)

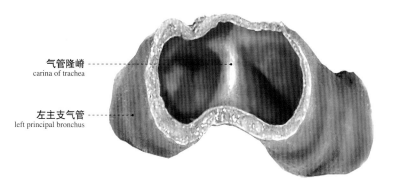

气管隆嵴
carina of trachea

左主支气管
left principal bronchus

93. 气管隆嵴
Carina of the trachea

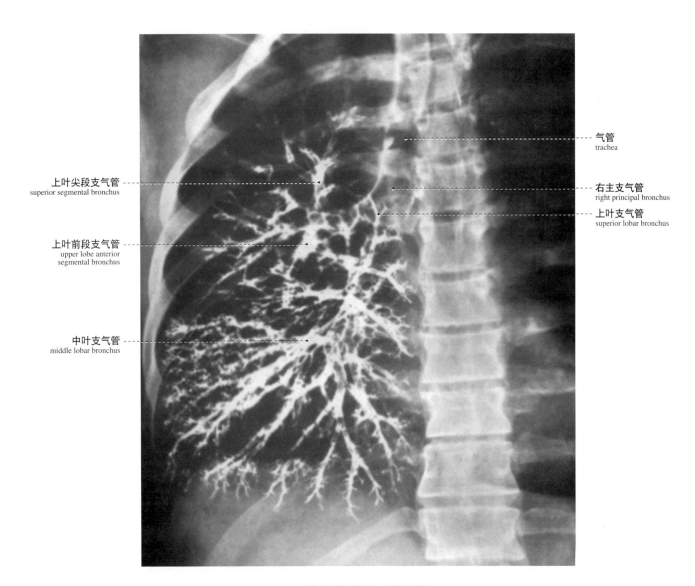

上叶尖段支气管
superior segmental bronchus

上叶前段支气管
upper lobe anterior
segmental bronchus

中叶支气管
middle lobar bronchus

气管
trachea

右主支气管
right principal bronchus

上叶支气管
superior lobar bronchus

94. 支气管造影（前后位）
Radiograph of the bronchus (anteroposterior view)

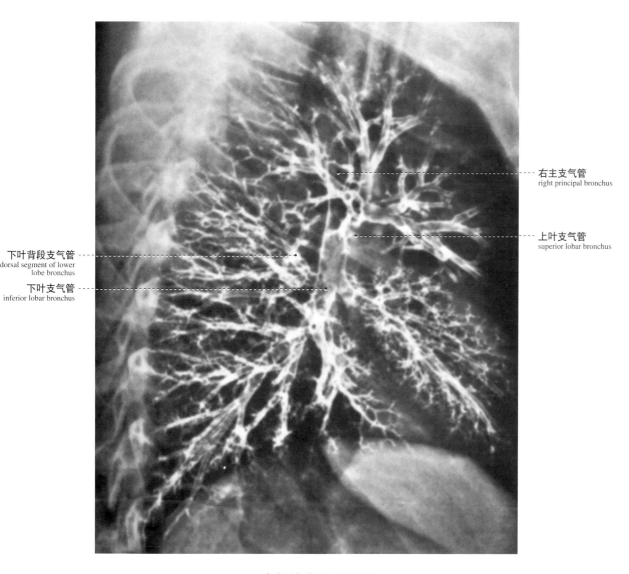

右主支气管
right principal bronchus

上叶支气管
superior lobar bronchus

下叶背段支气管
dorsal segment of lower
lobe bronchus

下叶支气管
inferior lobar bronchus

95. 支气管造影（侧位）
Radiograph of the bronchus (lateral view)

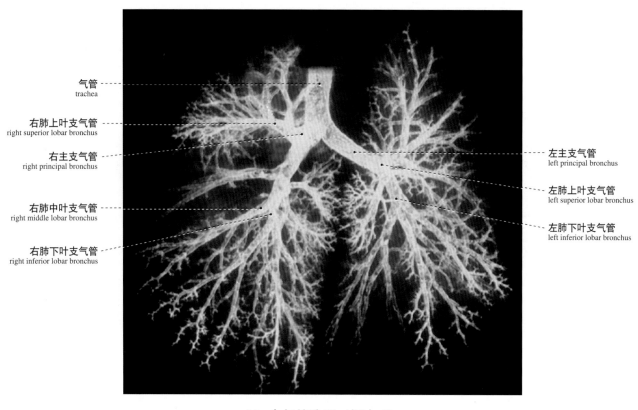

气管
trachea

右肺上叶支气管
right superior lobar bronchus

右主支气管
right principal bronchus

右肺中叶支气管
right middle lobar bronchus

右肺下叶支气管
right inferior lobar bronchus

左主支气管
left principal bronchus

左肺上叶支气管
left superior lobar bronchus

左肺下叶支气管
left inferior lobar bronchus

96. 支气管造影（标本 1）
Radiograph of the bronchus (specimen 1)

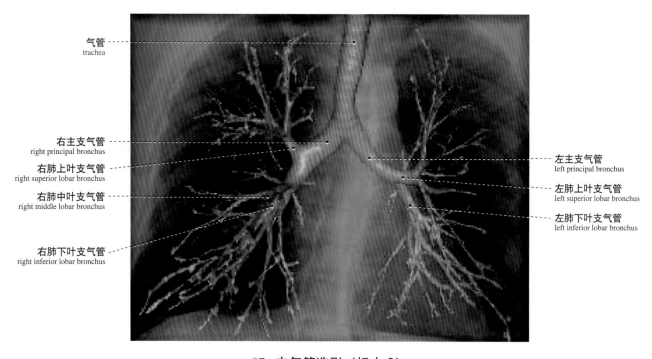

气管
trachea

右主支气管
right principal bronchus

右肺上叶支气管
right superior lobar bronchus

右肺中叶支气管
right middle lobar bronchus

右肺下叶支气管
right inferior lobar bronchus

左主支气管
left principal bronchus

左肺上叶支气管
left superior lobar bronchus

左肺下叶支气管
left inferior lobar bronchus

97. 支气管造影（标本 2）
Radiograph of the bronchus (specimen 2)

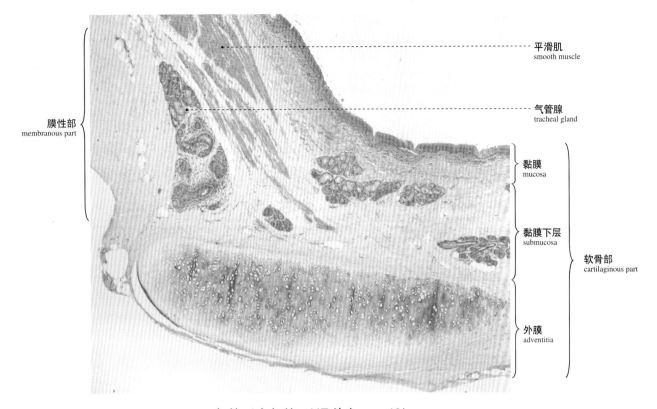

平滑肌
smooth muscle

气管腺
tracheal gland

膜性部
membranous part

黏膜
mucosa

黏膜下层
submucosa

软骨部
cartilaginous part

外膜
adventitia

98. 气管（人气管，HE 染色，×40）
Trachea (human trachea, HE staining, ×40)

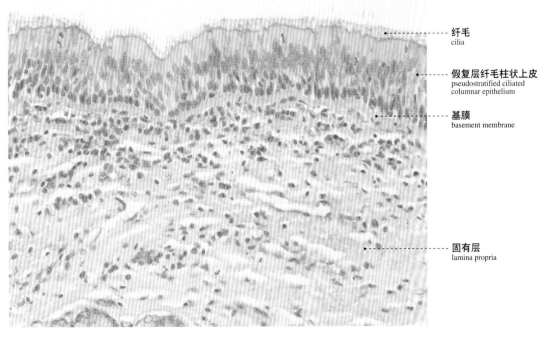

纤毛
cilia

假复层纤毛柱状上皮
pseudostratified ciliated
columnar epithelium

基膜
basement membrane

固有层
lamina propria

99. 黏膜（人气管，HE 染色，×400）
Mucosa (human trachea, HE staining, ×400)

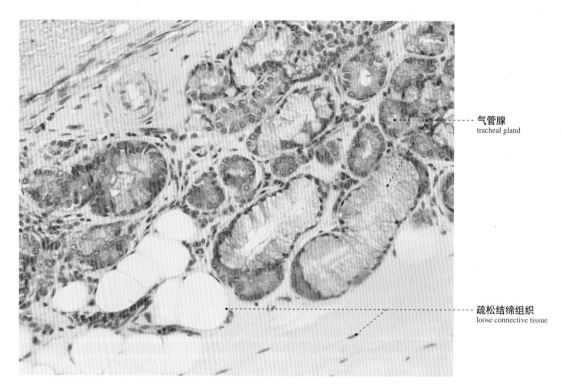

气管腺
tracheal gland

疏松结缔组织
loose connective tissue

100. 黏膜下层（人气管，HE 染色，×400）
Submucosa (human trachea, HE staining, ×400)

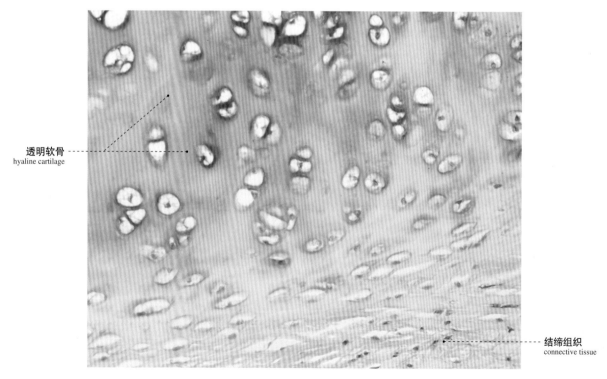

透明软骨
hyaline cartilage

结缔组织
connective tissue

101. 外膜（人气管，HE 染色，×400）
Adventitia (human trachea, HE staining, ×400)

第六章

食 管

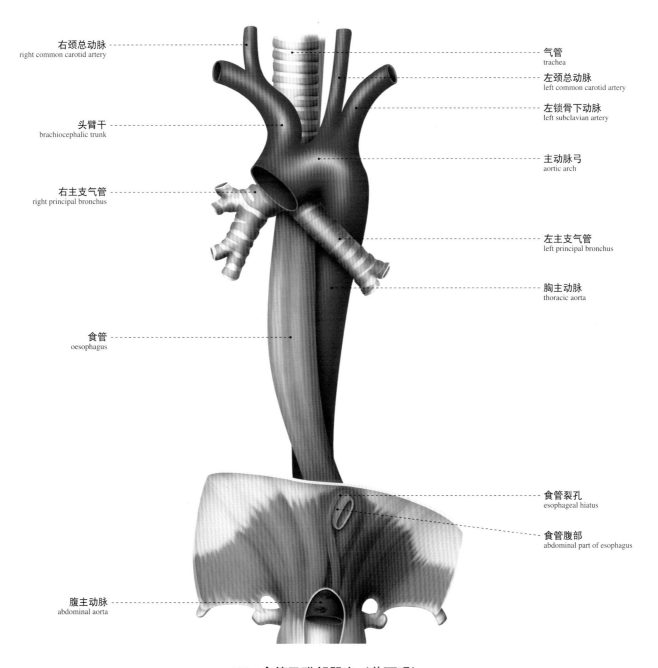

右颈总动脉
right common carotid artery

气管
trachea

左颈总动脉
left common carotid artery

左锁骨下动脉
left subclavian artery

头臂干
brachiocephalic trunk

主动脉弓
aortic arch

右主支气管
right principal bronchus

左主支气管
left principal bronchus

胸主动脉
thoracic aorta

食管
oesophagus

食管裂孔
esophageal hiatus

食管腹部
abdominal part of esophagus

腹主动脉
abdominal aorta

102. 食管及毗邻器官（前面观）
Esophagus and adjacent organs (anterior aspect)

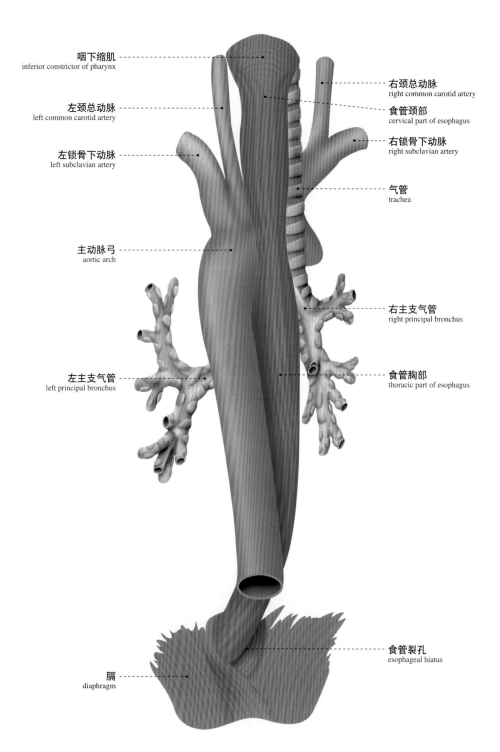

咽下缩肌
inferior constrictor of pharynx

右颈总动脉
right common carotid artery

食管颈部
cervical part of esophagus

左颈总动脉
left common carotid artery

右锁骨下动脉
right subclavian artery

左锁骨下动脉
left subclavian artery

气管
trachea

主动脉弓
aortic arch

右主支气管
right principal bronchus

左主支气管
left principal bronchus

食管胸部
thoracic part of esophagus

食管裂孔
esophageal hiatus

膈
diaphragm

103. 食管及毗邻器官（后面观）
Esophagus and adjacent organs (posterior aspect)

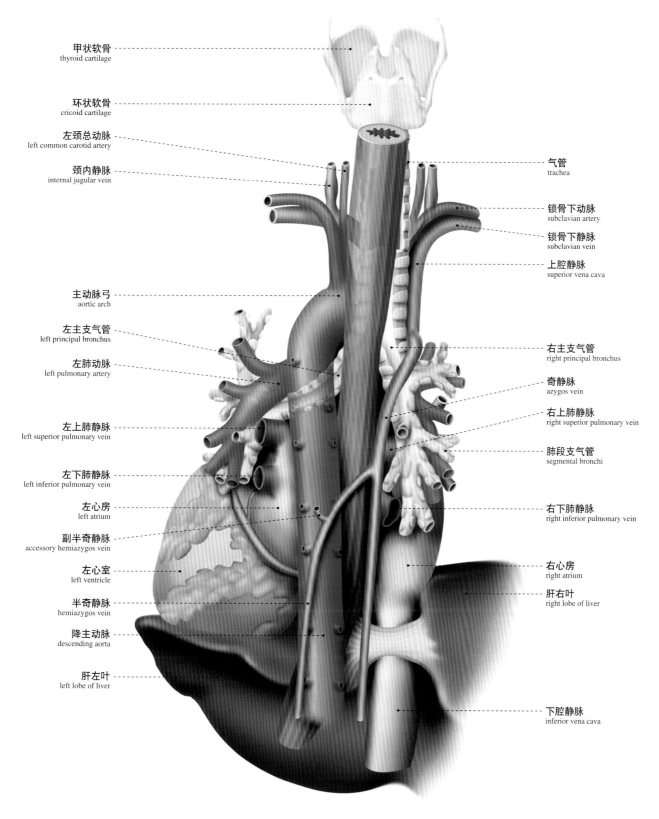

甲状软骨
thyroid cartilage

环状软骨
cricoid cartilage

左颈总动脉
left common carotid artery

颈内静脉
internal jugular vein

气管
trachea

锁骨下动脉
subclavian artery

锁骨下静脉
subclavian vein

上腔静脉
superior vena cava

主动脉弓
aortic arch

左主支气管
left principal bronchus

左肺动脉
left pulmonary artery

右主支气管
right principal bronchus

奇静脉
azygos vein

右上肺静脉
right superior pulmonary vein

左上肺静脉
left superior pulmonary vein

肺段支气管
segmental bronchi

左下肺静脉
left inferior pulmonary vein

左心房
left atrium

右下肺静脉
right inferior pulmonary vein

副半奇静脉
accessory hemiazygos vein

左心室
left ventricle

右心房
right atrium

半奇静脉
hemiazygos vein

肝右叶
right lobe of liver

降主动脉
descending aorta

肝左叶
left lobe of liver

下腔静脉
inferior vena cava

104. 纵隔的内容（后面观）
Contents of the mediastinum (posterior aspect)

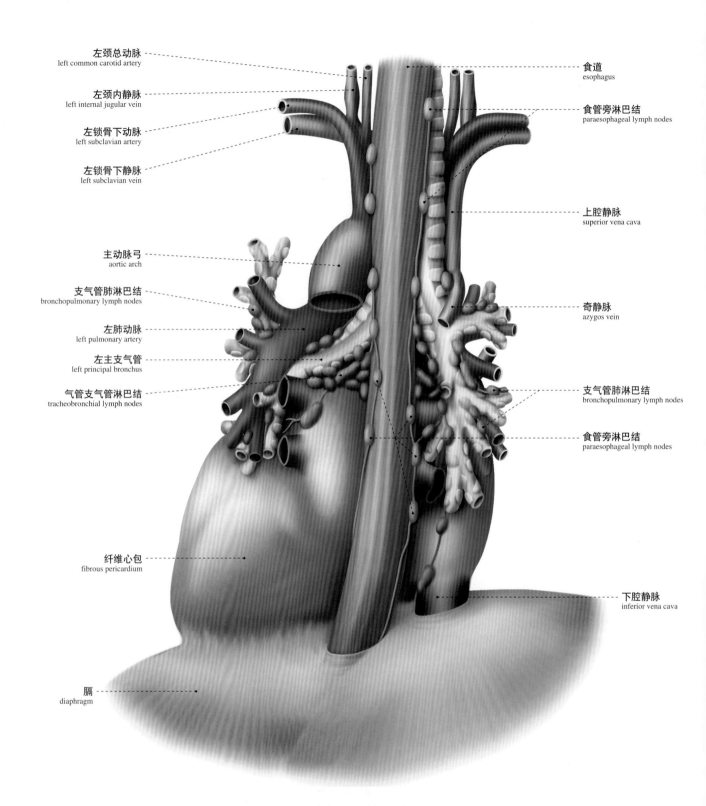

左颈总动脉
left common carotid artery

左颈内静脉
left internal jugular vein

左锁骨下动脉
left subclavian artery

左锁骨下静脉
left subclavian vein

主动脉弓
aortic arch

支气管肺淋巴结
bronchopulmonary lymph nodes

左肺动脉
left pulmonary artery

左主支气管
left principal bronchus

气管支气管淋巴结
tracheobronchial lymph nodes

纤维心包
fibrous pericardium

膈
diaphragm

食道
esophagus

食管旁淋巴结
paraesophageal lymph nodes

上腔静脉
superior vena cava

奇静脉
azygos vein

支气管肺淋巴结
bronchopulmonary lymph nodes

食管旁淋巴结
paraesophageal lymph nodes

下腔静脉
inferior vena cava

105. 胸部淋巴结（后面观）
Thoracic lymph nodes (posterior aspect)

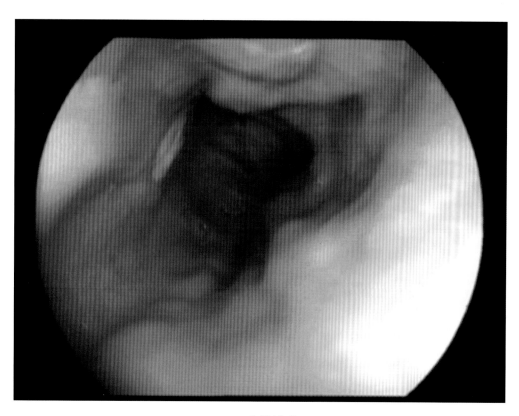

106. 食管镜像

Esophagoscope image

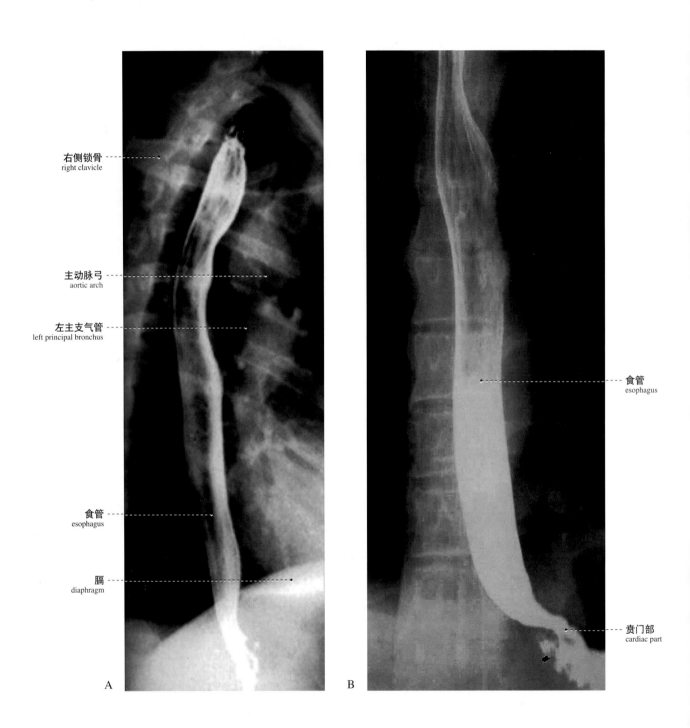

右侧锁骨
right clavicle

主动脉弓
aortic arch

左主支气管
left principal bronchus

食管
esophagus

膈
diaphragm

食管
esophagus

贲门部
cardiac part

A

B

107. 食管 X 线像
Radiograph of the esophagus
A. 左前斜位；B. 前后位

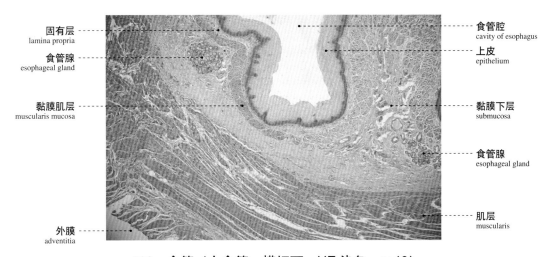

固有层
lamina propria

食管腺
esophageal gland

黏膜肌层
muscularis mucosa

外膜
adventitia

食管腔
cavity of esophagus

上皮
epithelium

黏膜下层
submucosa

食管腺
esophageal gland

肌层
muscularis

108. 食管（人食管，横切面，HE 染色，×40）

Esophagus (human esophagus, Transverse section, HE staining, ×40)

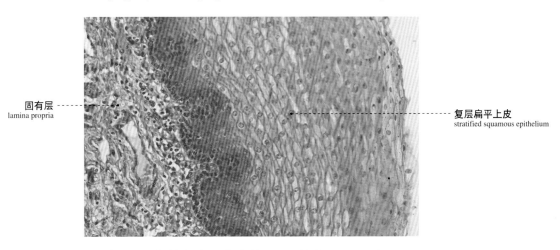

固有层
lamina propria

复层扁平上皮
stratified squamous epithelium

109. 食管上皮（人食管，HE 染色，×400）

Epithelium of the esophagus (human esophagus, HE staining, ×400)

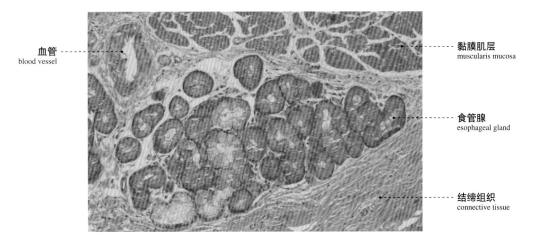

血管
blood vessel

黏膜肌层
muscularis mucosa

食管腺
esophageal gland

结缔组织
connective tissue

110. 黏膜下层（人食管，HE 染色，×400）

Submucosa (human esophagus, HE staining, ×400)

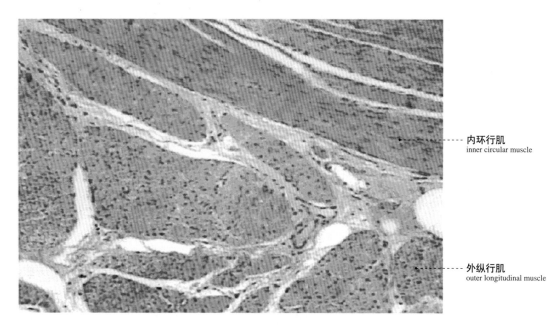

内环行肌
inner circular muscle

外纵行肌
outer longitudinal muscle

111. 肌层（人食管，HE 染色，×400）
Muscularis (human esophagus, HE staining, ×400)

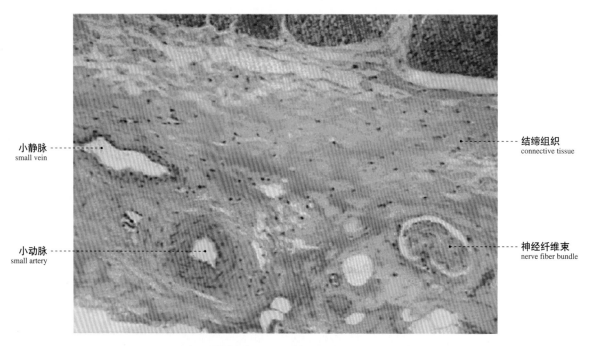

小静脉
small vein

小动脉
small artery

结缔组织
connective tissue

神经纤维束
nerve fiber bundle

112. 外膜（纤维膜）（人食管，HE 染色，×400）
Adventitia (fibrosa) (human esophagus, HE staining, ×400)

第七章

肺

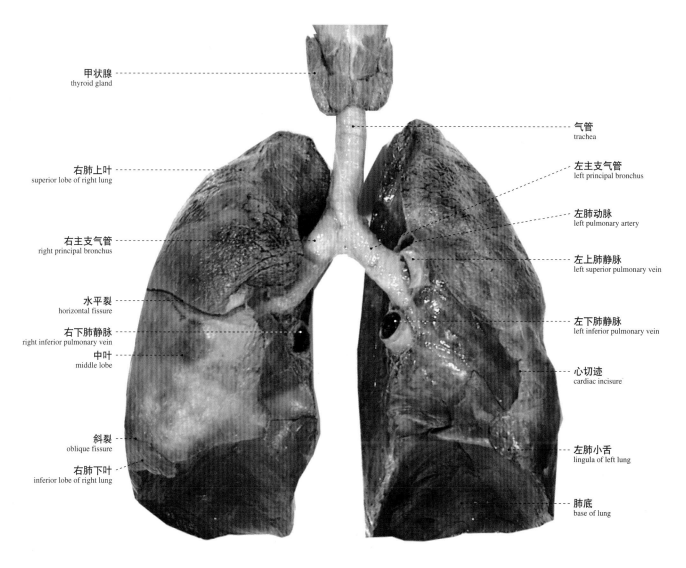

甲状腺
thyroid gland

气管
trachea

右肺上叶
superior lobe of right lung

左主支气管
left principal bronchus

左肺动脉
left pulmonary artery

右主支气管
right principal bronchus

左上肺静脉
left superior pulmonary vein

水平裂
horizontal fissure

右下肺静脉
right inferior pulmonary vein

左下肺静脉
left inferior pulmonary vein

中叶
middle lobe

心切迹
cardiac incisure

斜裂
oblique fissure

左肺小舌
lingula of left lung

右肺下叶
inferior lobe of right lung

肺底
base of lung

113. 肺（前面观）
Lungs (anterior aspect)

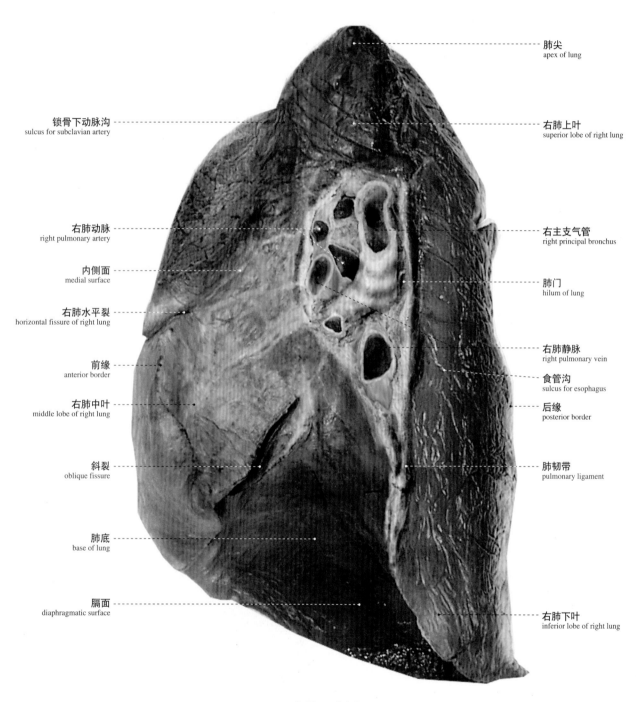

锁骨下动脉沟
sulcus for subclavian artery

右肺动脉
right pulmonary artery

内侧面
medial surface

右肺水平裂
horizontal fissure of right lung

前缘
anterior border

右肺中叶
middle lobe of right lung

斜裂
oblique fissure

肺底
base of lung

膈面
diaphragmatic surface

肺尖
apex of lung

右肺上叶
superior lobe of right lung

右主支气管
right principal bronchus

肺门
hilum of lung

右肺静脉
right pulmonary vein

食管沟
sulcus for esophagus

后缘
posterior border

肺韧带
pulmonary ligament

右肺下叶
inferior lobe of right lung

114. 右肺（内侧面观）
Right lung (medial aspect)

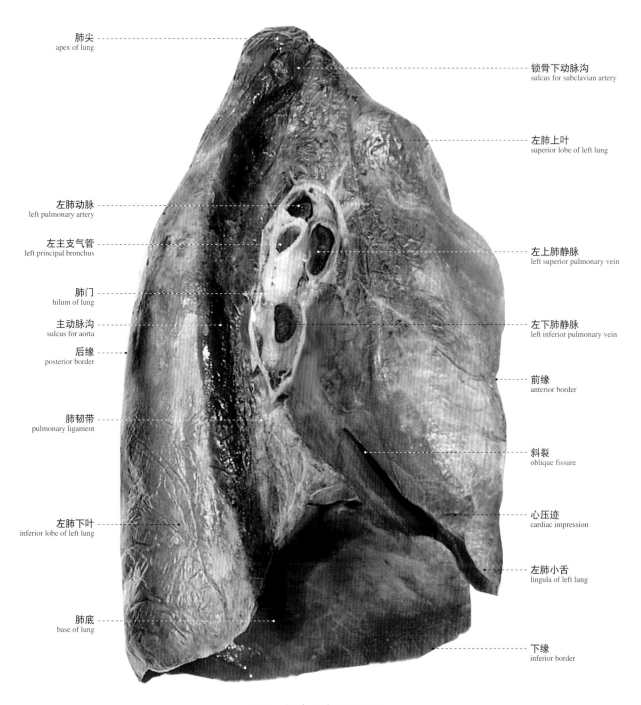

肺尖
apex of lung

锁骨下动脉沟
sulcus for subclavian artery

左肺上叶
superior lobe of left lung

左肺动脉
left pulmonary artery

左主支气管
left principal bronchus

左上肺静脉
left superior pulmonary vein

肺门
hilum of lung

主动脉沟
sulcus for aorta

左下肺静脉
left inferior pulmonary vein

后缘
posterior border

前缘
anterior border

肺韧带
pulmonary ligament

斜裂
oblique fissure

心压迹
cardiac impression

左肺下叶
inferior lobe of left lung

左肺小舌
lingula of left lung

肺底
base of lung

下缘
inferior border

115. 左肺（内侧面观）
Left lung (medial aspect)

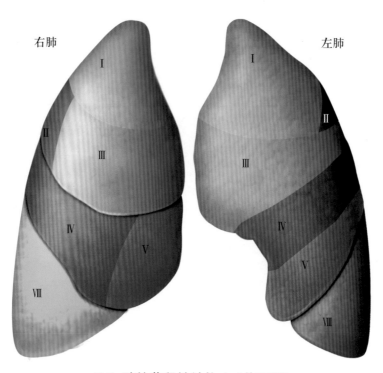

右肺　　　　　　　　　　　左肺

116. 肺的节段性结构 1（前面观）
Segmental architecture of the lungs 1 (anterior aspect)

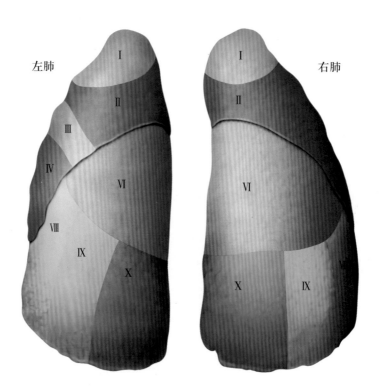

左肺　　　　　　　　　　　右肺

左肺

上叶
Ⅰ＋Ⅱ：尖后段
　　Ⅲ：前段
　　Ⅳ：上舌段
　　Ⅴ：下舌段

下叶
　　Ⅵ：上段
　　Ⅷ：前底段
　　Ⅸ：外侧底段
　　Ⅹ：后底段

右肺

上叶
　　Ⅰ：尖段
　　Ⅱ：后段
　　Ⅲ：前段

中叶
　　Ⅳ：外侧段
　　Ⅴ：内侧段

下叶
　　Ⅵ：上段
　　Ⅶ：内侧底段
　　Ⅷ：前底段
　　Ⅸ：外侧底段
　　Ⅹ：后底段

117. 肺的节段性结构 2（后面观）
Segmental architecture of the lungs 2 (posterior aspect)

左肺
上叶
I + II：尖后段
III：前段
IV：上舌段
V：下舌段

下叶
VI：上段
VIII：前底段
IX：外侧底段
X：后底段

右肺
上叶
I：尖段
II：后段
III：前段

中叶
IV：外侧段
V：内侧段

下叶
VI：上段
VII：内侧底段
VIII：前底段
IX：外侧底段
X：后底段

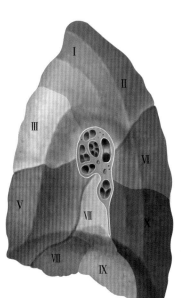

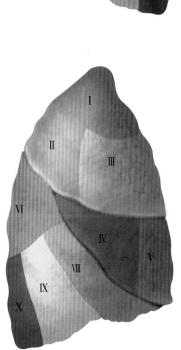

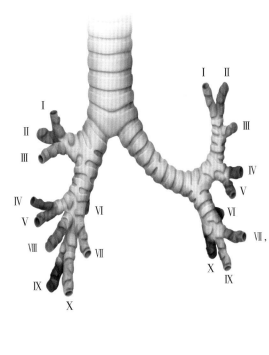

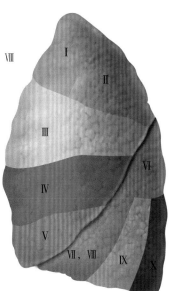

118. 肺的节段性结构 3
Segmental architecture of the lungs 3

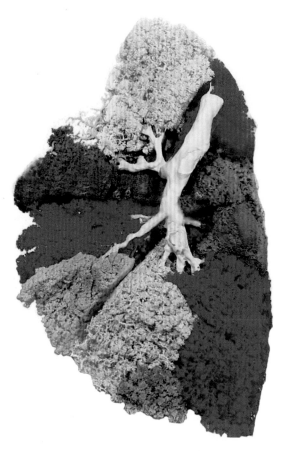

119. 支气管肺段铸型（内面观）
Cast of the bronchopulmonary segments (medial aspect)

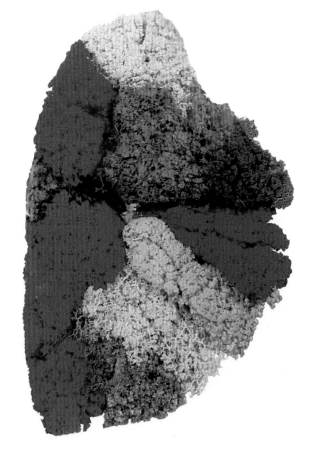

120. 支气管肺段铸型（外面观）
Cast of the bronchopulmonary segments (lateral aspect)

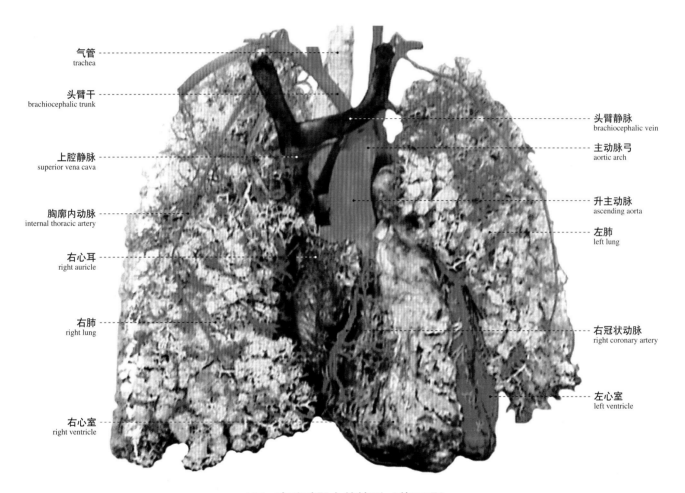

气管
trachea

头臂干
brachiocephalic trunk

上腔静脉
superior vena cava

胸廓内动脉
internal thoracic artery

右心耳
right auricle

右肺
right lung

右心室
right ventricle

头臂静脉
brachiocephalic vein

主动脉弓
aortic arch

升主动脉
ascending aorta

左肺
left lung

右冠状动脉
right coronary artery

左心室
left ventricle

121. 胸腔脏器血管铸型（前面观）
Cast of the blood vessels of the viscera of the thoracic cavity (anterior aspect)

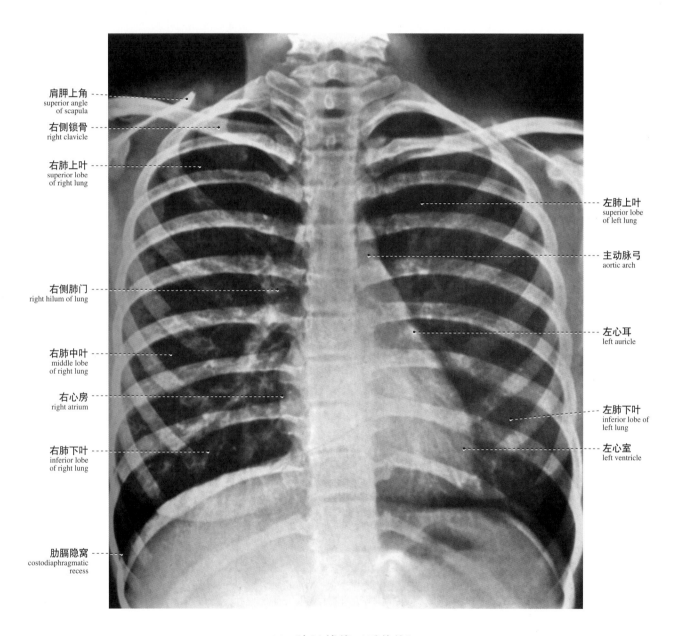

肩胛上角
superior angle
of scapula

右侧锁骨
right clavicle

右肺上叶
superior lobe
of right lung

右侧肺门
right hilum of lung

右肺中叶
middle lobe
of right lung

右心房
right atrium

右肺下叶
inferior lobe
of right lung

肋膈隐窝
costodiaphragmatic
recess

左肺上叶
superior lobe
of left lung

主动脉弓
aortic arch

左心耳
left auricle

左肺下叶
inferior lobe of
left lung

左心室
left ventricle

122. 肺 X 线像（后前位）
Radiograph of the lungs (posteroanterior view)

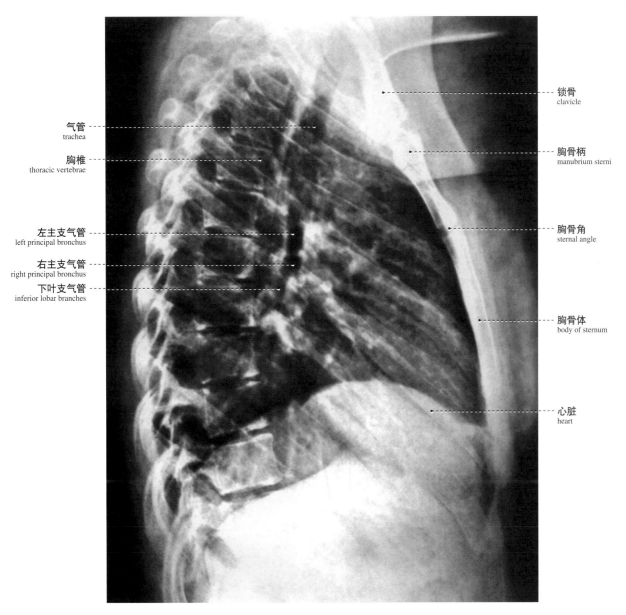

气管
trachea

胸椎
thoracic vertebrae

左主支气管
left principal bronchus

右主支气管
right principal bronchus

下叶支气管
inferior lobar branches

锁骨
clavicle

胸骨柄
manubrium sterni

胸骨角
sternal angle

胸骨体
body of sternum

心脏
heart

123. 肺 X 线像（侧位）
Radiograph of the lungs (lateral view)

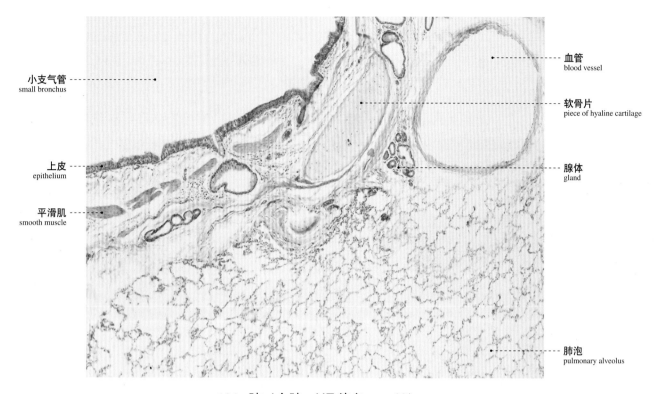

小支气管
small bronchus

上皮
epithelium

平滑肌
smooth muscle

血管
blood vessel

软骨片
piece of hyaline cartilage

腺体
gland

肺泡
pulmonary alveolus

124. 肺（人肺，HE 染色，×40）
Lung (human lung, HE staining, ×40)

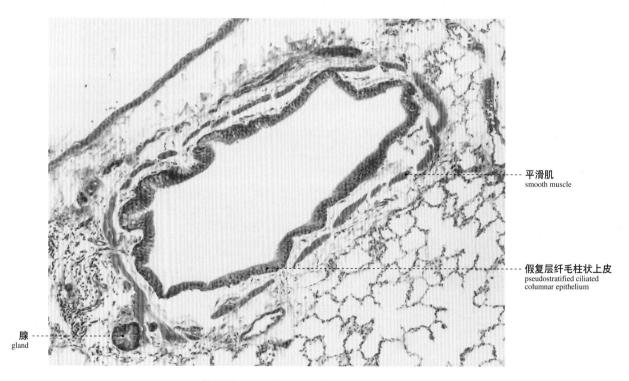

平滑肌
smooth muscle

假复层纤毛柱状上皮
pseudostratified ciliated
columnar epithelium

腺
gland

125. 细支气管（人肺，HE 染色，×100）
Bronchiole (human lung, HE staining, ×100)

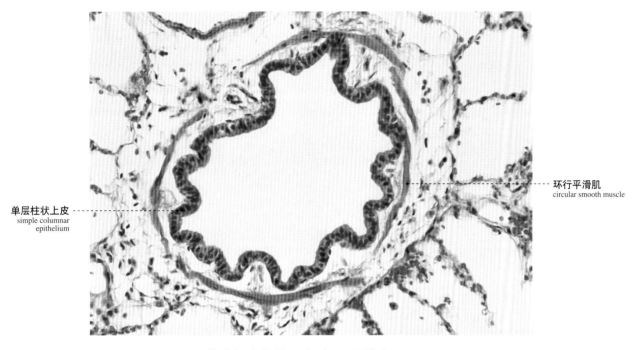

单层柱状上皮
simple columnar
epithelium

环行平滑肌
circular smooth muscle

126. 终末细支气管（人肺，HE 染色，×400）
Terminal bronchiole (human lung, HE staining, ×400)

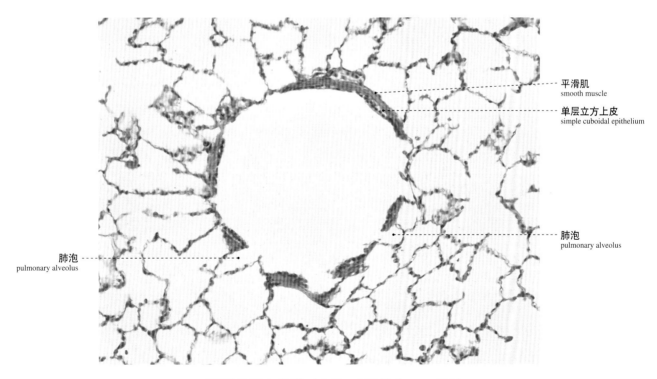

平滑肌
smooth muscle

单层立方上皮
simple cuboidal epithelium

肺泡
pulmonary alveolus

肺泡
pulmonary alveolus

127. 呼吸性细支气管（人肺，HE 染色，×400）
Respiratory bronchiole (human lung, HE staining, ×400)

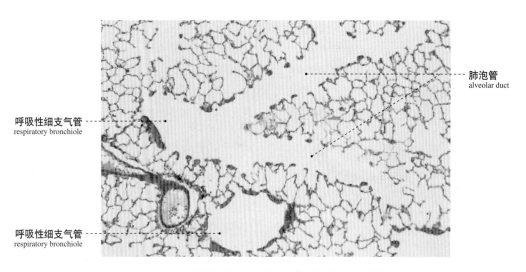

呼吸性细支气管
respiratory bronchiole

肺泡管
alveolar duct

呼吸性细支气管
respiratory bronchiole

128. 肺泡管（人肺，HE 染色，×40）

Alveolar duct (human lung, HE staining, ×40)

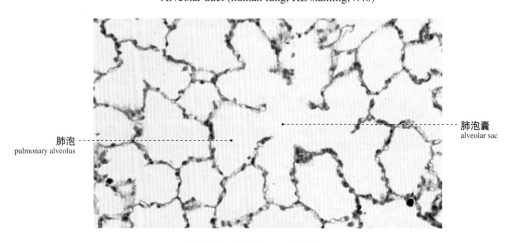

肺泡
pulmonary alveolus

肺泡囊
alveolar sac

129. 肺泡囊（人肺，HE 染色，×400）

Alveolar sac (human lung, HE staining, ×400)

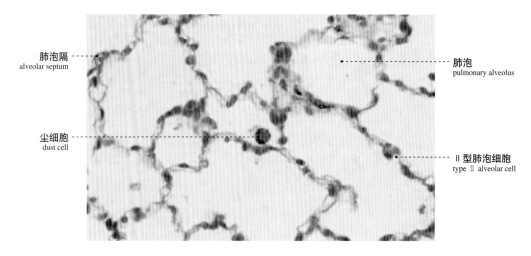

肺泡隔
alveolar septum

尘细胞
dust cell

肺泡
pulmonary alveolus

Ⅱ型肺泡细胞
type Ⅱ alveolar cell

130. 肺泡（人肺，HE 染色，×400）

Pulmonary alveolus (human lung, HE staining, ×400)

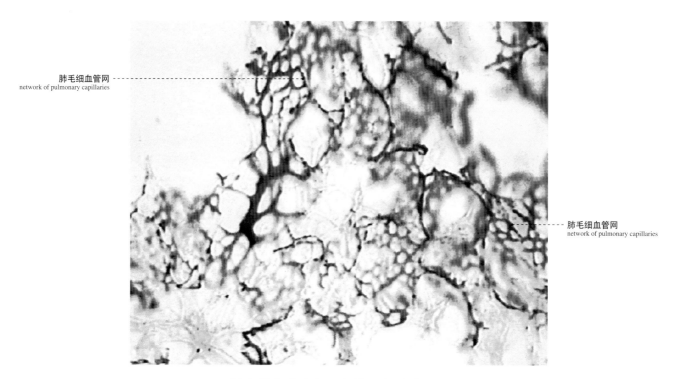

肺毛细血管网
network of pulmonary capillaries

肺毛细血管网
network of pulmonary capillaries

131. 肺血管色素注入（兔肺，台盼蓝，×400）
Dye injection of the lung vessel (rabbit lung, trypan blue, ×400)

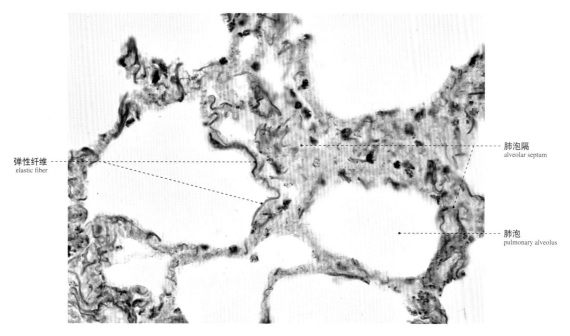

弹性纤维
elastic fiber

肺泡隔
alveolar septum

肺泡
pulmonary alveolus

132. 肺弹性纤维（人肺，地衣红染色，×400）
Elastic fiber of the lung (human lung, orcein staining, ×400)

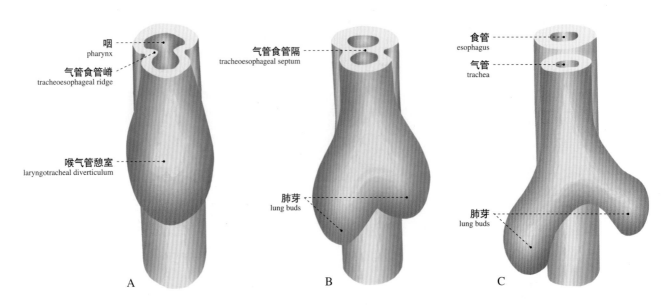

咽
pharynx

气管食管嵴
tracheoesophageal ridge

喉气管憩室
laryngotracheal diverticulum

气管食管隔
tracheoesophageal septum

肺芽
lung buds

食管
esophagus

气管
trachea

肺芽
lung buds

A

B

C

133. 喉气管憩室的发生与演变（第 3 ~ 4 周）
Development and evolution of laryngotracheal diverticulum (3rd~4th week)

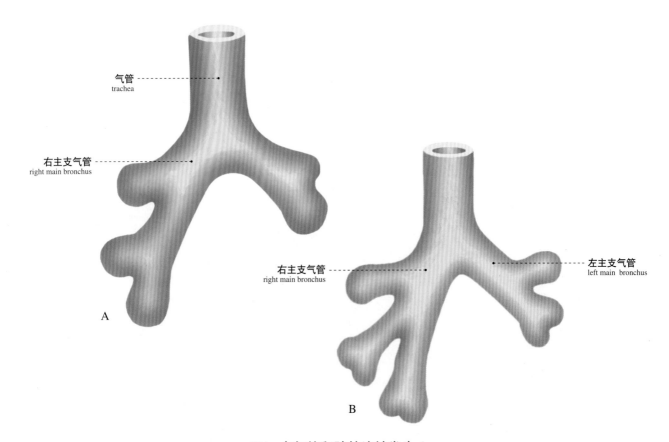

气管
trachea

右主支气管
right main bronchus

右主支气管
right main bronchus

左主支气管
left main bronchus

A

B

134. 支气管和肺的连续发生 1
Successive stage in the development of the bronchi and lungs 1

A. 第 4 周；B. 第 5 周

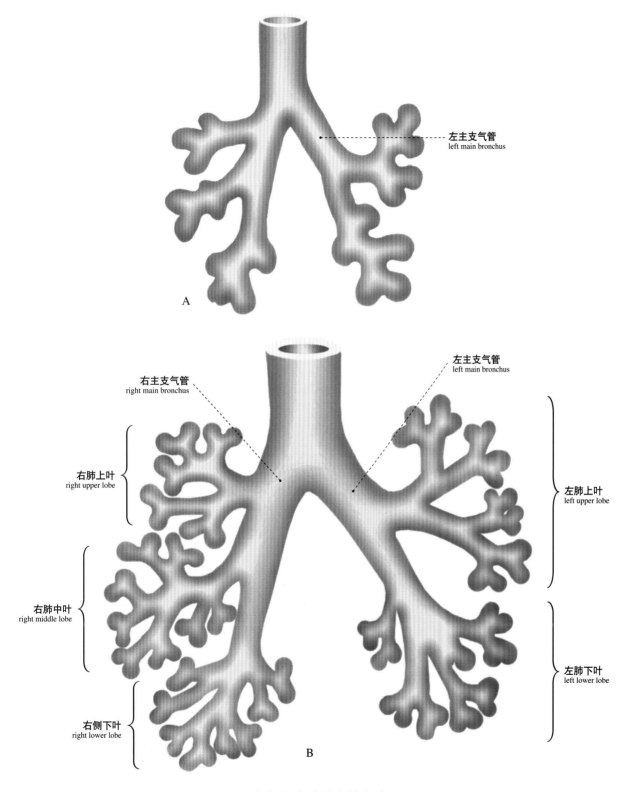

A

右主支气管
right main bronchus

左主支气管
left main bronchus

右肺上叶
right upper lobe

左肺上叶
left upper lobe

右肺中叶
right middle lobe

左肺下叶
left lower lobe

右侧下叶
right lower lobe

B

135. 支气管和肺的连续发生 2
Successive stage in the development of the bronchi and lungs 2

A. 第 6 周；B. 第 8 周

第八章

心 脏

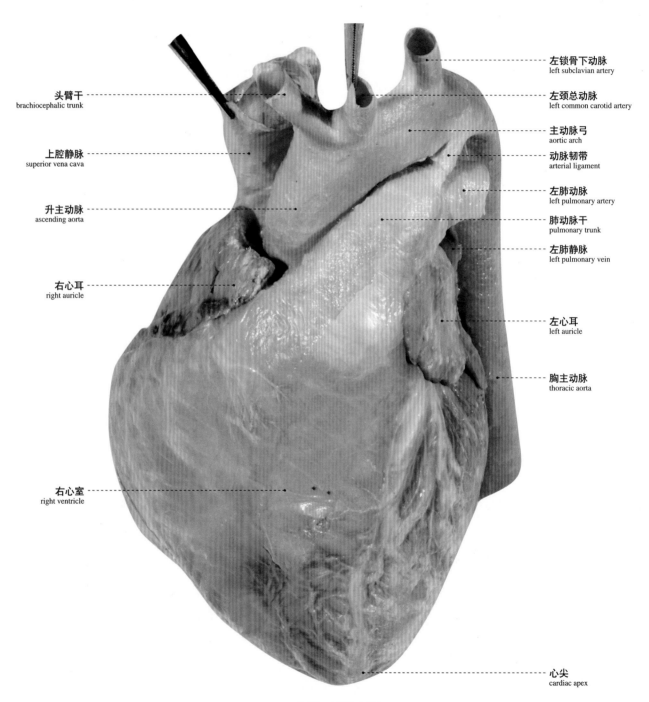

头臂干
brachiocephalic trunk

上腔静脉
superior vena cava

升主动脉
ascending aorta

右心耳
right auricle

右心室
right ventricle

左锁骨下动脉
left subclavian artery

左颈总动脉
left common carotid artery

主动脉弓
aortic arch

动脉韧带
arterial ligament

左肺动脉
left pulmonary artery

肺动脉干
pulmonary trunk

左肺静脉
left pulmonary vein

左心耳
left auricle

胸主动脉
thoracic aorta

心尖
cardiac apex

136. 心脏（前面观）

Heart (anterior aspect)

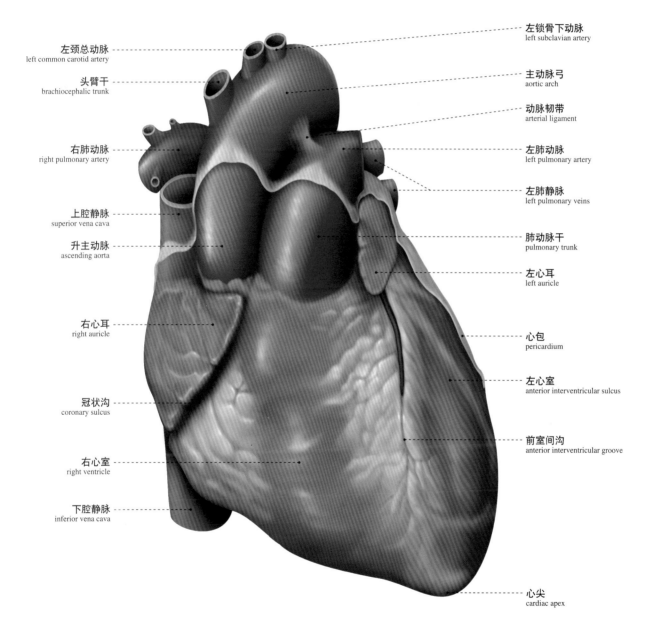

左颈总动脉
left common carotid artery

头臂干
brachiocephalic trunk

右肺动脉
right pulmonary artery

上腔静脉
superior vena cava

升主动脉
ascending aorta

右心耳
right auricle

冠状沟
coronary sulcus

右心室
right ventricle

下腔静脉
inferior vena cava

左锁骨下动脉
left subclavian artery

主动脉弓
aortic arch

动脉韧带
arterial ligament

左肺动脉
left pulmonary artery

左肺静脉
left pulmonary veins

肺动脉干
pulmonary trunk

左心耳
left auricle

心包
pericardium

左心室
anterior interventricular sulcus

前室间沟
anterior interventricular groove

心尖
cardiac apex

137. 心脏的形状和结构（前面观）
Shape and structure of the heart (anterior aspect)

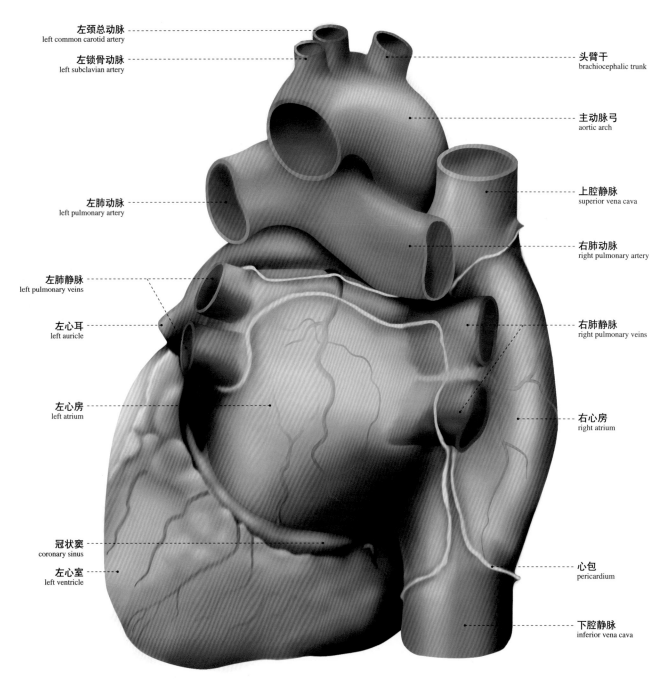

左颈总动脉
left common carotid artery

左锁骨动脉
left subclavian artery

左肺动脉
left pulmonary artery

左肺静脉
left pulmonary veins

左心耳
left auricle

左心房
left atrium

冠状窦
coronary sinus

左心室
left ventricle

头臂干
brachiocephalic trunk

主动脉弓
aortic arch

上腔静脉
superior vena cava

右肺动脉
right pulmonary artery

右肺静脉
right pulmonary veins

右心房
right atrium

心包
pericardium

下腔静脉
inferior vena cava

138. 心脏的形状和结构（后面观）
Shape and structure of the heart (posterior aspect)

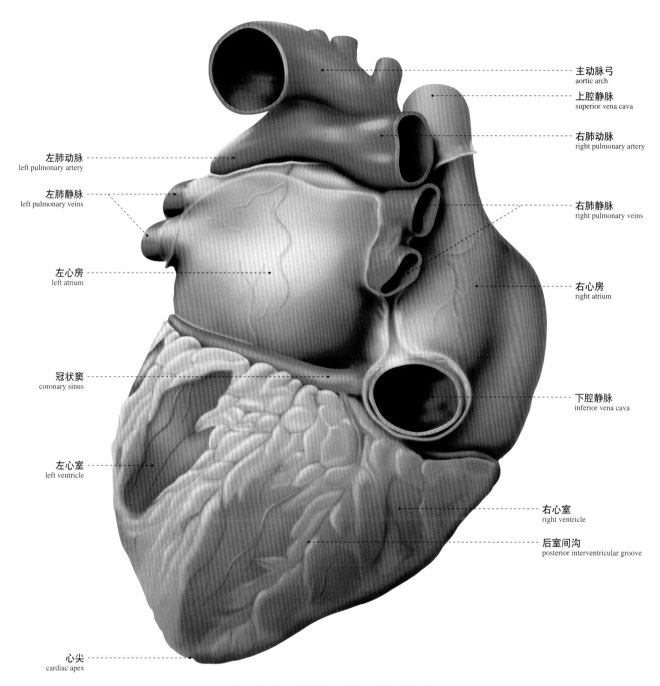

左肺动脉
left pulmonary artery

左肺静脉
left pulmonary veins

左心房
left atrium

冠状窦
coronary sinus

左心室
left ventricle

心尖
cardiac apex

主动脉弓
aortic arch

上腔静脉
superior vena cava

右肺动脉
right pulmonary artery

右肺静脉
right pulmonary veins

右心房
right atrium

下腔静脉
inferior vena cava

右心室
right ventricle

后室间沟
posterior interventricular groove

139. 心脏的形状和结构（后下面观）
Shape and structure of the heart (posteroinferior aspect)

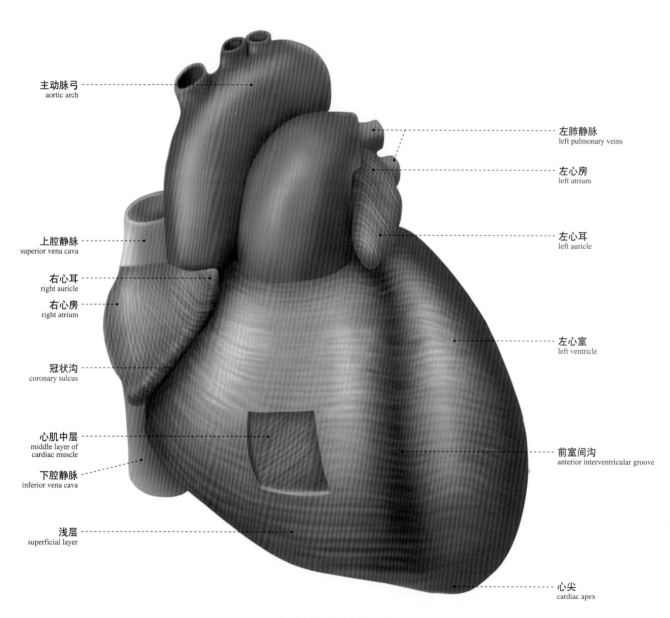

主动脉弓
aortic arch

左肺静脉
left pulmonary veins

左心房
left atrium

上腔静脉
superior vena cava

右心耳
right auricle

右心房
right atrium

左心耳
left auricle

冠状沟
coronary sulcus

左心室
left ventricle

心肌中层
middle layer of
cardiac muscle

下腔静脉
inferior vena cava

前室间沟
anterior interventricular groove

浅层
superficial layer

心尖
cardiac apex

140. 心脏的肌肉结构（前面观）
Muscular structure of the heart (anterior aspect)

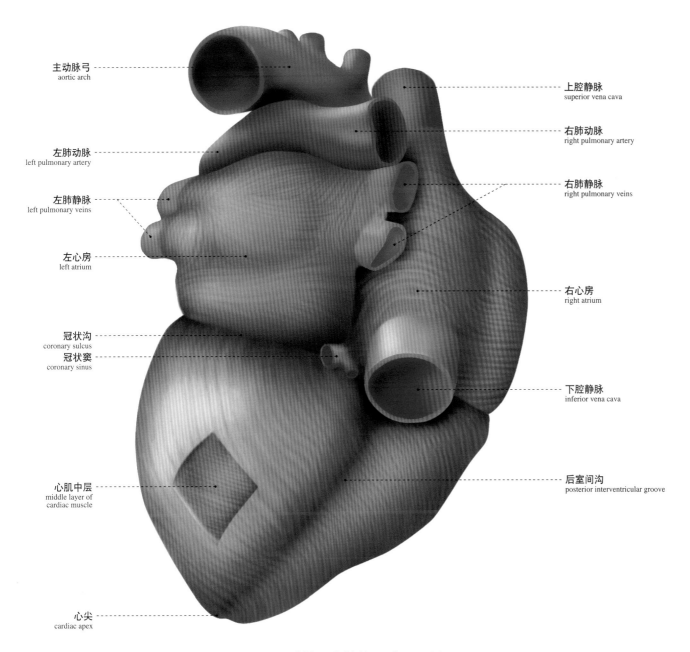

主动脉弓
aortic arch

左肺动脉
left pulmonary artery

左肺静脉
left pulmonary veins

左心房
left atrium

冠状沟
coronary sulcus

冠状窦
coronary sinus

心肌中层
middle layer of
cardiac muscle

心尖
cardiac apex

上腔静脉
superior vena cava

右肺动脉
right pulmonary artery

右肺静脉
right pulmonary veins

右心房
right atrium

下腔静脉
inferior vena cava

后室间沟
posterior interventricular groove

141. 心脏的肌肉结构（后下面观）
Muscular structure of the heart (posteroinferior aspect)

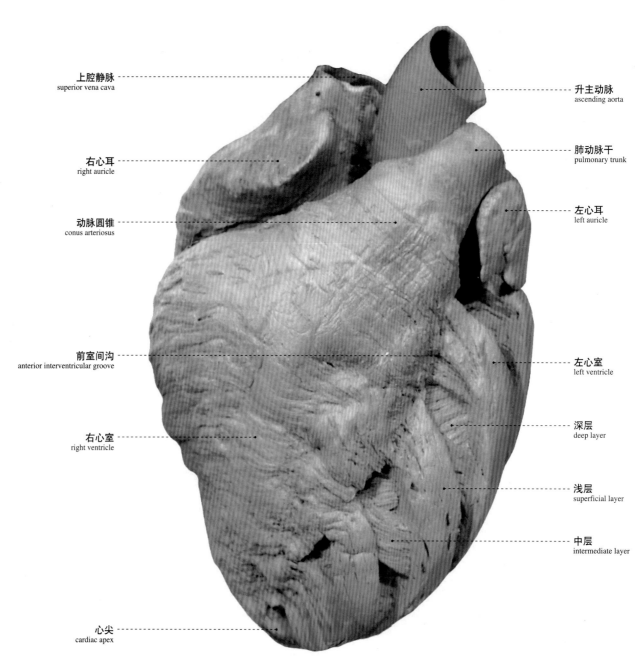

上腔静脉
superior vena cava

右心耳
right auricle

动脉圆锥
conus arteriosus

前室间沟
anterior interventricular groove

右心室
right ventricle

心尖
cardiac apex

升主动脉
ascending aorta

肺动脉干
pulmonary trunk

左心耳
left auricle

左心室
left ventricle

深层
deep layer

浅层
superficial layer

中层
intermediate layer

142. 心肌
Myocardium

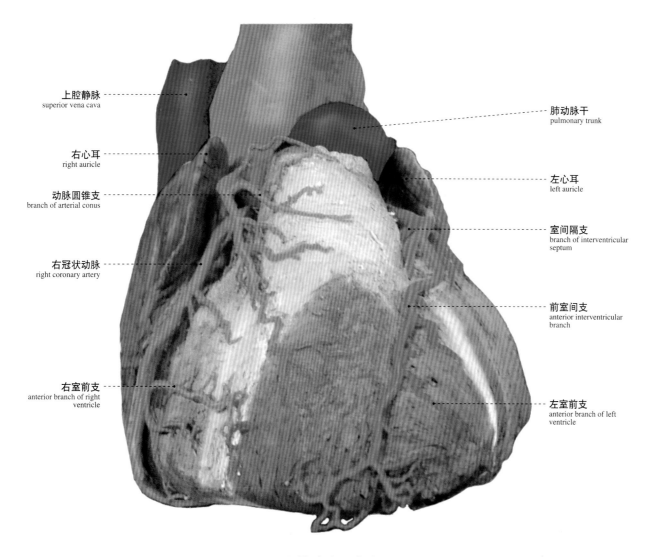

上腔静脉
superior vena cava

右心耳
right auricle

动脉圆锥支
branch of arterial conus

右冠状动脉
right coronary artery

右室前支
anterior branch of right
ventricle

肺动脉干
pulmonary trunk

左心耳
left auricle

室间隔支
branch of interventricular
septum

前室间支
anterior interventricular
branch

左室前支
anterior branch of left
ventricle

143. 心的动脉（胸肋面）
Arteries of the heart (sternocostal surface)

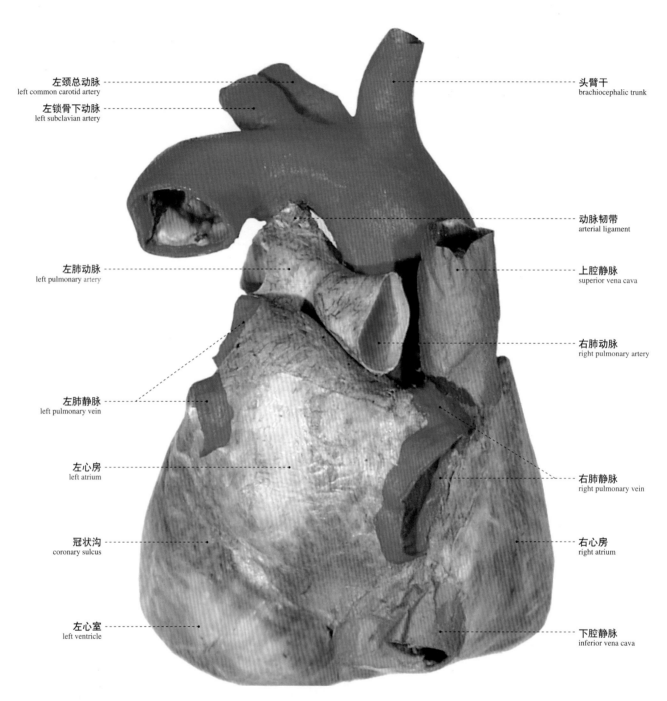

左颈总动脉
left common carotid artery

左锁骨下动脉
left subclavian artery

左肺动脉
left pulmonary artery

左肺静脉
left pulmonary vein

左心房
left atrium

冠状沟
coronary sulcus

左心室
left ventricle

头臂干
brachiocephalic trunk

动脉韧带
arterial ligament

上腔静脉
superior vena cava

右肺动脉
right pulmonary artery

右肺静脉
right pulmonary vein

右心房
right atrium

下腔静脉
inferior vena cava

144. 心的血管（心底）
Blood vessels of the heart (cardiac base)

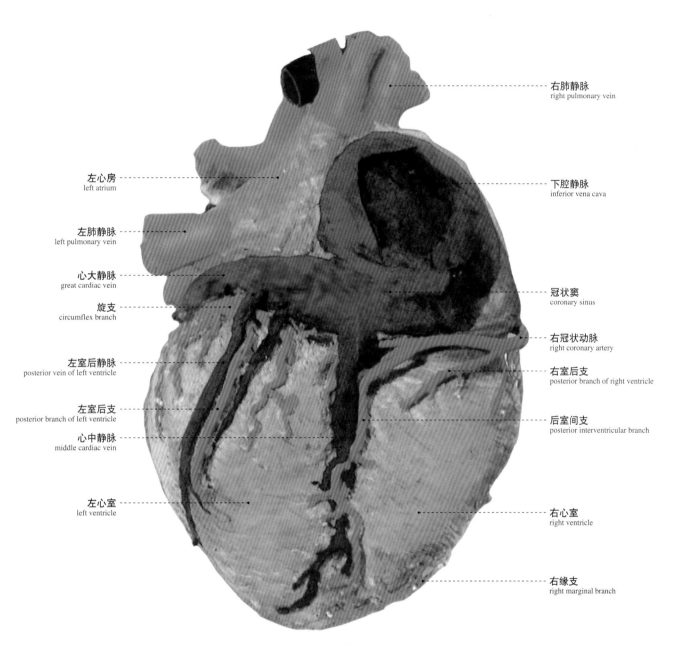

左心房
left atrium

左肺静脉
left pulmonary vein

心大静脉
great cardiac vein

旋支
circumflex branch

左室后静脉
posterior vein of left ventricle

左室后支
posterior branch of left ventricle

心中静脉
middle cardiac vein

左心室
left ventricle

右肺静脉
right pulmonary vein

下腔静脉
inferior vena cava

冠状窦
coronary sinus

右冠状动脉
right coronary artery

右室后支
posterior branch of right ventricle

后室间支
posterior interventricular branch

右心室
right ventricle

右缘支
right marginal branch

145. 心的血管（膈面）
Blood vessels of the heart (diaphragmatic surface)

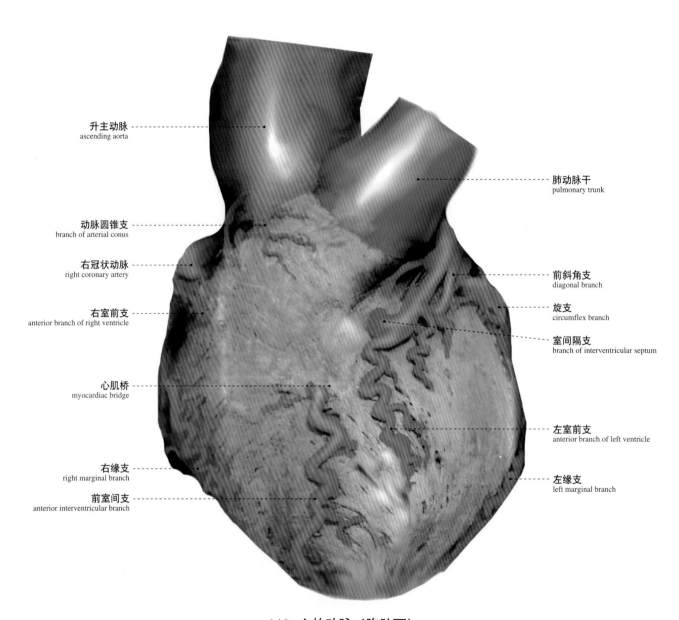

升主动脉
ascending aorta

动脉圆锥支
branch of arterial conus

右冠状动脉
right coronary artery

右室前支
anterior branch of right ventricle

心肌桥
myocardial bridge

右缘支
right marginal branch

前室间支
anterior interventricular branch

肺动脉干
pulmonary trunk

前斜角支
diagonal branch

旋支
circumflex branch

室间隔支
branch of interventricular septum

左室前支
anterior branch of left ventricle

左缘支
left marginal branch

146. 心的动脉（胸肋面）
Arteries of the heart (sternocostal surface)

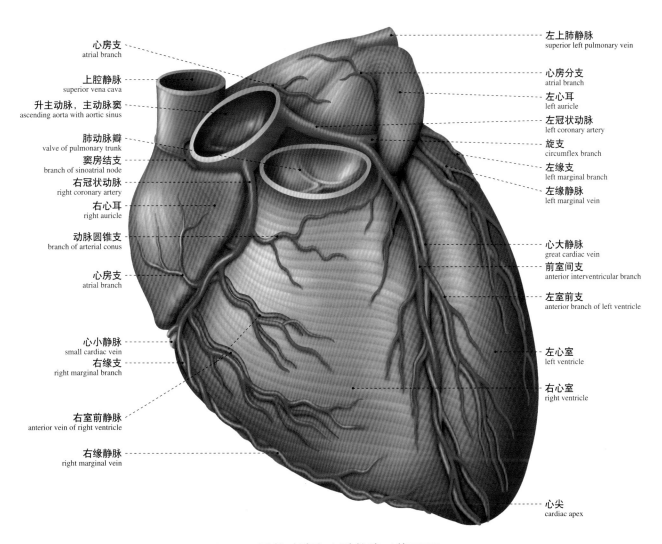

心房支
atrial branch

上腔静脉
superior vena cava

升主动脉，主动脉窦
ascending aorta with aortic sinus

肺动脉瓣
valve of pulmonary trunk

窦房结支
branch of sinoatrial node

右冠状动脉
right coronary artery

右心耳
right auricle

动脉圆锥支
branch of arterial conus

心房支
atrial branch

心小静脉
small cardiac vein

右缘支
right marginal branch

右室前静脉
anterior vein of right ventricle

右缘静脉
right marginal vein

左上肺静脉
superior left pulmonary vein

心房分支
atrial branch

左心耳
left auricle

左冠状动脉
left coronary artery

旋支
circumflex branch

左缘支
left marginal branch

左缘静脉
left marginal vein

心大静脉
great cardiac vein

前室间支
anterior interventricular branch

左室前支
anterior branch of left ventricle

左心室
left ventricle

右心室
right ventricle

心尖
cardiac apex

147. 冠状动脉和心脏静脉（前面观）
Coronary arteries and cardiac veins (anterior aspect)

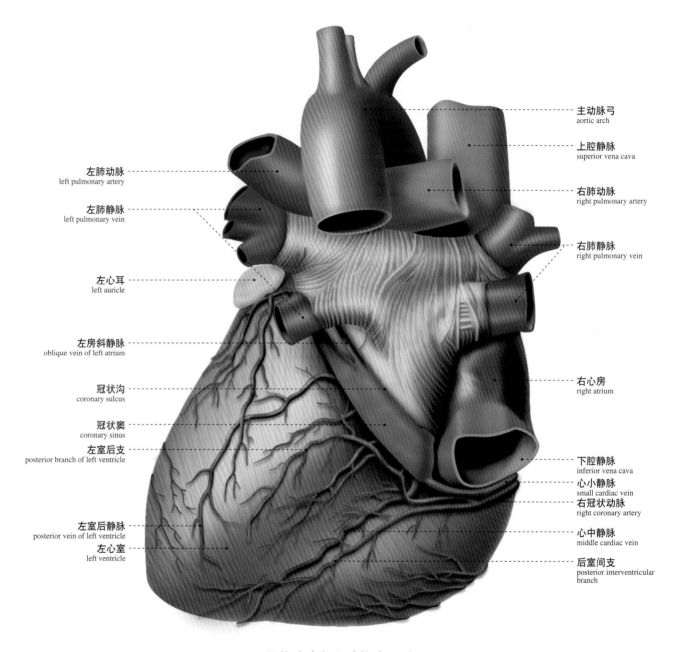

左肺动脉
left pulmonary artery

左肺静脉
left pulmonary vein

左心耳
left auricle

左房斜静脉
oblique vein of left atrium

冠状沟
coronary sulcus

冠状窦
coronary sinus

左室后支
posterior branch of left ventricle

左室后静脉
posterior vein of left ventricle

左心室
left ventricle

主动脉弓
aortic arch

上腔静脉
superior vena cava

右肺动脉
right pulmonary artery

右肺静脉
right pulmonary vein

右心房
right atrium

下腔静脉
inferior vena cava

心小静脉
small cardiac vein

右冠状动脉
right coronary artery

心中静脉
middle cardiac vein

后室间支
posterior interventricular branch

148. 冠状动脉和心脏静脉（后下面观）
Coronary arteries and cardiac veins (posteroinferior aspect)

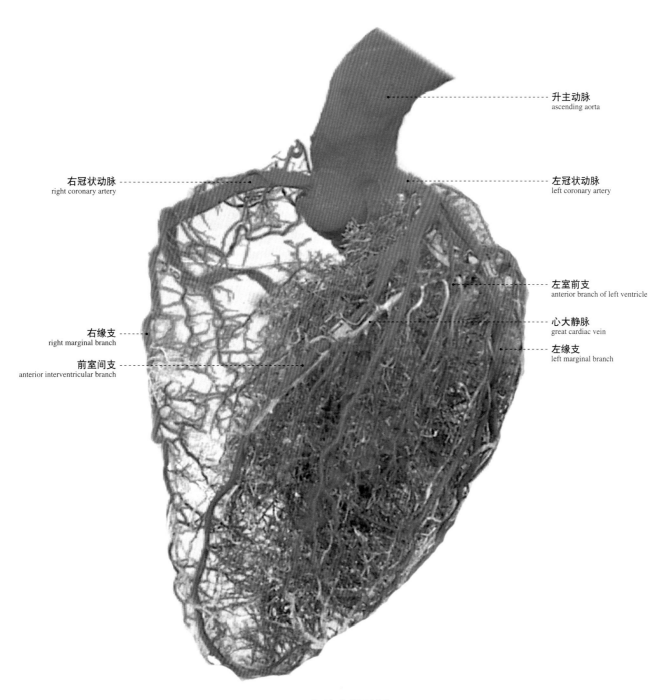

升主动脉
ascending aorta

右冠状动脉
right coronary artery

左冠状动脉
left coronary artery

左室前支
anterior branch of left ventricle

心大静脉
great cardiac vein

右缘支
right marginal branch

左缘支
left marginal branch

前室间支
anterior interventricular branch

149. 心的血管铸型
Cast of the blood vessel of the heart

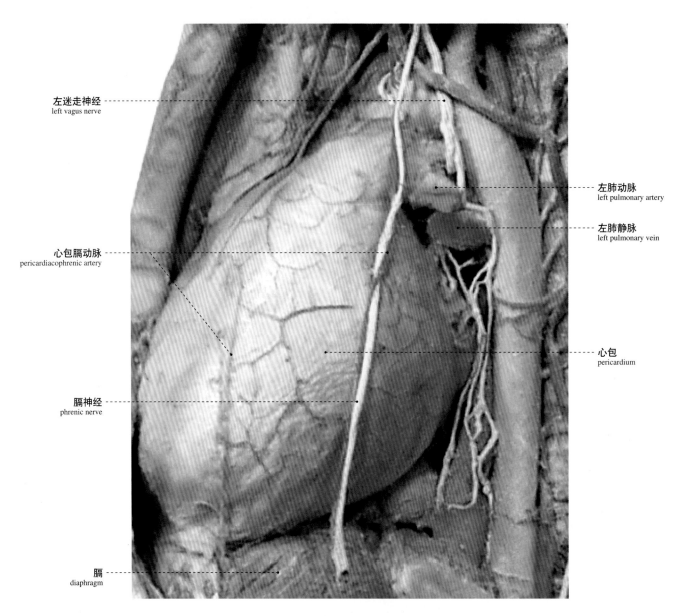

左迷走神经
left vagus nerve

左肺动脉
left pulmonary artery

左肺静脉
left pulmonary vein

心包膈动脉
pericardiacophrenic artery

膈神经
phrenic nerve

心包
pericardium

膈
diaphragm

150. 心包的血管
Blood vessels of the pericardium

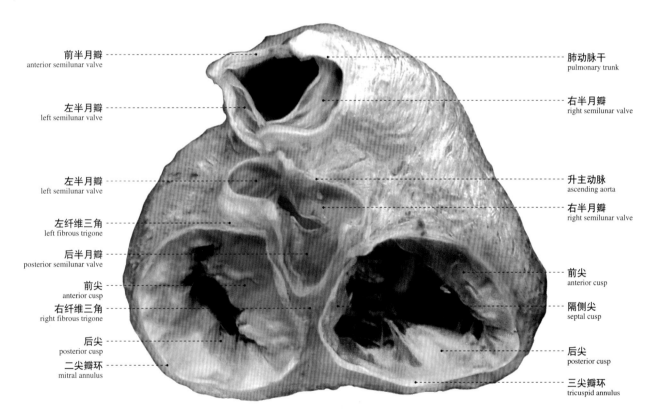

前半月瓣
anterior semilunar valve

左半月瓣
left semilunar valve

左半月瓣
left semilunar valve

左纤维三角
left fibrous trigone

后半月瓣
posterior semilunar valve

前尖
anterior cusp

右纤维三角
right fibrous trigone

后尖
posterior cusp

二尖瓣环
mitral annulus

肺动脉干
pulmonary trunk

右半月瓣
right semilunar valve

升主动脉
ascending aorta

右半月瓣
right semilunar valve

前尖
anterior cusp

隔侧尖
septal cusp

后尖
posterior cusp

三尖瓣环
tricuspid annulus

151. 心的瓣膜
Valves of the heart

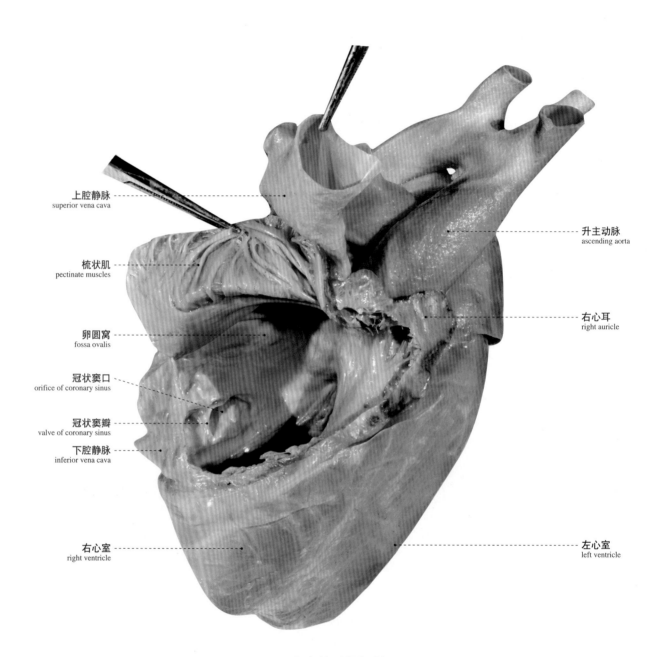

上腔静脉
superior vena cava

梳状肌
pectinate muscles

卵圆窝
fossa ovalis

冠状窦口
orifice of coronary sinus

冠状窦瓣
valve of coronary sinus

下腔静脉
inferior vena cava

右心室
right ventricle

升主动脉
ascending aorta

右心耳
right auricle

左心室
left ventricle

152. 心房的局部解剖
Topography of the atrium

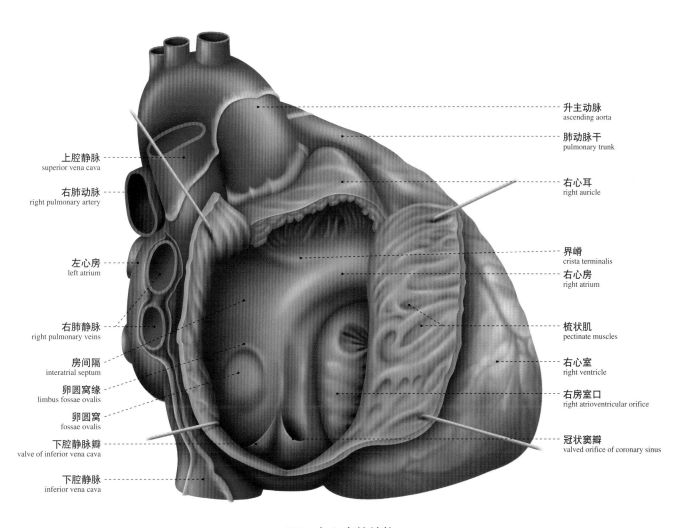

升主动脉
ascending aorta

肺动脉干
pulmonary trunk

右心耳
right auricle

界嵴
crista terminalis

右心房
right atrium

梳状肌
pectinate muscles

右心室
right ventricle

右房室口
right atrioventricular orifice

冠状窦瓣
valved orifice of coronary sinus

上腔静脉
superior vena cava

右肺动脉
right pulmonary artery

左心房
left atrium

右肺静脉
right pulmonary veins

房间隔
interatrial septum

卵圆窝缘
limbus fossae ovalis

卵圆窝
fossae ovalis

下腔静脉瓣
valve of inferior vena cava

下腔静脉
inferior vena cava

153. 右心房的结构
Structure of right atrium

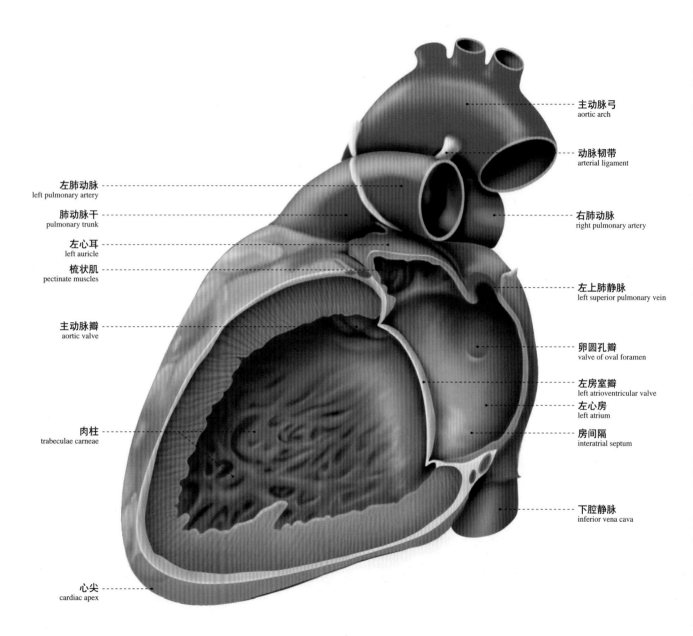

左肺动脉
left pulmonary artery

肺动脉干
pulmonary trunk

左心耳
left auricle

梳状肌
pectinate muscles

主动脉瓣
aortic valve

肉柱
trabeculae carneae

心尖
cardiac apex

主动脉弓
aortic arch

动脉韧带
arterial ligament

右肺动脉
right pulmonary artery

左上肺静脉
left superior pulmonary vein

卵圆孔瓣
valve of oval foramen

左房室瓣
left atrioventricular valve

左心房
left atrium

房间隔
interatrial septum

下腔静脉
inferior vena cava

154. 心室和心房的结构（左侧面观）
Structure of the ventricular and atrium (left lateral aspect)

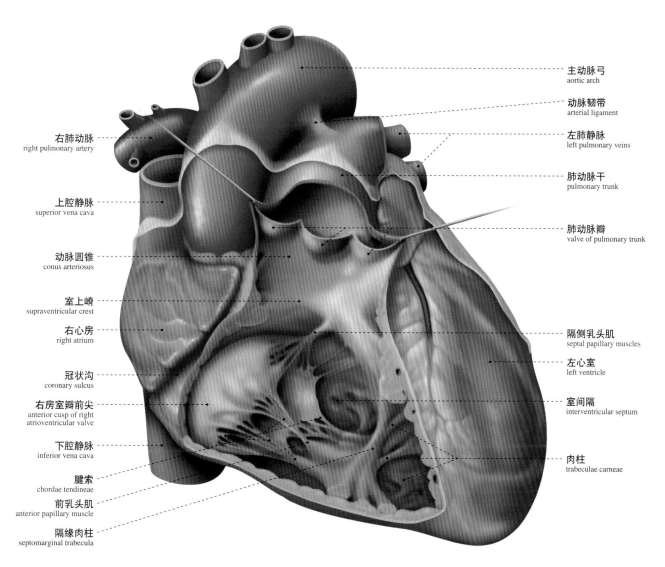

主动脉弓
aortic arch

动脉韧带
arterial ligament

左肺静脉
left pulmonary veins

肺动脉干
pulmonary trunk

肺动脉瓣
valve of pulmonary trunk

隔侧乳头肌
septal papillary muscles

左心室
left ventricle

室间隔
interventricular septum

肉柱
trabeculae carneae

右肺动脉
right pulmonary artery

上腔静脉
superior vena cava

动脉圆锥
conus arteriosus

室上嵴
supraventricular crest

右心房
right atrium

冠状沟
coronary sulcus

右房室瓣前尖
anterior cusp of right
atrioventricular valve

下腔静脉
inferior vena cava

腱索
chordae tendineae

前乳头肌
anterior papillary muscle

隔缘肉柱
septomarginal trabecula

155. 右心室的结构
Structure of right ventricular

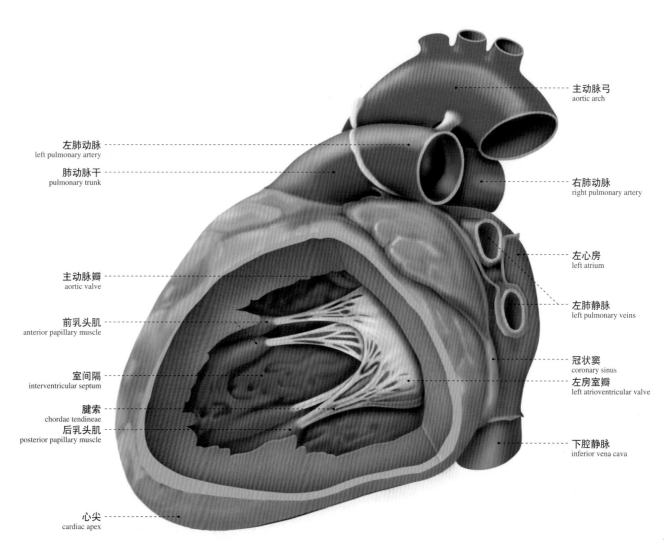

主动脉弓
aortic arch

左肺动脉
left pulmonary artery

肺动脉干
pulmonary trunk

右肺动脉
right pulmonary artery

左心房
left atrium

主动脉瓣
aortic valve

左肺静脉
left pulmonary veins

前乳头肌
anterior papillary muscle

室间隔
interventricular septum

冠状窦
coronary sinus

左房室瓣
left atrioventricular valve

腱索
chordae tendineae

后乳头肌
posterior papillary muscle

下腔静脉
inferior vena cava

心尖
cardiac apex

156. 左心室的结构
Structure of left ventricular

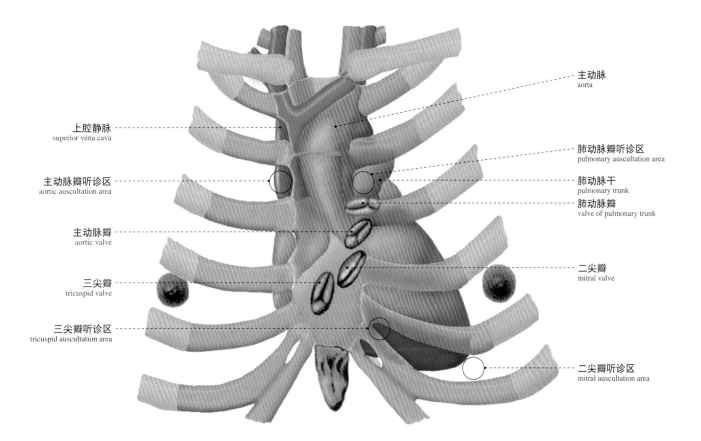

上腔静脉
superior vena cava

主动脉瓣听诊区
aortic auscultation area

主动脉瓣
aortic valve

三尖瓣
tricuspid valve

三尖瓣听诊区
tricuspid auscultation area

主动脉
aorta

肺动脉瓣听诊区
pulmonary auscultation area

肺动脉干
pulmonary trunk

肺动脉瓣
valve of pulmonary trunk

二尖瓣
mitral valve

二尖瓣听诊区
mitral auscultation area

157. 心瓣膜的体表投影
Surface projection of the valves of the heart

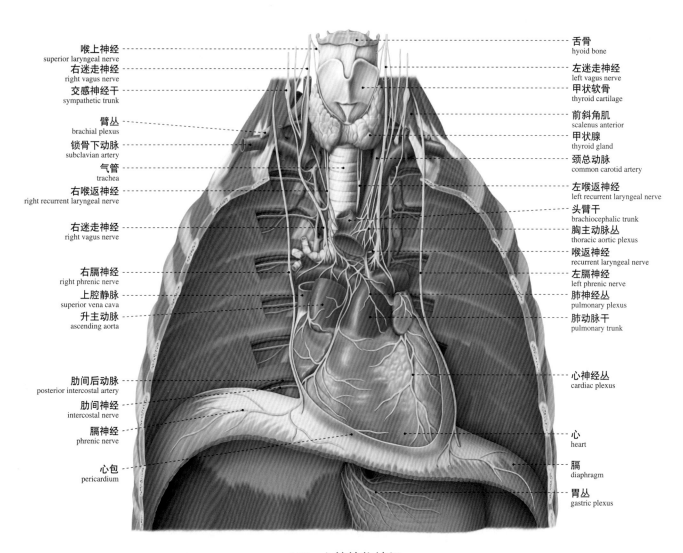

喉上神经
superior laryngeal nerve

右迷走神经
right vagus nerve

交感神经干
sympathetic trunk

臂丛
brachial plexus

锁骨下动脉
subclavian artery

气管
trachea

右喉返神经
right recurrent laryngeal nerve

右迷走神经
right vagus nerve

右膈神经
right phrenic nerve

上腔静脉
superior vena cava

升主动脉
ascending aorta

肋间后动脉
posterior intercostal artery

肋间神经
intercostal nerve

膈神经
phrenic nerve

心包
pericardium

舌骨
hyoid bone

左迷走神经
left vagus nerve

甲状软骨
thyroid cartilage

前斜角肌
scalenus anterior

甲状腺
thyroid gland

颈总动脉
common carotid artery

左喉返神经
left recurrent laryngeal nerve

头臂干
brachiocephalic trunk

胸主动脉丛
thoracic aortic plexus

喉返神经
recurrent laryngeal nerve

左膈神经
left phrenic nerve

肺神经丛
pulmonary plexus

肺动脉干
pulmonary trunk

心神经丛
cardiac plexus

心
heart

膈
diaphragm

胃丛
gastric plexus

158. 心的植物神经
Autonomic nerves of the heart

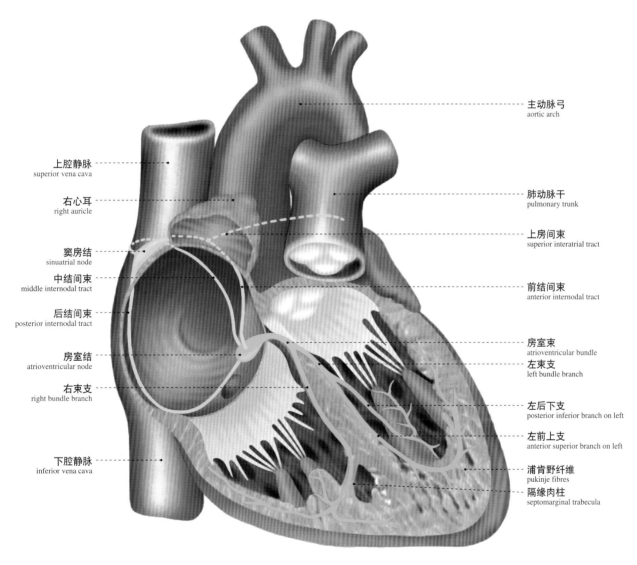

上腔静脉
superior vena cava

右心耳
right auricle

窦房结
sinuatrial node

中结间束
middle internodal tract

后结间束
posterior internodal tract

房室结
atrioventricular node

右束支
right bundle branch

下腔静脉
inferior vena cava

主动脉弓
aortic arch

肺动脉干
pulmonary trunk

上房间束
superior interatrial tract

前结间束
anterior internodal tract

房室束
atrioventricular bundle

左束支
left bundle branch

左后下支
posterior inferior branch on left

左前上支
anterior superior branch on left

浦肯野纤维
pukinje fibres

隔缘肉柱
septomarginal trabecula

159. 心传导系 1
Conduction system of the heart 1

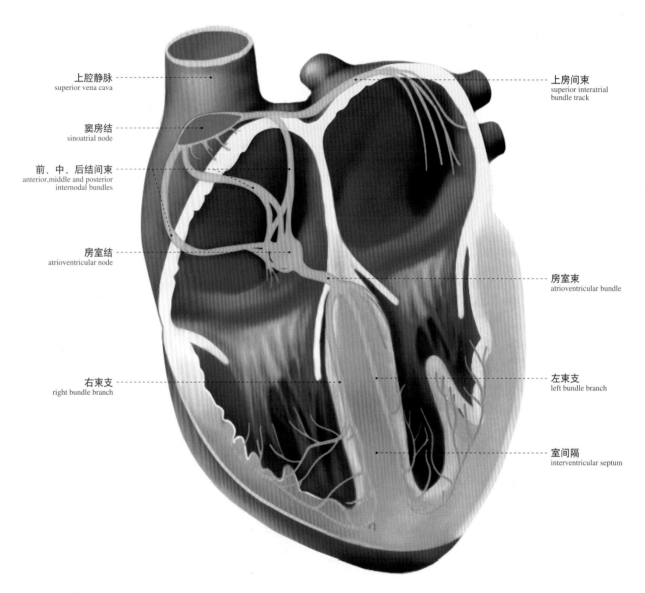

上腔静脉
superior vena cava

窦房结
sinoatrial node

前、中、后结间束
anterior, middle and posterior
internodal bundles

房室结
atrioventricular node

右束支
right bundle branch

上房间束
superior interatrial
bundle track

房室束
atrioventricular bundle

左束支
left bundle branch

室间隔
interventricular septum

160. 心传导系 2（前面观）
Conduction system of the heart 2 (anterior aspect)

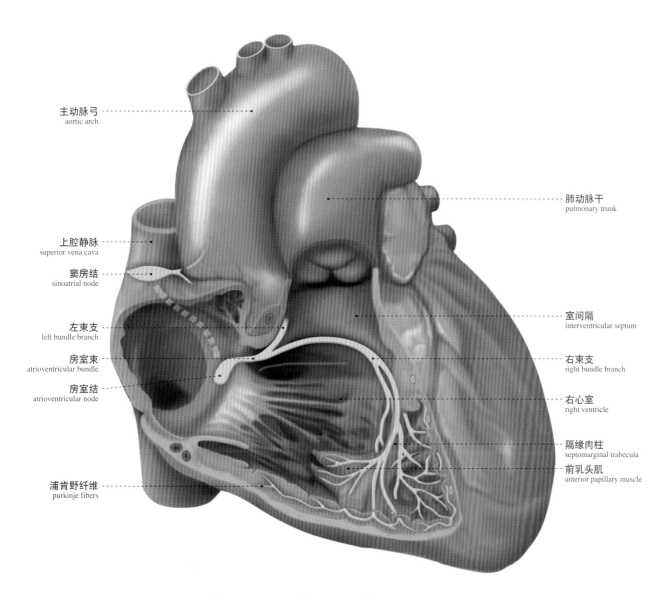

主动脉弓
aortic arch

肺动脉干
pulmonary trunk

上腔静脉
superior vena cava

窦房结
sinoatrial node

左束支
left bundle branch

房室束
atrioventricular bundle

房室结
atrioventricular node

浦肯野纤维
purkinje fibers

室间隔
interventricular septum

右束支
right bundle branch

右心室
right ventricle

隔缘肉柱
septomarginal trabecula

前乳头肌
anterior papillary muscle

161. 心传导系 3（右侧面观）
Conduction system of the heart 3 (right lateral aspect)

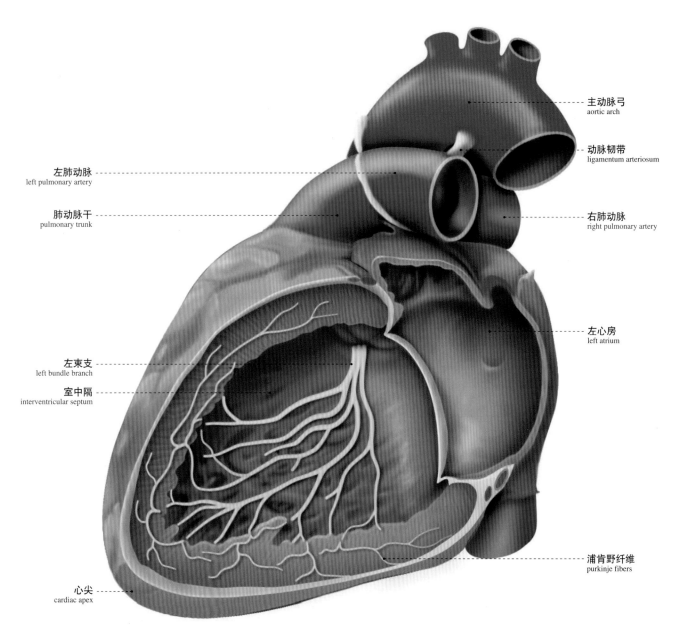

左肺动脉
left pulmonary artery

肺动脉干
pulmonary trunk

左束支
left bundle branch

室中隔
interventricular septum

心尖
cardiac apex

主动脉弓
aortic arch

动脉韧带
ligamentum arteriosum

右肺动脉
right pulmonary artery

左心房
left atrium

浦肯野纤维
purkinje fibers

162. 心传导系 4（左侧面观）
Conduction system of the heart 4 (left lateral aspect)

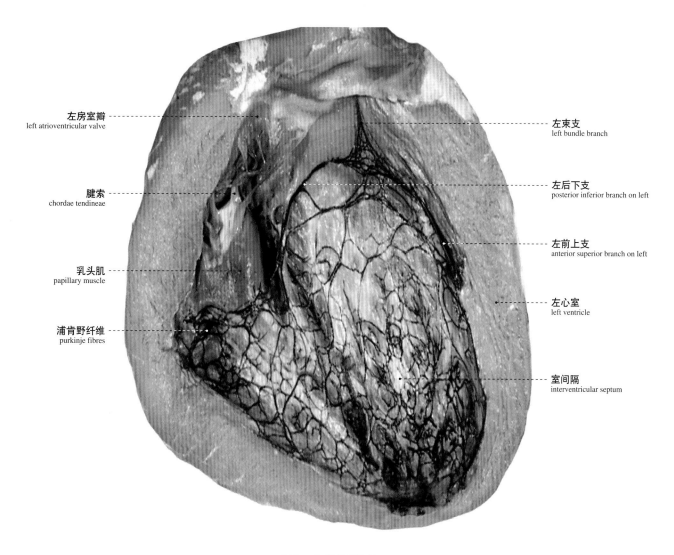

左房室瓣
left atrioventricular valve

腱索
chordae tendineae

乳头肌
papillary muscle

浦肯野纤维
purkinje fibres

左束支
left bundle branch

左后下支
posterior inferior branch on left

左前上支
anterior superior branch on left

左心室
left ventricle

室间隔
interventricular septum

163. 心传导系 5
Conduction system of the heart 5

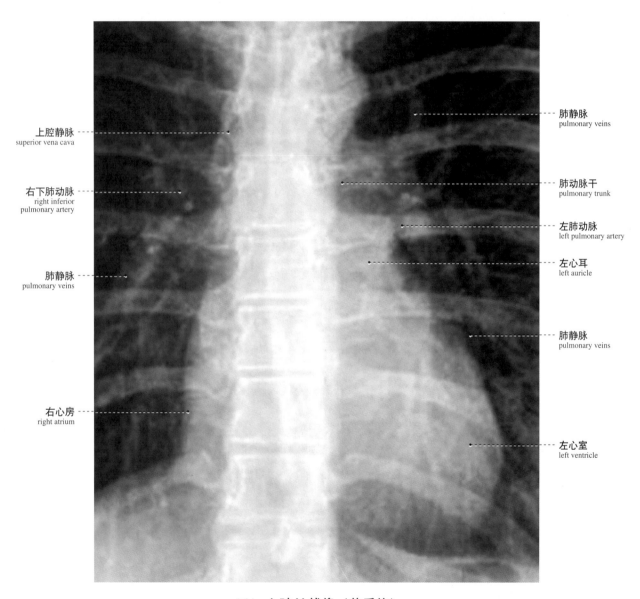

上腔静脉
superior vena cava

右下肺动脉
right inferior
pulmonary artery

肺静脉
pulmonary veins

右心房
right atrium

肺静脉
pulmonary veins

肺动脉干
pulmonary trunk

左肺动脉
left pulmonary artery

左心耳
left auricle

肺静脉
pulmonary veins

左心室
left ventricle

164. 心脏 X 线像（前后位）
Radiograph of the heart (anteroposterior view)

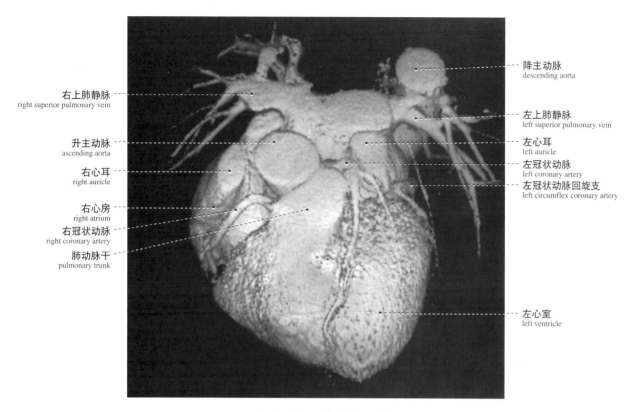

右上肺静脉
right superior pulmonary vein

升主动脉
ascending aorta

右心耳
right auricle

右心房
right atrium

右冠状动脉
right coronary artery

肺动脉干
pulmonary trunk

降主动脉
descending aorta

左上肺静脉
left superior pulmonary vein

左心耳
left auricle

左冠状动脉
left coronary artery

左冠状动脉回旋支
left circumflex coronary artery

左心室
left ventricle

165. 心脏 CT 三维重建图像 1
CT 3D reconstruction image of the heart 1

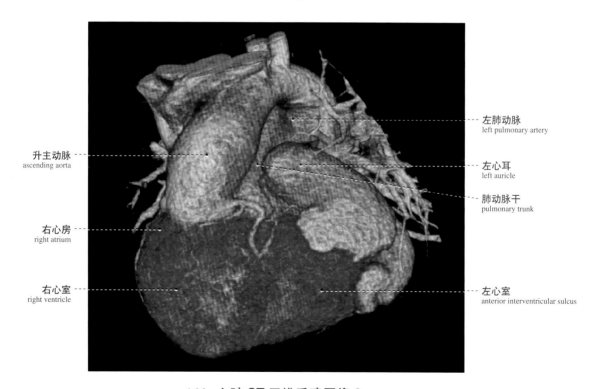

升主动脉
ascending aorta

右心房
right atrium

右心室
right ventricle

左肺动脉
left pulmonary artery

左心耳
left auricle

肺动脉干
pulmonary trunk

左心室
anterior interventricular sulcus

166. 心脏 CT 三维重建图像 2
CT 3D reconstruction image of the heart 2

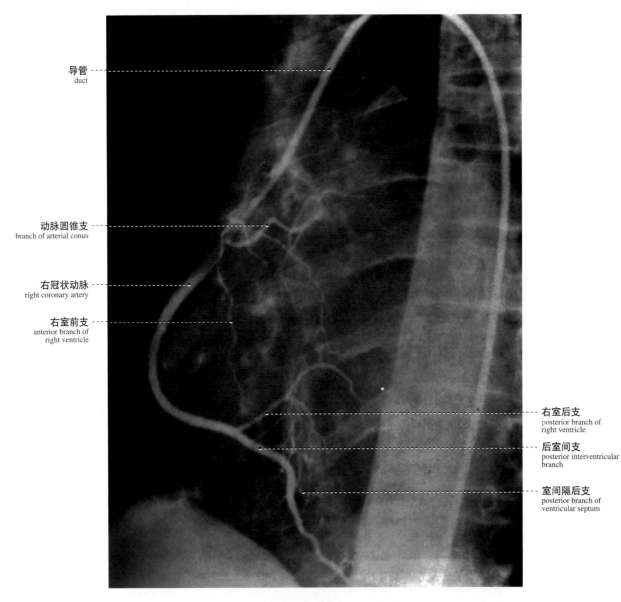

导管
duct

动脉圆锥支
branch of arterial conus

右冠状动脉
right coronary artery

右室前支
anterior branch of
right ventricle

右室后支
posterior branch of
right ventricle

后室间支
posterior interventricular
branch

室间隔后支
posterior branch of
ventricular septum

167. 右冠状动脉造影（前斜位）
Arteriography of the right coronary artery (anterior oblique view)

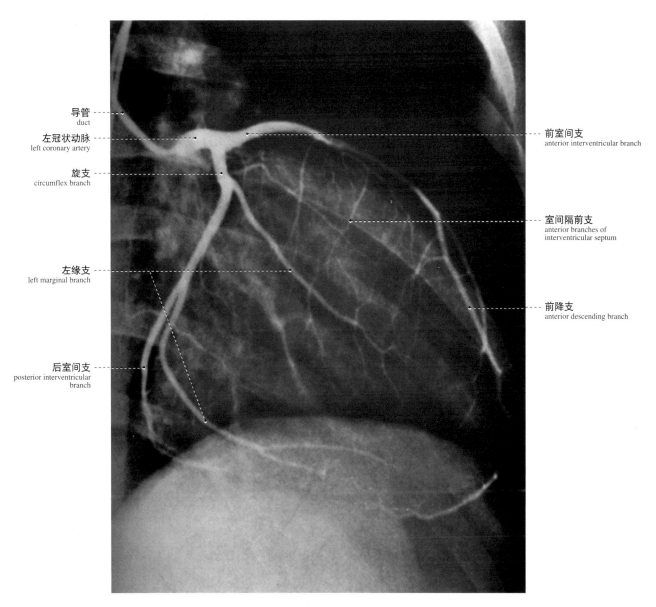

导管
duct

左冠状动脉
left coronary artery

旋支
circumflex branch

左缘支
left marginal branch

后室间支
posterior interventricular
branch

前室间支
anterior interventricular branch

室间隔前支
anterior branches of
interventricular septum

前降支
anterior descending branch

168. 左冠状动脉造影（前斜位）
Arteriography of the left coronary artery (anterior oblique view)

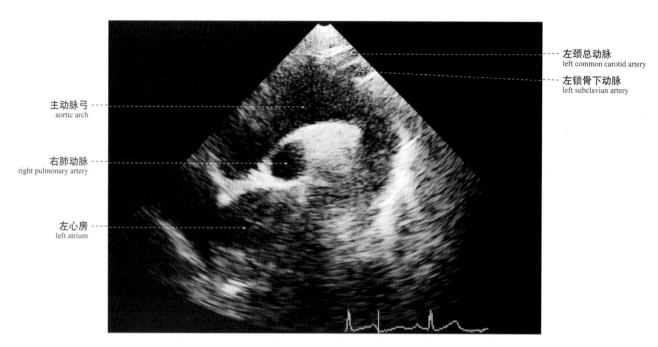

左颈总动脉
left common carotid artery

左锁骨下动脉
left subclavian artery

主动脉弓
aortic arch

右肺动脉
right pulmonary artery

左心房
left atrium

169. 超声心动图 1（主动脉弓长轴切面观）
Echocardiography 1 (long axis view of the aortic arch)

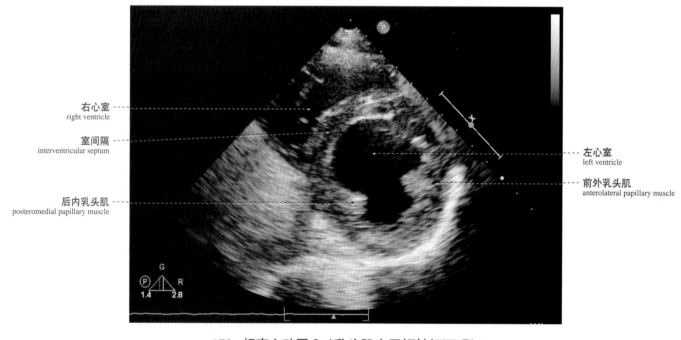

右心室
right ventricle

室间隔
interventricular septum

后内乳头肌
posteromedial papillary muscle

左心室
left ventricle

前外乳头肌
anterolateral papillary muscle

170. 超声心动图 2（乳头肌水平短轴切面观）
Echocardiography 2 (short axis view at the papillary muscle level)

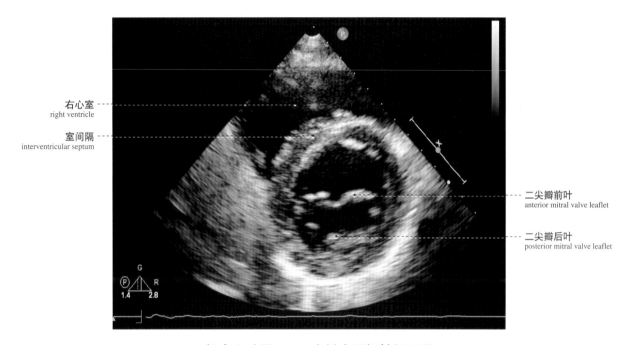

171. 超声心动图 3（二尖瓣水平短轴切面观）

Echocardiography 3 (short axis view at the mitral valve level)

右心室
right ventricle

室间隔
interventricular septum

二尖瓣前叶
anterior mitral valve leaflet

二尖瓣后叶
posterior mitral valve leaflet

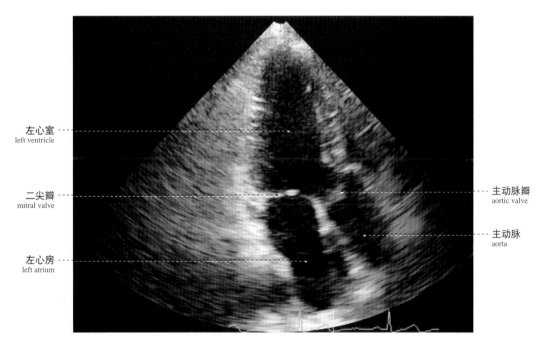

左心室
left ventricle

二尖瓣
mitral valve

左心房
left atrium

主动脉瓣
aortic valve

主动脉
aorta

172. 超声心动图 4（心尖位左心长轴切面观）

Echocardiography 4 (apical long axis view of the left heart)

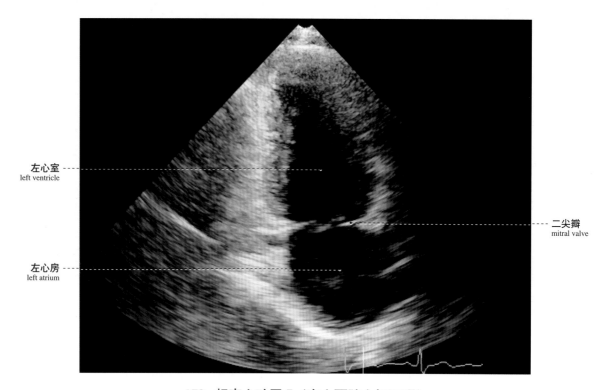

左心室
left ventricle

二尖瓣
mitral valve

左心房
left atrium

173. 超声心动图 5（左心两腔心切面观）
Echocardiography 5 (two-chamber view of the left heart)

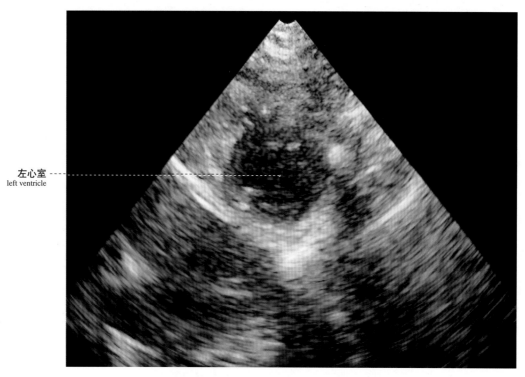

左心室
left ventricle

174. 超声心动图 6（心尖水平左室短轴切面观）
Echocardiography 6 (short axis view at apical levels of left ventricular)

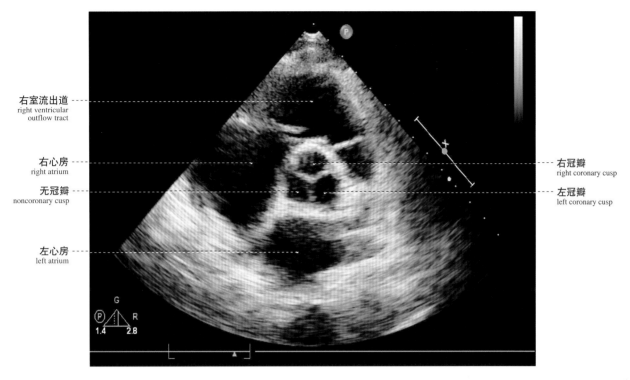

右室流出道
right ventricular
outflow tract

右心房
right atrium

无冠瓣
noncoronary cusp

左心房
left atrium

右冠瓣
right coronary cusp

左冠瓣
left coronary cusp

175. 超声心动图 7（心底短轴切面观）

Echocardiography 7 (short axis view of the heart base)

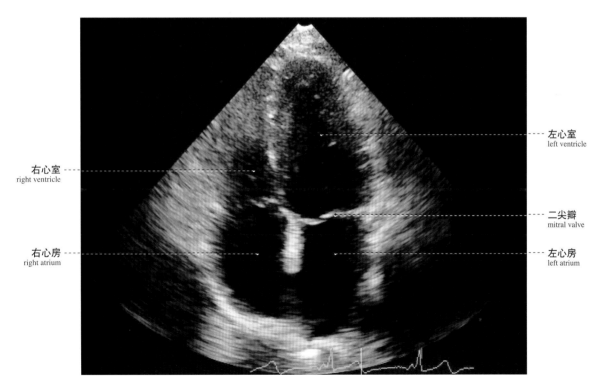

右心室
right ventricle

右心房
right atrium

左心室
left ventricle

二尖瓣
mitral valve

左心房
left atrium

176. 超声心动图 8（收缩期心尖四腔切面观）

Echocardiography 8 (systolic apical four-chamber view)

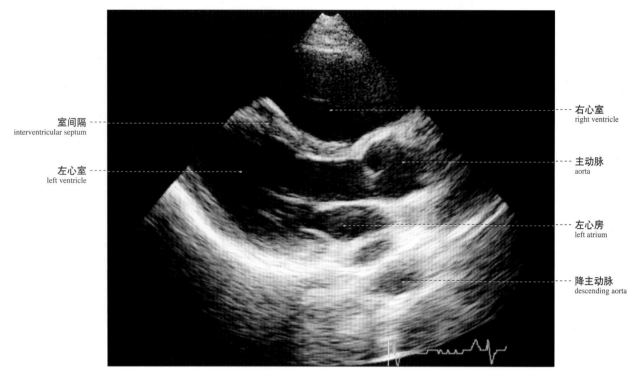

室间隔
interventricular septum

左心室
left ventricle

右心室
right ventricle

主动脉
aorta

左心房
left atrium

降主动脉
descending aorta

177. 超声心动图 9（胸骨旁左室长轴切面观）
Echocardiography 9 (parasternal long axis view)

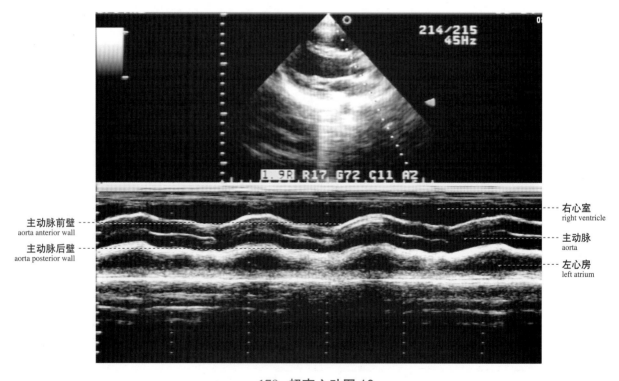

主动脉前壁
aorta anterior wall

主动脉后壁
aorta posterior wall

右心室
right ventricle

主动脉
aorta

左心房
left atrium

178. 超声心动图 10
Echocardiography 10

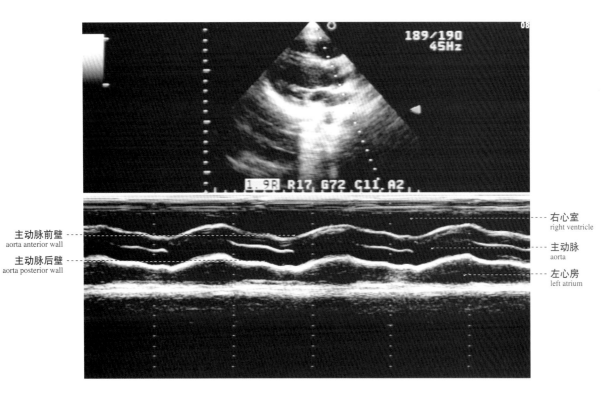

主动脉前壁
aorta anterior wall

主动脉后壁
aorta posterior wall

右心室
right ventricle

主动脉
aorta

左心房
left atrium

179. 超声心动图 11
Echocardiography 11

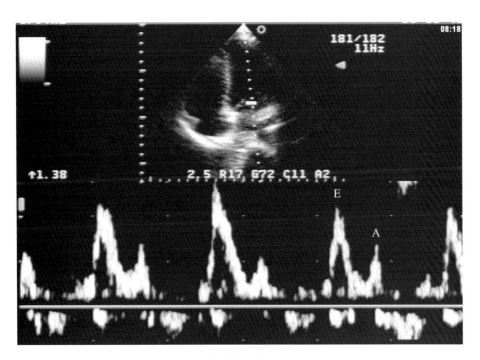

180. 超声心动图 12
Echocardiography 12

E 峰：舒张早期血流峰；A 峰：左房收缩期血流峰

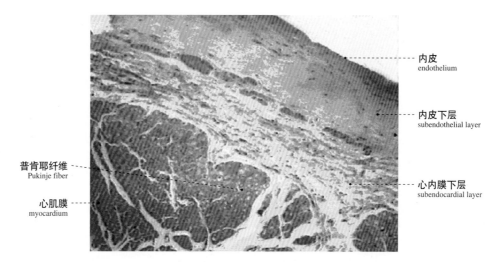

内皮
endothelium

内皮下层
subendothelial layer

普肯耶纤维
Pukinje fiber

心内膜下层
subendocardial layer

心肌膜
myocardium

181. 心内膜（人心脏，HE 染色，×100）
Endocardium (human heart, HE staining, ×100)

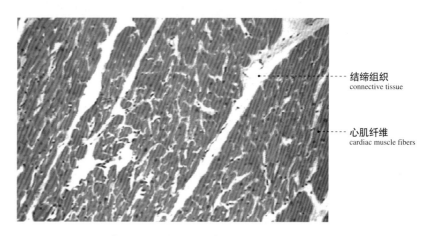

结缔组织
connective tissue

心肌纤维
cardiac muscle fibers

182. 心肌膜（人心脏，HE 染色，×100）
Myocardium (human heart, HE staining, ×100)

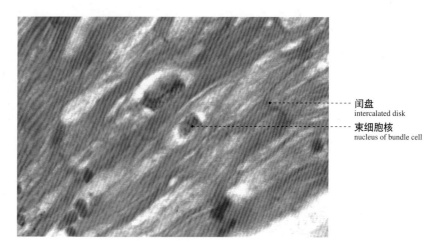

闰盘
intercalated disk

束细胞核
nucleus of bundle cell

183. 普肯耶纤维（人心脏，HE 染色，×400）
Purkinje fiber (human heart, HE staining, ×400)

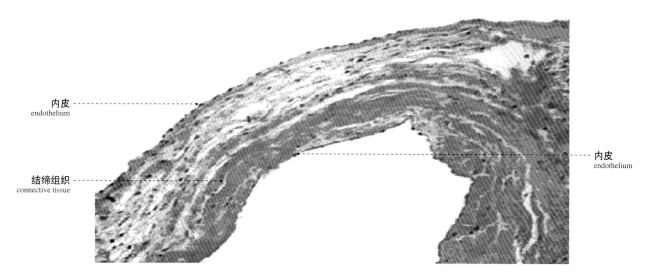

内皮
endothelium

结缔组织
connective tissue

内皮
endothelium

184. 心瓣膜（人心脏，HE 染色，×400）
Cardiac valve (human heart, HE staining, ×400)

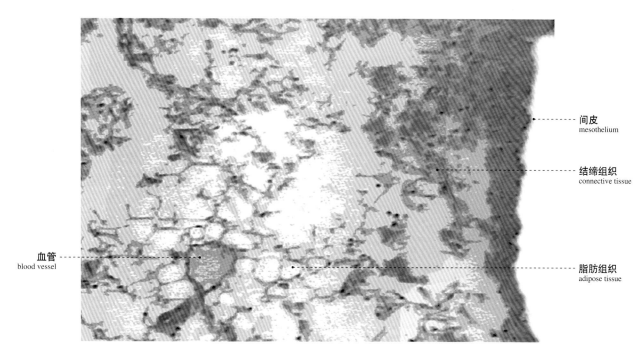

间皮
mesothelium

结缔组织
connective tissue

血管
blood vessel

脂肪组织
adipose tissue

185. 心外膜（人心脏，HE 染色，×400）
Epicardium (human heart, HE staining, ×400)

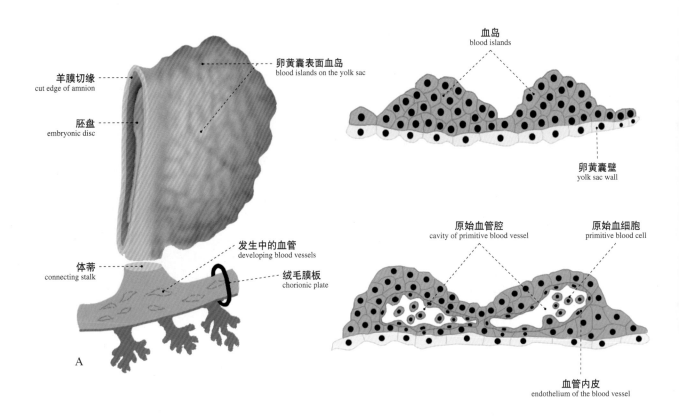

羊膜切缘
cut edge of amnion

胚盘
embryonic disc

体蒂
connecting stalk

卵黄囊表面血岛
blood islands on the yolk sac

发生中的血管
developing blood vessels

绒毛膜板
chorionic plate

血岛
blood islands

卵黄囊壁
yolk sac wall

原始血管腔
cavity of primitive blood vessel

原始血细胞
primitive blood cell

血管内皮
endothelium of the blood vessel

A

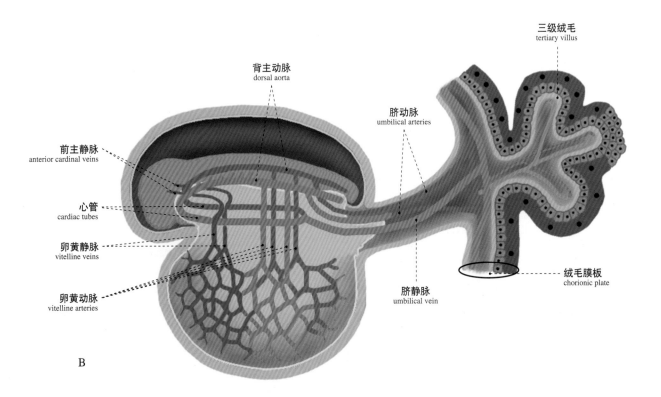

背主动脉
dorsal aorta

前主静脉
anterior cardinal veins

心管
cardiac tubes

卵黄静脉
vitelline veins

卵黄动脉
vitelline arteries

脐动脉
umbilical arteries

脐静脉
umbilical vein

三级绒毛
tertiary villus

绒毛膜板
chorionic plate

B

186. 血细胞及血管的连续发生（18 ～ 20 天）

Successive stages in the development of blood cell and blood vessels (18~20 days)

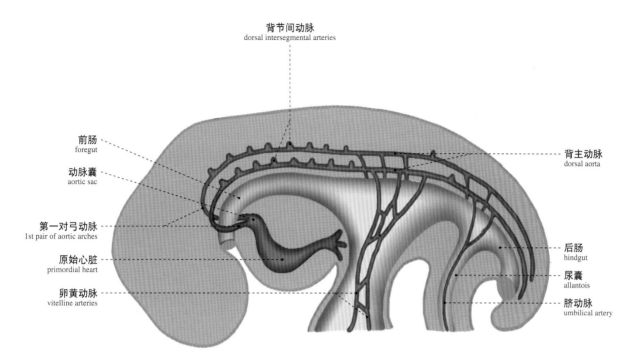

187. 动脉系统的发生（3 周）

Development of arterial system (3 weeks)

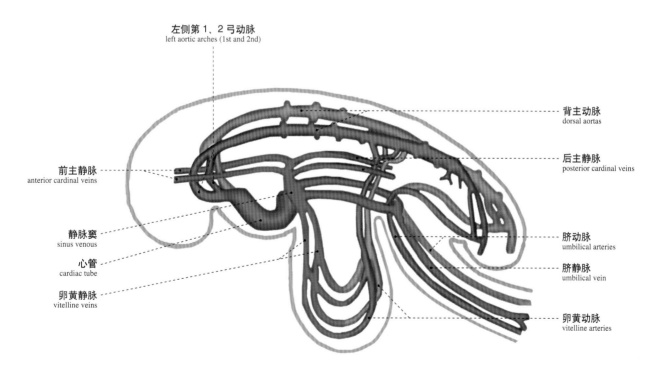

188. 胚的心血管系统（20 对体节胚）

Embryonic cardiovascular system (20-Somite embryo)

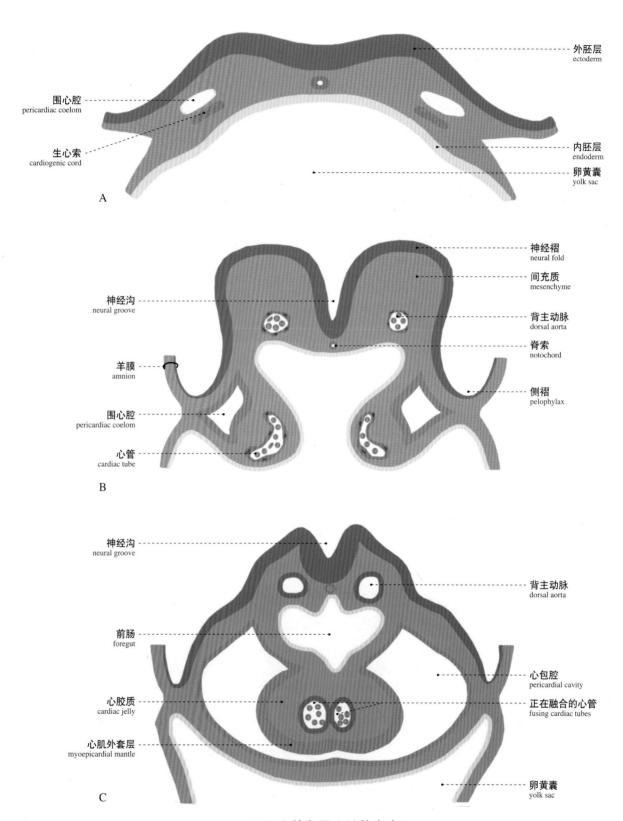

围心腔
pericardiac coelom

生心索
cardiogenic cord

外胚层
ectoderm

内胚层
endoderm

卵黄囊
yolk sac

A

神经沟
neural groove

羊膜
amnion

围心腔
pericardiac coelom

心管
cardiac tube

神经褶
neural fold

间充质
mesenchyme

背主动脉
dorsal aorta

脊索
notochord

侧褶
pelophylax

B

神经沟
neural groove

前肠
foregut

心胶质
cardiac jelly

心肌外套层
myoepicardial mantle

背主动脉
dorsal aorta

心包腔
pericardial cavity

正在融合的心管
fusing cardiac tubes

卵黄囊
yolk sac

C

189. 心管和围心腔的发生 1

Developments of the cardiac tube and pericardial coelom 1

A. 约 18 天；B. 约 20 天；C. 约 21 天

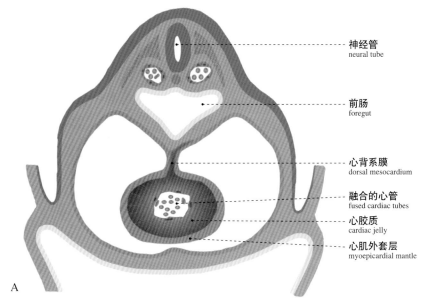

神经管
neural tube

前肠
foregut

心背系膜
dorsal mesocardium

融合的心管
fused cardiac tubes

心胶质
cardiac jelly

心肌外套层
myoepicardial mantle

A

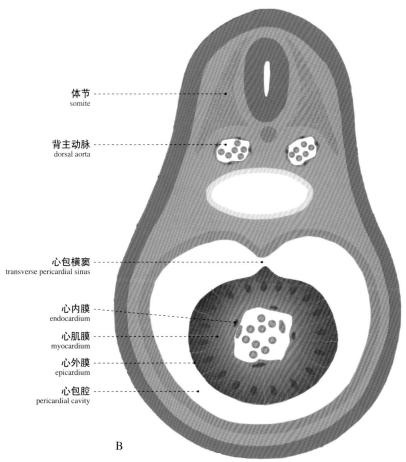

体节
somite

背主动脉
dorsal aorta

心包横窦
transverse pericardial sinus

心内膜
endocardium

心肌膜
myocardium

心外膜
epicardium

心包腔
pericardial cavity

B

190. 心管和围心腔的发生 2

Developments of the heart tube and pericardial coelom 2

A. 约 22 天；B. 约 28 天

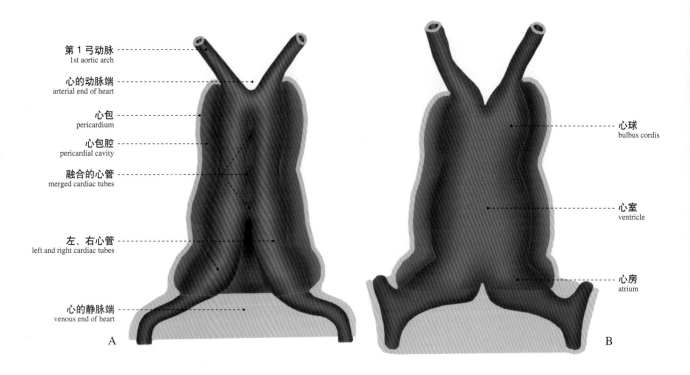

第 1 弓动脉
1st aortic arch

心的动脉端
arterial end of heart

心包
pericardium

心包腔
pericardial cavity

融合的心管
merged cardiac tubes

左、右心管
left and right cardiac tubes

心的静脉端
venous end of heart

A

心球
bulbus cordis

心室
ventricle

心房
atrium

B

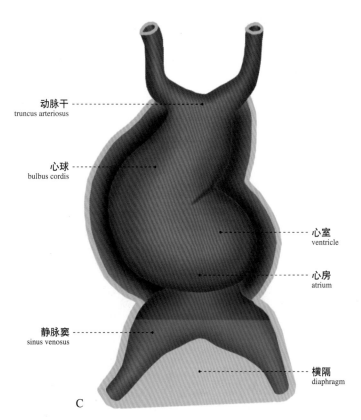

动脉干
truncus arteriosus

心球
bulbus cordis

心室
ventricle

心房
atrium

静脉窦
sinus venosus

横隔
diaphragm

C

191. 心脏外形的演变 1

Evolution of cardiac appearance 1

A. 21±1 天；B. 22±1 天；C. 23±1 天

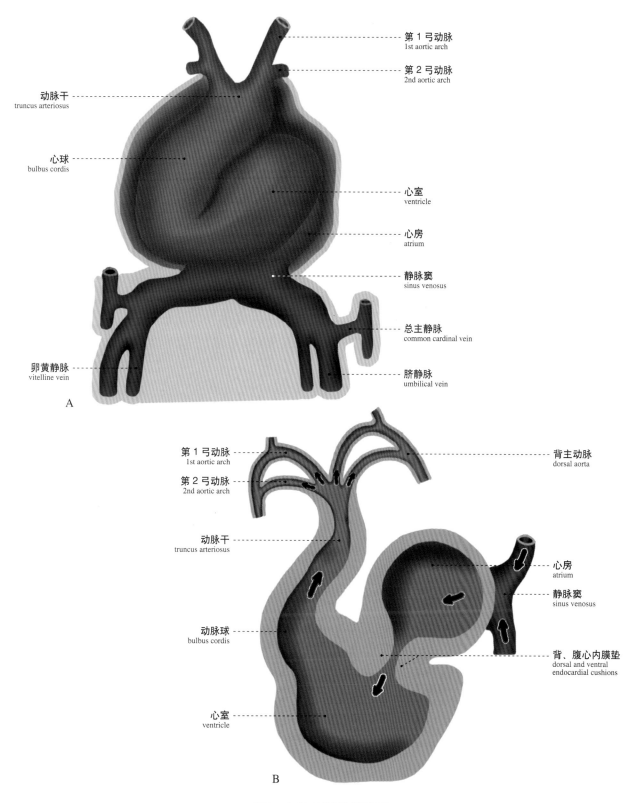

第1弓动脉
1st aortic arch

第2弓动脉
2nd aortic arch

动脉干
truncus arteriosus

心球
bulbus cordis

心室
ventricle

心房
atrium

静脉窦
sinus venosus

总主静脉
common cardinal vein

卵黄静脉
vitelline vein

脐静脉
umbilical vein

A

第1弓动脉
1st aortic arch

第2弓动脉
2nd aortic arch

背主动脉
dorsal aorta

动脉干
truncus arteriosus

心房
atrium

静脉窦
sinus venosus

动脉球
bulbus cordis

背、腹心内膜垫
dorsal and ventral
endocardial cushions

心室
ventricle

B

192. 心脏外形的演变 2
Evolution of cardiac appearance 2

A. 心管弯曲形成球室襻，进而变成 S 形（24±1 天）；B. 原始心脏矢状断面，示血流方向（约 24 天）

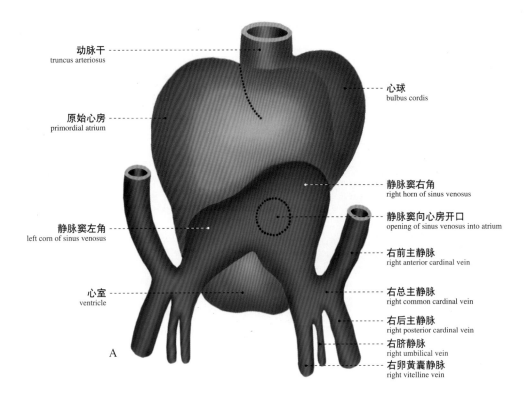

动脉干
truncus arteriosus

心球
bulbus cordis

原始心房
primordial atrium

静脉窦右角
right horn of sinus venosus

静脉窦向心房开口
opening of sinus venosus into atrium

右前主静脉
right anterior cardinal vein

静脉窦左角
left corn of sinus venosus

右总主静脉
right common cardinal vein

心室
ventricle

右后主静脉
right posterior cardinal vein

右脐静脉
right umbilical vein

右卵黄囊静脉
right vitelline vein

A

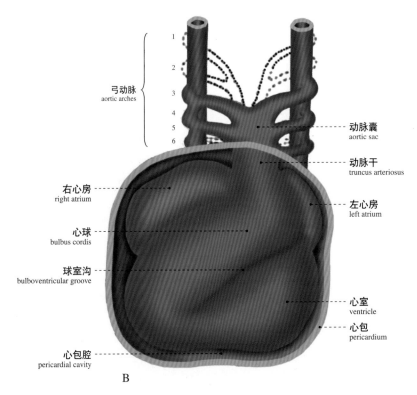

弓动脉
aortic arches

动脉囊
aortic sac

动脉干
truncus arteriosus

右心房
right atrium

左心房
left atrium

心球
bulbus cordis

球室沟
bulboventricular groove

心室
ventricle

心包
pericardium

心包腔
pericardial cavity

B

193. 心脏外形的演变 3
Evolution of cardiac appearance 3

A. 心脏背侧观，示静脉窦角和原始心房（约 26 天）；B. 心脏和动脉弓腹侧观，示心包腔内的心脏外部轮廓（约 35 天）

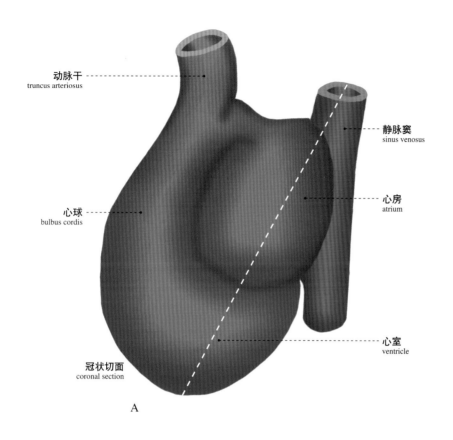

动脉干
truncus arteriosus

静脉窦
sinus venosus

心球
bulbus cordis

心房
atrium

心室
ventricle

冠状切面
coronal section

A

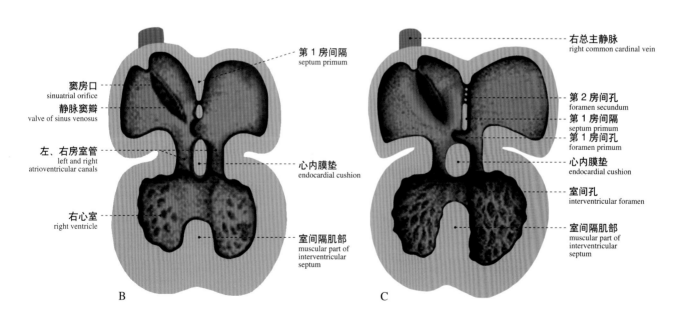

第 1 房间隔
septum primum

窦房口
sinuatrial orifice

静脉窦瓣
valve of sinus venosus

左、右房室管
left and right
atrioventricular canals

心内膜垫
endocardial cushion

右心室
right ventricle

室间隔肌部
muscular part of
interventricular
septum

B

右总主静脉
right common cardinal vein

第 2 房间孔
foramen secundum

第 1 房间隔
septum primum

第 1 房间孔
foramen primum

心内膜垫
endocardial cushion

室间孔
interventricular foramen

室间隔肌部
muscular part of
interventricular
septum

C

194. 房室管、原始心房和心室的分隔 1

Partitioning of the atrioventricular canal, primordial atrium and ventricle 1

A. 显示切面位置；B. 约 28 天；C. 约 32 天

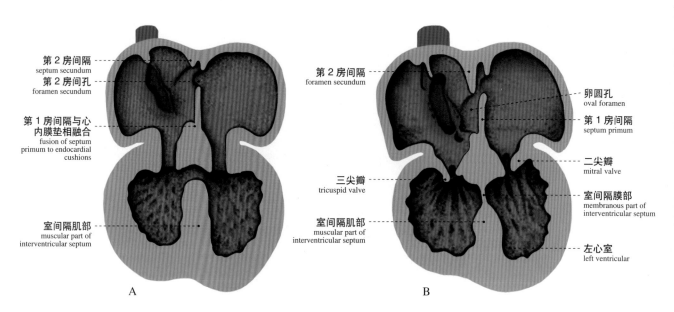

第2房间隔
septum secundum

第2房间孔
foramen secundum

第1房间隔与心
内膜垫相融合
fusion of septum
primum to endocardial
cushions

室间隔肌部
muscular part of
interventricular septum

A

第2房间隔
foramen secundum

卵圆孔
oval foramen

第1房间隔
septum primum

二尖瓣
mitral valve

三尖瓣
tricuspid valve

室间隔膜部
membranous part of
interventricular septum

室间隔肌部
muscular part of
interventricular septum

左心室
left ventricular

B

195. 房室管、原始心房和心室的分隔 2

Partitioning of the atrioventricular canal, primordial atrium and ventricle 2

A. 约 35 天；B. 约 8 周

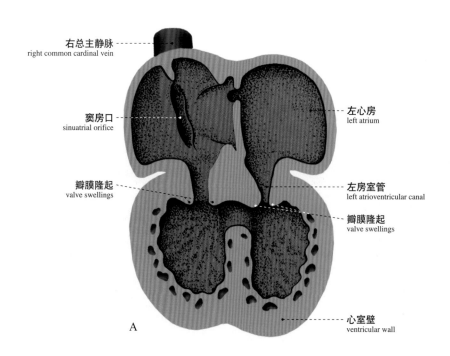

右总主静脉
right common cardinal vein

窦房口
sinuatrial orifice

瓣膜隆起
valve swellings

左心房
left atrium

左房室管
left atrioventricular canal

瓣膜隆起
valve swellings

心室壁
ventricular wall

A

196. 房室瓣、腱索和乳头肌的发生 1

Development of the atrioventricular valves, tendinous cords, and papillary muscles 1

A. 约 5 周

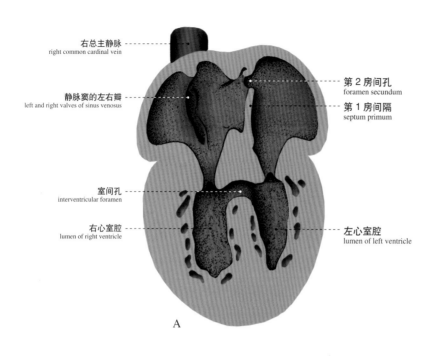

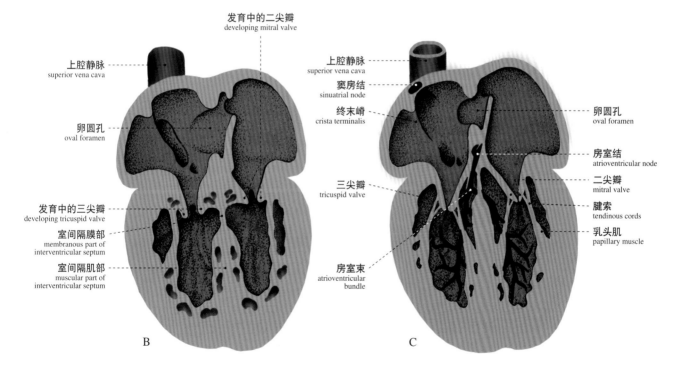

197. 房室瓣、腱索和乳头肌的发生 2

Development of the atrioventricular valves, tendinous cords, and papillary muscles 2

A. 约 6 周；B. 约 7 周；C. 约 20 周，示心脏传导系统

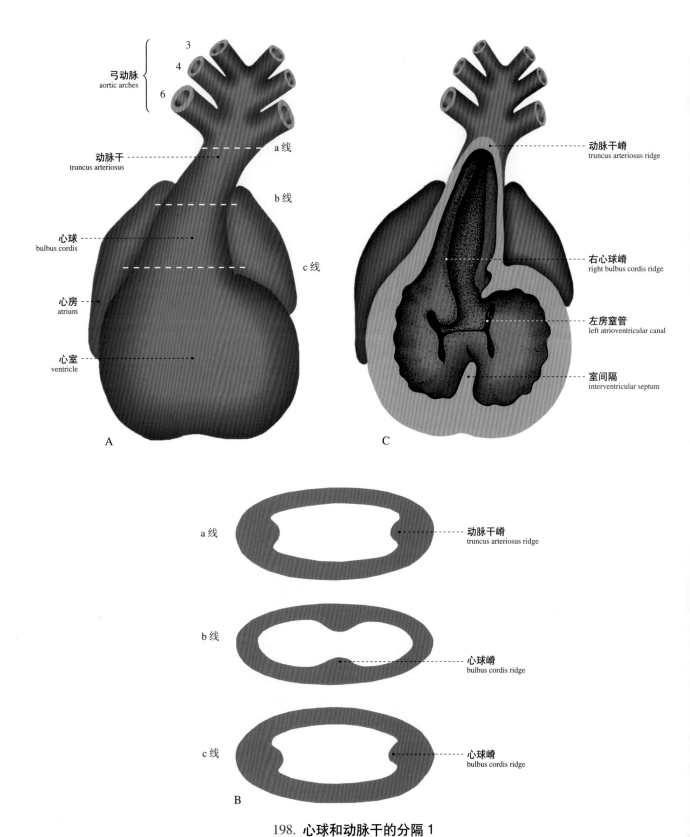

弓动脉
aortic arches

3
4
6

动脉干
truncus arteriosus

a 线

b 线

心球
bulbus cordis

c 线

心房
atrium

心室
ventricle

A

动脉干嵴
truncus arteriosus ridge

右心球嵴
right bulbus cordis ridge

左房室管
left atrioventricular canal

室间隔
interventricular septum

C

a 线

动脉干嵴
truncus arteriosus ridge

b 线

心球嵴
bulbus cordis ridge

c 线

心球嵴
bulbus cordis ridge

B

198. 心球和动脉干的分隔 1

Partitioning of the bulbus cordis and truncus arteriosus 1

A. 心脏腹面观（5 周）；B. 经心球和动脉干的腹横切面；C. 切除心脏和动脉干的腹侧壁

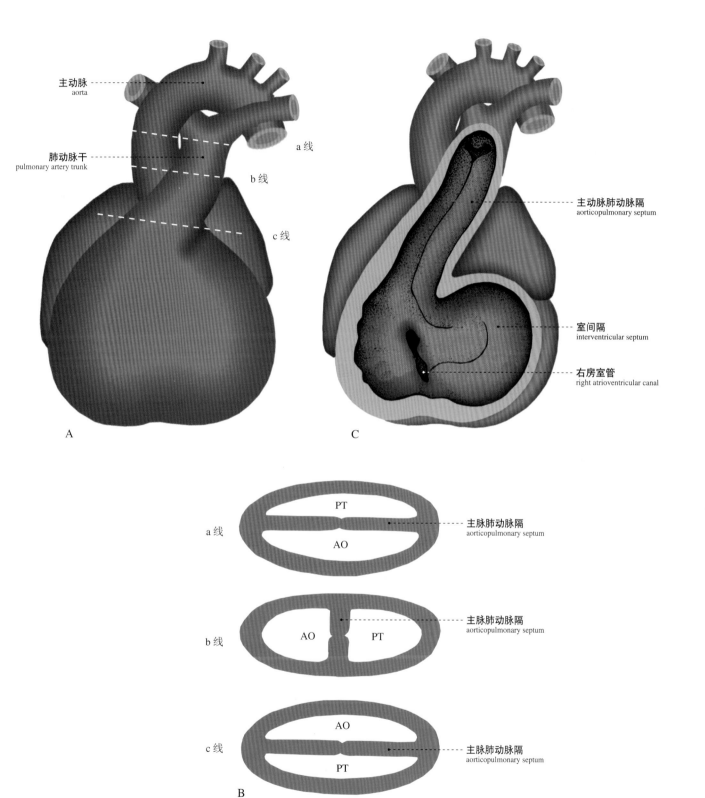

主动脉
aorta

肺动脉干
pulmonary artery trunk

a 线

b 线

c 线

A

主动脉肺动脉隔
aorticopulmonary septum

室间隔
interventricular septum

右房室管
right atrioventricular canal

C

a 线

PT

AO

主脉肺动脉隔
aorticopulmonary septum

b 线

AO

PT

主脉肺动脉隔
aorticopulmonary septum

c 线

AO

PT

主脉肺动脉隔
aorticopulmonary septum

B

199. 心球和动脉干的分隔 2

Partitioning of the bulbus cordis and truncus arteriosus 2

A. 动脉干分隔后的心脏腹侧观；B. 新形成的主动脉和肺动脉干横切面；C. 切除心脏和动脉干的腹侧壁（6 周）

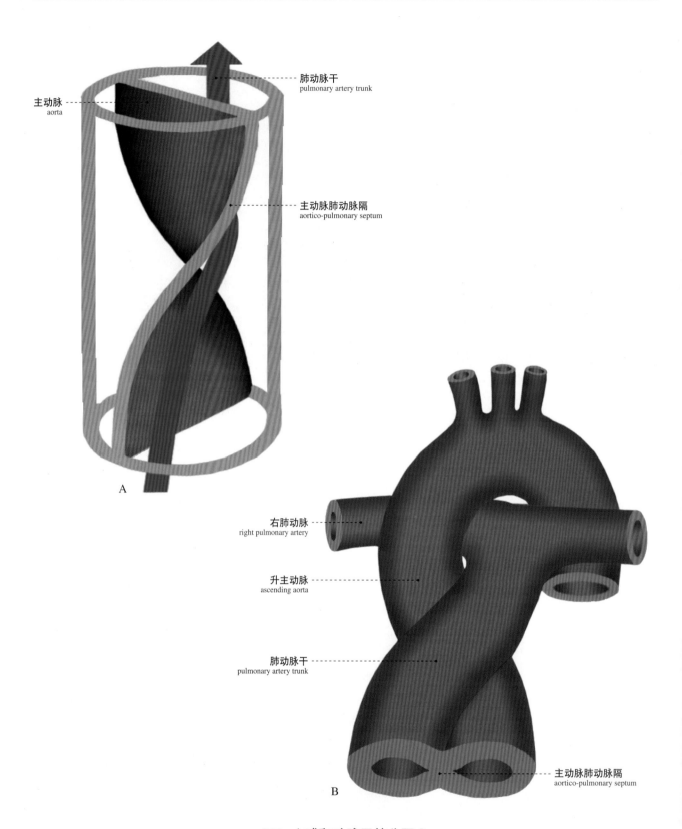

主动脉
aorta

肺动脉干
pulmonary artery trunk

主动脉肺动脉隔
aortico-pulmonary septum

A

右肺动脉
right pulmonary artery

升主动脉
ascending aorta

肺动脉干
pulmonary artery trunk

主动脉肺动脉隔
aortico-pulmonary septum

B

200. 心球和动脉干的分隔 3

Partitioning of the bulbus cordis and truncus arteriosus 3

A. 主动脉肺动脉隔呈螺旋状走行；B. 升主动脉和肺动脉干互相缠绕

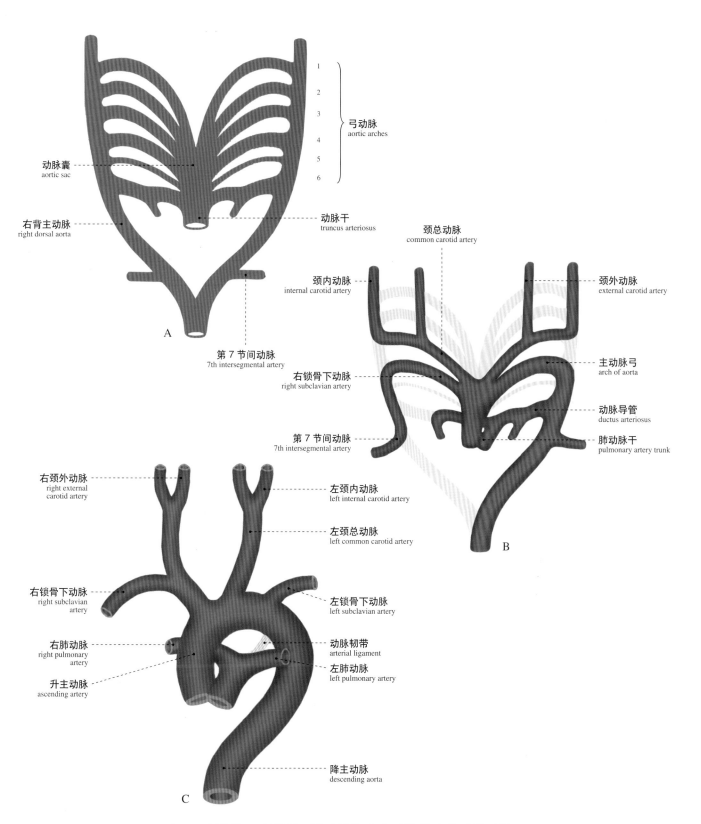

201. 动脉干、动脉囊、弓动脉和背主动脉演变为成体动脉
Transformation of the truncus arteriosus, aortic sac, aortic arches, and dorsal aortas into the adult arteries

第九章

胸部断面与影像对照

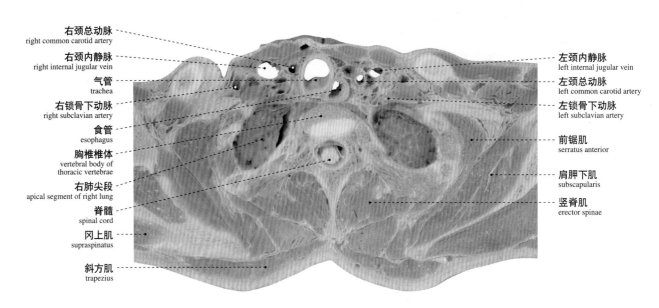

右颈总动脉
right common carotid artery

右颈内静脉
right internal jugular vein

气管
trachea

右锁骨下动脉
right subclavian artery

食管
esophagus

胸椎椎体
vertebral body of
thoracic vertebrae

右肺尖段
apical segment of right lung

脊髓
spinal cord

冈上肌
supraspinatus

斜方肌
trapezius

左颈内静脉
left internal jugular vein

左颈总动脉
left common carotid artery

左锁骨下动脉
left subclavian artery

前锯肌
serratus anterior

肩胛下肌
subscapularis

竖脊肌
erector spinae

202. 胸部水平断面 1
Horizontal section of the thorax 1

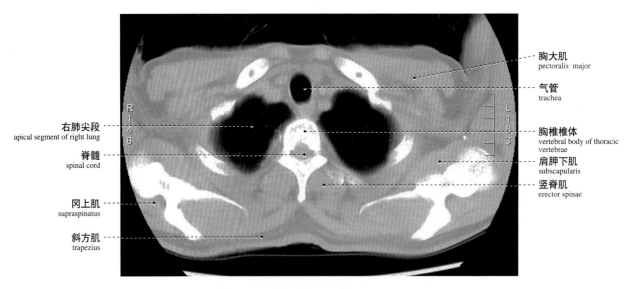

右肺尖段
apical segment of right lung

脊髓
spinal cord

冈上肌
supraspinatus

斜方肌
trapezius

胸大肌
pectoralis major

气管
trachea

胸椎椎体
vertebral body of thoracic
vertebrae

肩胛下肌
subscapularis

竖脊肌
erector spinae

203. 胸部计算机断层摄影（轴位 1）
CT of the thorax (axial view 1)

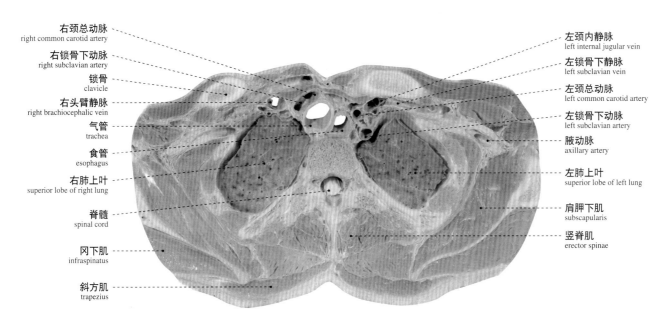

右颈总动脉
right common carotid artery

右锁骨下动脉
right subclavian artery

锁骨
clavicle

右头臂静脉
right brachiocephalic vein

气管
trachea

食管
esophagus

右肺上叶
superior lobe of right lung

脊髓
spinal cord

冈下肌
infraspinatus

斜方肌
trapezius

左颈内静脉
left internal jugular vein

左锁骨下静脉
left subclavian vein

左颈总动脉
left common carotid artery

左锁骨下动脉
left subclavian artery

腋动脉
axillary artery

左肺上叶
superior lobe of left lung

肩胛下肌
subscapularis

竖脊肌
erector spinae

204. 胸部水平断面 2
Horizontal section of the thorax 2

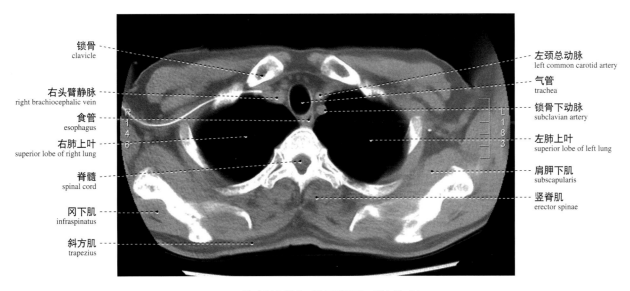

锁骨
clavicle

右头臂静脉
right brachiocephalic vein

食管
esophagus

右肺上叶
superior lobe of right lung

脊髓
spinal cord

冈下肌
infraspinatus

斜方肌
trapezius

左颈总动脉
left common carotid artery

气管
trachea

锁骨下动脉
subclavian artery

左肺上叶
superior lobe of left lung

肩胛下肌
subscapularis

竖脊肌
erector spinae

205. 胸部计算机断层摄影（轴位 2）
CT of the thorax (axial view 2)

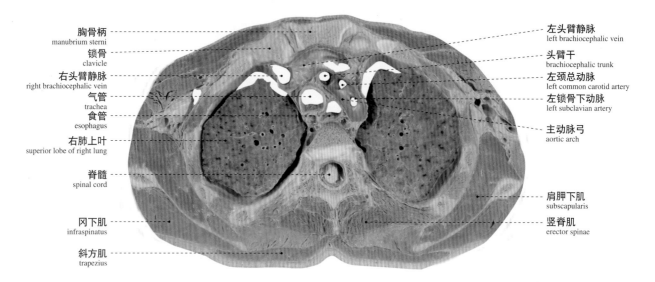

胸骨柄
manubrium sterni

锁骨
clavicle

右头臂静脉
right brachiocephalic vein

气管
trachea

食管
esophagus

右肺上叶
superior lobe of right lung

脊髓
spinal cord

冈下肌
infraspinatus

斜方肌
trapezius

左头臂静脉
left brachiocephalic vein

头臂干
brachiocephalic trunk

左颈总动脉
left common carotid artery

左锁骨下动脉
left subclavian artery

主动脉弓
aortic arch

肩胛下肌
subscapularis

竖脊肌
erector spinae

206. 胸部水平断面 3
Horizontal section of the thorax 3

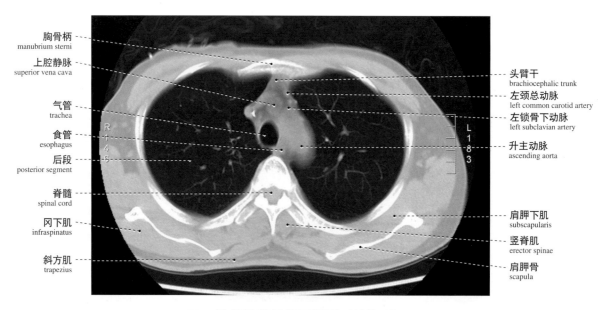

胸骨柄
manubrium sterni

上腔静脉
superior vena cava

气管
trachea

食管
esophagus

后段
posterior segment

脊髓
spinal cord

冈下肌
infraspinatus

斜方肌
trapezius

头臂干
brachiocephalic trunk

左颈总动脉
left common carotid artery

左锁骨下动脉
left subclavian artery

升主动脉
ascending aorta

肩胛下肌
subscapularis

竖脊肌
erector spinae

肩胛骨
scapula

207. 胸部计算机断层摄影（轴位 3）
CT of the thorax (axial view 3)

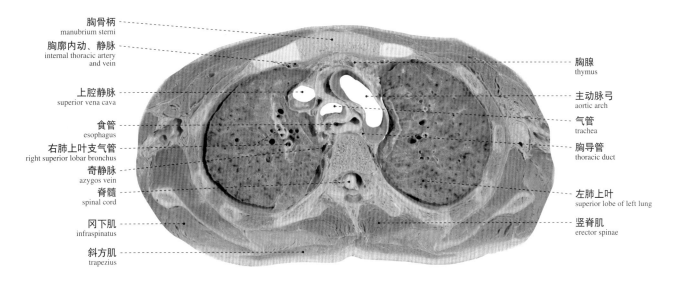

胸骨柄
manubrium sterni

胸廓内动、静脉
internal thoracic artery and vein

上腔静脉
superior vena cava

食管
esophagus

右肺上叶支气管
right superior lobar bronchus

奇静脉
azygos vein

脊髓
spinal cord

冈下肌
infraspinatus

斜方肌
trapezius

胸腺
thymus

主动脉弓
aortic arch

气管
trachea

胸导管
thoracic duct

左肺上叶
superior lobe of left lung

竖脊肌
erector spinae

208. 胸部水平断面 4
Horizontal section of the thorax 4

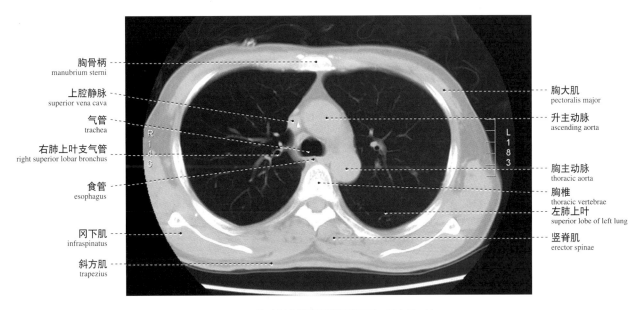

胸骨柄
manubrium sterni

上腔静脉
superior vena cava

气管
trachea

右肺上叶支气管
right superior lobar bronchus

食管
esophagus

冈下肌
infraspinatus

斜方肌
trapezius

胸大肌
pectoralis major

升主动脉
ascending aorta

胸主动脉
thoracic aorta

胸椎
thoracic vertebrae

左肺上叶
superior lobe of left lung

竖脊肌
erector spinae

209. 胸部计算机断层摄影（轴位 4）
CT of the thorax (axial view 4)

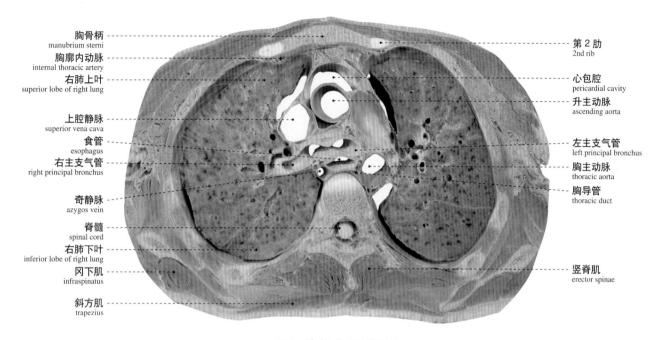

胸骨柄
manubrium sterni

胸廓内动脉
internal thoracic artery

右肺上叶
superior lobe of right lung

上腔静脉
superior vena cava

食管
esophagus

右主支气管
right principal bronchus

奇静脉
azygos vein

脊髓
spinal cord

右肺下叶
inferior lobe of right lung

冈下肌
infraspinatus

斜方肌
trapezius

第 2 肋
2nd rib

心包腔
pericardial cavity

升主动脉
ascending aorta

左主支气管
left principal bronchus

胸主动脉
thoracic aorta

胸导管
thoracic duct

竖脊肌
erector spinae

210. 胸部水平断面 5
Horizontal section of the thorax 5

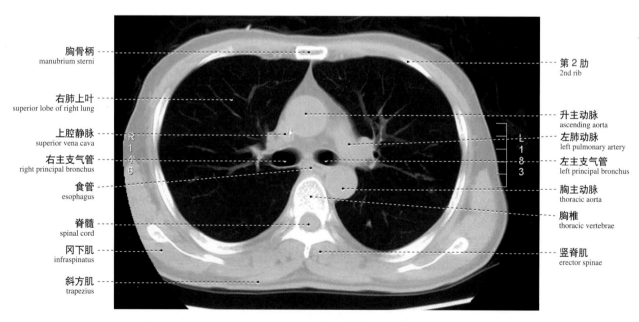

胸骨柄
manubrium sterni

右肺上叶
superior lobe of right lung

上腔静脉
superior vena cava

右主支气管
right principal bronchus

食管
esophagus

脊髓
spinal cord

冈下肌
infraspinatus

斜方肌
trapezius

第 2 肋
2nd rib

升主动脉
ascending aorta

左肺动脉
left pulmonary artery

左主支气管
left principal bronchus

胸主动脉
thoracic aorta

胸椎
thoracic vertebrae

竖脊肌
erector spinae

211. 胸部计算机断层摄影（轴位 5）
CT of the thorax (axial view 5)

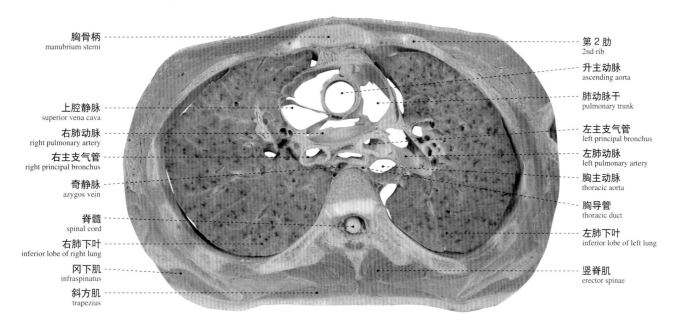

胸骨柄
manubrium sterni

上腔静脉
superior vena cava

右肺动脉
right pulmonary artery

右主支气管
right principal bronchus

奇静脉
azygos vein

脊髓
spinal cord

右肺下叶
inferior lobe of right lung

冈下肌
infraspinatus

斜方肌
trapezius

第2肋
2nd rib

升主动脉
ascending aorta

肺动脉干
pulmonary trunk

左主支气管
left principal bronchus

左肺动脉
left pulmonary artery

胸主动脉
thoracic aorta

胸导管
thoracic duct

左肺下叶
inferior lobe of left lung

竖脊肌
erector spinae

212. 胸部水平断面 6
Horizontal section of the thorax 6

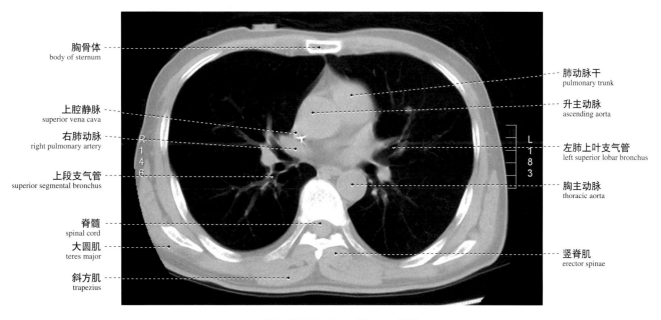

胸骨体
body of sternum

上腔静脉
superior vena cava

右肺动脉
right pulmonary artery

上段支气管
superior segmental bronchus

脊髓
spinal cord

大圆肌
teres major

斜方肌
trapezius

肺动脉干
pulmonary trunk

升主动脉
ascending aorta

左肺上叶支气管
left superior lobar bronchus

胸主动脉
thoracic aorta

竖脊肌
erector spinae

213. 胸部计算机断层摄影（轴位 6）
CT of the thorax (axial view 6)

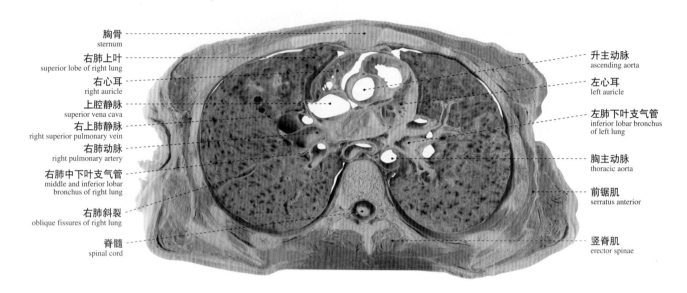

胸骨
sternum

右肺上叶
superior lobe of right lung

右心耳
right auricle

上腔静脉
superior vena cava

右上肺静脉
right superior pulmonary vein

右肺动脉
right pulmonary artery

右肺中下叶支气管
middle and inferior lobar
bronchus of right lung

右肺斜裂
oblique fissures of right lung

脊髓
spinal cord

升主动脉
ascending aorta

左心耳
left auricle

左肺下叶支气管
inferior lobar bronchus
of left lung

胸主动脉
thoracic aorta

前锯肌
serratus anterior

竖脊肌
erector spinae

214. 胸部水平断面 7
Horizontal section of the thorax 7

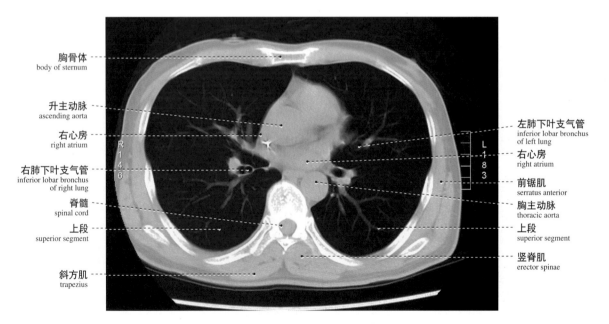

胸骨体
body of sternum

升主动脉
ascending aorta

右心房
right atrium

右肺下叶支气管
inferior lobar bronchus
of right lung

脊髓
spinal cord

上段
superior segment

斜方肌
trapezius

左肺下叶支气管
inferior lobar bronchus
of left lung

右心房
right atrium

前锯肌
serratus anterior

胸主动脉
thoracic aorta

上段
superior segment

竖脊肌
erector spinae

215. 胸部计算机断层摄影（轴位 7）
CT of the thorax (axial view 7)

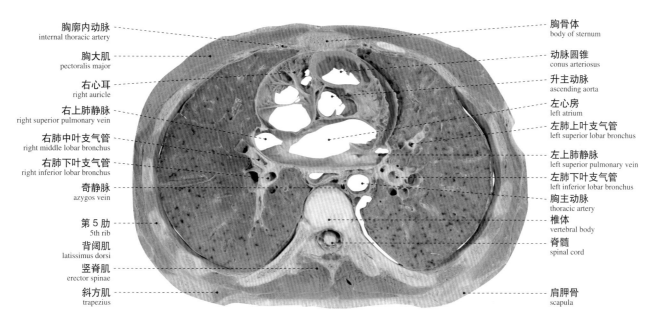

胸廓内动脉 internal thoracic artery
胸大肌 pectoralis major
右心耳 right auricle
右上肺静脉 right superior pulmonary vein
右肺中叶支气管 right middle lobar bronchus
右肺下叶支气管 right inferior lobar bronchus
奇静脉 azygos vein
第5肋 5th rib
背阔肌 latissimus dorsi
竖脊肌 erector spinae
斜方肌 trapezius

胸骨体 body of sternum
动脉圆锥 conus arteriosus
升主动脉 ascending aorta
左心房 left atrium
左肺上叶支气管 left superior lobar bronchus
左上肺静脉 left superior pulmonary vein
左肺下叶支气管 left inferior lobar bronchus
胸主动脉 thoracic artery
椎体 vertebral body
脊髓 spinal cord
肩胛骨 scapula

216. 胸部水平断面 8
Horizontal section of the thorax 8

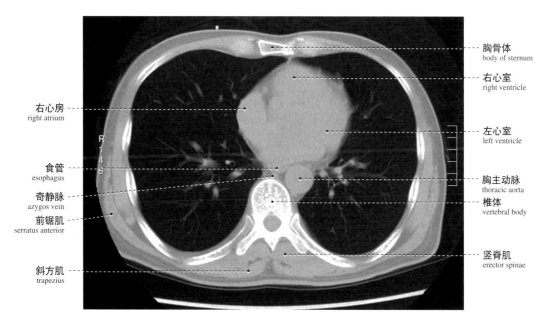

右心房 right atrium
食管 esophagus
奇静脉 azygos vein
前锯肌 serratus anterior
斜方肌 trapezius

胸骨体 body of sternum
右心室 right ventricle
左心室 left ventricle
胸主动脉 thoracic aorta
椎体 vertebral body
竖脊肌 erector spinae

217. 胸部计算机断层摄影（轴位 8）
CT of the thorax (axial view 8)

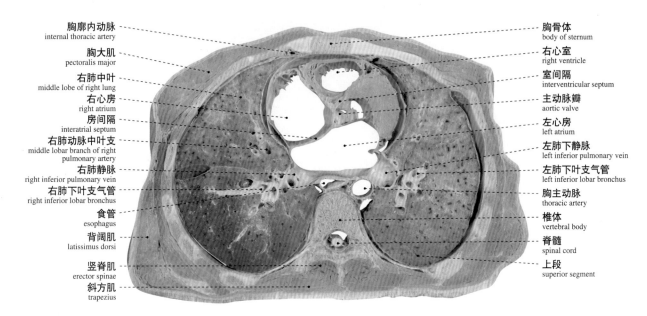

胸廓内动脉
internal thoracic artery

胸大肌
pectoralis major

右肺中叶
middle lobe of right lung

右心房
right atrium

房间隔
interatrial septum

右肺动脉中叶支
middle lobar branch of right
pulmonary artery

右肺静脉
right inferior pulmonary vein

右肺下叶支气管
right inferior lobar bronchus

食管
esophagus

背阔肌
latissimus dorsi

竖脊肌
erector spinae

斜方肌
trapezius

胸骨体
body of sternum

右心室
right ventricle

室间隔
interventricular septum

主动脉瓣
aortic valve

左心房
left atrium

左肺下静脉
left inferior pulmonary vein

左肺下叶支气管
left inferior lobar bronchus

胸主动脉
thoracic artery

椎体
vertebral body

脊髓
spinal cord

上段
superior segment

218. 胸部水平断面 9
Horizontal section of the thorax 9

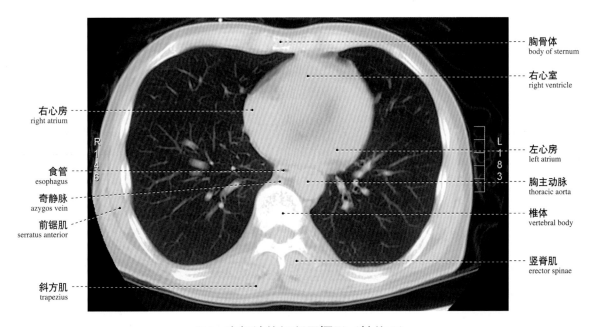

右心房
right atrium

食管
esophagus

奇静脉
azygos vein

前锯肌
serratus anterior

斜方肌
trapezius

胸骨体
body of sternum

右心室
right ventricle

左心房
left atrium

胸主动脉
thoracic aorta

椎体
vertebral body

竖脊肌
erector spinae

219. 胸部计算机断层摄影（轴位 9）
CT of the thorax (axial view 9)

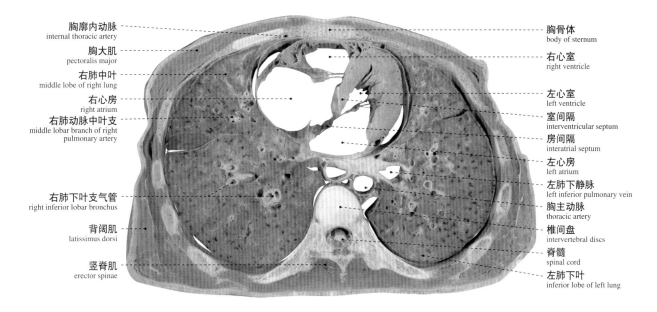

胸廓内动脉
internal thoracic artery

胸大肌
pectoralis major

右肺中叶
middle lobe of right lung

右心房
right atrium

右肺动脉中叶支
middle lobar branch of right pulmonary artery

右肺下叶支气管
right inferior lobar bronchus

背阔肌
latissimus dorsi

竖脊肌
erector spinae

胸骨体
body of sternum

右心室
right ventricle

左心室
left ventricle

室间隔
interventricular septum

房间隔
interatrial septum

左心房
left atrium

左肺下静脉
left inferior pulmonary vein

胸主动脉
thoracic artery

椎间盘
intervertebral discs

脊髓
spinal cord

左肺下叶
inferior lobe of left lung

220. 胸部水平断面 10

Horizontal section of the thorax 10

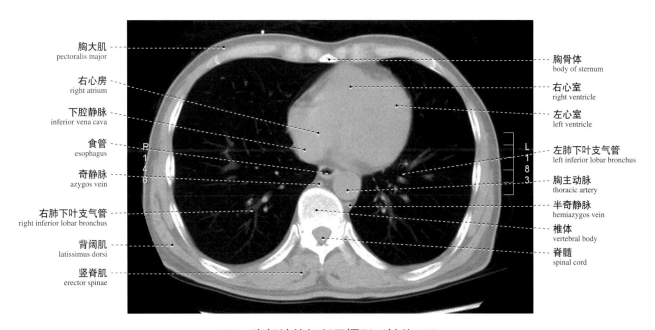

胸大肌
pectoralis major

右心房
right atrium

下腔静脉
inferior vena cava

食管
esophagus

奇静脉
azygos vein

右肺下叶支气管
right inferior lobar bronchus

背阔肌
latissimus dorsi

竖脊肌
erector spinae

胸骨体
body of sternum

右心室
right ventricle

左心室
left ventricle

左肺下叶支气管
left inferior lobar bronchus

胸主动脉
thoracic artery

半奇静脉
hemiazygos vein

椎体
vertebral body

脊髓
spinal cord

221. 胸部计算机断层摄影（轴位 10）

CT of the thorax (axial view 10)

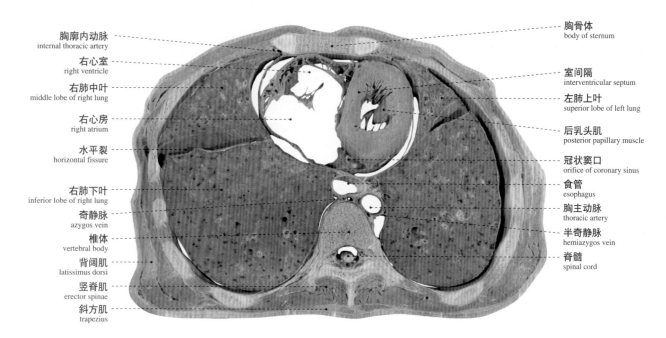

胸廓内动脉
internal thoracic artery

右心室
right ventricle

右肺中叶
middle lobe of right lung

右心房
right atrium

水平裂
horizontal fissure

右肺下叶
inferior lobe of right lung

奇静脉
azygos vein

椎体
vertebral body

背阔肌
latissimus dorsi

竖脊肌
erector spinae

斜方肌
trapezius

胸骨体
body of sternum

室间隔
interventricular septum

左肺上叶
superior lobe of left lung

后乳头肌
posterior papillary muscle

冠状窦口
orifice of coronary sinus

食管
esophagus

胸主动脉
thoracic artery

半奇静脉
hemiazygos vein

脊髓
spinal cord

222. 胸部水平断面 11
Horizontal section of the thorax 11

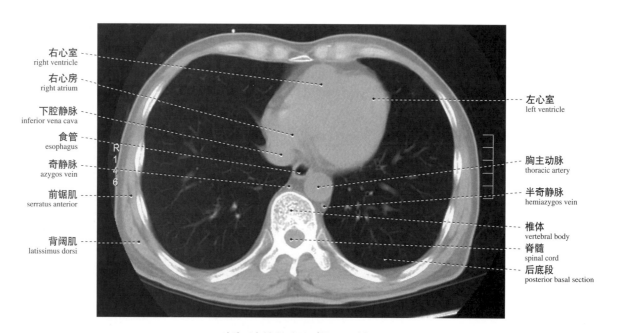

右心室
right ventricle

右心房
right atrium

下腔静脉
inferior vena cava

食管
esophagus

奇静脉
azygos vein

前锯肌
serratus anterior

背阔肌
latissimus dorsi

左心室
left ventricle

胸主动脉
thoracic artery

半奇静脉
hemiazygos vein

椎体
vertebral body

脊髓
spinal cord

后底段
posterior basal section

223. 胸部计算机断层摄影（轴位 11）
CT of the thorax (axial view 11)

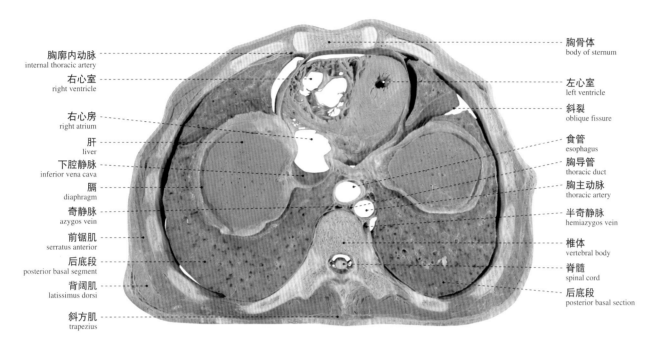

胸廓内动脉
internal thoracic artery

右心室
right ventricle

右心房
right atrium

肝
liver

下腔静脉
inferior vena cava

膈
diaphragm

奇静脉
azygos vein

前锯肌
serratus anterior

后底段
posterior basal segment

背阔肌
latissimus dorsi

斜方肌
trapezius

胸骨体
body of sternum

左心室
left ventricle

斜裂
oblique fissure

食管
esophagus

胸导管
thoracic duct

胸主动脉
thoracic artery

半奇静脉
hemiazygos vein

椎体
vertebral body

脊髓
spinal cord

后底段
posterior basal section

224. 胸部水平断面 12

Horizontal section of the thorax 12

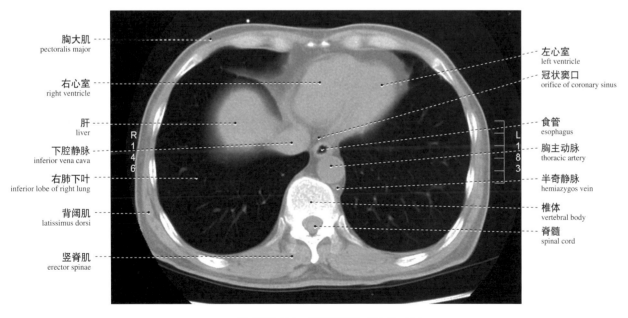

胸大肌
pectoralis major

右心室
right ventricle

肝
liver

下腔静脉
inferior vena cava

右肺下叶
inferior lobe of right lung

背阔肌
latissimus dorsi

竖脊肌
erector spinae

左心室
left ventricle

冠状窦口
orifice of coronary sinus

食管
esophagus

胸主动脉
thoracic artery

半奇静脉
hemiazygos vein

椎体
vertebral body

脊髓
spinal cord

225. 胸部计算机断层摄影（轴位 12）

CT of the thorax (axial view 12)

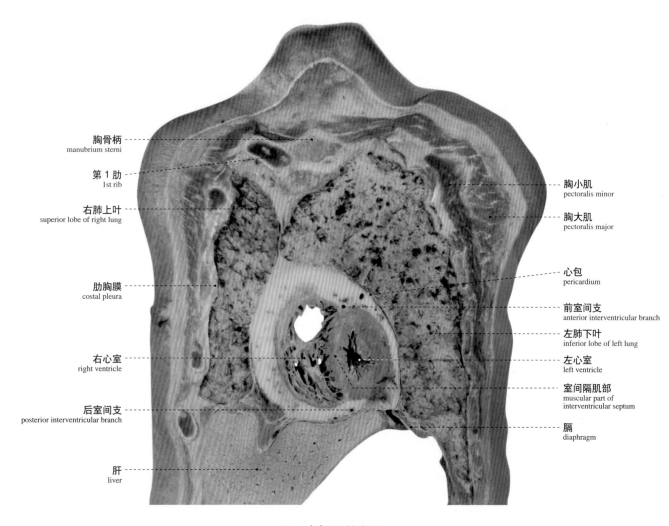

胸骨柄
manubrium sterni

第 1 肋
1st rib

右肺上叶
superior lobe of right lung

肋胸膜
costal pleura

右心室
right ventricle

后室间支
posterior interventricular branch

肝
liver

胸小肌
pectoralis minor

胸大肌
pectoralis major

心包
pericardium

前室间支
anterior interventricular branch

左肺下叶
inferior lobe of left lung

左心室
left ventricle

室间隔肌部
muscular part of
interventricular septum

膈
diaphragm

226. 胸部冠状断面 1
Coronal section of the thorax 1

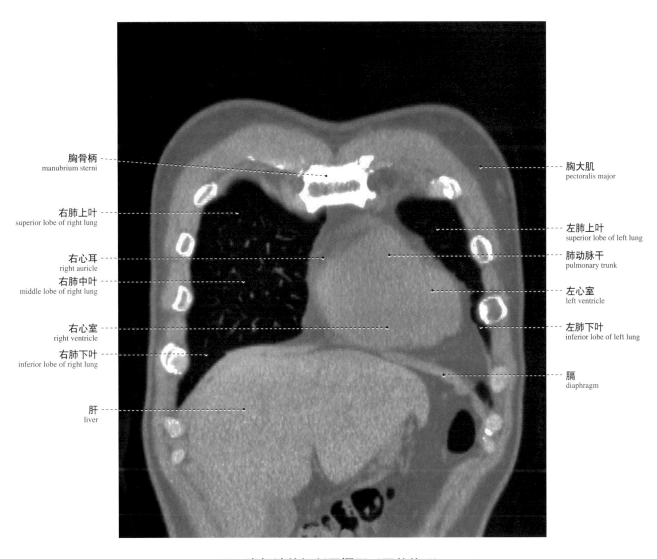

胸骨柄
manubrium sterni

右肺上叶
superior lobe of right lung

右心耳
right auricle

右肺中叶
middle lobe of right lung

右心室
right ventricle

右肺下叶
inferior lobe of right lung

肝
liver

胸大肌
pectoralis major

左肺上叶
superior lobe of left lung

肺动脉干
pulmonary trunk

左心室
left ventricle

左肺下叶
inferior lobe of left lung

膈
diaphragm

227. 胸部计算机断层摄影（冠状位 1）
CT of the thorax (coronal view 1)

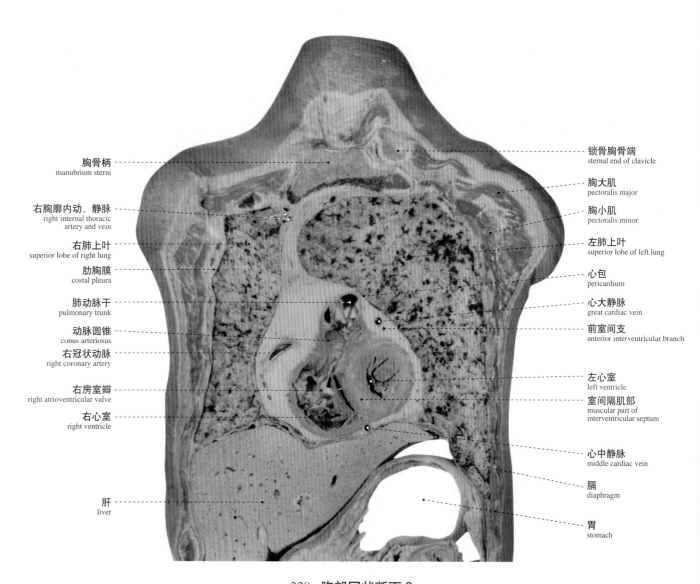

胸骨柄
manubrium sterni

右胸廓内动、静脉
right internal thoracic
artery and vein

右肺上叶
superior lobe of right lung

肋胸膜
costal pleura

肺动脉干
pulmonary trunk

动脉圆锥
conus arteriosus

右冠状动脉
right coronary artery

右房室瓣
right atrioventricular valve

右心室
right ventricle

肝
liver

锁骨胸骨端
sternal end of clavicle

胸大肌
pectoralis major

胸小肌
pectoralis minor

左肺上叶
superior lobe of left lung

心包
pericardium

心大静脉
great cardiac vein

前室间支
anterior interventricular branch

左心室
left ventricle

室间隔肌部
muscular part of
interventricular septum

心中静脉
middle cardiac vein

膈
diaphragm

胃
stomach

228. 胸部冠状断面 2
Coronal section of the thorax 2

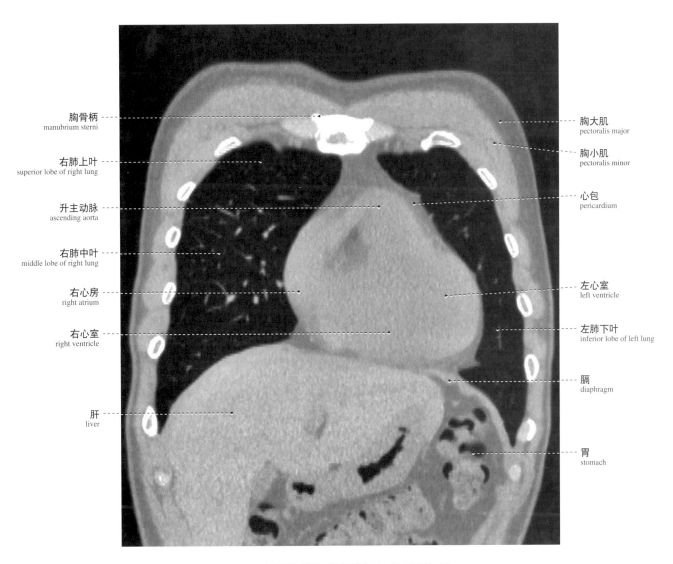

胸骨柄
manubrium sterni

右肺上叶
superior lobe of right lung

升主动脉
ascending aorta

右肺中叶
middle lobe of right lung

右心房
right atrium

右心室
right ventricle

肝
liver

胸大肌
pectoralis major

胸小肌
pectoralis minor

心包
pericardium

左心室
left ventricle

左肺下叶
inferior lobe of left lung

膈
diaphragm

胃
stomach

229. 胸部计算机断层摄影（冠状位2）
CT of the thorax (coronal view 2)

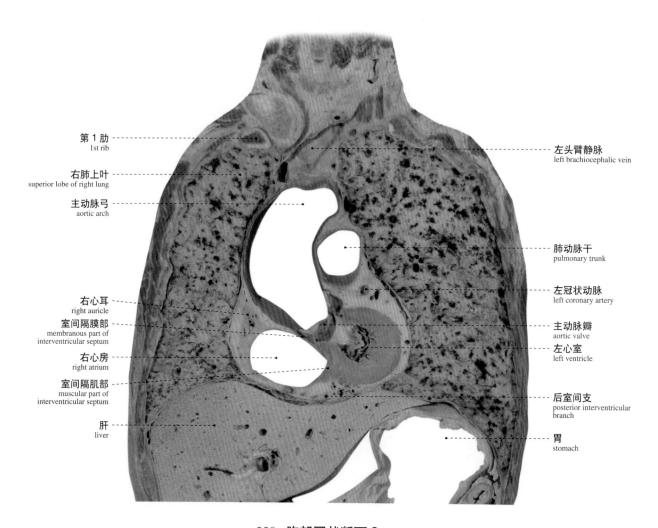

第 1 肋
1st rib

右肺上叶
superior lobe of right lung

主动脉弓
aortic arch

右心耳
right auricle

室间隔膜部
membranous part of
interventricular septum

右心房
right atrium

室间隔肌部
muscular part of
interventricular septum

肝
liver

左头臂静脉
left brachiocephalic vein

肺动脉干
pulmonary trunk

左冠状动脉
left coronary artery

主动脉瓣
aortic valve

左心室
left ventricle

后室间支
posterior interventricular
branch

胃
stomach

230. 胸部冠状断面 3
Coronal section of the thorax 3

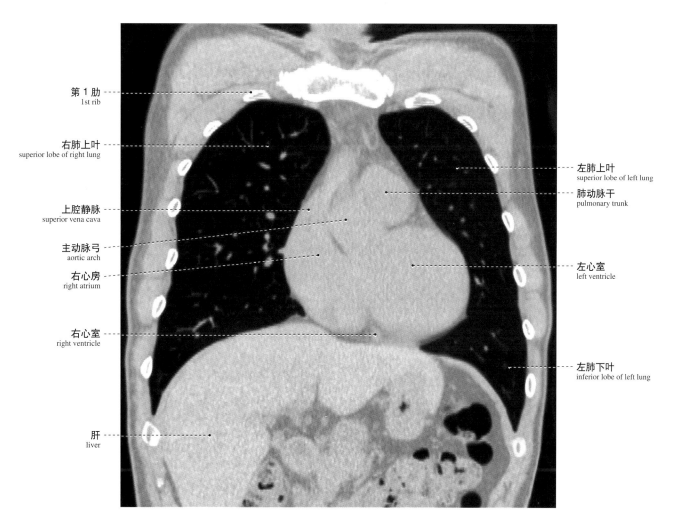

第 1 肋
1st rib

右肺上叶
superior lobe of right lung

上腔静脉
superior vena cava

主动脉弓
aortic arch

右心房
right atrium

右心室
right ventricle

肝
liver

左肺上叶
superior lobe of left lung

肺动脉干
pulmonary trunk

左心室
left ventricle

左肺下叶
inferior lobe of left lung

231. 胸部计算机断层摄影（冠状位3）
CT of the thorax (coronal view 3)

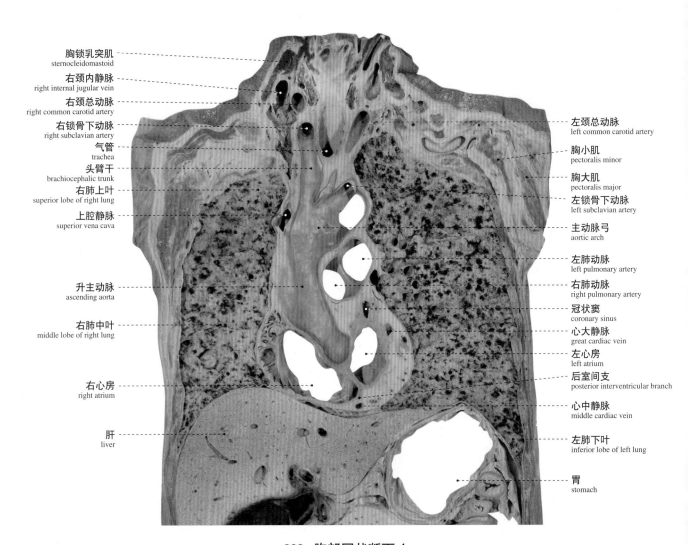

胸锁乳突肌
sternocleidomastoid

右颈内静脉
right internal jugular vein

右颈总动脉
right common carotid artery

右锁骨下动脉
right subclavian artery

气管
trachea

头臂干
brachiocephalic trunk

右肺上叶
superior lobe of right lung

上腔静脉
superior vena cava

升主动脉
ascending aorta

右肺中叶
middle lobe of right lung

右心房
right atrium

肝
liver

左颈总动脉
left common carotid artery

胸小肌
pectoralis minor

胸大肌
pectoralis major

左锁骨下动脉
left subclavian artery

主动脉弓
aortic arch

左肺动脉
left pulmonary artery

右肺动脉
right pulmonary artery

冠状窦
coronary sinus

心大静脉
great cardiac vein

左心房
left atrium

后室间支
posterior interventricular branch

心中静脉
middle cardiac vein

左肺下叶
inferior lobe of left lung

胃
stomach

232. 胸部冠状断面 4
Coronal section of the thorax 4

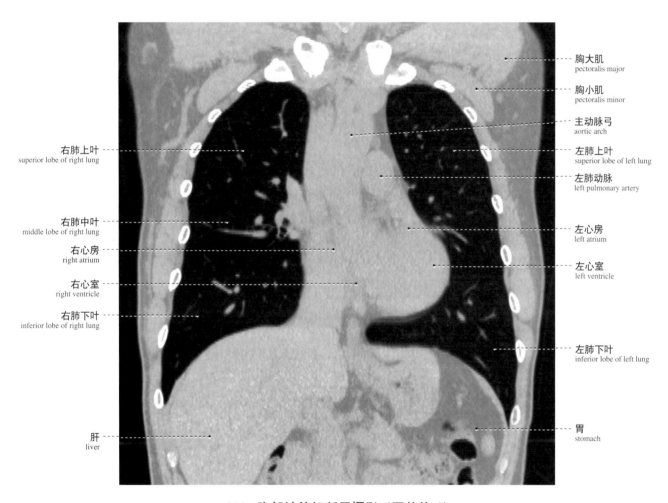

右肺上叶
superior lobe of right lung

右肺中叶
middle lobe of right lung

右心房
right atrium

右心室
right ventricle

右肺下叶
inferior lobe of right lung

肝
liver

胸大肌
pectoralis major

胸小肌
pectoralis minor

主动脉弓
aortic arch

左肺上叶
superior lobe of left lung

左肺动脉
left pulmonary artery

左心房
left atrium

左心室
left ventricle

左肺下叶
inferior lobe of left lung

胃
stomach

233. 胸部计算机断层摄影（冠状位4）
CT of the thorax (coronal view 4)

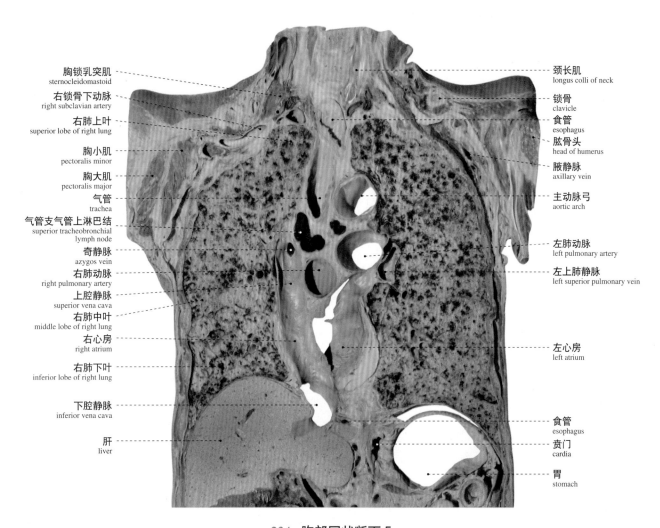

胸锁乳突肌
sternocleidomastoid

右锁骨下动脉
right subclavian artery

右肺上叶
superior lobe of right lung

胸小肌
pectoralis minor

胸大肌
pectoralis major

气管
trachea

气管支气管上淋巴结
superior tracheobronchial
lymph node

奇静脉
azygos vein

右肺动脉
right pulmonary artery

上腔静脉
superior vena cava

右肺中叶
middle lobe of right lung

右心房
right atrium

右肺下叶
inferior lobe of right lung

下腔静脉
inferior vena cava

肝
liver

颈长肌
longus colli of neck

锁骨
clavicle

食管
esophagus

肱骨头
head of humerus

腋静脉
axillary vein

主动脉弓
aortic arch

左肺动脉
left pulmonary artery

左上肺静脉
left superior pulmonary vein

左心房
left atrium

食管
esophagus

贲门
cardia

胃
stomach

234. 胸部冠状断面 5
Coronal section of the thorax 5

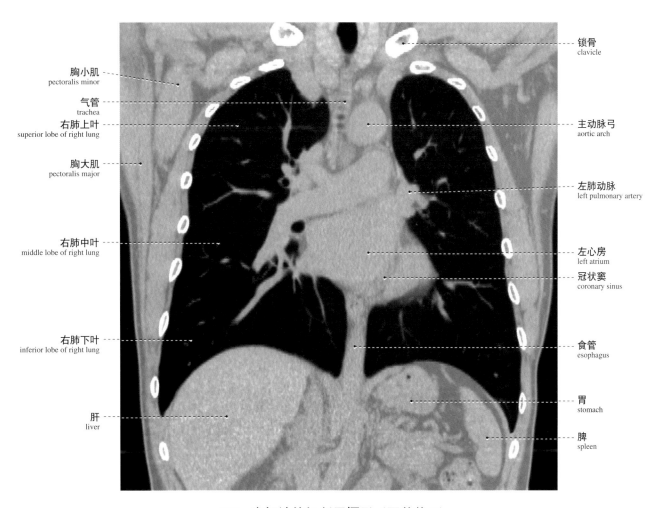

胸小肌
pectoralis minor

气管
trachea

右肺上叶
superior lobe of right lung

胸大肌
pectoralis major

右肺中叶
middle lobe of right lung

右肺下叶
inferior lobe of right lung

肝
liver

锁骨
clavicle

主动脉弓
aortic arch

左肺动脉
left pulmonary artery

左心房
left atrium

冠状窦
coronary sinus

食管
esophagus

胃
stomach

脾
spleen

235. 胸部计算机断层摄影（冠状位5）
CT of the thorax (coronal view 5)

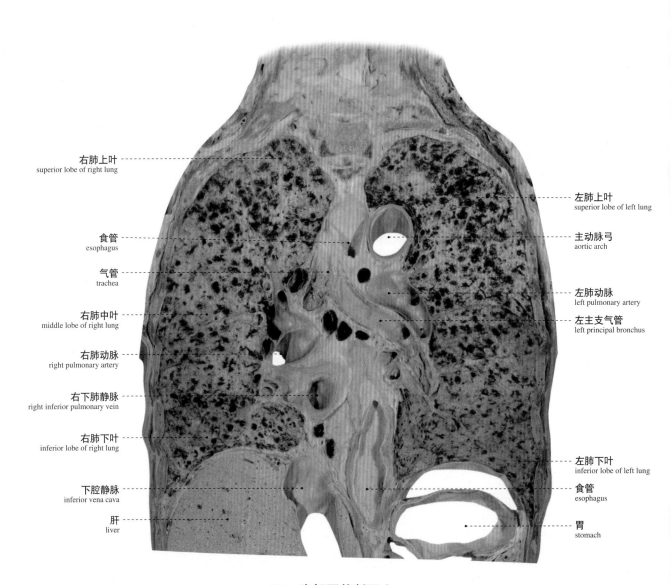

右肺上叶
superior lobe of right lung

左肺上叶
superior lobe of left lung

食管
esophagus

主动脉弓
aortic arch

气管
trachea

左肺动脉
left pulmonary artery

右肺中叶
middle lobe of right lung

左主支气管
left principal bronchus

右肺动脉
right pulmonary artery

右下肺静脉
right inferior pulmonary vein

右肺下叶
inferior lobe of right lung

左肺下叶
inferior lobe of left lung

下腔静脉
inferior vena cava

食管
esophagus

肝
liver

胃
stomach

236. 胸部冠状断面 6
Coronal section of the thorax 6

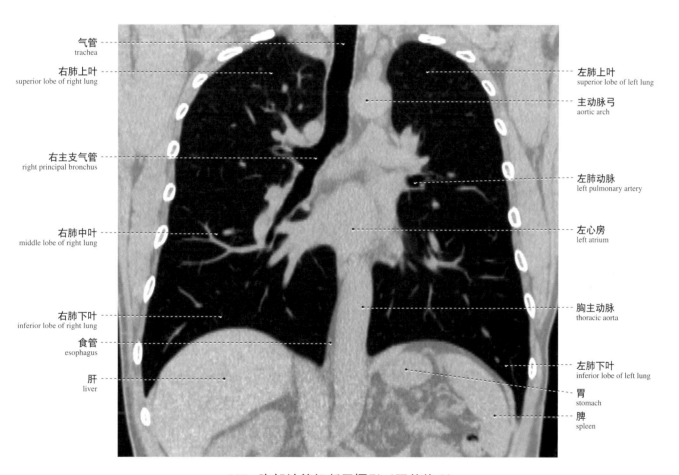

气管
trachea

右肺上叶
superior lobe of right lung

右主支气管
right principal bronchus

右肺中叶
middle lobe of right lung

右肺下叶
inferior lobe of right lung

食管
esophagus

肝
liver

左肺上叶
superior lobe of left lung

主动脉弓
aortic arch

左肺动脉
left pulmonary artery

左心房
left atrium

胸主动脉
thoracic aorta

左肺下叶
inferior lobe of left lung

胃
stomach

脾
spleen

237. 胸部计算机断层摄影（冠状位6）
CT of the thorax (coronal view 6)

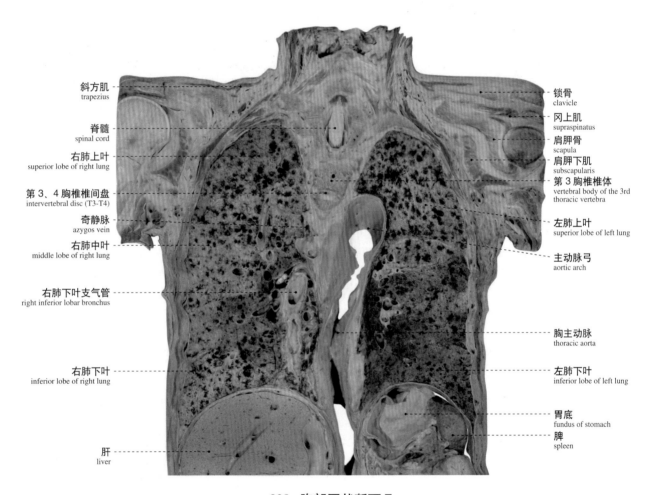

斜方肌
trapezius

脊髓
spinal cord

右肺上叶
superior lobe of right lung

第 3、4 胸椎椎间盘
intervertebral disc (T3-T4)

奇静脉
azygos vein

右肺中叶
middle lobe of right lung

右肺下叶支气管
right inferior lobar bronchus

右肺下叶
inferior lobe of right lung

肝
liver

锁骨
clavicle

冈上肌
supraspinatus

肩胛骨
scapula

肩胛下肌
subscapularis

第 3 胸椎椎体
vertebral body of the 3rd
thoracic vertebra

左肺上叶
superior lobe of left lung

主动脉弓
aortic arch

胸主动脉
thoracic aorta

左肺下叶
inferior lobe of left lung

胃底
fundus of stomach

脾
spleen

238. 胸部冠状断面 7
Coronal section of the thorax 7

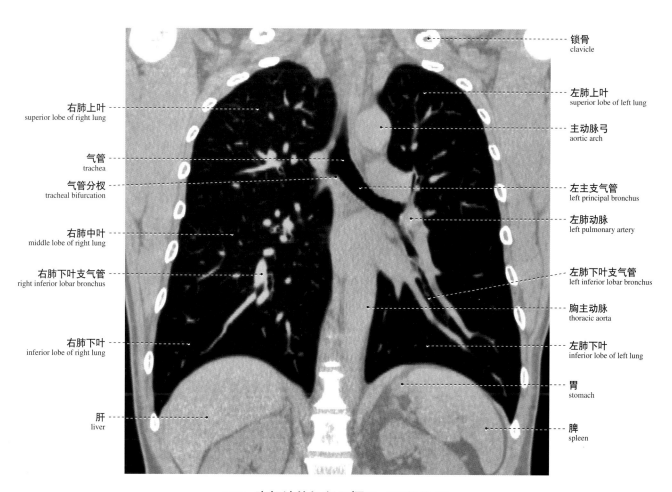

右肺上叶
superior lobe of right lung

气管
trachea

气管分杈
tracheal bifurcation

右肺中叶
middle lobe of right lung

右肺下叶支气管
right inferior lobar bronchus

右肺下叶
inferior lobe of right lung

肝
liver

锁骨
clavicle

左肺上叶
superior lobe of left lung

主动脉弓
aortic arch

左主支气管
left principal bronchus

左肺动脉
left pulmonary artery

左肺下叶支气管
left inferior lobar bronchus

胸主动脉
thoracic aorta

左肺下叶
inferior lobe of left lung

胃
stomach

脾
spleen

239. 胸部计算机断层摄影（冠状位7）
CT of the thorax (coronal view 7)

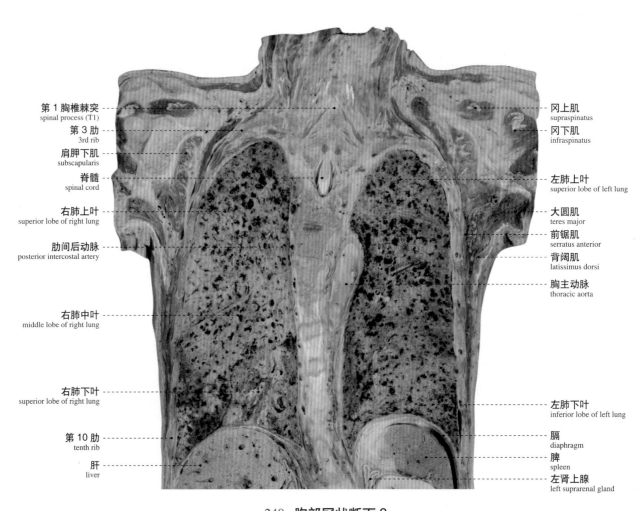

第1胸椎棘突
spinal process (T1)

第3肋
3rd rib

肩胛下肌
subscapularis

脊髓
spinal cord

右肺上叶
superior lobe of right lung

肋间后动脉
posterior intercostal artery

右肺中叶
middle lobe of right lung

右肺下叶
superior lobe of right lung

第10肋
tenth rib

肝
liver

冈上肌
supraspinatus

冈下肌
infraspinatus

左肺上叶
superior lobe of left lung

大圆肌
teres major

前锯肌
serratus anterior

背阔肌
latissimus dorsi

胸主动脉
thoracic aorta

左肺下叶
inferior lobe of left lung

膈
diaphragm

脾
spleen

左肾上腺
left suprarenal gland

240. 胸部冠状断面 8
Coronal section of the thorax 8

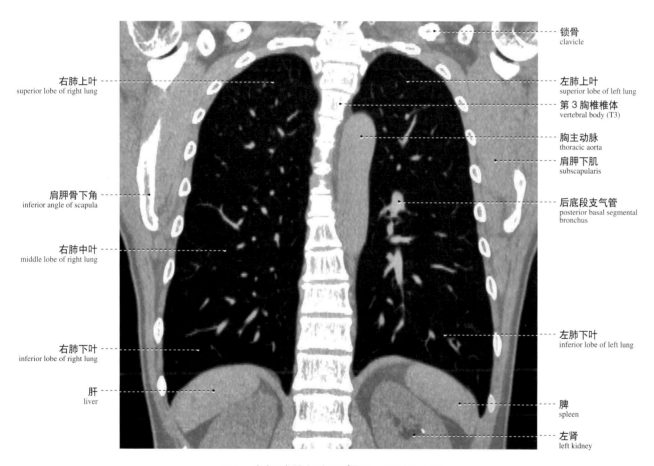

右肺上叶
superior lobe of right lung

肩胛骨下角
inferior angle of scapula

右肺中叶
middle lobe of right lung

右肺下叶
inferior lobe of right lung

肝
liver

锁骨
clavicle

左肺上叶
superior lobe of left lung

第3胸椎椎体
vertebral body (T3)

胸主动脉
thoracic aorta

肩胛下肌
subscapularis

后底段支气管
posterior basal segmental bronchus

左肺下叶
inferior lobe of left lung

脾
spleen

左肾
left kidney

241. 胸部计算机断层摄影（冠状位8）
CT of the thorax (coronal view 8)

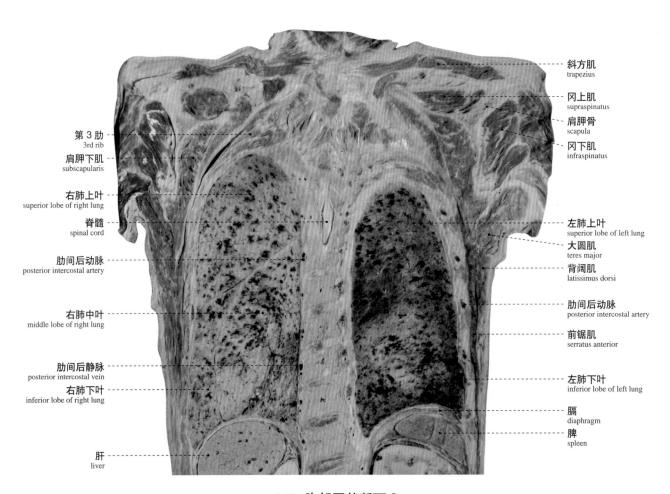

第3肋
3rd rib

肩胛下肌
subscapularis

右肺上叶
superior lobe of right lung

脊髓
spinal cord

肋间后动脉
posterior intercostal artery

右肺中叶
middle lobe of right lung

肋间后静脉
posterior intercostal vein

右肺下叶
inferior lobe of right lung

肝
liver

斜方肌
trapezius

冈上肌
supraspinatus

肩胛骨
scapula

冈下肌
infraspinatus

左肺上叶
superior lobe of left lung

大圆肌
teres major

背阔肌
latissimus dorsi

肋间后动脉
posterior intercostal artery

前锯肌
serratus anterior

左肺下叶
inferior lobe of left lung

膈
diaphragm

脾
spleen

242. 胸部冠状断面 9
Coronal section of the thorax 9

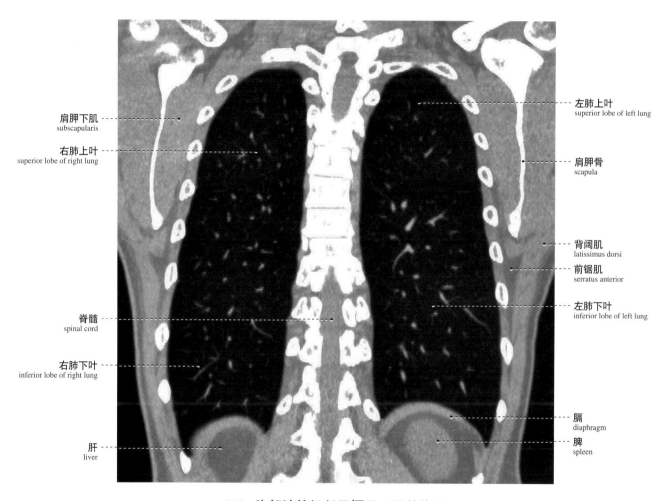

肩胛下肌
subscapularis

右肺上叶
superior lobe of right lung

脊髓
spinal cord

右肺下叶
inferior lobe of right lung

肝
liver

左肺上叶
superior lobe of left lung

肩胛骨
scapula

背阔肌
latissimus dorsi

前锯肌
serratus anterior

左肺下叶
inferior lobe of left lung

膈
diaphragm

脾
spleen

243. 胸部计算机断层摄影（冠状位9）
CT of the thorax (coronal view 9)

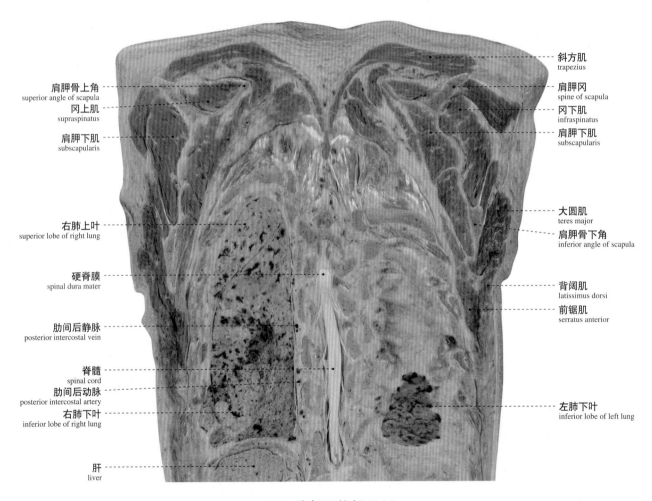

肩胛骨上角
superior angle of scapula

冈上肌
supraspinatus

肩胛下肌
subscapularis

右肺上叶
superior lobe of right lung

硬脊膜
spinal dura mater

肋间后静脉
posterior intercostal vein

脊髓
spinal cord

肋间后动脉
posterior intercostal artery

右肺下叶
inferior lobe of right lung

肝
liver

斜方肌
trapezius

肩胛冈
spine of scapula

冈下肌
infraspinatus

肩胛下肌
subscapularis

大圆肌
teres major

肩胛骨下角
inferior angle of scapula

背阔肌
latissimus dorsi

前锯肌
serratus anterior

左肺下叶
inferior lobe of left lung

244. 胸部冠状断面 10
Coronal section of the thorax 10

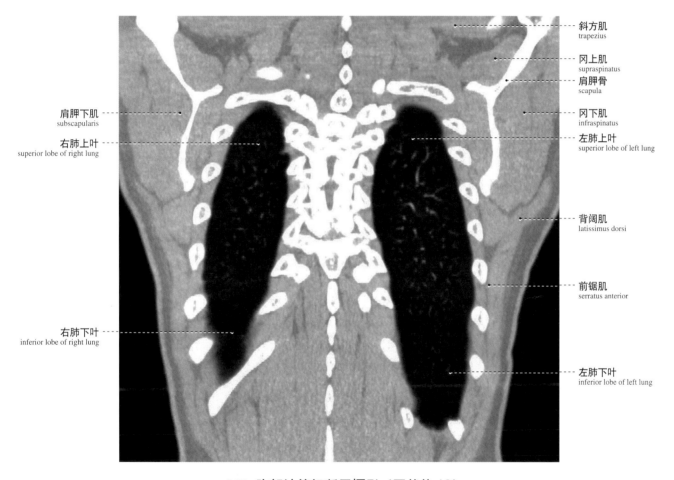

斜方肌
trapezius

冈上肌
supraspinatus

肩胛骨
scapula

冈下肌
infraspinatus

左肺上叶
superior lobe of left lung

背阔肌
latissimus dorsi

前锯肌
serratus anterior

左肺下叶
inferior lobe of left lung

肩胛下肌
subscapularis

右肺上叶
superior lobe of right lung

右肺下叶
inferior lobe of right lung

245. 胸部计算机断层摄影（冠状位10）
CT of the thorax (coronal view 10)

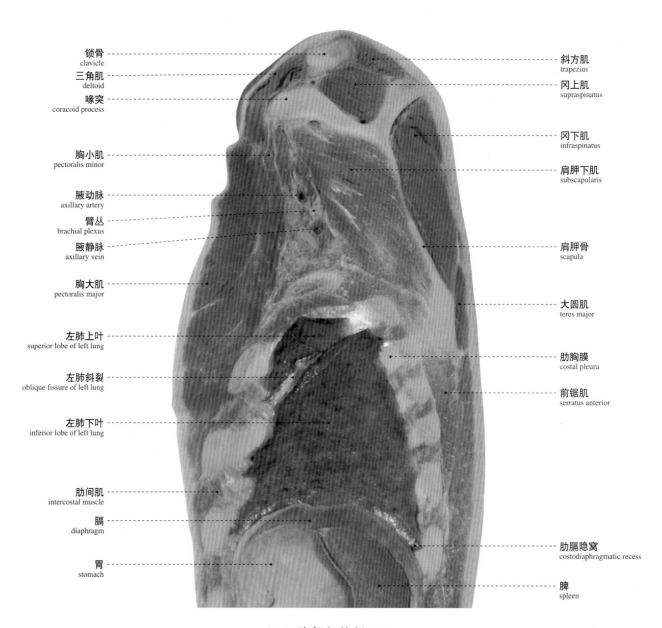

锁骨
clavicle

三角肌
deltoid

喙突
coracoid process

胸小肌
pectoralis minor

腋动脉
axillary artery

臂丛
brachial plexus

腋静脉
axillary vein

胸大肌
pectoralis major

左肺上叶
superior lobe of left lung

左肺斜裂
oblique fissure of left lung

左肺下叶
inferior lobe of left lung

肋间肌
intercostal muscle

膈
diaphragm

胃
stomach

斜方肌
trapezius

冈上肌
supraspinatus

冈下肌
infraspinatus

肩胛下肌
subscapularis

肩胛骨
scapula

大圆肌
teres major

肋胸膜
costal pleura

前锯肌
serratus anterior

肋膈隐窝
costodiaphragmatic recess

脾
spleen

246. 胸部矢状断面 1
Sagittal section of the thorax 1

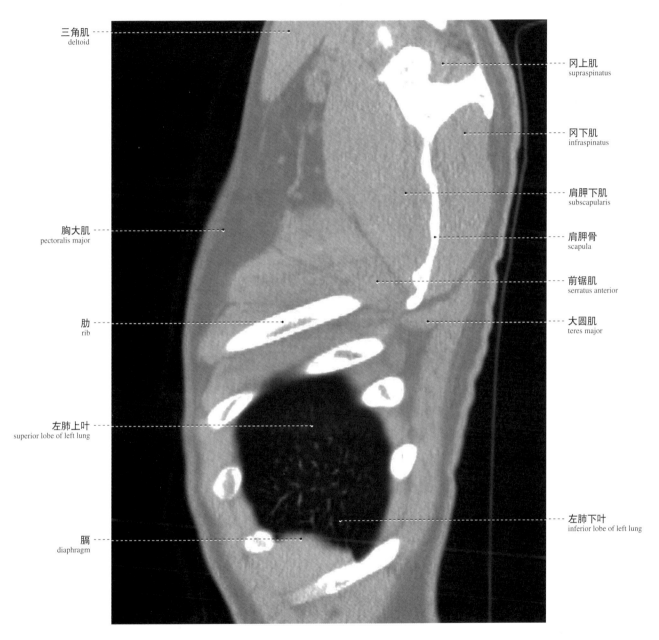

三角肌
deltoid

冈上肌
supraspinatus

冈下肌
infraspinatus

肩胛下肌
subscapularis

胸大肌
pectoralis major

肩胛骨
scapula

前锯肌
serratus anterior

肋
rib

大圆肌
teres major

左肺上叶
superior lobe of left lung

左肺下叶
inferior lobe of left lung

膈
diaphragm

247. 胸部计算机断层摄影（矢状位 1）
CT of the thorax (sagittal view 1)

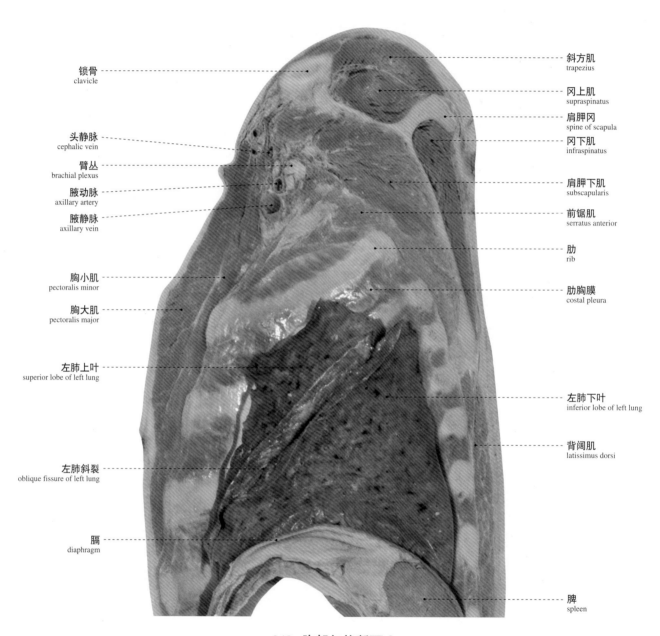

锁骨
clavicle

头静脉
cephalic vein

臂丛
brachial plexus

腋动脉
axillary artery

腋静脉
axillary vein

胸小肌
pectoralis minor

胸大肌
pectoralis major

左肺上叶
superior lobe of left lung

左肺斜裂
oblique fissure of left lung

膈
diaphragm

斜方肌
trapezius

冈上肌
supraspinatus

肩胛冈
spine of scapula

冈下肌
infraspinatus

肩胛下肌
subscapularis

前锯肌
serratus anterior

肋
rib

肋胸膜
costal pleura

左肺下叶
inferior lobe of left lung

背阔肌
latissimus dorsi

脾
spleen

248. 胸部矢状断面 2
Sagittal section of the thorax 2

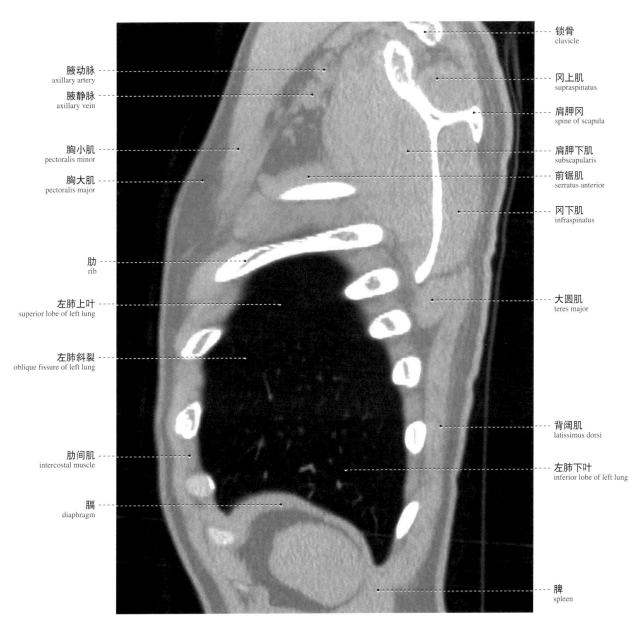

腋动脉
axillary artery

腋静脉
axillary vein

胸小肌
pectoralis minor

胸大肌
pectoralis major

肋
rib

左肺上叶
superior lobe of left lung

左肺斜裂
oblique fissure of left lung

肋间肌
intercostal muscle

膈
diaphragm

锁骨
clavicle

冈上肌
supraspinatus

肩胛冈
spine of scapula

肩胛下肌
subscapularis

前锯肌
serratus anterior

冈下肌
infraspinatus

大圆肌
teres major

背阔肌
latissimus dorsi

左肺下叶
inferior lobe of left lung

脾
spleen

249. 胸部计算机断层摄影（矢状位 2）
CT of the thorax (sagittal view 2)

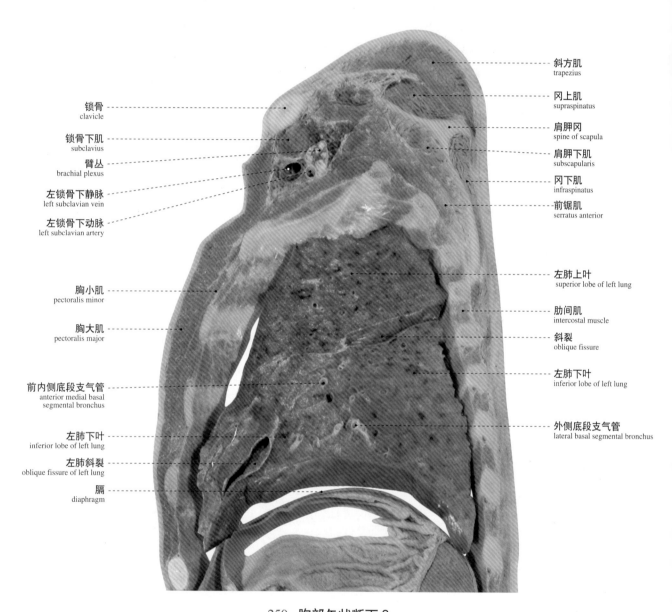

锁骨
clavicle

锁骨下肌
subclavius

臂丛
brachial plexus

左锁骨下静脉
left subclavian vein

左锁骨下动脉
left subclavian artery

胸小肌
pectoralis minor

胸大肌
pectoralis major

前内侧底段支气管
anterior medial basal
segmental bronchus

左肺下叶
inferior lobe of left lung

左肺斜裂
oblique fissure of left lung

膈
diaphragm

斜方肌
trapezius

冈上肌
supraspinatus

肩胛冈
spine of scapula

肩胛下肌
subscapularis

冈下肌
infraspinatus

前锯肌
serratus anterior

左肺上叶
superior lobe of left lung

肋间肌
intercostal muscle

斜裂
oblique fissure

左肺下叶
inferior lobe of left lung

外侧底段支气管
lateral basal segmental bronchus

250. 胸部矢状断面 3
Sagittal section of the thorax 3

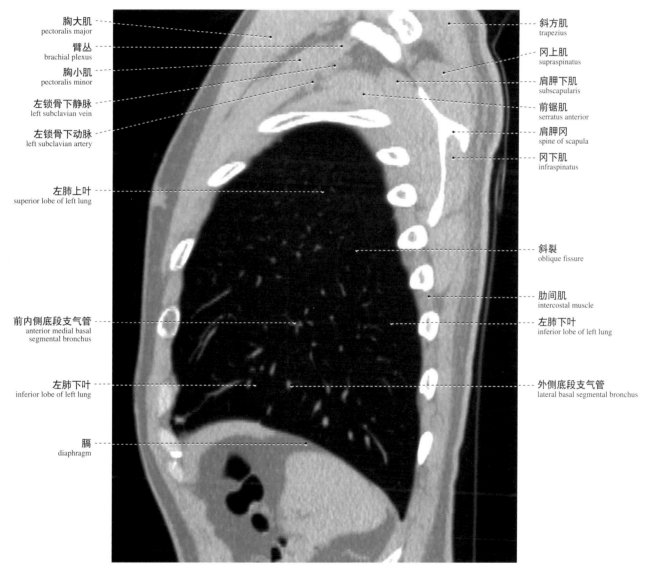

胸大肌
pectoralis major

臂丛
brachial plexus

胸小肌
pectoralis minor

左锁骨下静脉
left subclavian vein

左锁骨下动脉
left subclavian artery

左肺上叶
superior lobe of left lung

前内侧底段支气管
anterior medial
segmental bronchus

左肺下叶
inferior lobe of left lung

膈
diaphragm

斜方肌
trapezius

冈上肌
supraspinatus

肩胛下肌
subscapularis

前锯肌
serratus anterior

肩胛冈
spine of scapula

冈下肌
infraspinatus

斜裂
oblique fissure

肋间肌
intercostal muscle

左肺下叶
inferior lobe of left lung

外侧底段支气管
lateral basal segmental bronchus

251. 胸部计算机断层摄影（矢状位 3）
CT of the thorax (sagittal view 3)

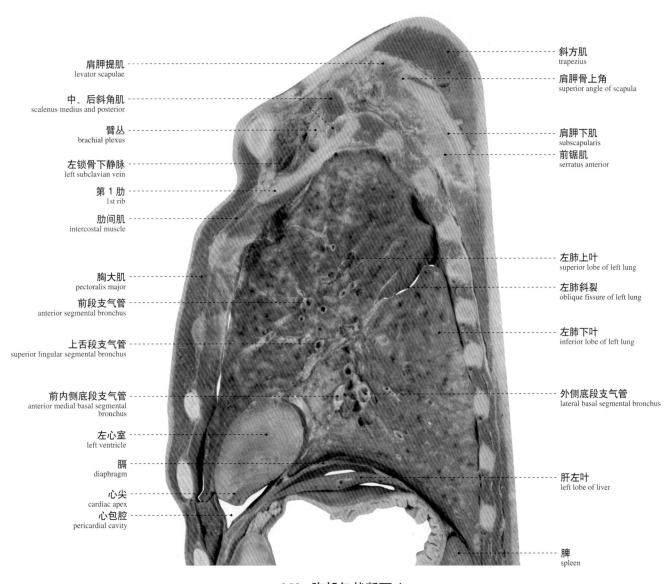

肩胛提肌
levator scapulae

中、后斜角肌
scalenus medius and posterior

臂丛
brachial plexus

左锁骨下静脉
left subclavian vein

第 1 肋
1st rib

肋间肌
intercostal muscle

胸大肌
pectoralis major

前段支气管
anterior segmental bronchus

上舌段支气管
superior lingular segmental bronchus

前内侧底段支气管
anterior medial basal segmental
bronchus

左心室
left ventricle

膈
diaphragm

心尖
cardiac apex

心包腔
pericardial cavity

斜方肌
trapezius

肩胛骨上角
superior angle of scapula

肩胛下肌
subscapularis

前锯肌
serratus anterior

左肺上叶
superior lobe of left lung

左肺斜裂
oblique fissure of left lung

左肺下叶
inferior lobe of left lung

外侧底段支气管
lateral basal segmental bronchus

肝左叶
left lobe of liver

脾
spleen

252. 胸部矢状断面 4
Sagittal section of the thorax 4

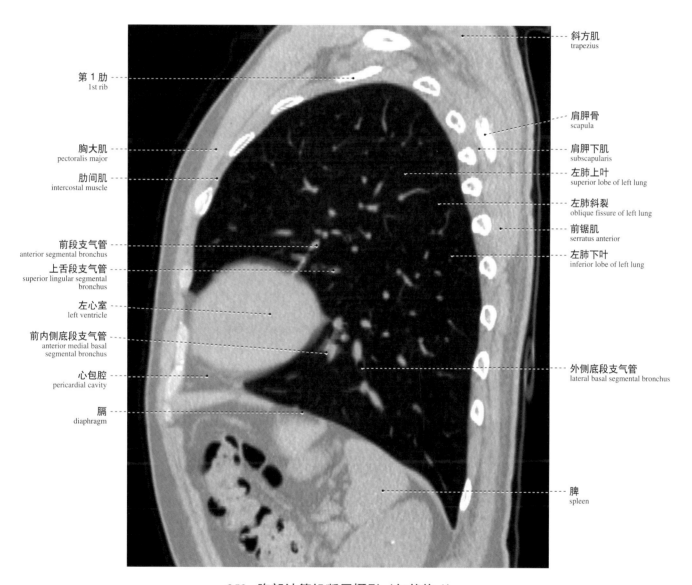

253. 胸部计算机断层摄影（矢状位 4）

CT of the thorax (sagittal view 4)

斜方肌 trapezius

第 1 肋 1st rib

肩胛骨 scapula

胸大肌 pectoralis major

肩胛下肌 subscapularis

肋间肌 intercostal muscle

左肺上叶 superior lobe of left lung

左肺斜裂 oblique fissure of left lung

前段支气管 anterior segmental bronchus

前锯肌 serratus anterior

上舌段支气管 superior lingular segmental bronchus

左肺下叶 inferior lobe of left lung

左心室 left ventricle

前内侧底段支气管 anterior medial basal segmental bronchus

外侧底段支气管 lateral basal segmental bronchus

心包腔 pericardial cavity

膈 diaphragm

脾 spleen

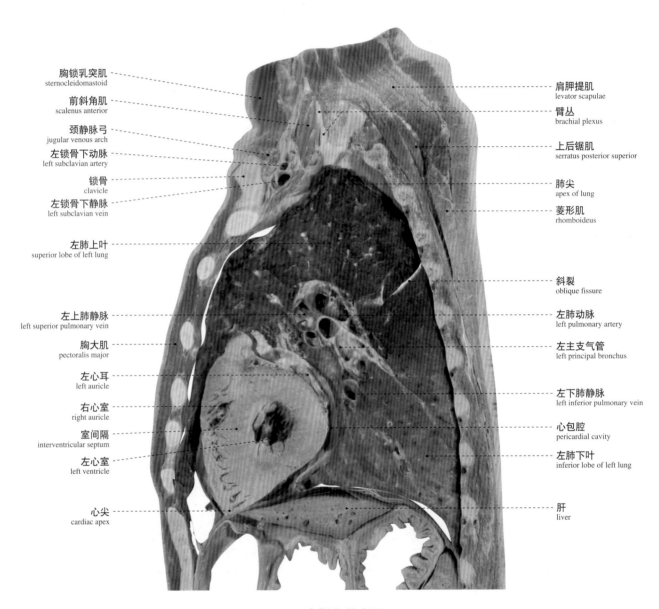

胸锁乳突肌
sternocleidomastoid

前斜角肌
scalenus anterior

颈静脉弓
jugular venous arch

左锁骨下动脉
left subclavian artery

锁骨
clavicle

左锁骨下静脉
left subclavian vein

左肺上叶
superior lobe of left lung

左上肺静脉
left superior pulmonary vein

胸大肌
pectoralis major

左心耳
left auricle

右心室
right auricle

室间隔
interventricular septum

左心室
left ventricle

心尖
cardiac apex

肩胛提肌
levator scapulae

臂丛
brachial plexus

上后锯肌
serratus posterior superior

肺尖
apex of lung

菱形肌
rhomboideus

斜裂
oblique fissure

左肺动脉
left pulmonary artery

左主支气管
left principal bronchus

左下肺静脉
left inferior pulmonary vein

心包腔
pericardial cavity

左肺下叶
inferior lobe of left lung

肝
liver

254. 胸部矢状断面 5
Sagittal section of the thorax 5

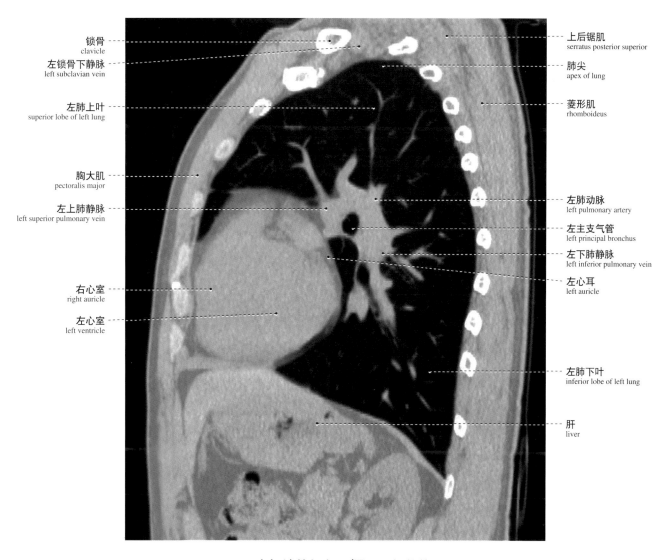

锁骨
clavicle

左锁骨下静脉
left subclavian vein

左肺上叶
superior lobe of left lung

胸大肌
pectoralis major

左上肺静脉
left superior pulmonary vein

右心室
right auricle

左心室
left ventricle

上后锯肌
serratus posterior superior

肺尖
apex of lung

菱形肌
rhomboideus

左肺动脉
left pulmonary artery

左主支气管
left principal bronchus

左下肺静脉
left inferior pulmonary vein

左心耳
left auricle

左肺下叶
inferior lobe of left lung

肝
liver

255. 胸部计算机断层摄影（矢状位5）
CT of the thorax (sagittal view 5)

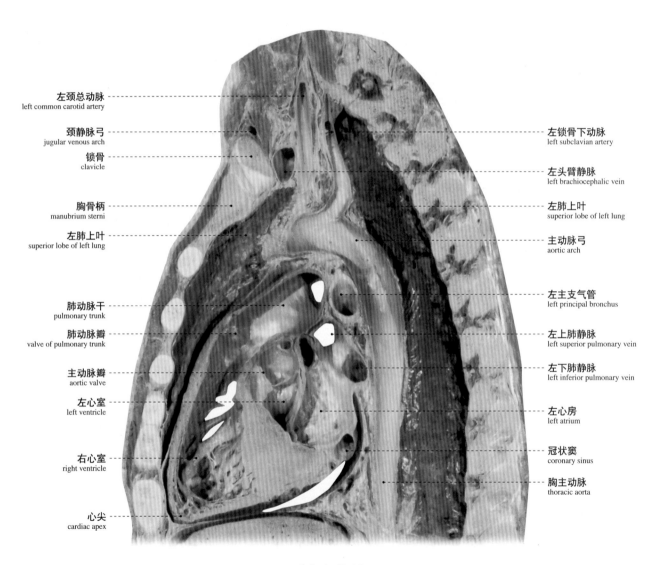

左颈总动脉
left common carotid artery

颈静脉弓
jugular venous arch

锁骨
clavicle

胸骨柄
manubrium sterni

左肺上叶
superior lobe of left lung

肺动脉干
pulmonary trunk

肺动脉瓣
valve of pulmonary trunk

主动脉瓣
aortic valve

左心室
left ventricle

右心室
right ventricle

心尖
cardiac apex

左锁骨下动脉
left subclavian artery

左头臂静脉
left brachiocephalic vein

左肺上叶
superior lobe of left lung

主动脉弓
aortic arch

左主支气管
left principal bronchus

左上肺静脉
left superior pulmonary vein

左下肺静脉
left inferior pulmonary vein

左心房
left atrium

冠状窦
coronary sinus

胸主动脉
thoracic aorta

256. 胸部矢状断面 6
Sagittal section of the thorax 6

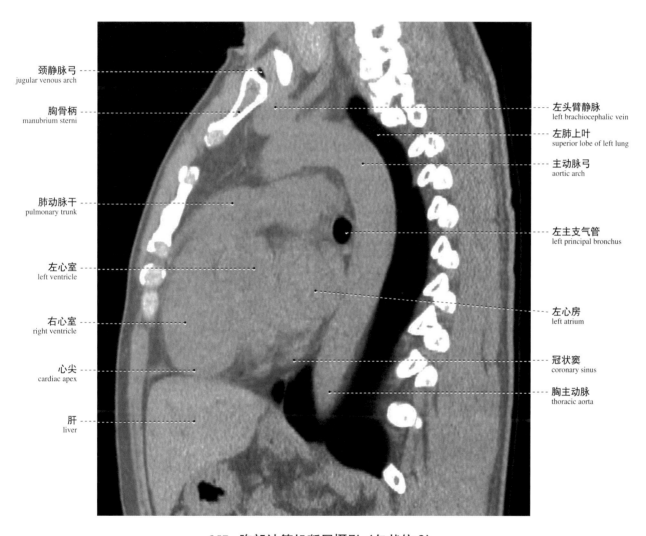

颈静脉弓
jugular venous arch

胸骨柄
manubrium sterni

肺动脉干
pulmonary trunk

左心室
left ventricle

右心室
right ventricle

心尖
cardiac apex

肝
liver

左头臂静脉
left brachiocephalic vein

左肺上叶
superior lobe of left lung

主动脉弓
aortic arch

左主支气管
left principal bronchus

左心房
left atrium

冠状窦
coronary sinus

胸主动脉
thoracic aorta

257. 胸部计算机断层摄影（矢状位6）
CT of the thorax (sagittal view 6)

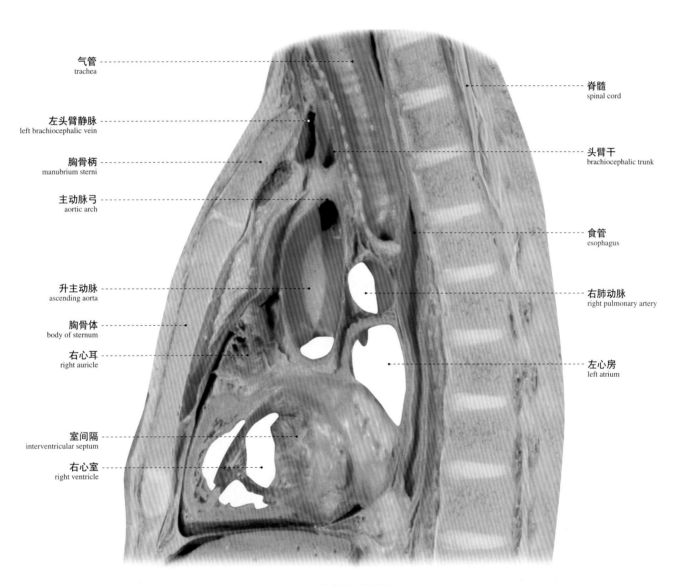

气管
trachea

左头臂静脉
left brachiocephalic vein

胸骨柄
manubrium sterni

主动脉弓
aortic arch

升主动脉
ascending aorta

胸骨体
body of sternum

右心耳
right auricle

室间隔
interventricular septum

右心室
right ventricle

脊髓
spinal cord

头臂干
brachiocephalic trunk

食管
esophagus

右肺动脉
right pulmonary artery

左心房
left atrium

258. 胸部矢状断面 7

Sagittal section of the thorax 7

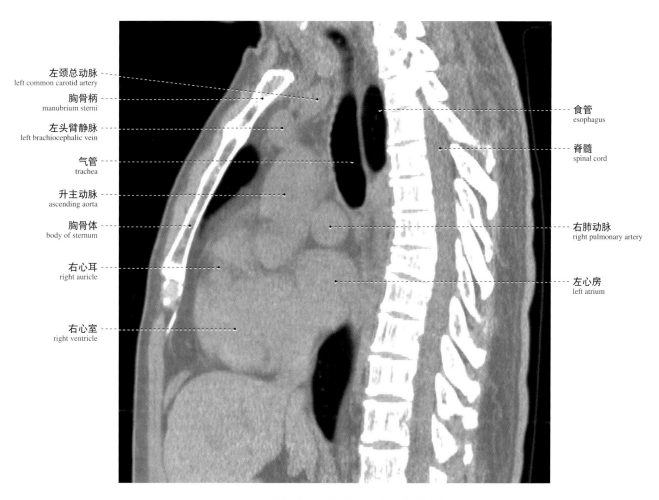

左颈总动脉
left common carotid artery

胸骨柄
manubrium sterni

左头臂静脉
left brachiocephalic vein

气管
trachea

升主动脉
ascending aorta

胸骨体
body of sternum

右心耳
right auricle

右心室
right ventricle

食管
esophagus

脊髓
spinal cord

右肺动脉
right pulmonary artery

左心房
left atrium

259. 胸部计算机断层摄影（矢状位7）
CT of the thorax (sagittal view 7)

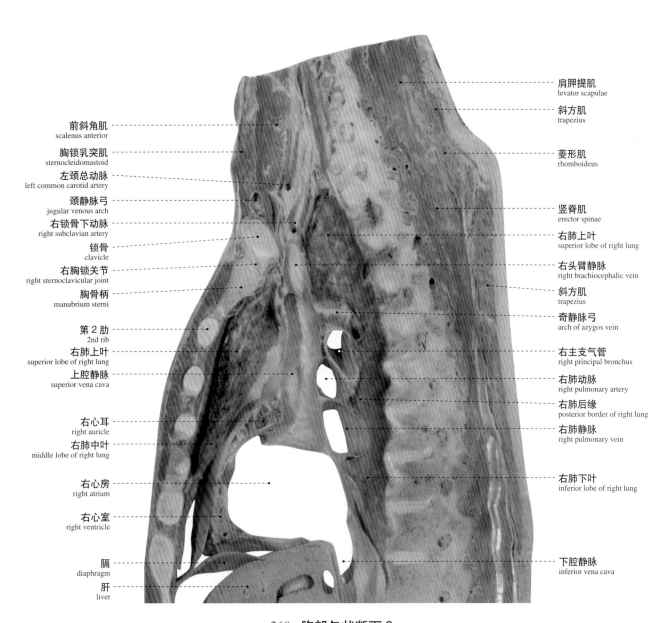

前斜角肌
scalenus anterior

胸锁乳突肌
sternocleidomastoid

左颈总动脉
left common carotid artery

颈静脉弓
jugular venous arch

右锁骨下动脉
right subclavian artery

锁骨
clavicle

右胸锁关节
right sternoclavicular joint

胸骨柄
manubrium sterni

第2肋
2nd rib

右肺上叶
superior lobe of right lung

上腔静脉
superior vena cava

右心耳
right auricle

右肺中叶
middle lobe of right lung

右心房
right atrium

右心室
right ventricle

膈
diaphragm

肝
liver

肩胛提肌
levator scapulae

斜方肌
trapezius

菱形肌
rhomboideus

竖脊肌
erector spinae

右肺上叶
superior lobe of right lung

右头臂静脉
right brachiocephalic vein

斜方肌
trapezius

奇静脉弓
arch of azygos vein

右主支气管
right principal bronchus

右肺动脉
right pulmonary artery

右肺后缘
posterior border of right lung

右肺静脉
right pulmonary vein

右肺下叶
inferior lobe of right lung

下腔静脉
inferior vena cava

260. 胸部矢状断面 8
Sagittal section of the thorax 8

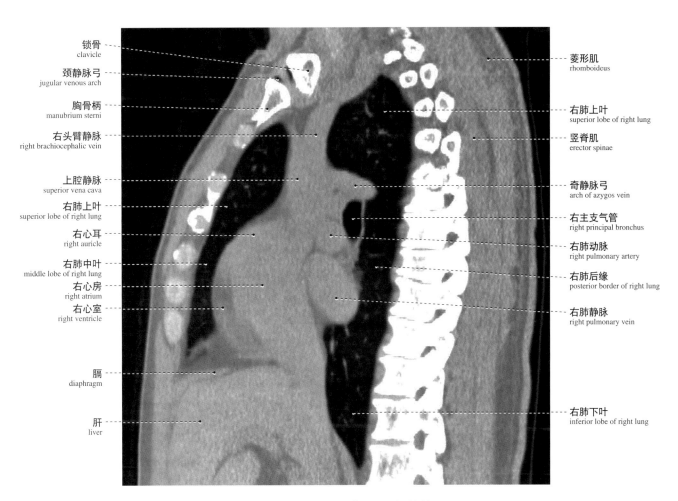

锁骨
clavicle

颈静脉弓
jugular venous arch

胸骨柄
manubrium sterni

右头臂静脉
right brachiocephalic vein

上腔静脉
superior vena cava

右肺上叶
superior lobe of right lung

右心耳
right auricle

右肺中叶
middle lobe of right lung

右心房
right atrium

右心室
right ventricle

膈
diaphragm

肝
liver

菱形肌
rhomboideus

右肺上叶
superior lobe of right lung

竖脊肌
erector spinae

奇静脉弓
arch of azygos vein

右主支气管
right principal bronchus

右肺动脉
right pulmonary artery

右肺后缘
posterior border of right lung

右肺静脉
right pulmonary vein

右肺下叶
inferior lobe of right lung

261. 胸部计算机断层摄影（矢状位 8）
CT of the thorax (sagittal view 8)

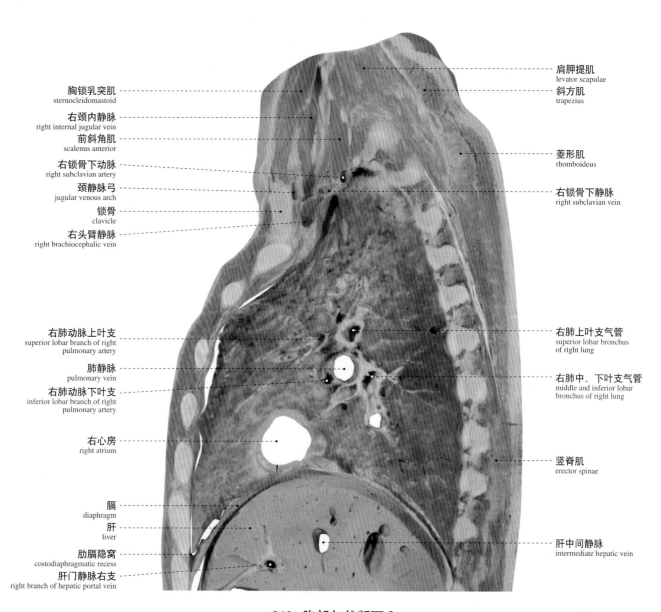

胸锁乳突肌
sternocleidomastoid

右颈内静脉
right internal jugular vein

前斜角肌
scalenus anterior

右锁骨下动脉
right subclavian artery

颈静脉弓
jugular venous arch

锁骨
clavicle

右头臂静脉
right brachiocephalic vein

右肺动脉上叶支
superior lobar branch of right
pulmonary artery

肺静脉
pulmonary vein

右肺动脉下叶支
inferior lobar branch of right
pulmonary artery

右心房
right atrium

膈
diaphragm

肝
liver

肋膈隐窝
costodiaphragmatic recess

肝门静脉右支
right branch of hepatic portal vein

肩胛提肌
levator scapulae

斜方肌
trapezius

菱形肌
rhomboideus

右锁骨下静脉
right subclavian vein

右肺上叶支气管
superior lobar bronchus
of right lung

右肺中、下叶支气管
middle and inferior lobar
bronchus of right lung

竖脊肌
erector spinae

肝中间静脉
intermediate hepatic vein

262. 胸部矢状断面 9

Sagittal section of the thorax 9

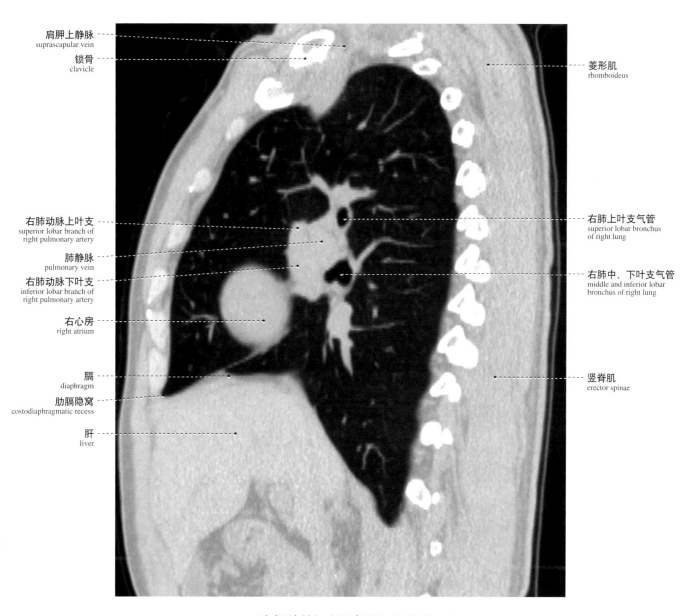

肩胛上静脉
suprascapular vein

锁骨
clavicle

右肺动脉上叶支
superior lobar branch of
right pulmonary artery

肺静脉
pulmonary vein

右肺动脉下叶支
inferior lobar branch of
right pulmonary artery

右心房
right atrium

膈
diaphragm

肋膈隐窝
costodiaphragmatic recess

肝
liver

菱形肌
rhomboideus

右肺上叶支气管
superior lobar bronchus
of right lung

右肺中、下叶支气管
middle and inferior lobar
bronchus of right lung

竖脊肌
erector spinae

263. 胸部计算机断层摄影（矢状位9）
CT of the thorax (sagittal view 9)

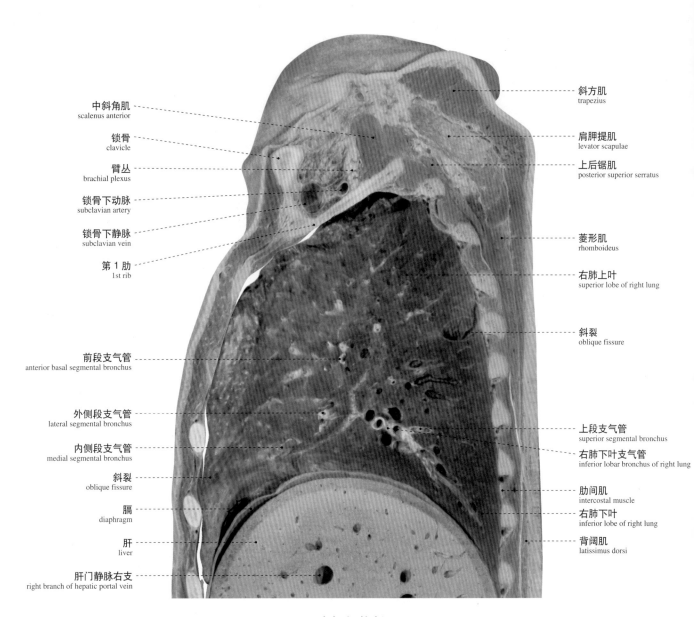

中斜角肌
scalenus anterior

锁骨
clavicle

臂丛
brachial plexus

锁骨下动脉
subclavian artery

锁骨下静脉
subclavian vein

第 1 肋
1st rib

前段支气管
anterior basal segmental bronchus

外侧段支气管
lateral segmental bronchus

内侧段支气管
medial segmental bronchus

斜裂
oblique fissure

膈
diaphragm

肝
liver

肝门静脉右支
right branch of hepatic portal vein

斜方肌
trapezius

肩胛提肌
levator scapulae

上后锯肌
posterior superior serratus

菱形肌
rhomboideus

右肺上叶
superior lobe of right lung

斜裂
oblique fissure

上段支气管
superior segmental bronchus

右肺下叶支气管
inferior lobar bronchus of right lung

肋间肌
intercostal muscle

右肺下叶
inferior lobe of right lung

背阔肌
latissimus dorsi

264. 胸部矢状断面 10
Sagittal section of the thorax 10

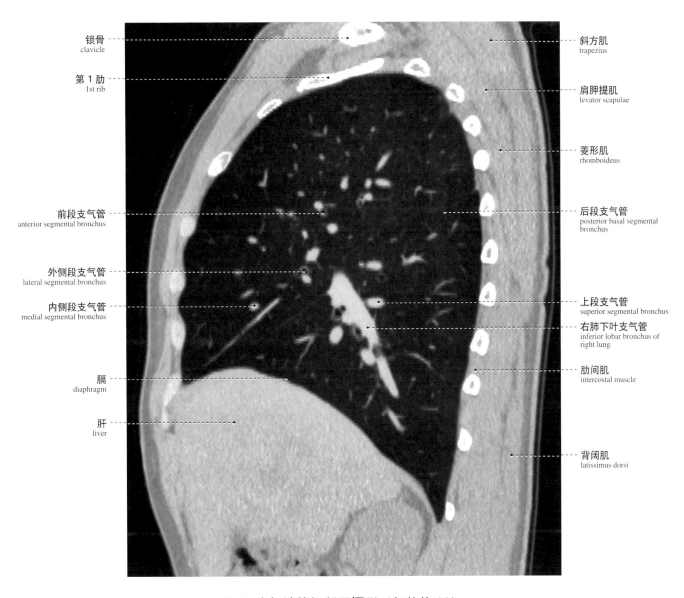

锁骨
clavicle

第 1 肋
1st rib

前段支气管
anterior segmental bronchus

外侧段支气管
lateral segmental bronchus

内侧段支气管
medial segmental bronchus

膈
diaphragm

肝
liver

斜方肌
trapezius

肩胛提肌
levator scapulae

菱形肌
rhomboideus

后段支气管
posterior basal segmental
bronchus

上段支气管
superior segmental bronchus

右肺下叶支气管
inferior lobar bronchus of
right lung

肋间肌
intercostal muscle

背阔肌
latissimus dorsi

265. 胸部计算机断层摄影（矢状位 10）
CT of the thorax (sagittal view 10)

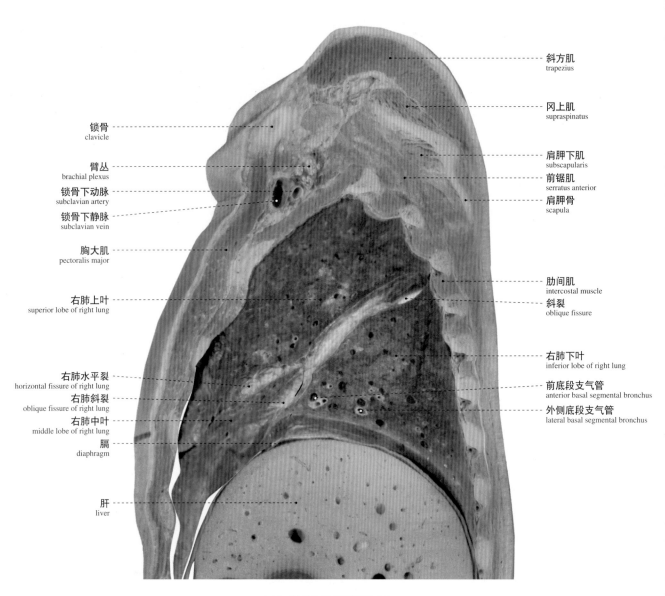

锁骨
clavicle

臂丛
brachial plexus

锁骨下动脉
subclavian artery

锁骨下静脉
subclavian vein

胸大肌
pectoralis major

右肺上叶
superior lobe of right lung

右肺水平裂
horizontal fissure of right lung

右肺斜裂
oblique fissure of right lung

右肺中叶
middle lobe of right lung

膈
diaphragm

肝
liver

斜方肌
trapezius

冈上肌
supraspinatus

肩胛下肌
subscapularis

前锯肌
serratus anterior

肩胛骨
scapula

肋间肌
intercostal muscle

斜裂
oblique fissure

右肺下叶
inferior lobe of right lung

前底段支气管
anterior basal segmental bronchus

外侧底段支气管
lateral basal segmental bronchus

266. 胸部矢状断面 11
Sagittal section of the thorax 11

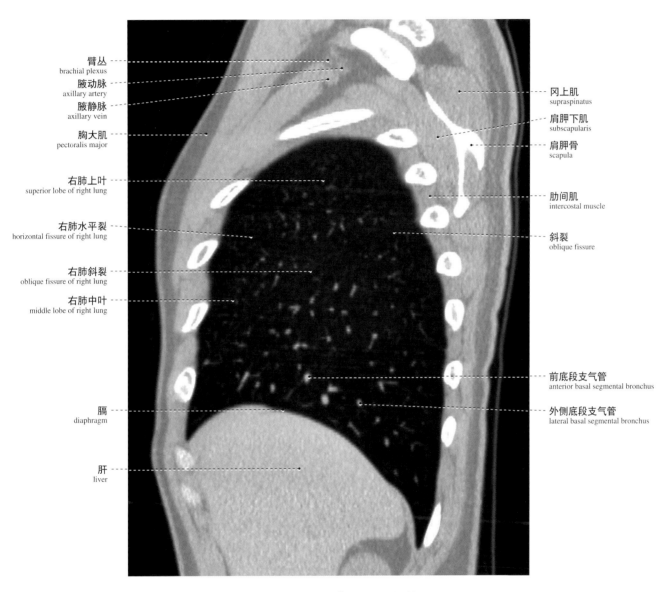

臂丛
brachial plexus

腋动脉
axillary artery

腋静脉
axillary vein

胸大肌
pectoralis major

右肺上叶
superior lobe of right lung

右肺水平裂
horizontal fissure of right lung

右肺斜裂
oblique fissure of right lung

右肺中叶
middle lobe of right lung

膈
diaphragm

肝
liver

冈上肌
supraspinatus

肩胛下肌
subscapularis

肩胛骨
scapula

肋间肌
intercostal muscle

斜裂
oblique fissure

前底段支气管
anterior basal segmental bronchus

外侧底段支气管
lateral basal segmental bronchus

267. 胸部计算机断层摄影（矢状位11）
CT of the thorax (sagittal view 11)

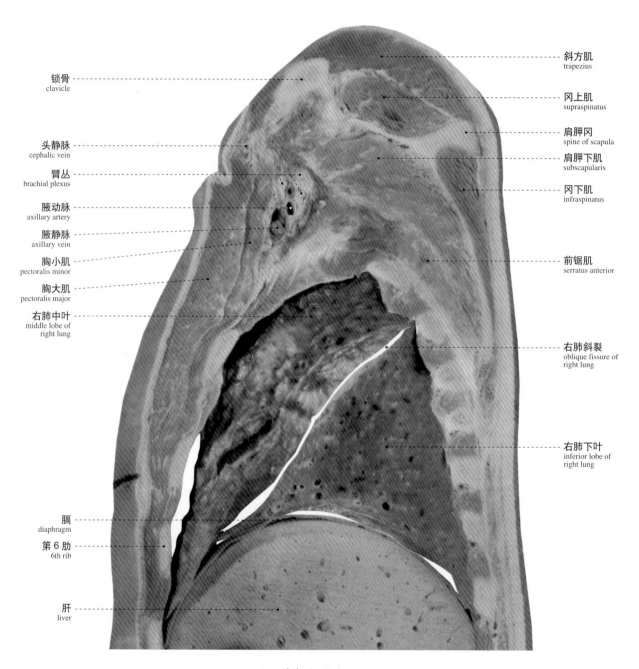

锁骨
clavicle

头静脉
cephalic vein

臂丛
brachial plexus

腋动脉
axillary artery

腋静脉
axillary vein

胸小肌
pectoralis minor

胸大肌
pectoralis major

右肺中叶
middle lobe of
right lung

膈
diaphragm

第 6 肋
6th rib

肝
liver

斜方肌
trapezius

冈上肌
supraspinatus

肩胛冈
spine of scapula

肩胛下肌
subscapularis

冈下肌
infraspinatus

前锯肌
serratus anterior

右肺斜裂
oblique fissure of
right lung

右肺下叶
inferior lobe of
right lung

268. 胸部矢状断面 12
Sagittal section of the thorax 12

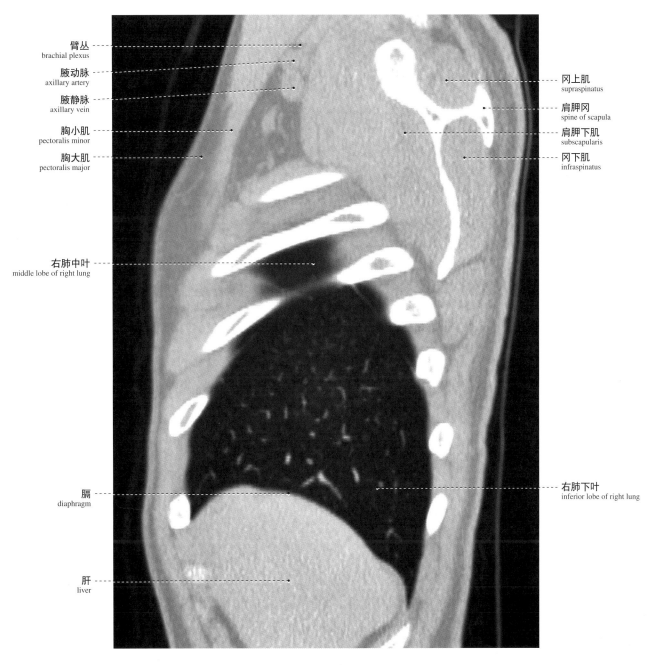

臂丛
brachial plexus

腋动脉
axillary artery

腋静脉
axillary vein

胸小肌
pectoralis minor

胸大肌
pectoralis major

右肺中叶
middle lobe of right lung

膈
diaphragm

肝
liver

冈上肌
supraspinatus

肩胛冈
spine of scapula

肩胛下肌
subscapularis

冈下肌
infraspinatus

右肺下叶
inferior lobe of right lung

269. 胸部计算机断层摄影（矢状位 12）
CT of the thorax (sagittal view 12)

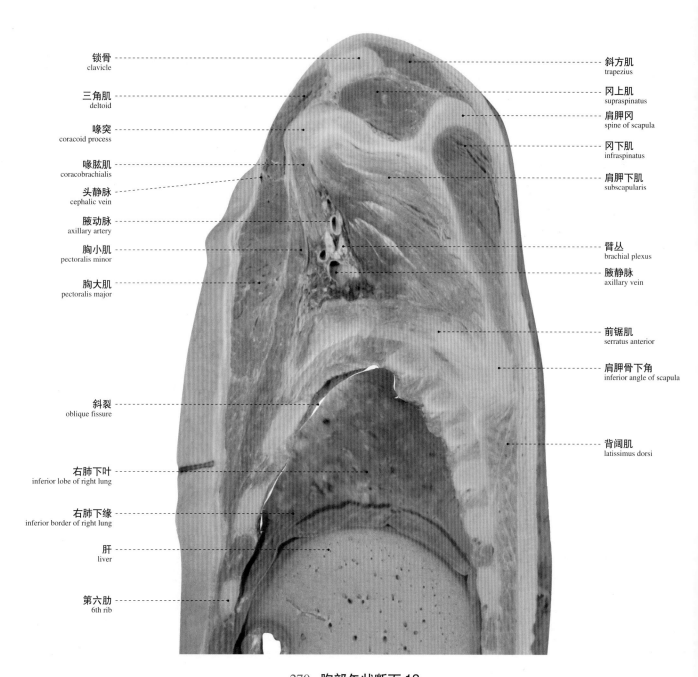

锁骨
clavicle

三角肌
deltoid

喙突
coracoid process

喙肱肌
coracobrachialis

头静脉
cephalic vein

腋动脉
axillary artery

胸小肌
pectoralis minor

胸大肌
pectoralis major

斜裂
oblique fissure

右肺下叶
inferior lobe of right lung

右肺下缘
inferior border of right lung

肝
liver

第六肋
6th rib

斜方肌
trapezius

冈上肌
supraspinatus

肩胛冈
spine of scapula

冈下肌
infraspinatus

肩胛下肌
subscapularis

臂丛
brachial plexus

腋静脉
axillary vein

前锯肌
serratus anterior

肩胛骨下角
inferior angle of scapula

背阔肌
latissimus dorsi

270. 胸部矢状断面 13
Sagittal section of the thorax 13

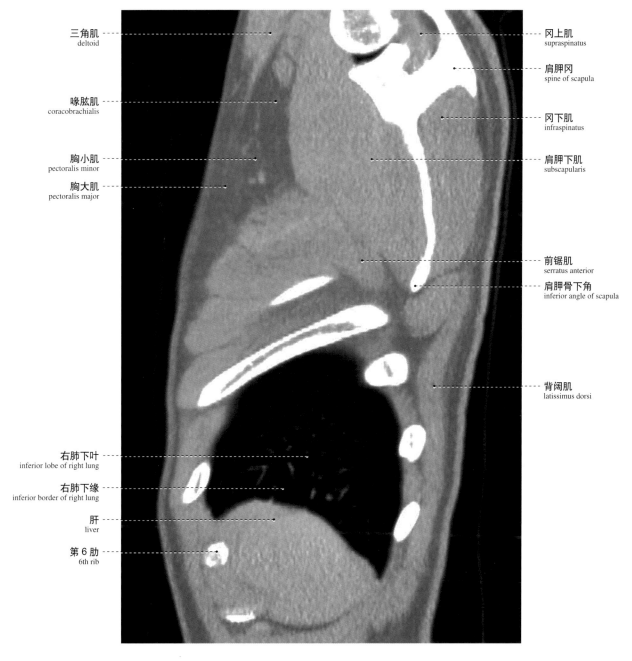

三角肌
deltoid

喙肱肌
coracobrachialis

胸小肌
pectoralis minor

胸大肌
pectoralis major

右肺下叶
inferior lobe of right lung

右肺下缘
inferior border of right lung

肝
liver

第6肋
6th rib

冈上肌
supraspinatus

肩胛冈
spine of scapula

冈下肌
infraspinatus

肩胛下肌
subscapularis

前锯肌
serratus anterior

肩胛骨下角
inferior angle of scapula

背阔肌
latissimus dorsi

271. 胸部计算机断层摄影（矢状位 13）
CT of the thorax (sagittal view 13)

第十章

胸部表面解剖

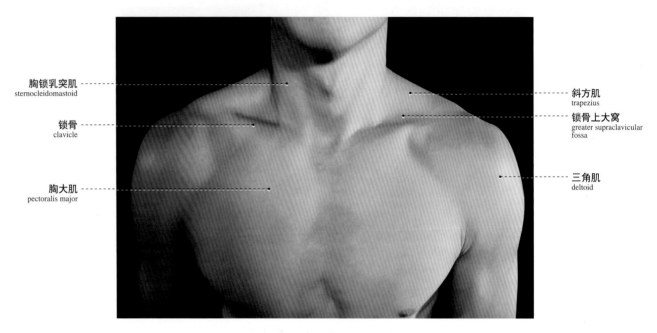

胸锁乳突肌
sternocleidomastoid

锁骨
clavicle

胸大肌
pectoralis major

斜方肌
trapezius

锁骨上大窝
greater supraclavicular
fossa

三角肌
deltoid

272. 胸部表面解剖 1
Surface anatomy of the chest 1

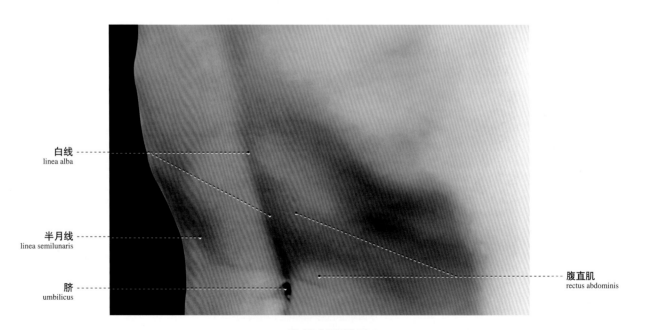

白线
linea alba

半月线
linea semilunaris

脐
umbilicus

腹直肌
rectus abdominis

273. 胸部表面解剖 2
Surface anatomy of the chest 2

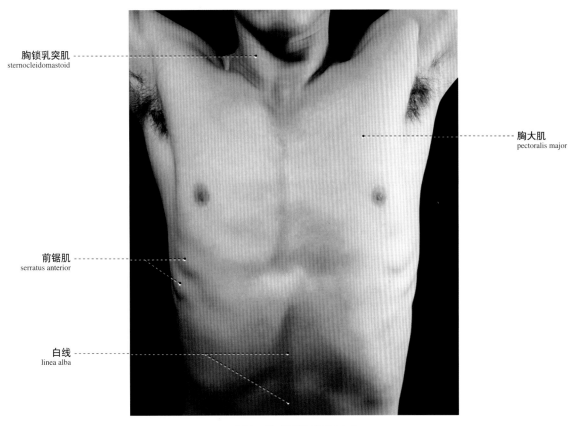

胸锁乳突肌
sternocleidomastoid

胸大肌
pectoralis major

前锯肌
serratus anterior

白线
linea alba

274. 胸部表面解剖 3
Surface anatomy of the chest 3

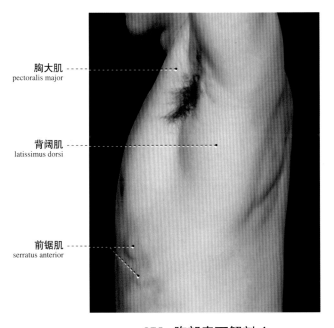

胸大肌
pectoralis major

背阔肌
latissimus dorsi

前锯肌
serratus anterior

275. 胸部表面解剖 4
Surface anatomy of the chest 4

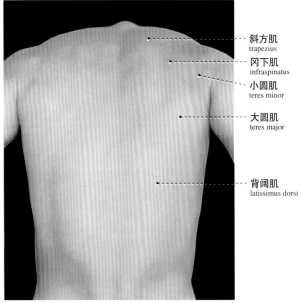

斜方肌
trapezius

冈下肌
infraspinatus

小圆肌
teres minor

大圆肌
teres major

背阔肌
latissimus dorsi

276. 胸部表面解剖 5
Surface anatomy of the chest 5

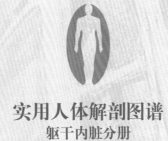

实用人体解剖图谱
躯干内脏分册

第二篇
腹腰与内脏

第一章

腹、腰部体表

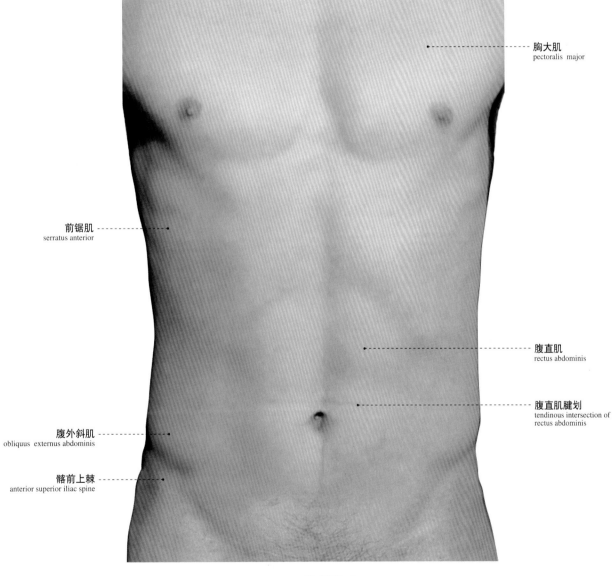

胸大肌
pectoralis major

前锯肌
serratus anterior

腹直肌
rectus abdominis

腹直肌腱划
tendinous intersection of
rectus abdominis

腹外斜肌
obliquus externus abdominis

髂前上棘
anterior superior iliac spine

277. 腹部体表
Surface of the abdomen

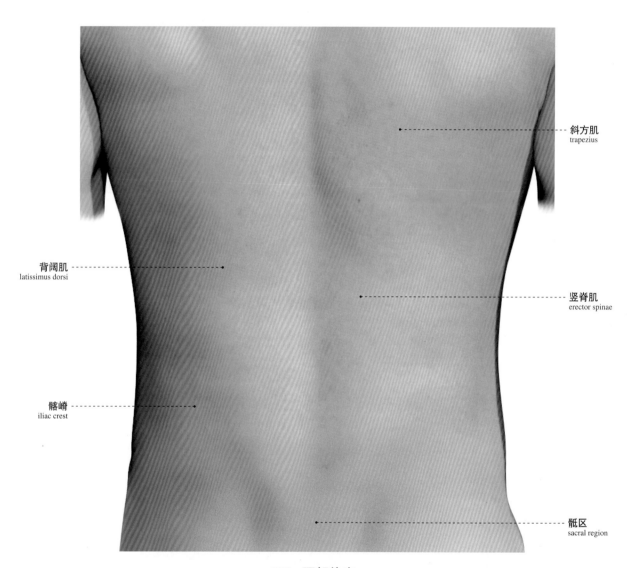

斜方肌
trapezius

背阔肌
latissimus dorsi

竖脊肌
erector spinae

髂嵴
iliac crest

骶区
sacral region

278. 腰部体表
Surface of the waist

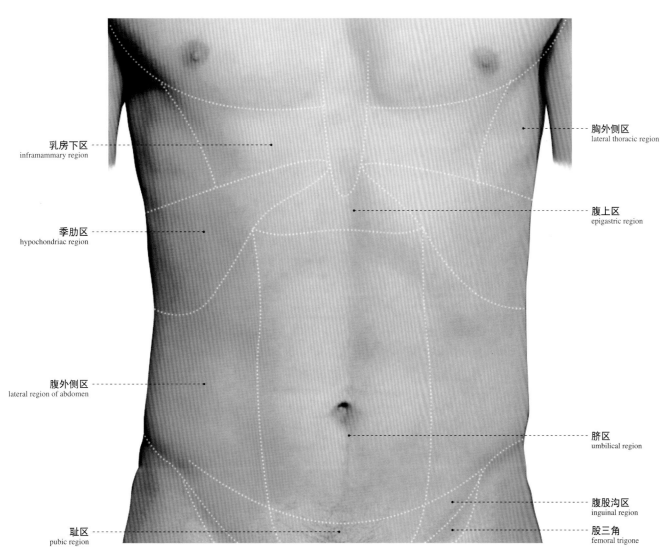

乳房下区
inframammary region

季肋区
hypochondriac region

腹外侧区
lateral region of abdomen

耻区
pubic region

胸外侧区
lateral thoracic region

腹上区
epigastric region

脐区
umbilical region

腹股沟区
inguinal region

股三角
femoral trigone

279. 腹部分区
Regions of the abdomen

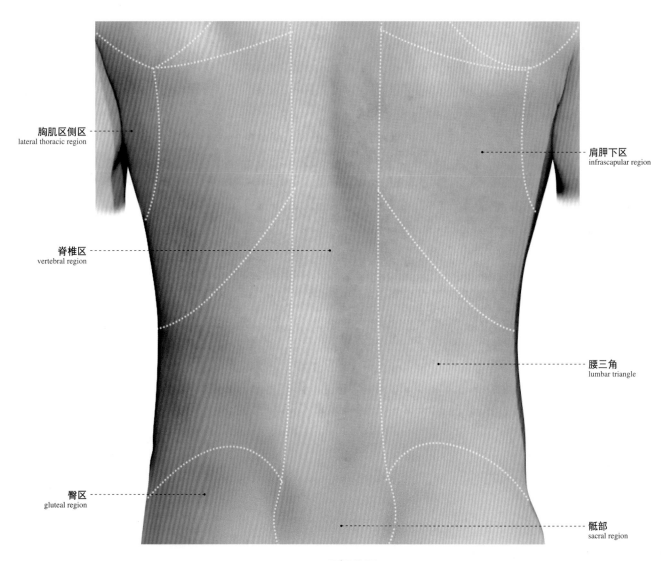

胸肌区侧区
lateral thoracic region

肩胛下区
infrascapular region

脊椎区
vertebral region

腰三角
lumbar triangle

臀区
gluteal region

骶部
sacral region

280. 腰部分区
Regions of the waist

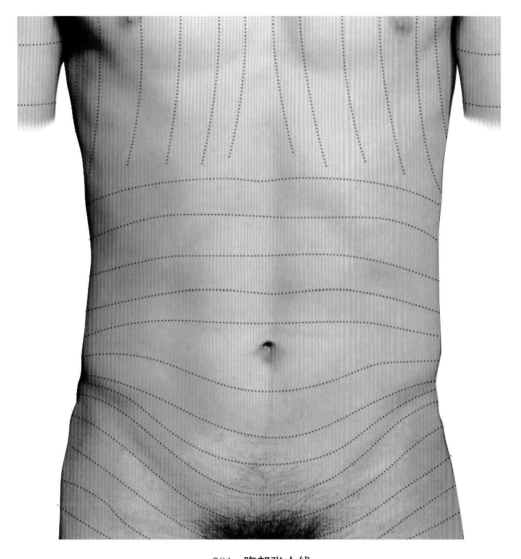

281. 腹部张力线
Tension lines of the abdomen

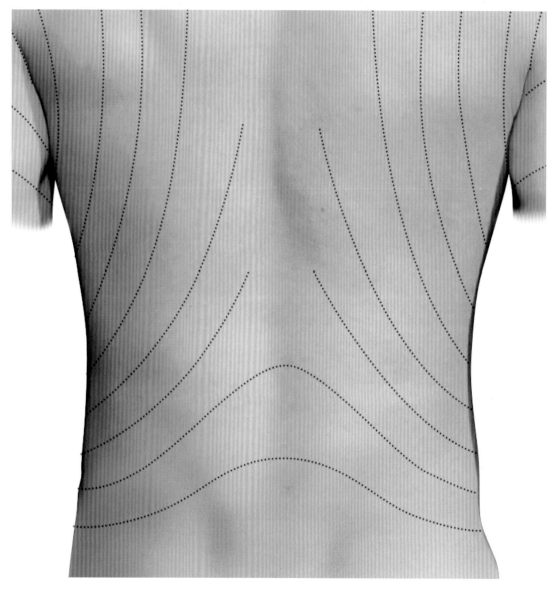

282. 腰部张力线
Tension lines of the waist

第二章

系统解剖

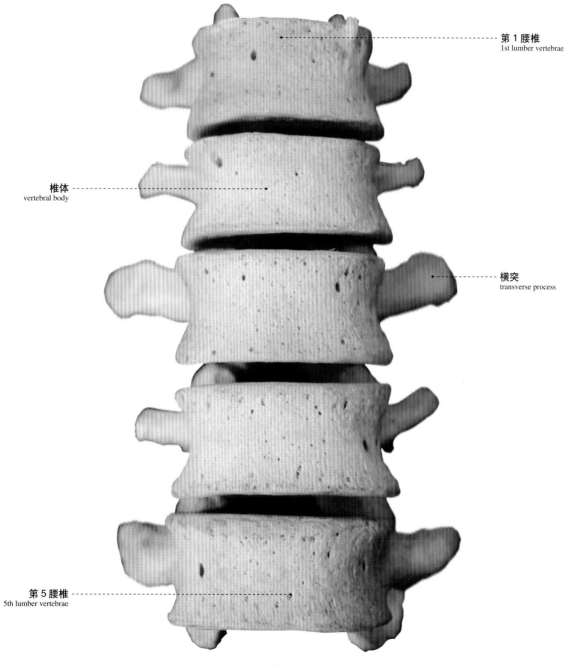

第1腰椎
1st lumber vertebrae

椎体
vertebral body

横突
transverse process

第5腰椎
5th lumber vertebrae

283. 腰椎（前面观）
Lumbar vertebrae (anterior aspect)

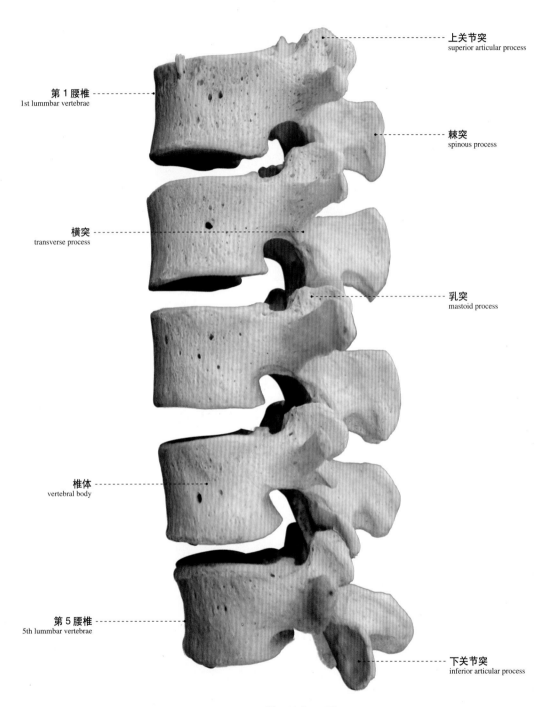

第1腰椎
1st lummbar vertebrae

横突
transverse process

椎体
vertebral body

第5腰椎
5th lummbar vertebrae

上关节突
superior articular process

棘突
spinous process

乳突
mastoid process

下关节突
inferior articular process

284. 腰椎（侧面观）
Lumbar vertebrae (lateral aspect)

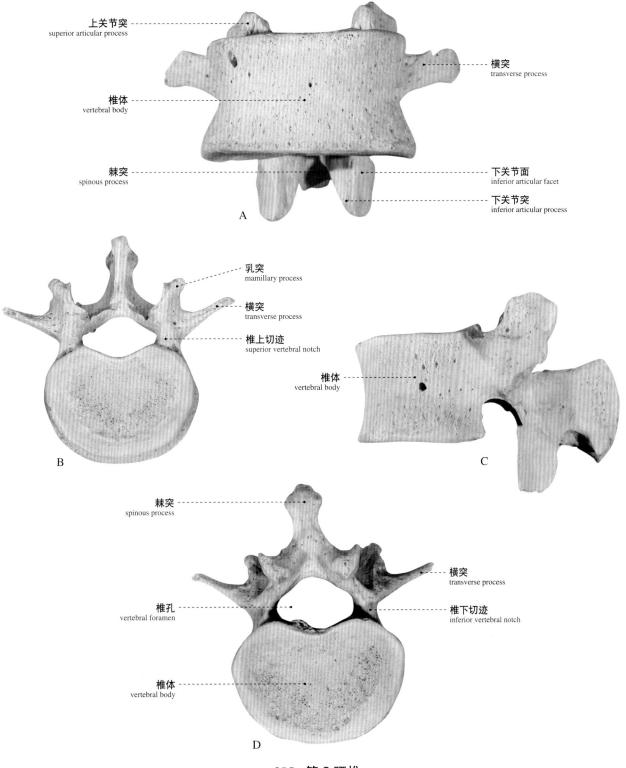

上关节突
superior articular process

横突
transverse process

椎体
vertebral body

棘突
spinous process

下关节面
inferior articular facet

下关节突
inferior articular process

A

乳突
mamillary process

横突
transverse process

椎上切迹
superior vertebral notch

椎体
vertebral body

B

椎体
vertebral body

C

棘突
spinous process

横突
transverse process

椎孔
vertebral foramen

椎下切迹
inferior vertebral notch

椎体
vertebral body

D

285. 第 2 腰椎

2nd lumbar vertebrae

A. 前面观；B. 上面观；C. 侧面观；D. 下面观

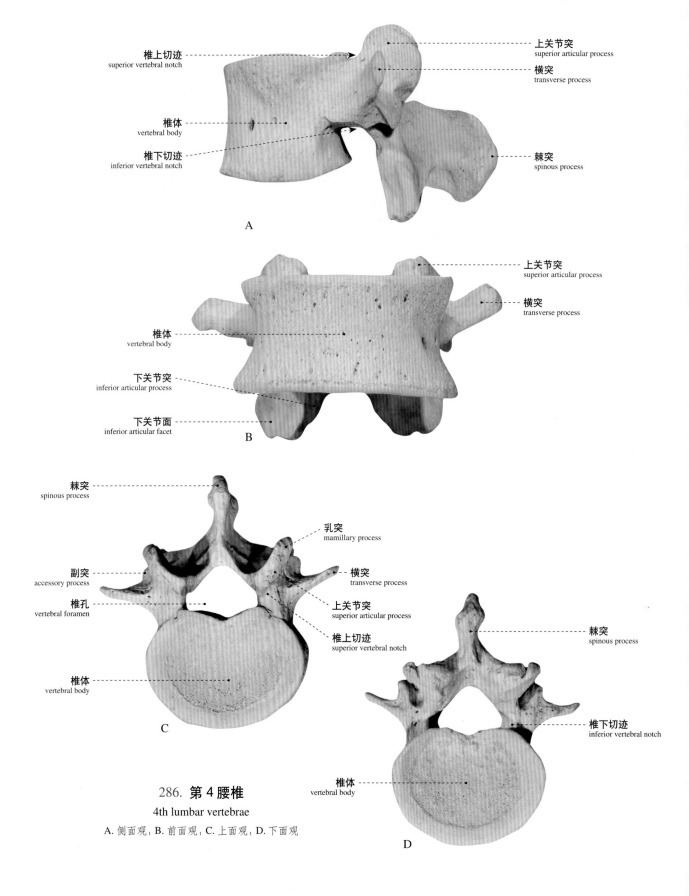

椎上切迹
superior vertebral notch

椎体
vertebral body

椎下切迹
inferior vertebral notch

上关节突
superior articular process

横突
transverse process

棘突
spinous process

A

上关节突
superior articular process

横突
transverse process

椎体
vertebral body

下关节突
inferior articular process

下关节面
inferior articular facet

B

棘突
spinous process

副突
accessory process

椎孔
vertebral foramen

椎体
vertebral body

乳突
mamillary process

横突
transverse process

上关节突
superior articular process

椎上切迹
superior vertebral notch

C

棘突
spinous process

椎下切迹
inferior vertebral notch

椎体
vertebral body

D

286. 第4腰椎
4th lumbar vertebrae

A. 侧面观；B. 前面观；C. 上面观；D. 下面观

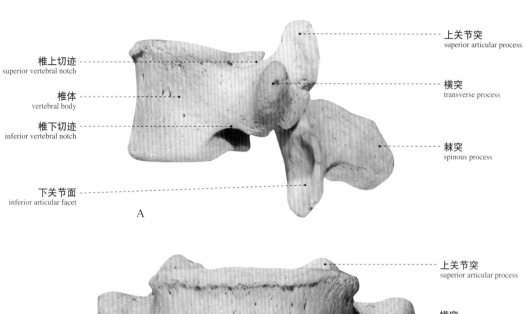

上关节突
superior articular process

椎上切迹
superior vertebral notch

横突
transverse process

椎体
vertebral body

椎下切迹
inferior vertebral notch

棘突
spinous process

下关节面
inferior articular facet

A

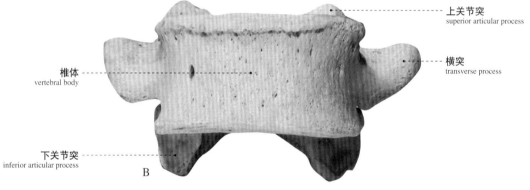

上关节突
superior articular process

横突
transverse process

椎体
vertebral body

下关节突
inferior articular process

B

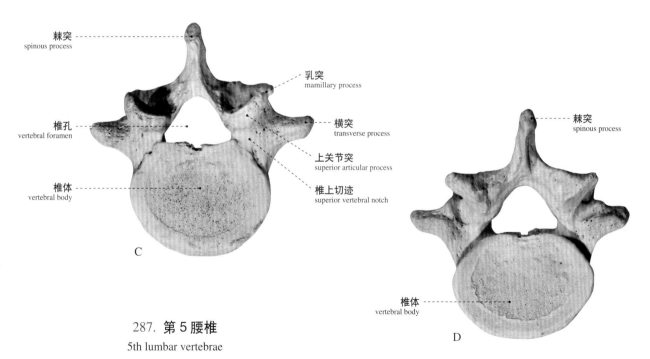

棘突
spinous process

乳突
mamillary process

椎孔
vertebral foramen

横突
transverse process

上关节突
superior articular process

椎上切迹
superior vertebral notch

椎体
vertebral body

C

棘突
spinous process

椎体
vertebral body

D

287. 第 5 腰椎
5th lumbar vertebrae

A. 侧面观；B. 前面观；C. 上面观；D. 下面观

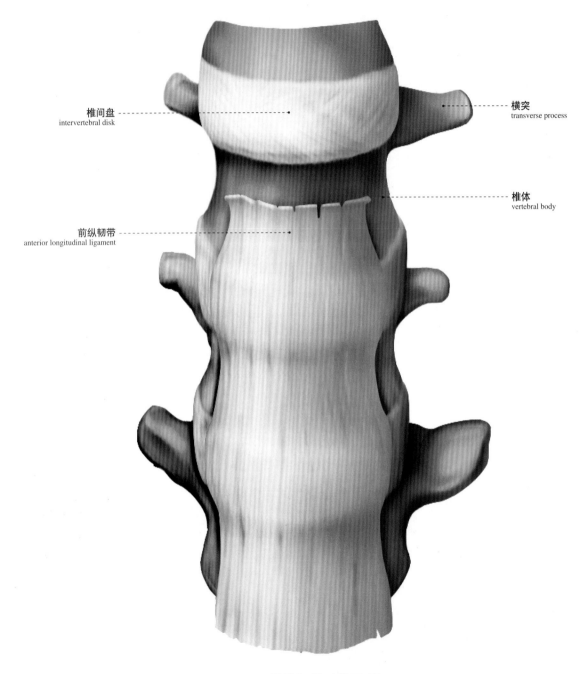

椎间盘
intervertebral disk

横突
transverse process

椎体
vertebral body

前纵韧带
anterior longitudinal ligament

288. 前纵韧带（前面观）
Anterior longitudinal ligament (anterior aspect)

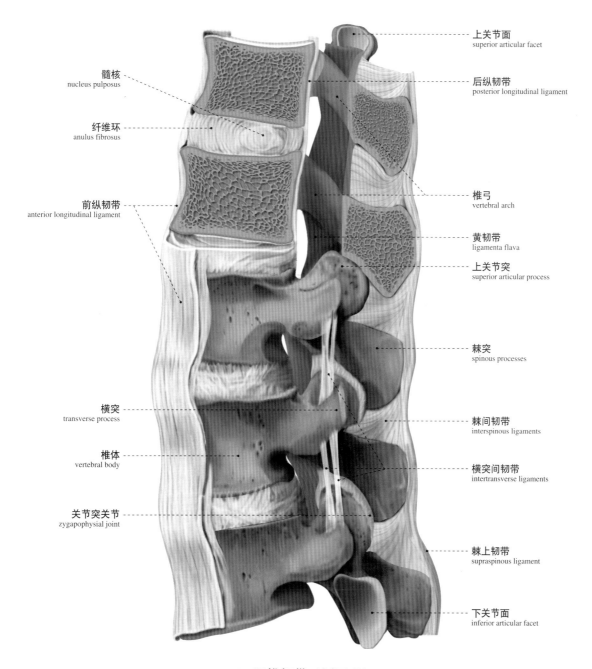

髓核
nucleus pulposus

纤维环
anulus fibrosus

前纵韧带
anterior longitudinal ligament

横突
transverse process

椎体
vertebral body

关节突关节
zygapophysial joint

上关节面
superior articular facet

后纵韧带
posterior longitudinal ligament

椎弓
vertebral arch

黄韧带
ligamenta flava

上关节突
superior articular process

棘突
spinous processes

棘间韧带
interspinous ligaments

横突间韧带
intertransverse ligaments

棘上韧带
supraspinous ligament

下关节面
inferior articular facet

289. 腰椎韧带（侧面观）
Ligaments ot the lumbar vertebras (lateral aspect)

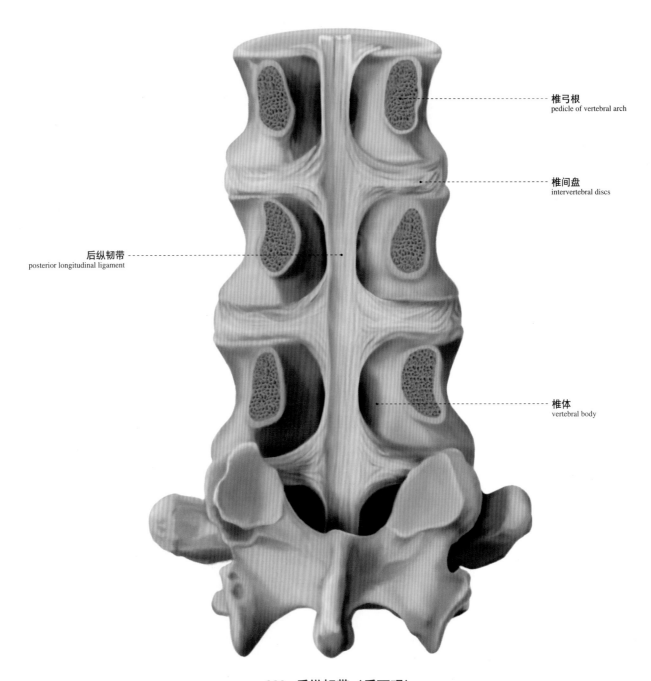

椎弓根
pedicle of vertebral arch

椎间盘
intervertebral discs

后纵韧带
posterior longitudinal ligament

椎体
vertebral body

290. 后纵韧带（后面观）
Posterior longitudinal ligament (posterior aspect)

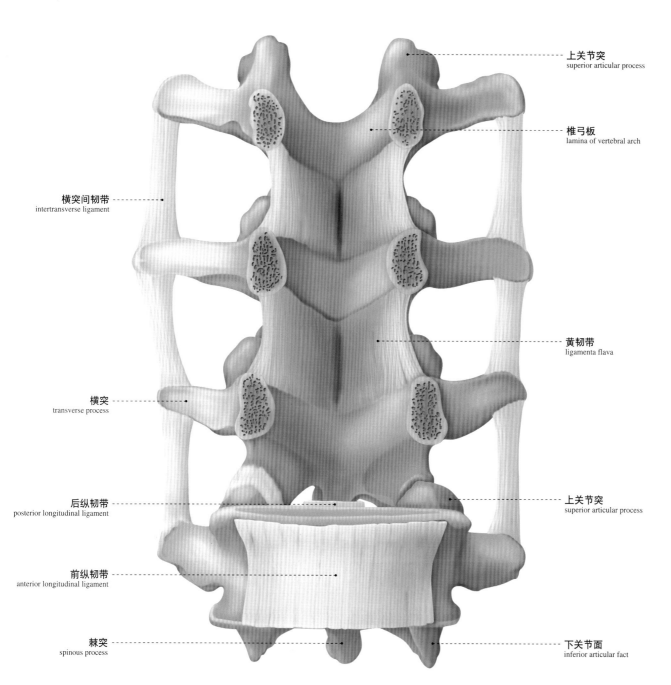

上关节突
superior articular process

椎弓板
lamina of vertebral arch

横突间韧带
intertransverse ligament

黄韧带
ligamenta flava

横突
transverse process

后纵韧带
posterior longitudinal ligament

上关节突
superior articular process

前纵韧带
anterior longitudinal ligament

棘突
spinous process

下关节面
inferior articular fact

291. 黄韧带和横突间韧带（前面观）
Ligamenta flava and intertransverse ligaments (anterior aspect)

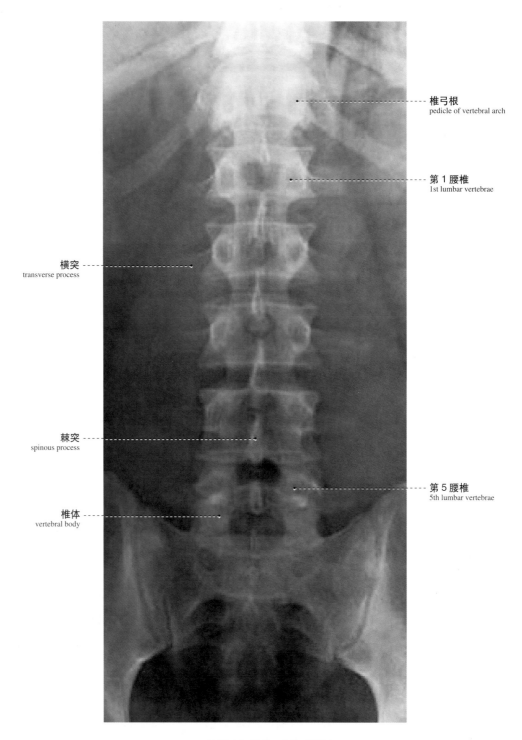

椎弓根
pedicle of vertebral arch

第 1 腰椎
1st lumbar vertebrae

横突
transverse process

棘突
spinous process

第 5 腰椎
5th lumbar vertebrae

椎体
vertebral body

292. 腰椎 X 线像（前后位）
Radiograph of the lumbar vertebrae (anteroposterior aspect)

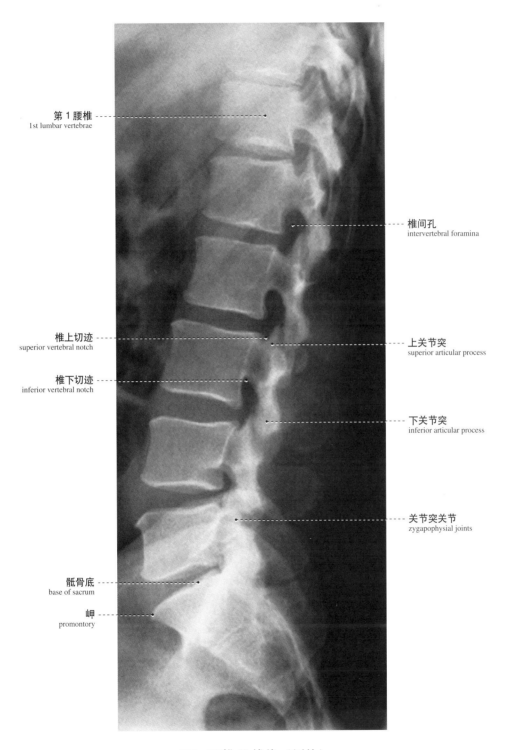

第 1 腰椎
1st lumbar vertebrae

椎间孔
intervertebral foramina

椎上切迹
superior vertebral notch

上关节突
superior articular process

椎下切迹
inferior vertebral notch

下关节突
inferior articular process

关节突关节
zygapophysial joints

骶骨底
base of sacrum

岬
promontory

293. 腰椎 X 线像（侧位）
Radiograph of the lumbar vertebrae (lateral aspect)

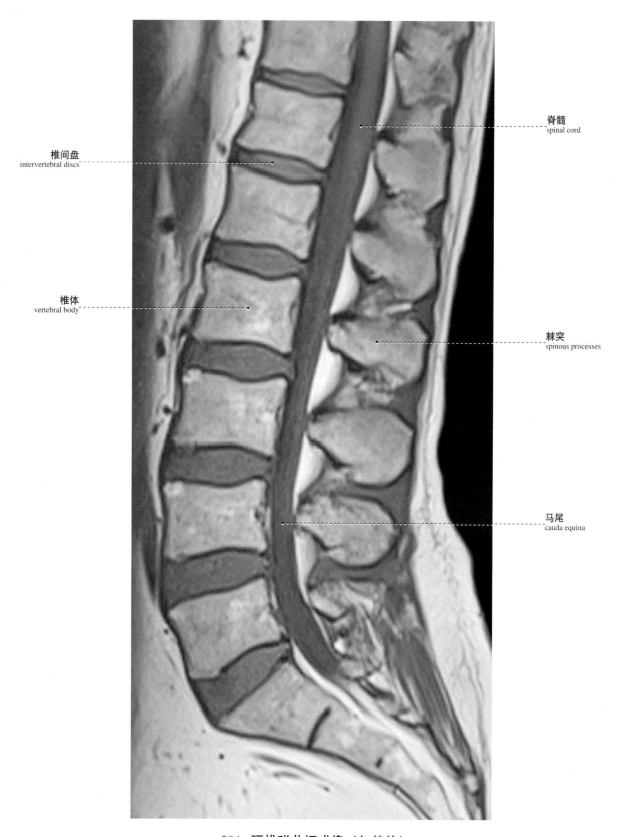

椎间盘
intervertebral discs

椎体
vertebral body

脊髓
spinal cord

棘突
spinous processes

马尾
cauda equina

294. 腰椎磁共振成像（矢状位）
MRI of the lumbar vertebrae (sagittal aspect)

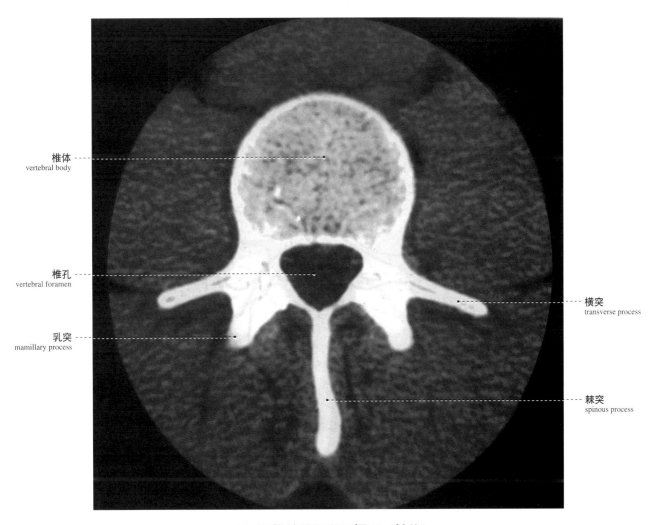

椎体
vertebral body

椎孔
vertebral foramen

乳突
mamillary process

横突
transverse process

棘突
spinous process

295. 腰椎计算机断层摄影（轴位）
CT of the lumbar vertebrae (axial aspect)

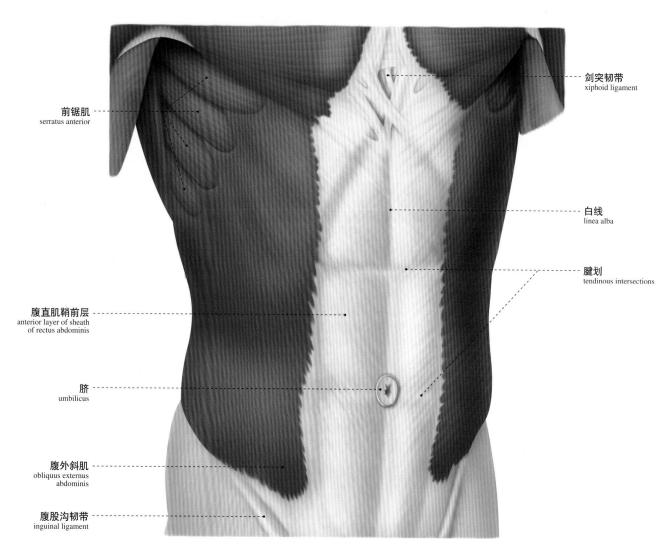

剑突韧带
xiphoid ligament

前锯肌
serratus anterior

白线
linea alba

腱划
tendinous intersections

腹直肌鞘前层
anterior layer of sheath
of rectus abdominis

脐
umbilicus

腹外斜肌
obliquus externus
abdominis

腹股沟韧带
inguinal ligament

296. 腹肌（前面观 1）
Muscles of the abdomen (anterior aspect 1)

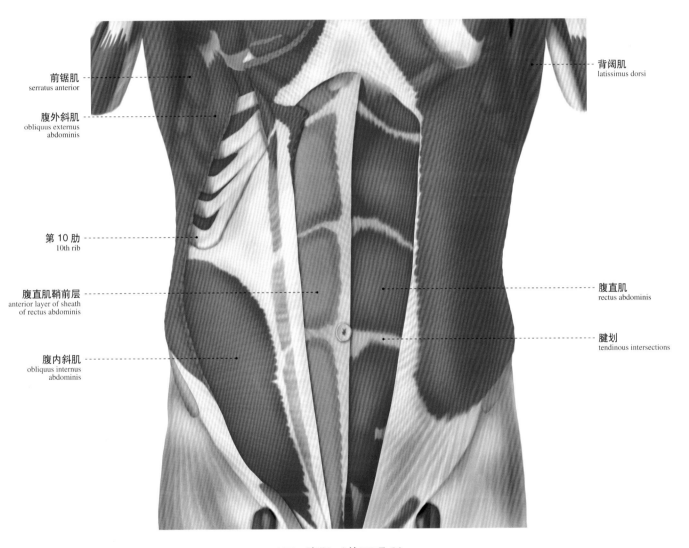

前锯肌
serratus anterior

腹外斜肌
obliquus externus
abdominis

第 10 肋
10th rib

腹直肌鞘前层
anterior layer of sheath
of rectus abdominis

腹内斜肌
obliquus internus
abdominis

背阔肌
latissimus dorsi

腹直肌
rectus abdominis

腱划
tendinous intersections

297. 腹肌（前面观 2）
Muscles of the abdomen (anterior aspect 2)

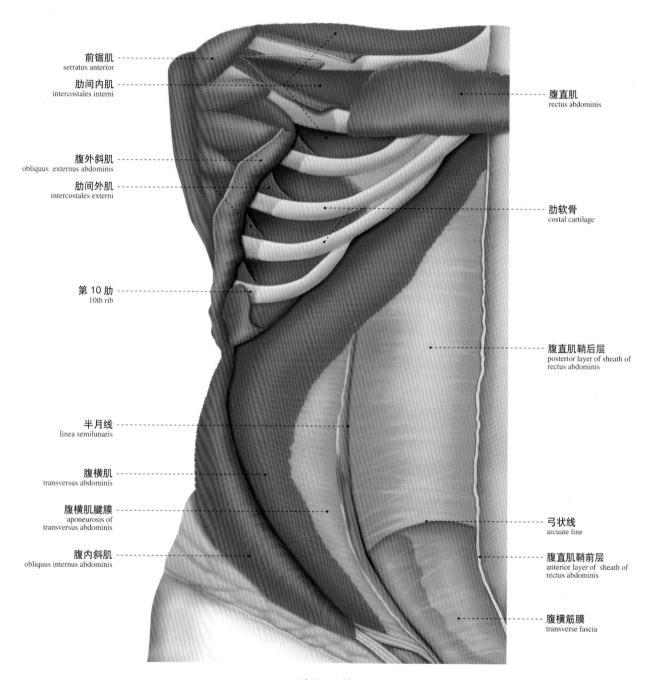

前锯肌
serratus anterior

肋间内肌
intercostales interni

腹外斜肌
obliquus externus abdominis

肋间外肌
intercostales externi

第 10 肋
10th rib

半月线
linea semilunaris

腹横肌
transversus abdominis

腹横肌腱膜
aponeurosis of
transversus abdominis

腹内斜肌
obliquus internus abdominis

腹直肌
rectus abdominis

肋软骨
costal cartilage

腹直肌鞘后层
posterior layer of sheath of
rectus abdominis

弓状线
arcuate line

腹直肌鞘前层
anterior layer of sheath of
rectus abdominis

腹横筋膜
transverse fascia

298. 腹肌（前面观 3）
Muscles of the abdomen (anterior aspect 3)

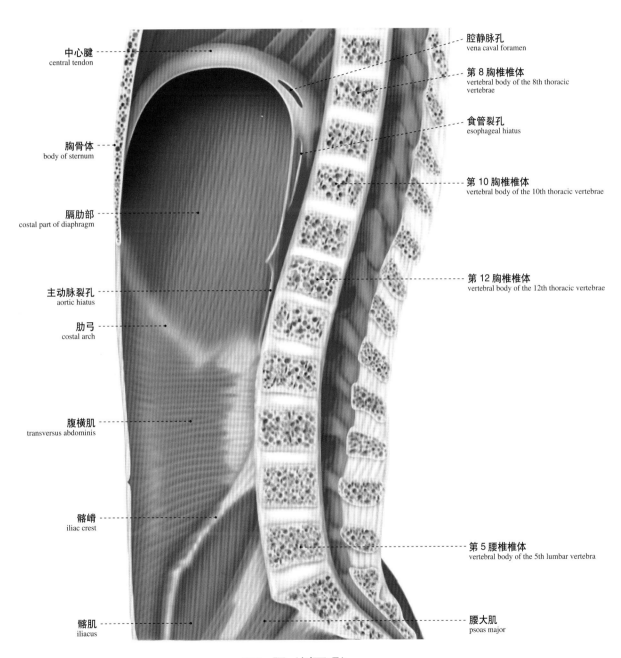

中心腱
central tendon

胸骨体
body of sternum

膈肋部
costal part of diaphragm

主动脉裂孔
aortic hiatus

肋弓
costal arch

腹横肌
transversus abdominis

髂嵴
iliac crest

髂肌
iliacus

腔静脉孔
vena caval foramen

第 8 胸椎椎体
vertebral body of the 8th thoracic vertebrae

食管裂孔
esophageal hiatus

第 10 胸椎椎体
vertebral body of the 10th thoracic vertebrae

第 12 胸椎椎体
vertebral body of the 12th thoracic vertebrae

第 5 腰椎椎体
vertebral body of the 5th lumbar vertebra

腰大肌
psoas major

299. 膈（侧面观）
Diaphragm (lateral aspect)

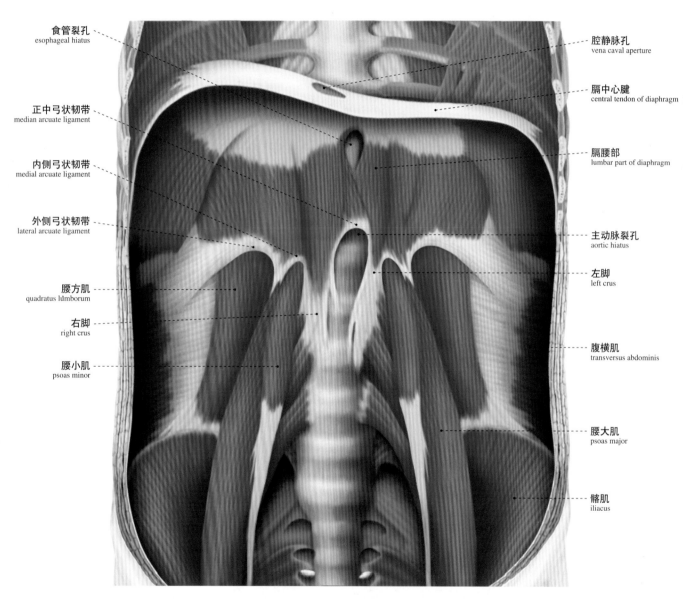

食管裂孔
esophageal hiatus

正中弓状韧带
median arcuate ligament

内侧弓状韧带
medial arcuate ligament

外侧弓状韧带
lateral arcuate ligament

腰方肌
quadratus ldmborum

右脚
right crus

腰小肌
psoas minor

腔静脉孔
vena caval aperture

膈中心腱
central tendon of diaphragm

膈腰部
lumbar part of diaphragm

主动脉裂孔
aortic hiatus

左脚
left crus

腹横肌
transversus abdominis

腰大肌
psoas major

髂肌
iliacus

300. 腰肌（前面观）
Lumbar muscles (anterior aspect)

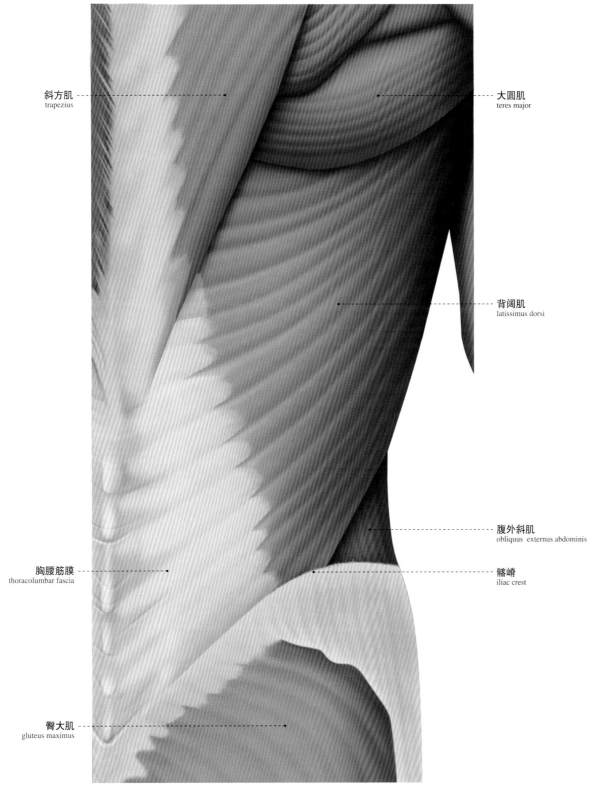

斜方肌
trapezius

大圆肌
teres major

背阔肌
latissimus dorsi

腹外斜肌
obliquus externus abdominis

胸腰筋膜
thoracolumbar fascia

髂嵴
iliac crest

臀大肌
gluteus maximus

301. 腰肌（后面观 1）
Lumbar muscles (posterior aspect 1)

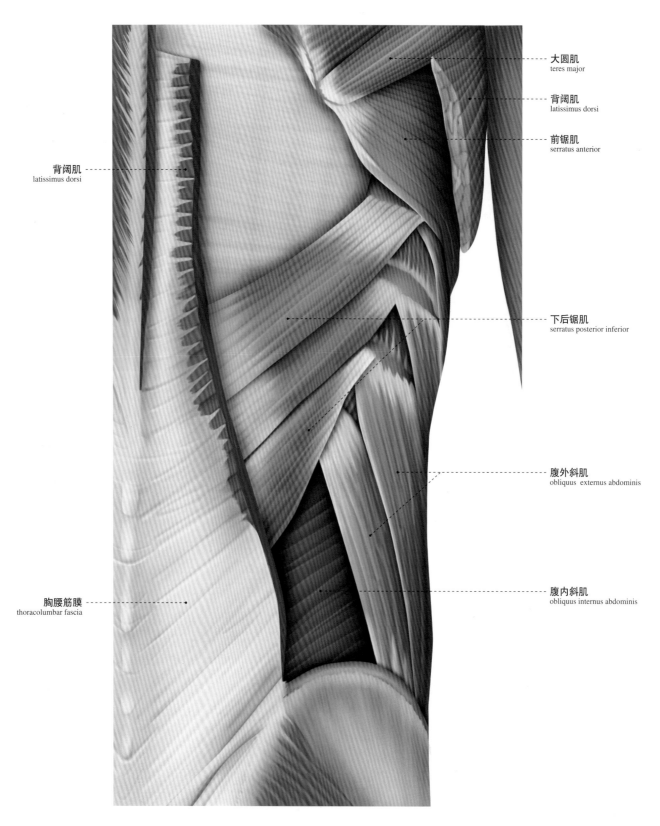

大圆肌
teres major

背阔肌
latissimus dorsi

前锯肌
serratus anterior

背阔肌
latissimus dorsi

下后锯肌
serratus posterior inferior

腹外斜肌
obliquus externus abdominis

腹内斜肌
obliquus internus abdominis

胸腰筋膜
thoracolumbar fascia

302. 腰肌（后面观 2）
Lumbar muscles (posterior aspect 2)

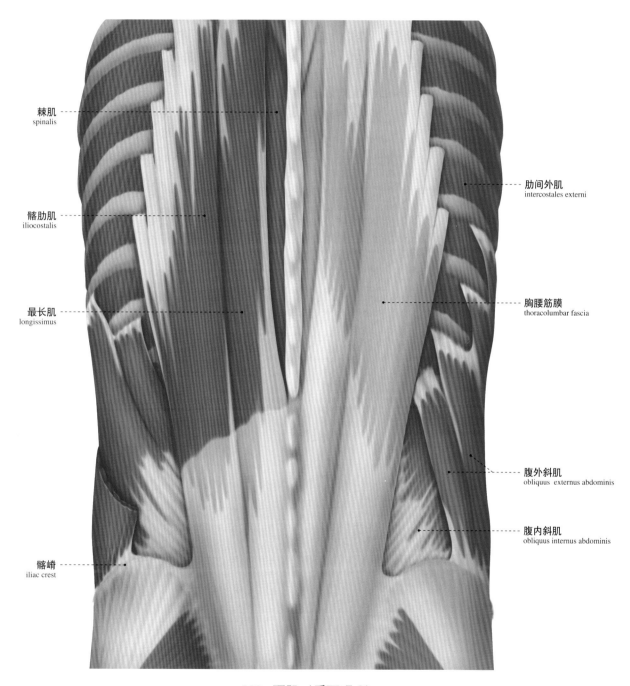

棘肌
spinalis

髂肋肌
iliocostalis

最长肌
longissimus

髂嵴
iliac crest

肋间外肌
intercostales externi

胸腰筋膜
thoracolumbar fascia

腹外斜肌
obliquus externus abdominis

腹内斜肌
obliquus internus abdominis

303. 腰肌（后面观 3）
Lumbar muscles (posterior aspect 3)

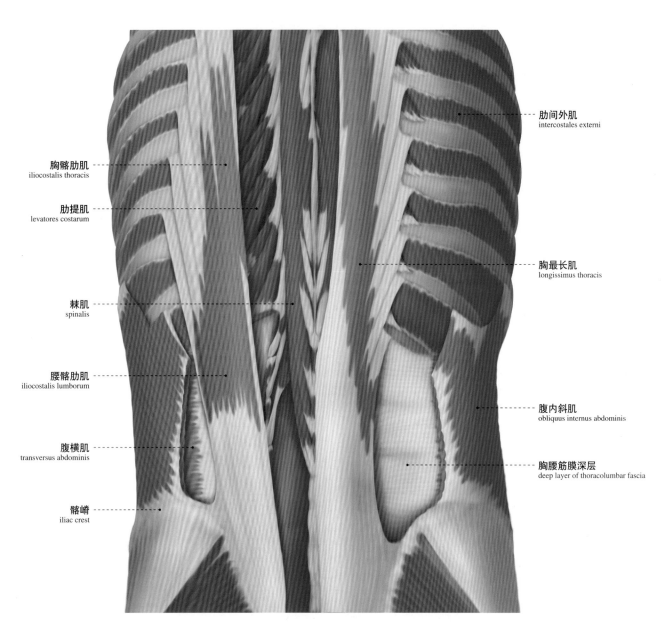

胸髂肋肌
iliocostalis thoracis

肋提肌
levatores costarum

棘肌
spinalis

腰髂肋肌
iliocostalis lumborum

腹横肌
transversus abdominis

髂嵴
iliac crest

肋间外肌
intercostales externi

胸最长肌
longissimus thoracis

腹内斜肌
obliquus internus abdominis

胸腰筋膜深层
deep layer of thoracolumbar fascia

304. 腰肌（后面观 4）
Lumbar muscles (posterior aspect 4)

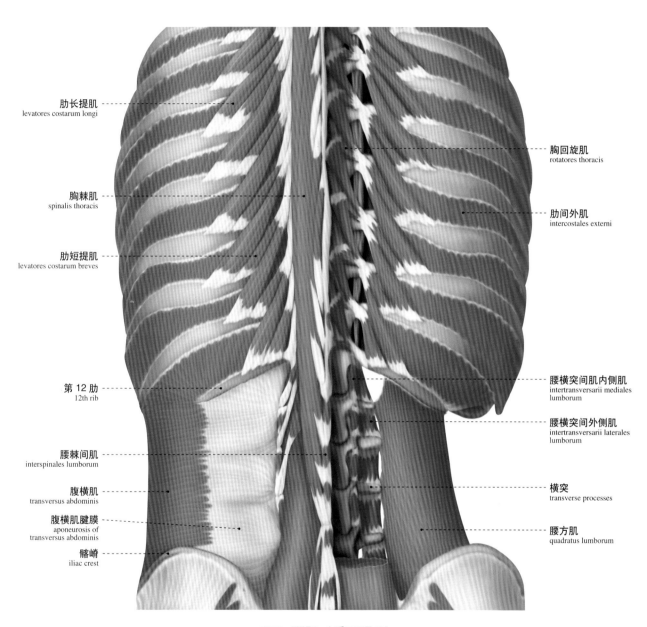

肋长提肌
levatores costarum longi

胸棘肌
spinalis thoracis

肋短提肌
levatores costarum breves

第 12 肋
12th rib

腰棘间肌
interspinales lumborum

腹横肌
transversus abdominis

腹横肌腱膜
aponeurosis of
transversus abdominis

髂嵴
iliac crest

胸回旋肌
rotatores thoracis

肋间外肌
intercostales externi

腰横突间肌内侧肌
intertransversarii mediales
lumborum

腰横突间外侧肌
intertransversarii laterales
lumborum

横突
transverse processes

腰方肌
quadratus lumborum

305. 腰肌（后面观 5）
Lumbar muscles (posterior aspect 5)

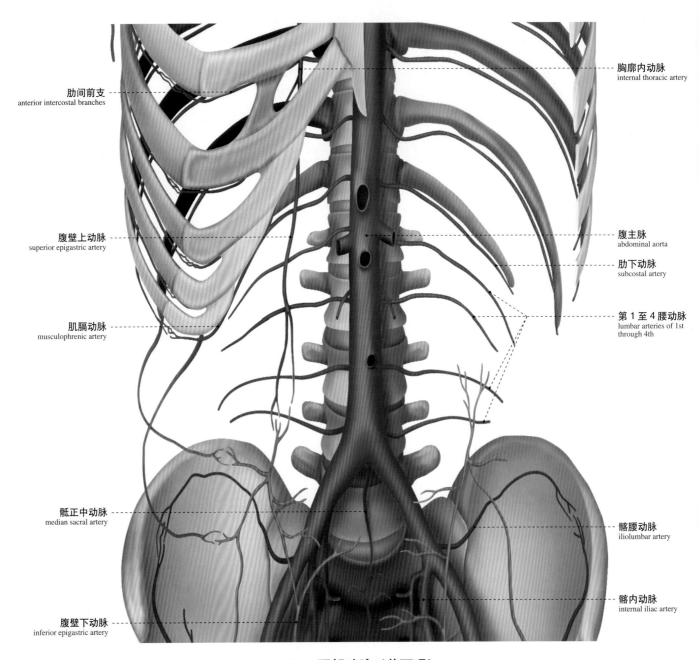

肋间前支
anterior intercostal branches

腹壁上动脉
superior epigastric artery

肌膈动脉
musculophrenic artery

骶正中动脉
median sacral artery

腹壁下动脉
inferior epigastric artery

胸廓内动脉
internal thoracic artery

腹主脉
abdominal aorta

肋下动脉
subcostal artery

第 1 至 4 腰动脉
lumbar arteries of 1st
through 4th

髂腰动脉
iliolumbar artery

髂内动脉
internal iliac artery

306. 腰部动脉（前面观）
Lumbar arteries (anterior aspect)

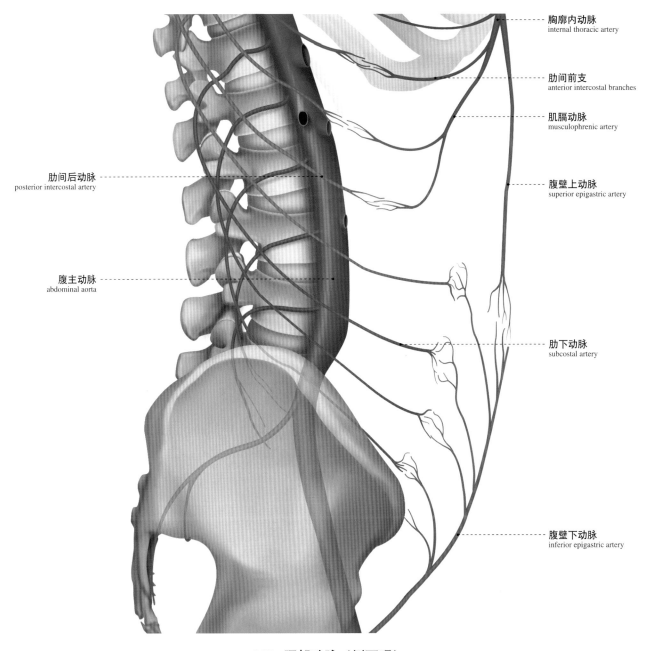

胸廓内动脉
internal thoracic artery

肋间前支
anterior intercostal branches

肌膈动脉
musculophrenic artery

腹壁上动脉
superior epigastric artery

肋间后动脉
posterior intercostal artery

腹主动脉
abdominal aorta

肋下动脉
subcostal artery

腹壁下动脉
inferior epigastric artery

307. 腰部动脉（侧面观）
Lumbar arteries (lateral aspect)

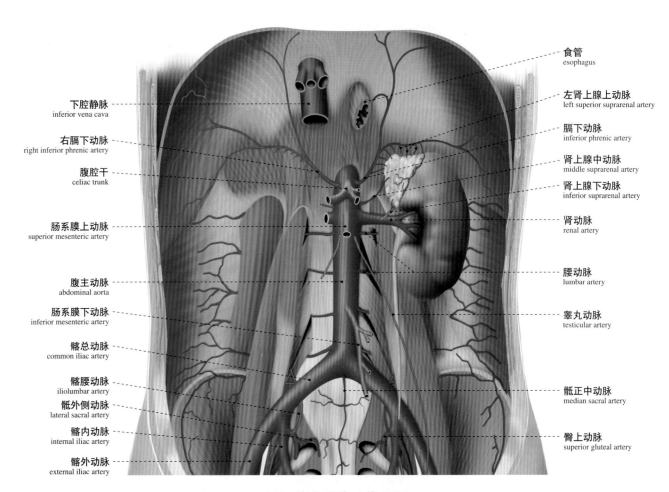

下腔静脉
inferior vena cava

右膈下动脉
right inferior phrenic artery

腹腔干
celiac trunk

肠系膜上动脉
superior mesenteric artery

腹主动脉
abdominal aorta

肠系膜下动脉
inferior mesenteric artery

髂总动脉
common iliac artery

髂腰动脉
iliolumbar artery

骶外侧动脉
lateral sacral artery

髂内动脉
internal iliac artery

髂外动脉
external iliac artery

食管
esophagus

左肾上腺上动脉
left superior suprarenal artery

膈下动脉
inferior phrenic artery

肾上腺中动脉
middle suprarenal artery

肾上腺下动脉
inferior suprarenal artery

肾动脉
renal artery

腰动脉
lumbar artery

睾丸动脉
testicular artery

骶正中动脉
median sacral artery

臀上动脉
superior gluteal artery

308. 腹主动脉（前面观）
Abdominal aorta (anterior aspect)

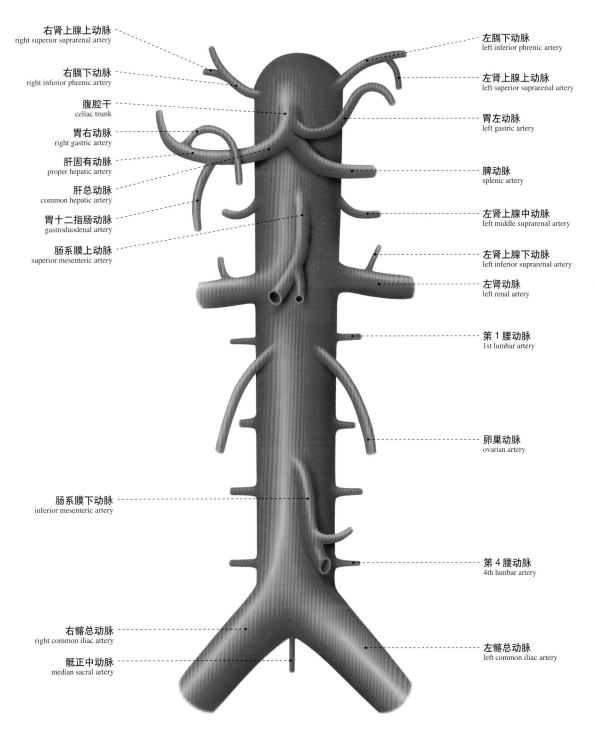

右肾上腺上动脉
right superior suprarenal artery

右膈下动脉
right inferior phrenic artery

腹腔干
celiac trunk

胃右动脉
right gastric artery

肝固有动脉
proper hepatic artery

肝总动脉
common hepatic artery

胃十二指肠动脉
gastroduodenal artery

肠系膜上动脉
superior mesenteric artery

肠系膜下动脉
inferior mesenteric artery

右髂总动脉
right common iliac artery

骶正中动脉
median sacral artery

左膈下动脉
left inferior phrenic artery

左肾上腺上动脉
left superior suprarenal artery

胃左动脉
left gastric artery

脾动脉
splenic artery

左肾上腺中动脉
left middle suprarenal artery

左肾上腺下动脉
left inferior suprarenal artery

左肾动脉
left renal artery

第 1 腰动脉
1st lumbar artery

卵巢动脉
ovarian artery

第 4 腰动脉
4th lumbar artery

左髂总动脉
left common iliac artery

309. 腹主动脉及其分支
Abdominal aorta and its branches

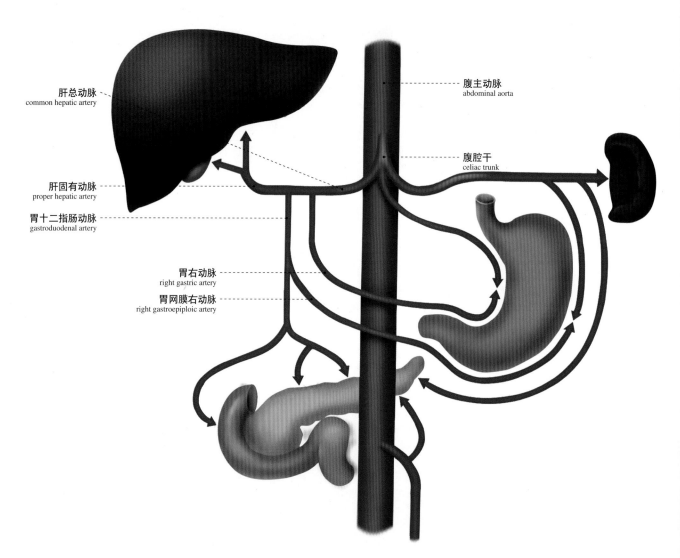

肝总动脉
common hepatic artery

肝固有动脉
proper hepatic artery

胃十二指肠动脉
gastroduodenal artery

胃右动脉
right gastric artery

胃网膜右动脉
right gastroepiploic artery

腹主动脉
abdominal aorta

腹腔干
celiac trunk

310. 腹腔干的分布
Distribution of the celiac trunk

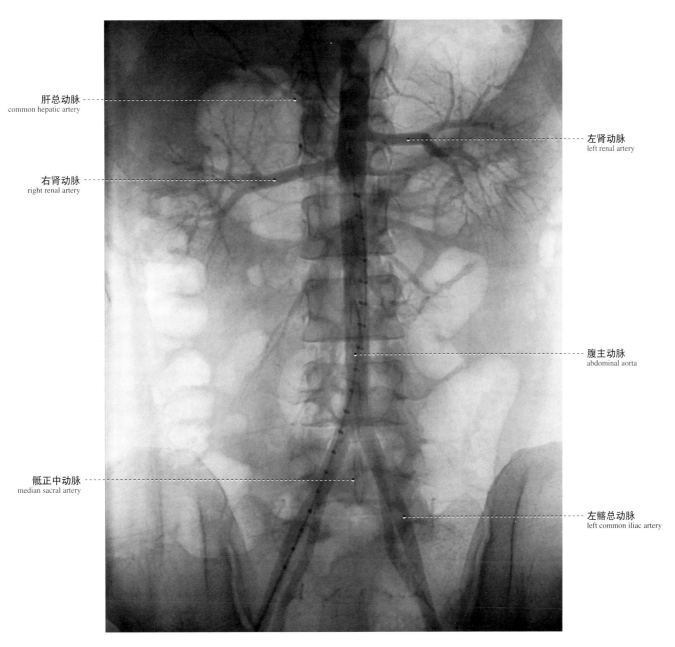

肝总动脉
common hepatic artery

右肾动脉
right renal artery

左肾动脉
left renal artery

腹主动脉
abdominal aorta

骶正中动脉
median sacral artery

左髂总动脉
left common iliac artery

311. 腹主动脉数字减影血管造影
DSA of the abdominal aortic

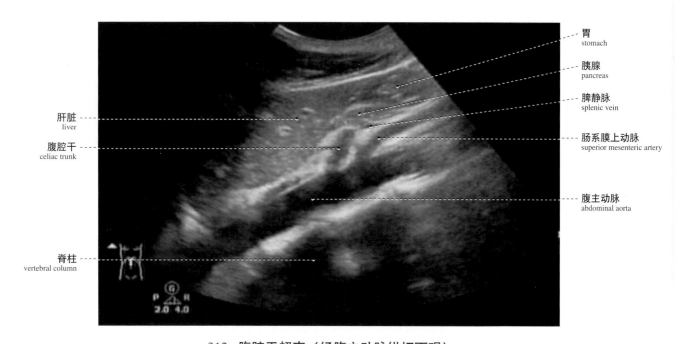

胃
stomach

胰腺
pancreas

脾静脉
splenic vein

肠系膜上动脉
superior mesenteric artery

腹主动脉
abdominal aorta

肝脏
liver

腹腔干
celiac trunk

脊柱
vertebral column

312. 腹腔干超声（经腹主动脉纵切面观）
Ultrasound image of the celiac trunk (longitudinal view through abdominal aorta)

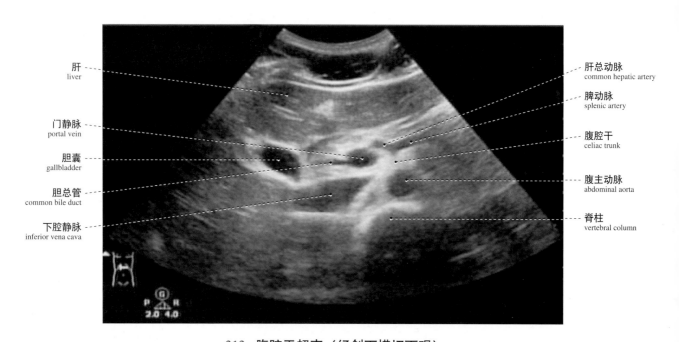

肝
liver

门静脉
portal vein

胆囊
gallbladder

胆总管
common bile duct

下腔静脉
inferior vena cava

肝总动脉
common hepatic artery

脾动脉
splenic artery

腹腔干
celiac trunk

腹主动脉
abdominal aorta

脊柱
vertebral column

313. 腹腔干超声（经剑下横切面观）
Ultrasound image of the celiac trunk (transverse view under the xiphoid)

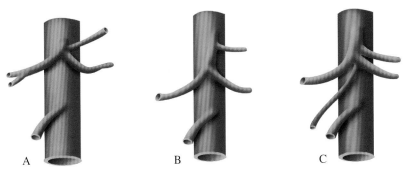

314. 完整型腹腔干

Complete types of the celiac trunk

A.腹腔干的 3 条分支——胃左动脉、肝总动脉、脾动脉同时发出，形成典型的 Halleri 三脚（25%）；B.腹腔干先发出胃左动脉，再分出肝总动脉和脾动脉，为常见类型（49%）；C.腹腔干由胃左动脉、肝总动脉、脾动脉及胰背动脉 4 条分支组成（10%）

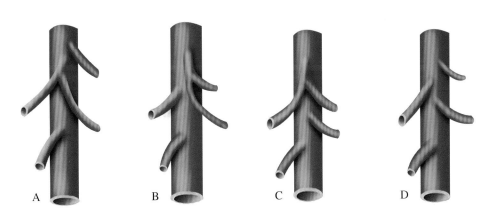

315. 不完整型腹腔干

Incomplete types of the celiac trunk

A.肝脾干、胃左动脉由腹主动脉发出（5%）；B.胃脾干、肝总动脉由腹主动脉发出（3%）；
C.胃肝干、脾动脉由腹主动脉发出（1%）；D.3 条动脉无共干（＜1%）

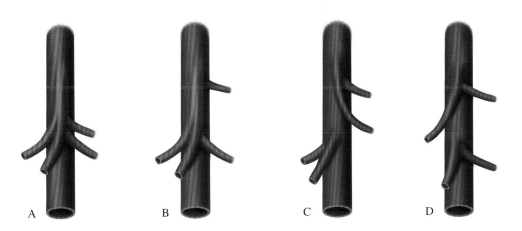

316. 腹腔动脉分支与肠系膜上动脉形成共干

Formation of the common stem of the branches of the celiac artery and superior mesenteric artery

A.胃肝脾肠系膜干（2%）；B.肝脾肠系膜干、胃左动脉起自腹主动脉（1%）；C.肝肠系膜干和胃脾干（3%）；D.脾肠系膜干和肝胃干（1%）

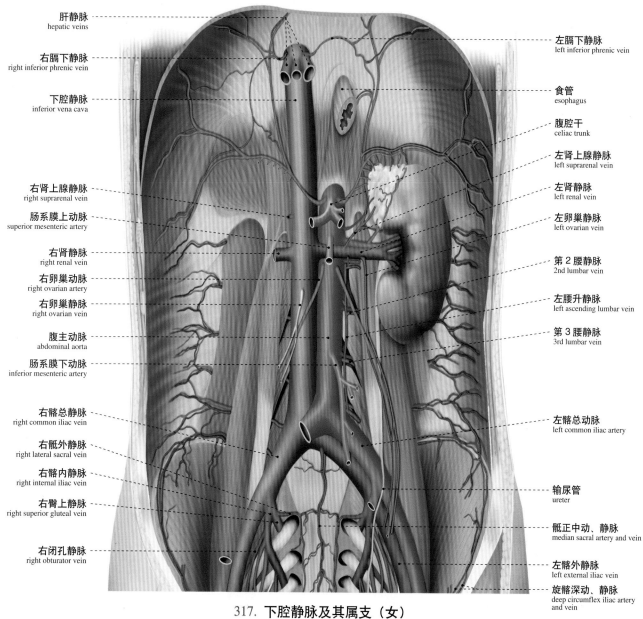

肝静脉
hepatic veins

右膈下静脉
right inferior phrenic vein

下腔静脉
inferior vena cava

右肾上腺静脉
right suprarenal vein

肠系膜上动脉
superior mesenteric artery

右肾静脉
right renal vein

右卵巢动脉
right ovarian artery

右卵巢静脉
right ovarian vein

腹主动脉
abdominal aorta

肠系膜下动脉
inferior mesenteric artery

右髂总静脉
right common iliac vein

右骶外静脉
right lateral sacral vein

右髂内静脉
right internal iliac vein

右臀上静脉
right superior gluteal vein

右闭孔静脉
right obturator vein

左膈下静脉
left inferior phrenic vein

食管
esophagus

腹腔干
celiac trunk

左肾上腺静脉
left suprarenal vein

左肾静脉
left renal vein

左卵巢静脉
left ovarian vein

第 2 腰静脉
2nd lumbar vein

左腰升静脉
left ascending lumbar vein

第 3 腰静脉
3rd lumbar vein

左髂总动脉
left common iliac artery

输尿管
ureter

骶正中动、静脉
median sacral artery and vein

左髂外静脉
left external iliac vein

旋髂深动、静脉
deep circumflex iliac artery and vein

317. 下腔静脉及其属支（女）
Inferior vena cava and its tributaries (female)

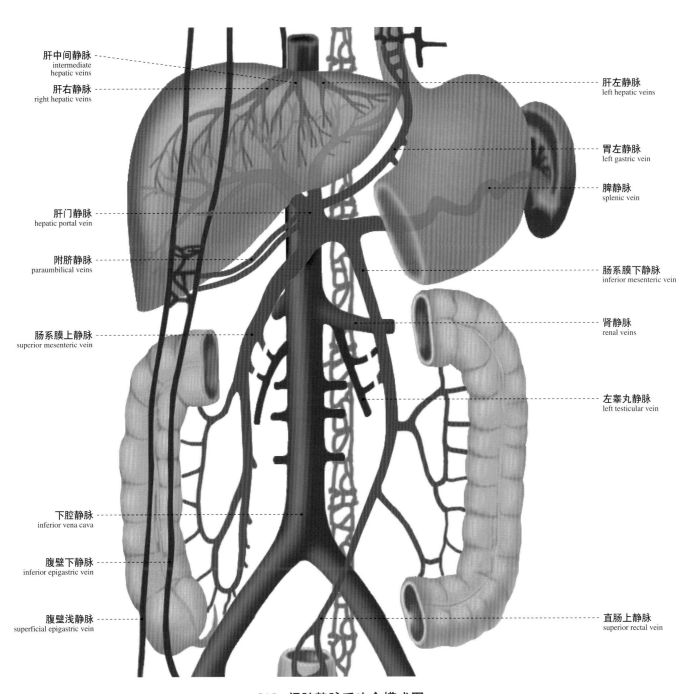

肝中间静脉
intermediate
hepatic veins

肝右静脉
right hepatic veins

肝门静脉
hepatic portal vein

附脐静脉
paraumbilical veins

肠系膜上静脉
superior mesenteric vein

下腔静脉
inferior vena cava

腹壁下静脉
inferior epigastric vein

腹壁浅静脉
superficial epigastric vein

肝左静脉
left hepatic veins

胃左静脉
left gastric vein

脾静脉
splenic vein

肠系膜下静脉
inferior mesenteric vein

肾静脉
renal veins

左睾丸静脉
left testicular vein

直肠上静脉
superior rectal vein

318. 门腔静脉系吻合模式图
Diagram of the porta-caval venous communications

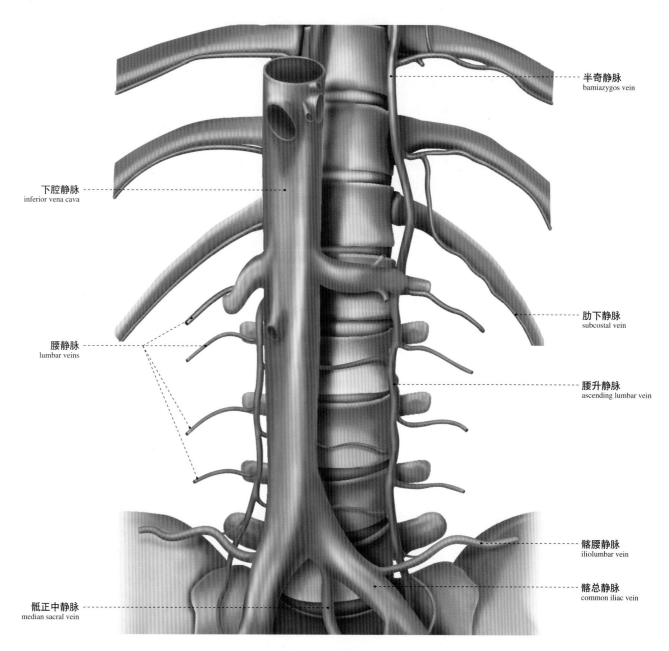

半奇静脉
bamiazygos vein

下腔静脉
inferior vena cava

肋下静脉
subcostal vein

腰静脉
lumbar veins

腰升静脉
ascending lumbar vein

髂腰静脉
iliolumbar vein

髂总静脉
common iliac vein

骶正中静脉
median sacral vein

319. 下腔静脉及其属支（前面观）
Inferior vena cava and its tributaries (anterior aspect)

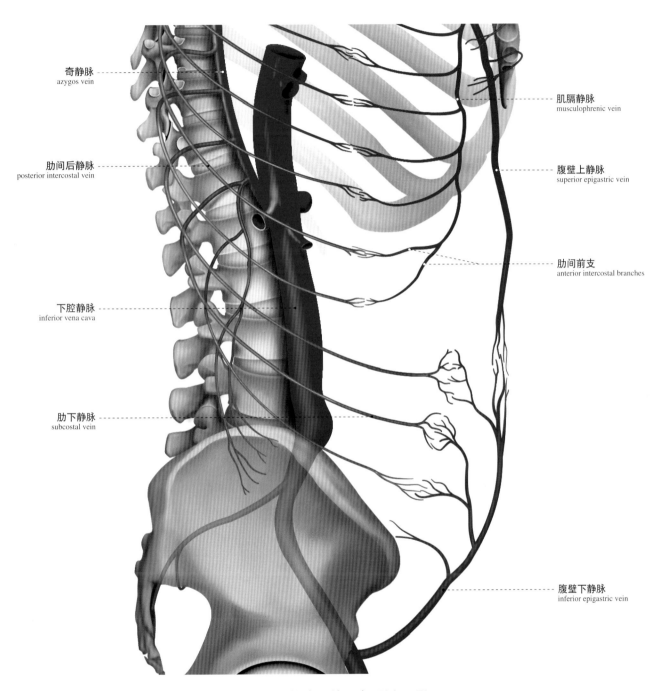

奇静脉
azygos vein

肌膈静脉
musculophrenic vein

肋间后静脉
posterior intercostal vein

腹壁上静脉
superior epigastric vein

肋间前支
anterior intercostal branches

下腔静脉
inferior vena cava

肋下静脉
subcostal vein

腹壁下静脉
inferior epigastric vein

320. 下腔静脉及其属支（侧面观）
Inferior vena cava and its tributaries (lateral aspect)

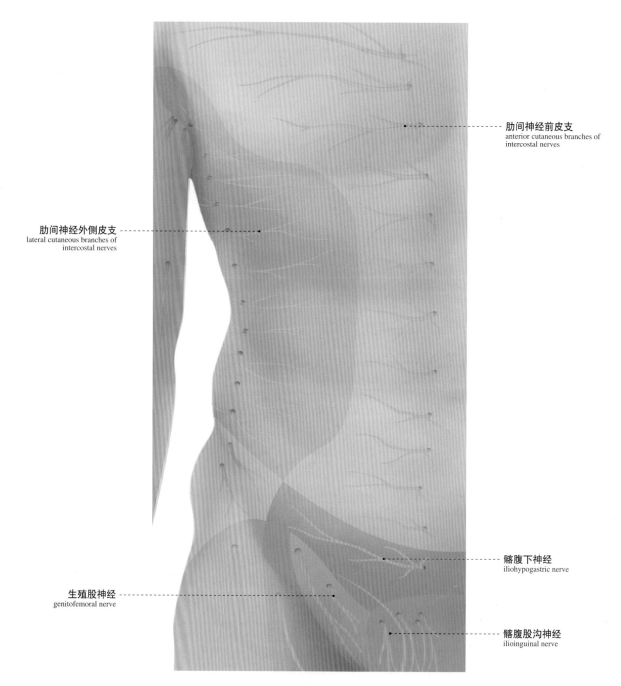

肋间神经前皮支
anterior cutaneous branches of
intercostal nerves

肋间神经外侧皮支
lateral cutaneous branches of
intercostal nerves

髂腹下神经
iliohypogastric nerve

生殖股神经
genitofemoral nerve

髂腹股沟神经
ilioinguinal nerve

321. 腹部外周感觉神经支配（前面观）
Peripheral sensory innervation of the abdomen (anterior aspect)

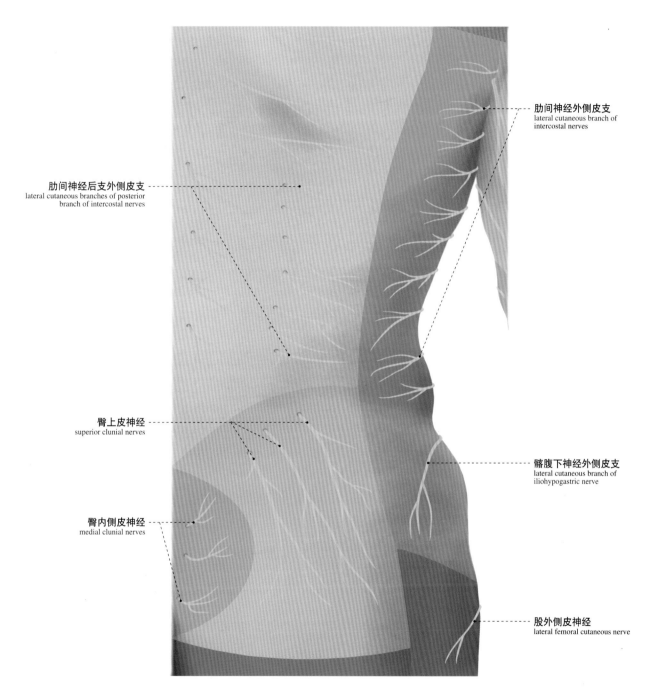

肋间神经外侧皮支
lateral cutaneous branch of
intercostal nerves

肋间神经后支外侧皮支
lateral cutaneous branches of posterior
branch of intercostal nerves

臀上皮神经
superior clunial nerves

臀内侧皮神经
medial clunial nerves

髂腹下神经外侧皮支
lateral cutaneous branch of
iliohypogastric nerve

股外侧皮神经
lateral femoral cutaneous nerve

322. 腰部外周感觉神经支配（后面观）
Peripheral sensory innervation of the waist (posterior aspect)

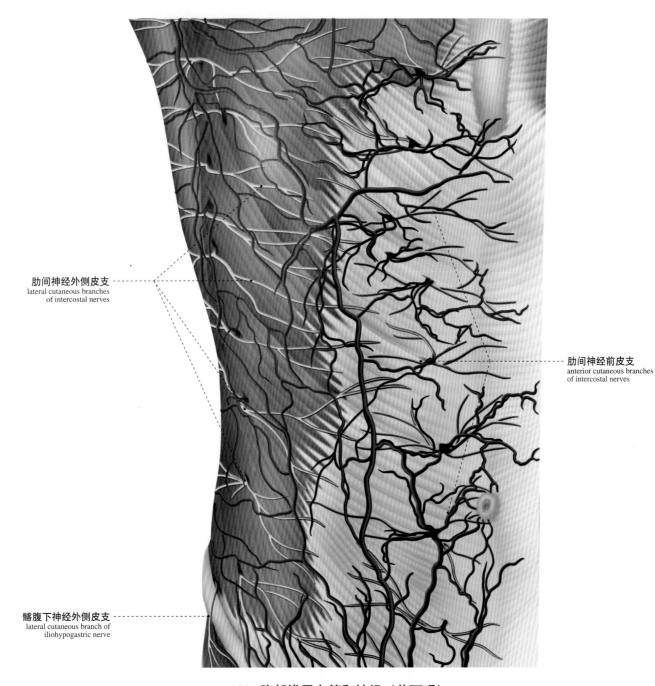

肋间神经外侧皮支
lateral cutaneous branches
of intercostal nerves

肋间神经前皮支
anterior cutaneous branches
of intercostal nerves

髂腹下神经外侧皮支
lateral cutaneous branch of
iliohypogastric nerve

323. 腹部浅层血管和神经（前面观）
Blood vessels and nerves of the superficial layer of the abdomen (anterior aspect)

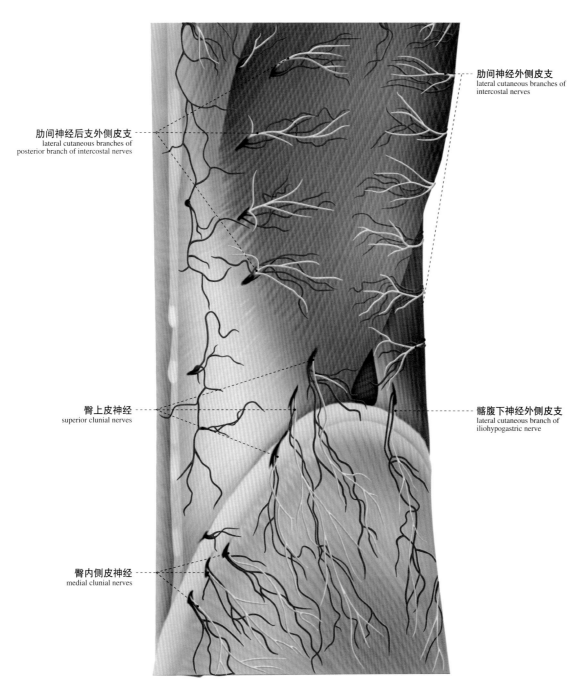

肋间神经外侧皮支
lateral cutaneous branches of
intercostal nerves

肋间神经后支外侧皮支
lateral cutaneous branches of
posterior branch of intercostal nerves

臀上皮神经
superior clunial nerves

髂腹下神经外侧皮支
lateral cutaneous branch of
iliohypogastric nerve

臀内侧皮神经
medial clunial nerves

324. 腰部浅层皮血管和神经（后面观）
Superficial cutaneous vessels and nerves of the posterior waist (posterior aspect)

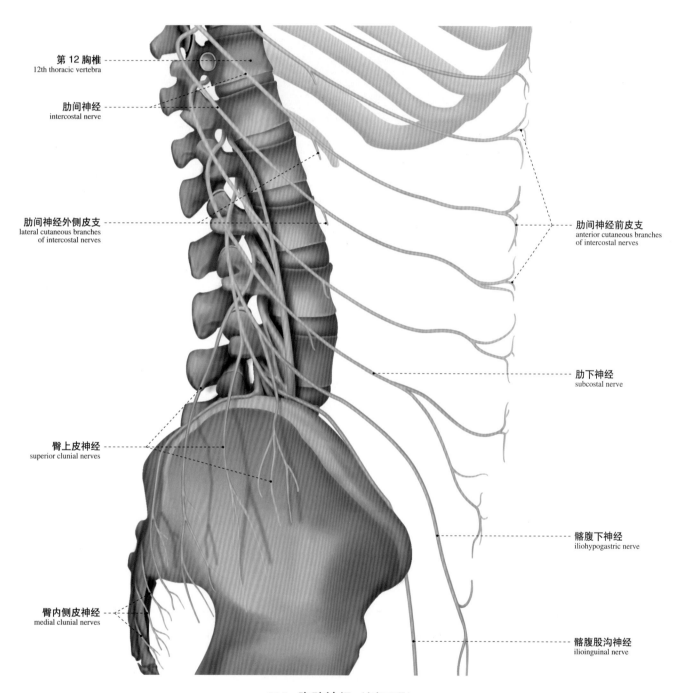

第 12 胸椎
12th thoracic vertebra

肋间神经
intercostal nerve

肋间神经外侧皮支
lateral cutaneous branches
of intercostal nerves

臀上皮神经
superior clunial nerves

臀内侧皮神经
medial clunial nerves

肋间神经前皮支
anterior cutaneous branches
of intercostal nerves

肋下神经
subcostal nerve

髂腹下神经
iliohypogastric nerve

髂腹股沟神经
ilioinguinal nerve

325. 腹壁神经（侧面观）
Nerves of the abdominal wall (lateral aspect)

第三章

局部解剖

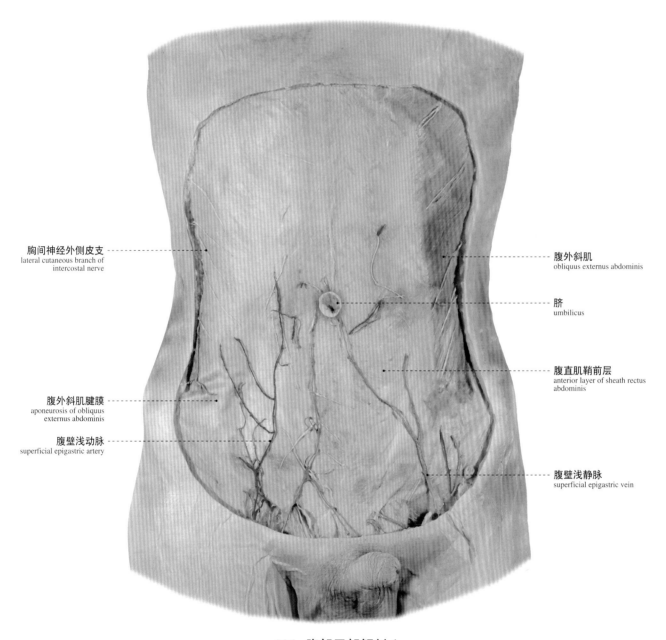

胸间神经外侧皮支
lateral cutaneous branch of
intercostal nerve

腹外斜肌腱膜
aponeurosis of obliquus
externus abdominis

腹壁浅动脉
superficial epigastric artery

腹外斜肌
obliquus externus abdominis

脐
umbilicus

腹直肌鞘前层
anterior layer of sheath rectus
abdominis

腹壁浅静脉
superficial epigastric vein

326. 腹部局部解剖 1
Topography of the abdomen 1

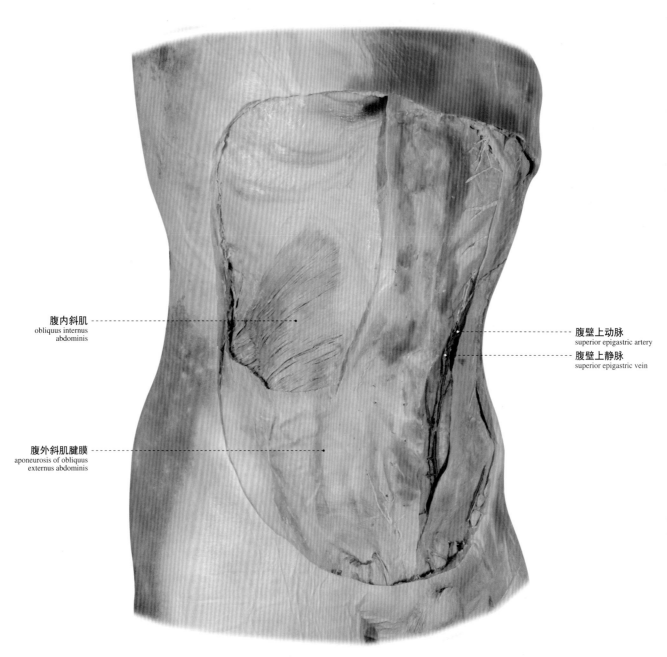

腹内斜肌
obliquus internus
abdominis

腹外斜肌腱膜
aponeurosis of obliquus
externus abdominis

腹壁上动脉
superior epigastric artery

腹壁上静脉
superior epigastric vein

327. 腹部局部解剖 2
Topography of the abdomen 2

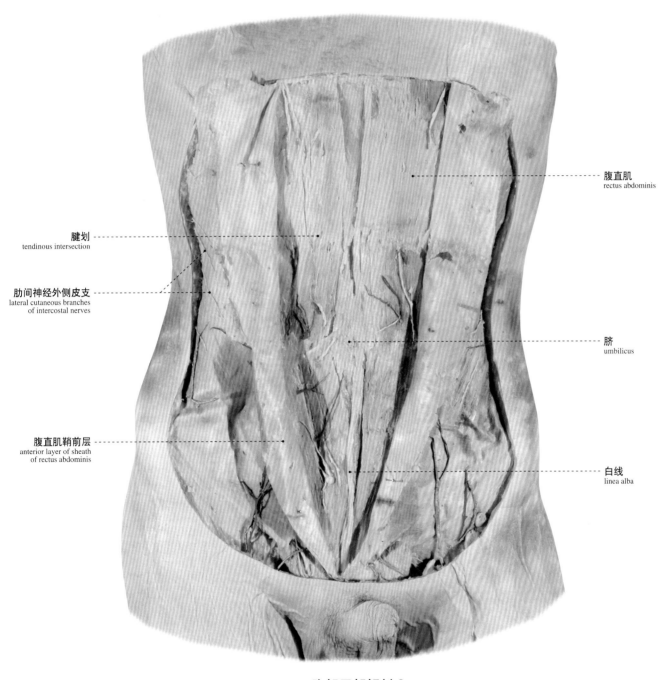

腹直肌
rectus abdominis

腱划
tendinous intersection

肋间神经外侧皮支
lateral cutaneous branches
of intercostal nerves

脐
umbilicus

腹直肌鞘前层
anterior layer of sheath
of rectus abdominis

白线
linea alba

328. 腹部局部解剖 3
Topography of the abdomen 3

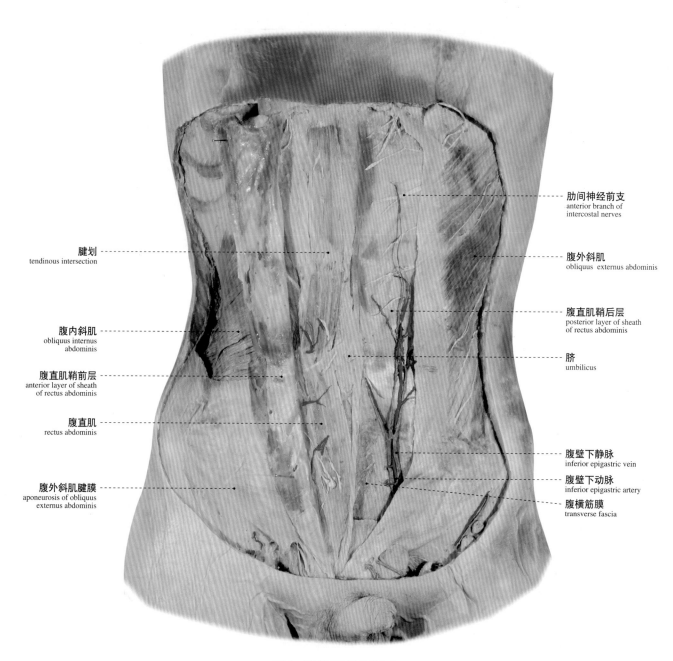

腱划
tendinous intersection

腹内斜肌
obliquus internus
abdominis

腹直肌鞘前层
anterior layer of sheath
of rectus abdominis

腹直肌
rectus abdominis

腹外斜肌腱膜
aponeurosis of obliquus
externus abdominis

肋间神经前支
anterior branch of
intercostal nerves

腹外斜肌
obliquus externus abdominis

腹直肌鞘后层
posterior layer of sheath
of rectus abdominis

脐
umbilicus

腹壁下静脉
inferior epigastric vein

腹壁下动脉
inferior epigastric artery

腹横筋膜
transverse fascia

329. 腹部局部解剖 4
Topography of the abdomen 4

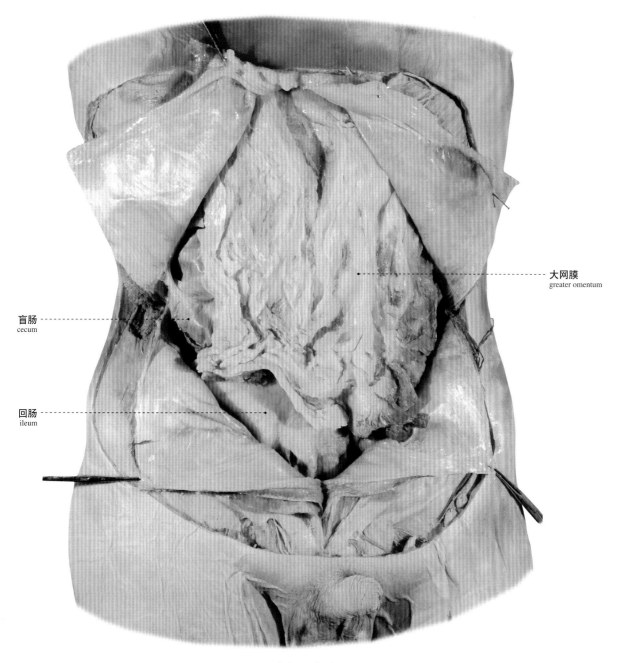

盲肠
cecum

回肠
ileum

大网膜
greater omentum

330. 腹部局部解剖 5
Topography of the abdomen 5

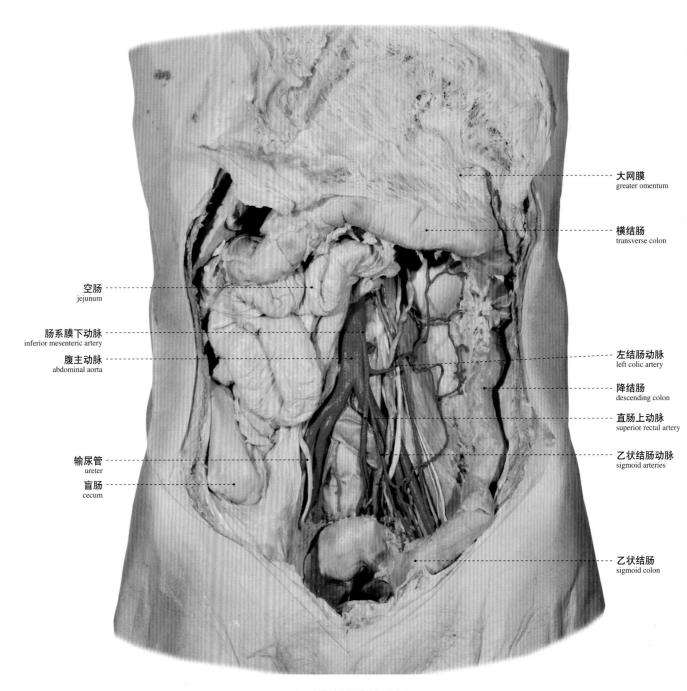

大网膜
greater omentum

横结肠
transverse colon

空肠
jejunum

肠系膜下动脉
inferior mesenteric artery

腹主动脉
abdominal aorta

左结肠动脉
left colic artery

降结肠
descending colon

直肠上动脉
superior rectal artery

输尿管
ureter

盲肠
cecum

乙状结肠动脉
sigmoid arteries

乙状结肠
sigmoid colon

331. 腹部局部解剖 6

Topography of the abdomen 6

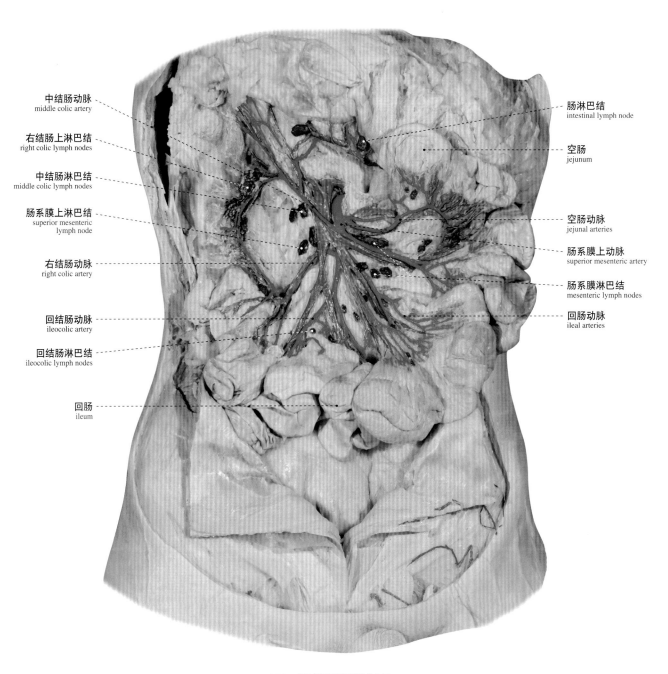

中结肠动脉
middle colic artery

右结肠上淋巴结
right colic lymph nodes

中结肠淋巴结
middle colic lymph nodes

肠系膜上淋巴结
superior mesenteric
lymph node

右结肠动脉
right colic artery

回结肠动脉
ileocolic artery

回结肠淋巴结
ileocolic lymph nodes

回肠
ileum

肠淋巴结
intestinal lymph node

空肠
jejunum

空肠动脉
jejunal arteries

肠系膜上动脉
superior mesenteric artery

肠系膜淋巴结
mesenteric lymph nodes

回肠动脉
ileal arteries

332. 腹部局部解剖 7

Topography of the abdomen 7

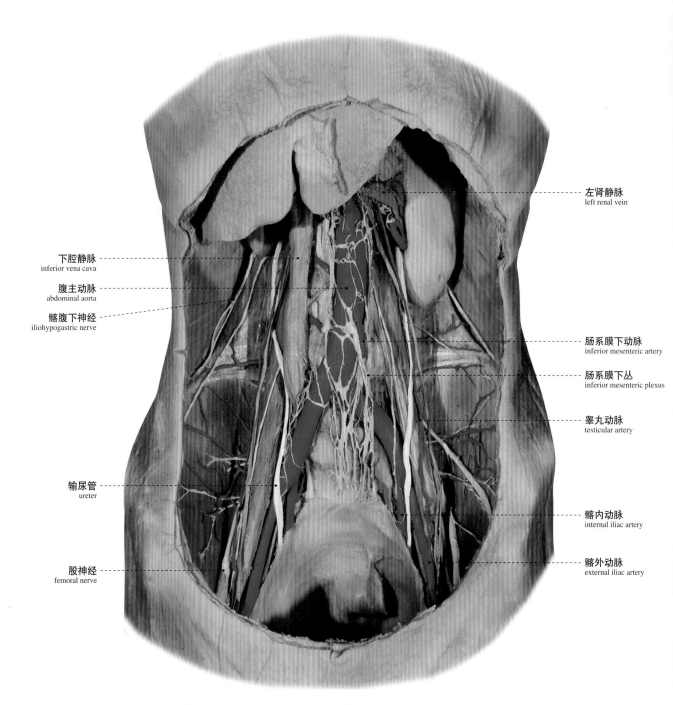

左肾静脉
left renal vein

下腔静脉
inferior vena cava

腹主动脉
abdominal aorta

髂腹下神经
iliohypogastric nerve

肠系膜下动脉
inferior mesenteric artery

肠系膜下丛
inferior mesenteric plexus

睾丸动脉
testicular artery

输尿管
ureter

髂内动脉
internal iliac artery

股神经
femoral nerve

髂外动脉
external iliac artery

333. 腹部局部解剖 8
Topography of the abdomen 8

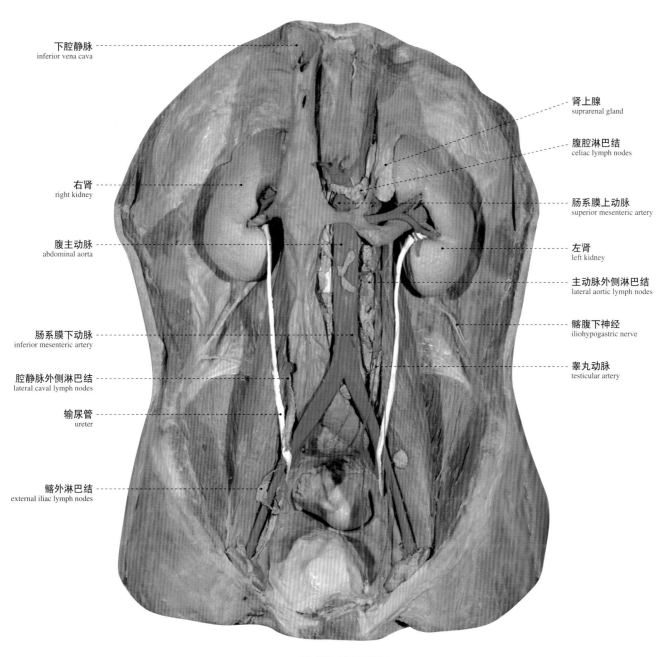

下腔静脉
inferior vena cava

右肾
right kidney

腹主动脉
abdominal aorta

肠系膜下动脉
inferior mesenteric artery

腔静脉外侧淋巴结
lateral caval lymph nodes

输尿管
ureter

髂外淋巴结
external iliac lymph nodes

肾上腺
suprarenal gland

腹腔淋巴结
celiac lymph nodes

肠系膜上动脉
superior mesenteric artery

左肾
left kidney

主动脉外侧淋巴结
lateral aortic lymph nodes

髂腹下神经
iliohypogastric nerve

睾丸动脉
testicular artery

334. 腹部局部解剖 9

Topography of the abdomen 9

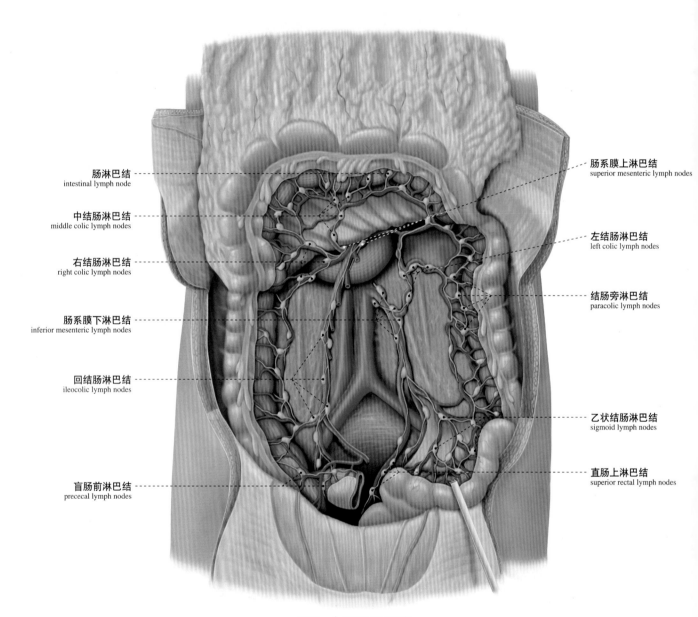

肠淋巴结
intestinal lymph node

中结肠淋巴结
middle colic lymph nodes

右结肠淋巴结
right colic lymph nodes

肠系膜下淋巴结
inferior mesenteric lymph nodes

回结肠淋巴结
ileocolic lymph nodes

盲肠前淋巴结
prececal lymph nodes

肠系膜上淋巴结
superior mesenteric lymph nodes

左结肠淋巴结
left colic lymph nodes

结肠旁淋巴结
paracolic lymph nodes

乙状结肠淋巴结
sigmoid lymph nodes

直肠上淋巴结
superior rectal lymph nodes

335. 大肠淋巴回流
Lymphatic drainage of the large intestine

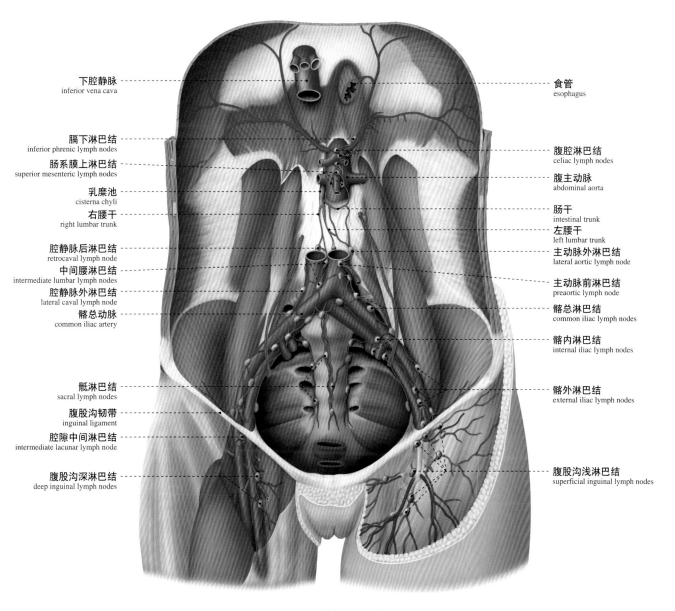

下腔静脉
inferior vena cava

膈下淋巴结
inferior phrenic lymph nodes

肠系膜上淋巴结
superior mesenteric lymph nodes

乳糜池
cisterna chyli

右腰干
right lumbar trunk

腔静脉后淋巴结
retrocaval lymph node

中间腰淋巴结
intermediate lumbar lymph nodes

腔静脉外淋巴结
lateral caval lymph node

髂总动脉
common iliac artery

骶淋巴结
sacral lymph nodes

腹股沟韧带
inguinal ligament

腔隙中间淋巴结
intermediate lacunar lymph node

腹股沟深淋巴结
deep inguinal lymph nodes

食管
esophagus

腹腔淋巴结
celiac lymph nodes

腹主动脉
abdominal aorta

肠干
intestinal trunk

左腰干
left lumbar trunk

主动脉外淋巴结
lateral aortic lymph node

主动脉前淋巴结
preaortic lymph node

髂总淋巴结
common iliac lymph nodes

髂内淋巴结
internal iliac lymph nodes

髂外淋巴结
external iliac lymph nodes

腹股沟浅淋巴结
superficial inguinal lymph nodes

336. 腹部淋巴结
Lymph nodes in the abdomen

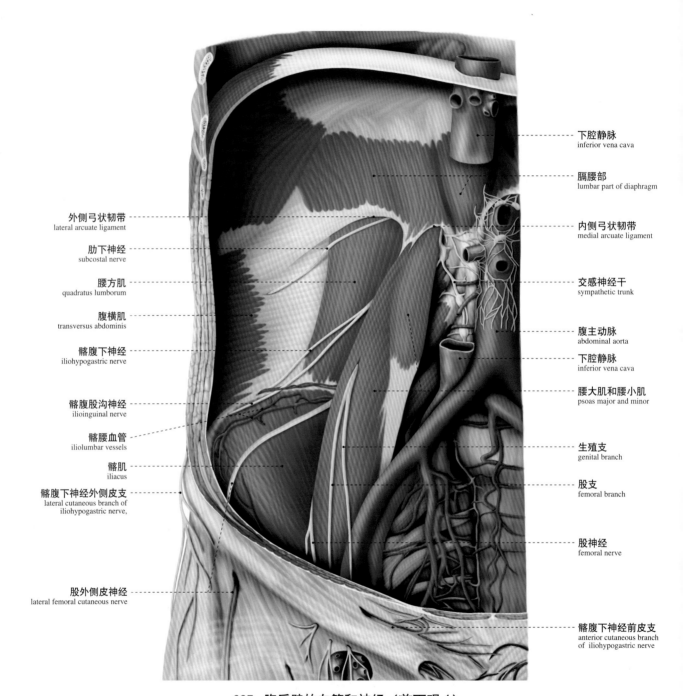

外侧弓状韧带
lateral arcuate ligament

肋下神经
subcostal nerve

腰方肌
quadratus lumborum

腹横肌
transversus abdominis

髂腹下神经
iliohypogastric nerve

髂腹股沟神经
ilioinguinal nerve

髂腰血管
iliolumbar vessels

髂肌
iliacus

髂腹下神经外侧皮支
lateral cutaneous branch of
iliohypogastric nerve,

股外侧皮神经
lateral femoral cutaneous nerve

下腔静脉
inferior vena cava

膈腰部
lumbar part of diaphragm

内侧弓状韧带
medial arcuate ligament

交感神经干
sympathetic trunk

腹主动脉
abdominal aorta

下腔静脉
inferior vena cava

腰大肌和腰小肌
psoas major and minor

生殖支
genital branch

股支
femoral branch

股神经
femoral nerve

髂腹下神经前皮支
anterior cutaneous branch
of iliohypogastric nerve

337. 腹后壁的血管和神经（前面观 1）
Blood vessels and nerves of the posterior abdominal wall (anterior aspect 1)

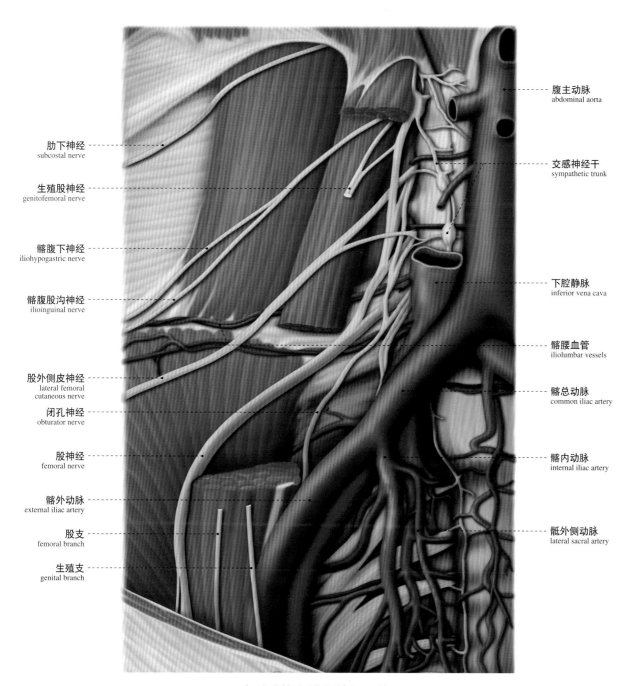

肋下神经
subcostal nerve

生殖股神经
genitofemoral nerve

髂腹下神经
iliohypogastric nerve

髂腹股沟神经
ilioinguinal nerve

股外侧皮神经
lateral femoral
cutaneous nerve

闭孔神经
obturator nerve

股神经
femoral nerve

髂外动脉
external iliac artery

股支
femoral branch

生殖支
genital branch

腹主动脉
abdominal aorta

交感神经干
sympathetic trunk

下腔静脉
inferior vena cava

髂腰血管
iliolumbar vessels

髂总动脉
common iliac artery

髂内动脉
internal iliac artery

骶外侧动脉
lateral sacral artery

338. 腹后壁的血管和神经（前面观 2）
Blood vessels and nerves of the posterior abdominal wall (anterior aspect 2)

第四章

胃

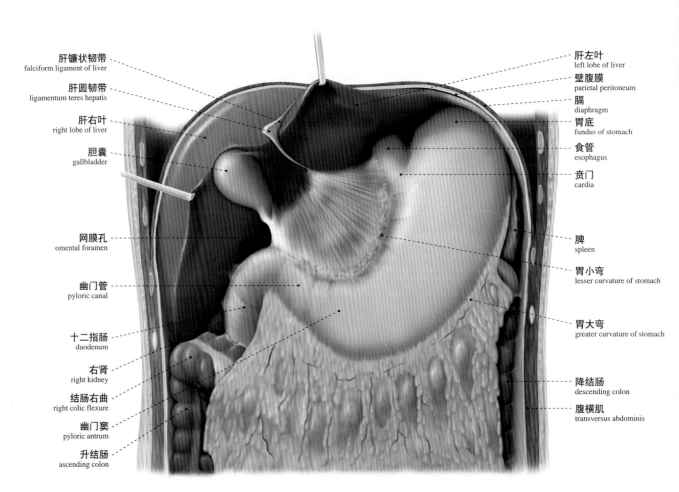

肝镰状韧带
falciform ligament of liver

肝圆韧带
ligamentum teres hepatis

肝右叶
right lobe of liver

胆囊
gallbladder

网膜孔
omental foramen

幽门管
pyloric canal

十二指肠
duodenum

右肾
right kidney

结肠右曲
right colic flexure

幽门窦
pyloric antrum

升结肠
ascending colon

肝左叶
left lobe of liver

壁腹膜
parietal peritoneum

膈
diaphragm

胃底
fundus of stomach

食管
esophagus

贲门
cardia

脾
spleen

胃小弯
lesser curvature of stomach

胃大弯
greater curvature of stomach

降结肠
descending colon

腹横肌
transversus abdominis

339. 胃
Stomach

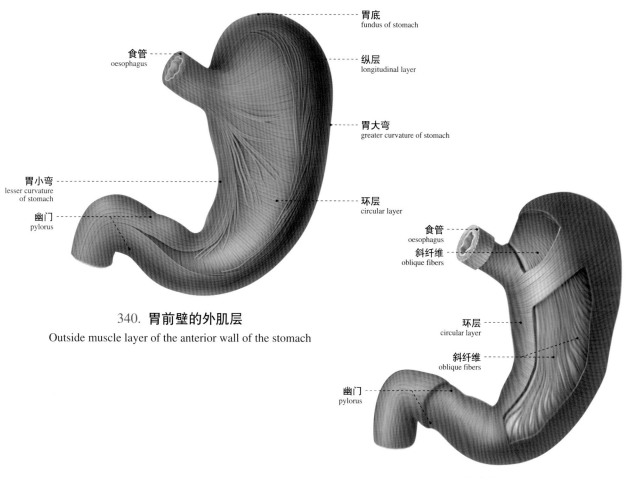

胃底
fundus of stomach

食管
oesophagus

纵层
longitudinal layer

胃大弯
greater curvature of stomach

胃小弯
lesser curvature of stomach

环层
circular layer

幽门
pylorus

340. 胃前壁的外肌层
Outside muscle layer of the anterior wall of the stomach

食管
oesophagus

斜纤维
oblique fibers

环层
circular layer

斜纤维
oblique fibers

幽门
pylorus

341. 胃前壁的内肌层
Inside muscle layer of the anterior wall of the stomach

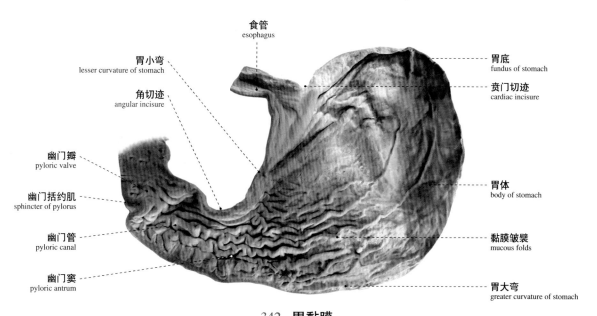

食管
esophagus

胃小弯
lesser curvature of stomach

角切迹
angular incisure

胃底
fundus of stomach

贲门切迹
cardiac incisure

幽门瓣
pyloric valve

幽门括约肌
sphincter of pylorus

幽门管
pyloric canal

幽门窦
pyloric antrum

胃体
body of stomach

黏膜皱襞
mucous folds

胃大弯
greater curvature of stomach

342. 胃黏膜
Mucous membrane of the stomach

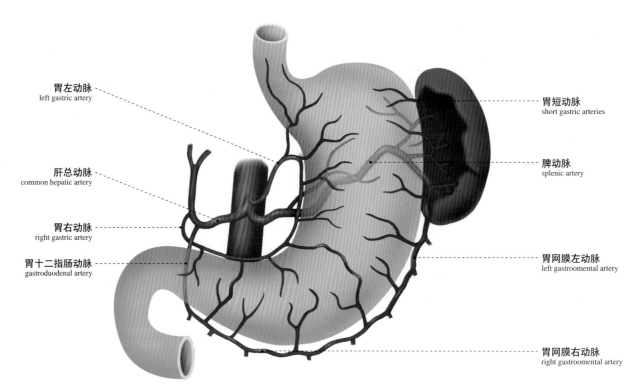

胃左动脉
left gastric artery

肝总动脉
common hepatic artery

胃右动脉
right gastric artery

胃十二指肠动脉
gastroduodenal artery

胃短动脉
short gastric arteries

脾动脉
splenic artery

胃网膜左动脉
left gastroomental artery

胃网膜右动脉
right gastroomental artery

343. **胃的动脉 1**
Gastric arteries 1

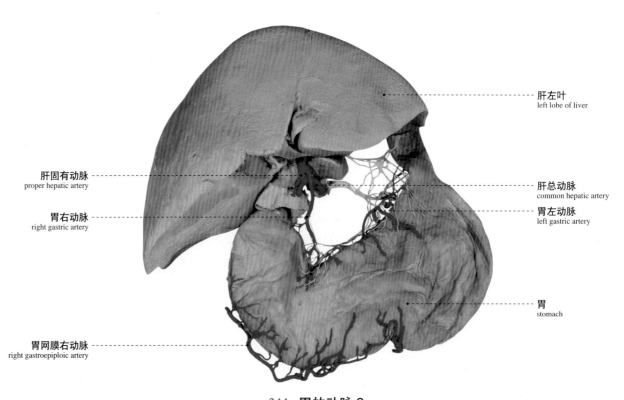

肝固有动脉
proper hepatic artery

胃右动脉
right gastric artery

胃网膜右动脉
right gastroepiploic artery

肝左叶
left lobe of liver

肝总动脉
common hepatic artery

胃左动脉
left gastric artery

胃
stomach

344. **胃的动脉 2**
Gastric arteries 2

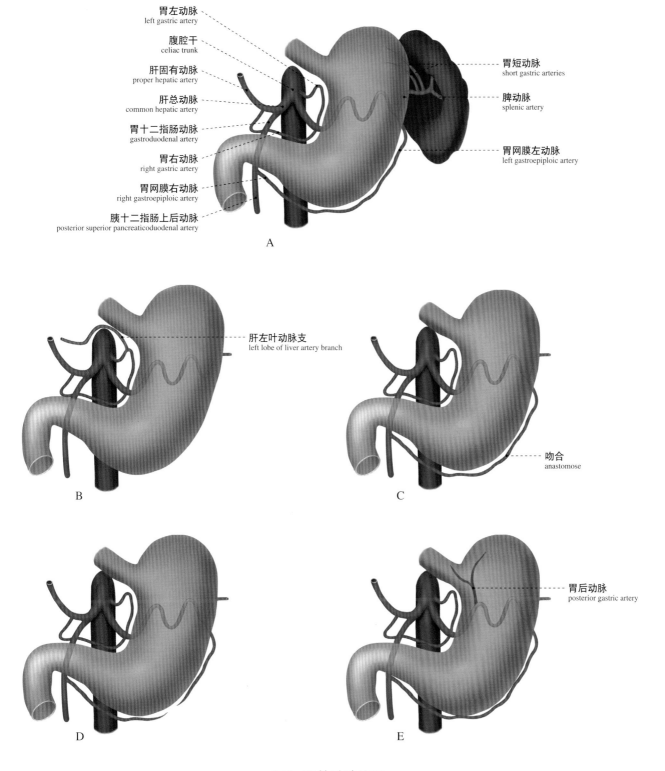

胃左动脉
left gastric artery

腹腔干
celiac trunk

肝固有动脉
proper hepatic artery

肝总动脉
common hepatic artery

胃十二指肠动脉
gastroduodenal artery

胃右动脉
right gastric artery

胃网膜右动脉
right gastroepiploic artery

胰十二指肠上后动脉
posterior superior pancreaticoduodenal artery

胃短动脉
short gastric arteries

脾动脉
splenic artery

胃网膜左动脉
left gastroepiploic artery

A

肝左叶动脉支
left lobe of liver artery branch

B

吻合
anastomose

C

D

胃后动脉
posterior gastric artery

E

345. 胃的动脉变异
Variations of the gastric arteries

A. 在胃小弯和胃大弯吻合成动脉弓；B. 胃左动脉参与肝左叶的血供；C. 在胃大弯胃网膜左、右动脉之间吻合；D. 在胃大弯胃网膜左、右动脉不吻合；E. 辅助的胃后动脉起自脾动脉，营养胃后壁

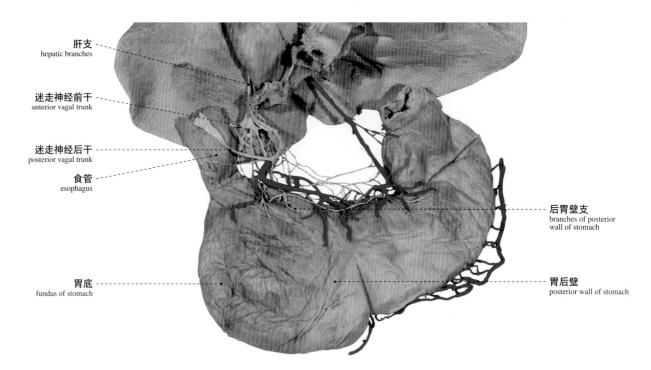

肝支
hepatic branches

迷走神经前干
anterior vagal trunk

迷走神经后干
posterior vagal trunk

食管
esophagus

胃底
fundus of stomach

后胃壁支
branches of posterior
wall of stomach

胃后壁
posterior wall of stomach

346. 胃的动脉 3（后面观）
Gastric arteries 3 (posterior aspect)

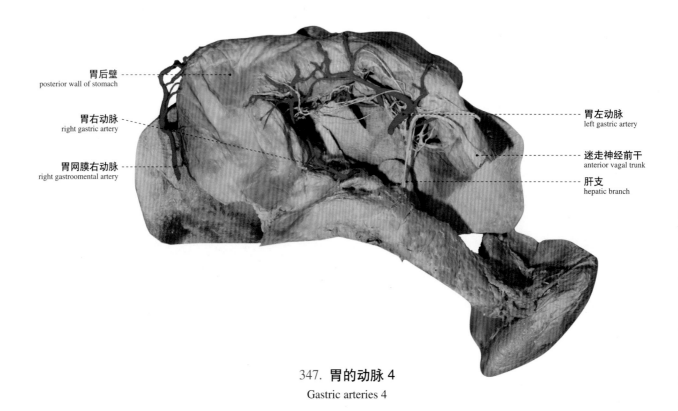

胃后壁
posterior wall of stomach

胃右动脉
right gastric artery

胃网膜右动脉
right gastroomental artery

胃左动脉
left gastric artery

迷走神经前干
anterior vagal trunk

肝支
hepatic branch

347. 胃的动脉 4
Gastric arteries 4

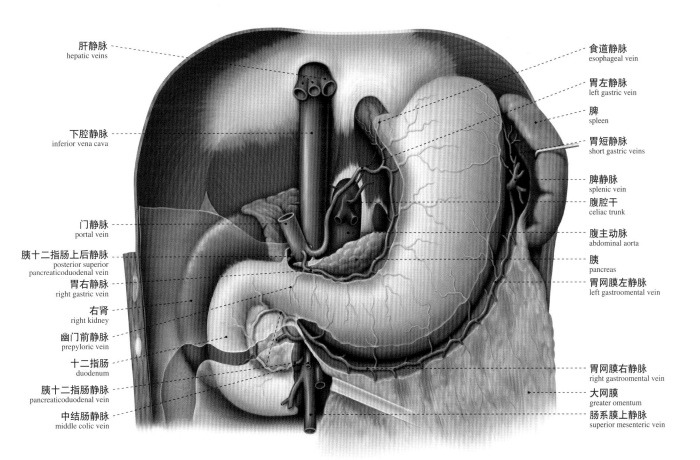

肝静脉
hepatic veins

下腔静脉
inferior vena cava

门静脉
portal vein

胰十二指肠上后静脉
posterior superior
pancreaticoduodenal vein

胃右静脉
right gastric vein

右肾
right kidney

幽门前静脉
prepyloric vein

十二指肠
duodenum

胰十二指肠静脉
pancreaticoduodenal vein

中结肠静脉
middle colic vein

食道静脉
esophageal vein

胃左静脉
left gastric vein

脾
spleen

胃短静脉
short gastric veins

脾静脉
splenic vein

腹腔干
celiac trunk

腹主动脉
abdominal aorta

胰
pancreas

胃网膜左静脉
left gastroomental vein

胃网膜右静脉
right gastroomental vein

大网膜
greater omentum

肠系膜上静脉
superior mesenteric vein

348. 胃的静脉
Gastric veins

迷走神经前干肝分支
hepatic branch of anterior vagal trunk

迷走神经后干肝分支
hepatic branch of posterior vagal trunk

迷走神经前干幽门分支
pyloric branch of anterior vagal trunk

肝十二指肠韧带
hepatoduodenal ligament

肝丛
hepatic plexus

胰腺胰十二指肠动脉丛
pancreatic plexus on
pancreaticoduodenal arteries

肠系膜上丛
superior mesenteric plexus

迷走神经腹腔支
celiac branch of posterior
vagal trunk

迷走神经前干
anterior vagal trunk

胃左动脉，胃神经丛
left gastric artery with
gastric plexus

脾丛
splenic plexus

左内脏大神经
left greater splanchnic nerve

左内脏小神经
left lesser splanchnic nerve

腹腔神经节
celiac ganglia

胃网膜动脉胃丛支
branches of gastric plexus on
gastroomental arteries

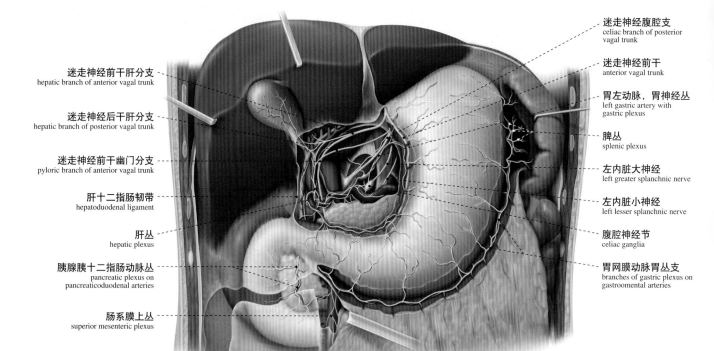

349. 胃的神经
Gastric nerves

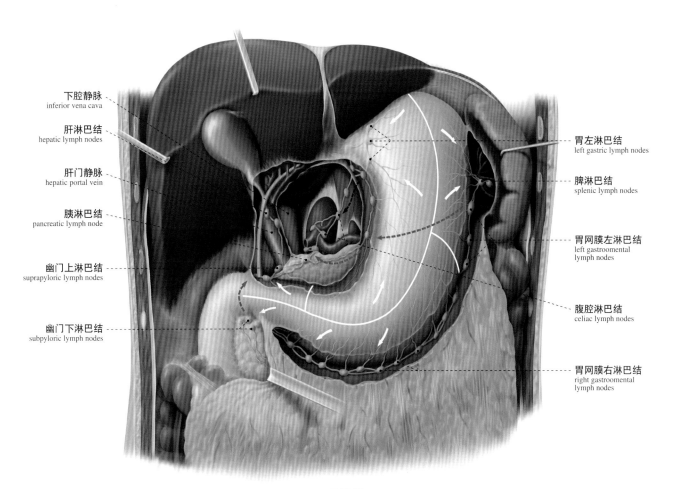

下腔静脉
inferior vena cava

肝淋巴结
hepatic lymph nodes

肝门静脉
hepatic portal vein

胰淋巴结
pancreatic lymph node

幽门上淋巴结
suprapyloric lymph nodes

幽门下淋巴结
subpyloric lymph nodes

胃左淋巴结
left gastric lymph nodes

脾淋巴结
splenic lymph nodes

胃网膜左淋巴结
left gastroomental
lymph nodes

腹腔淋巴结
celiac lymph nodes

胃网膜右淋巴结
right gastroomental
lymph nodes

350. 胃的淋巴
Gastric lymphs

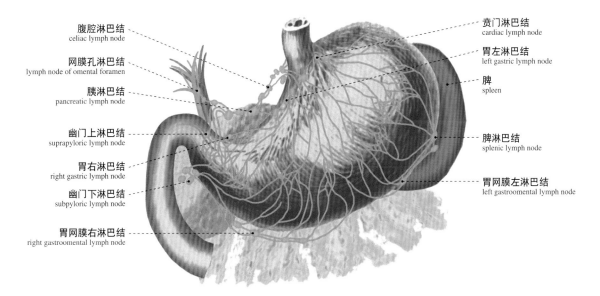

腹腔淋巴结
celiac lymph node

网膜孔淋巴结
lymph node of omental foramen

胰淋巴结
pancreatic lymph node

幽门上淋巴结
suprapyloric lymph node

胃右淋巴结
right gastric lymph node

幽门下淋巴结
subpyloric lymph node

胃网膜右淋巴结
right gastroomental lymph node

贲门淋巴结
cardiac lymph node

胃左淋巴结
left gastric lymph node

脾
spleen

脾淋巴结
splenic lymph node

胃网膜左淋巴结
left gastroomental lymph node

351. 胃的淋巴模式图
Diagram of the gastric lymphs

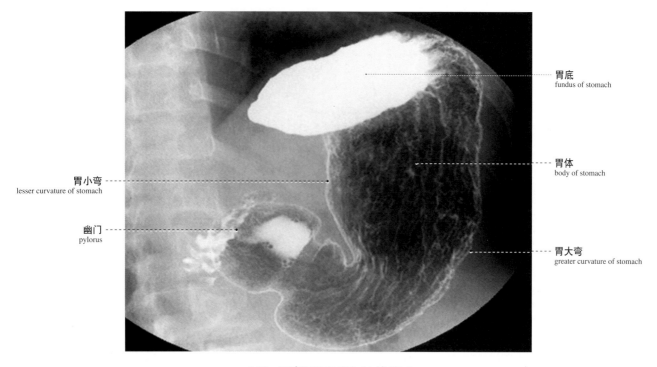

胃底
fundus of stomach

胃体
body of stomach

胃小弯
lesser curvature of stomach

幽门
pylorus

胃大弯
greater curvature of stomach

352. 胃部双重对比 X 线像 1
Double contrast radiograph of the stomach 1

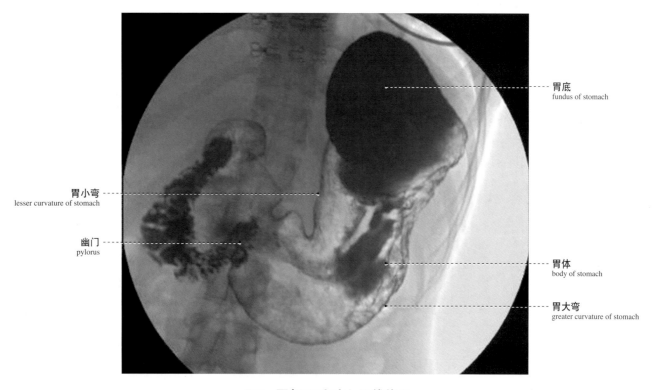

胃底
fundus of stomach

胃小弯
lesser curvature of stomach

幽门
pylorus

胃体
body of stomach

胃大弯
greater curvature of stomach

353. 胃部双重对比 X 线像 2
Double contrast radiograph of the stomach 2

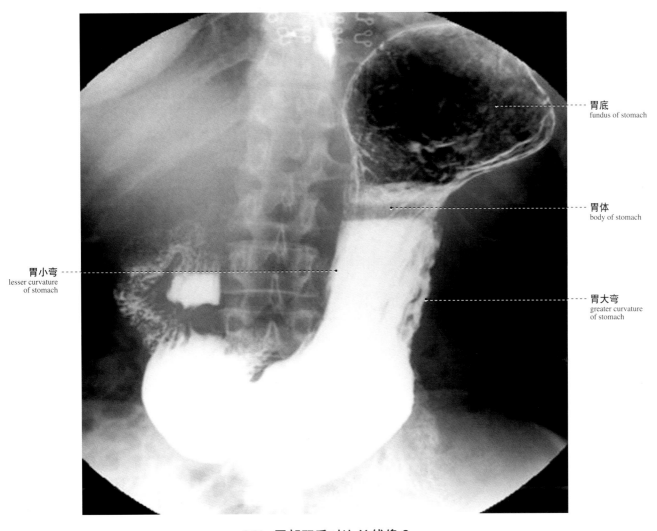

胃底
fundus of stomach

胃体
body of stomach

胃小弯
lesser curvature
of stomach

胃大弯
greater curvature
of stomach

354. 胃部双重对比 X 线像 3
Double contrast radiograph of the stomach 3

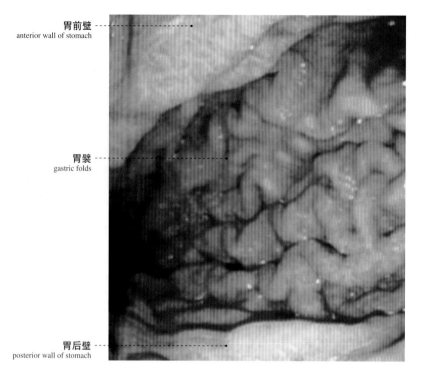

胃前壁
anterior wall of stomach

胃襞
gastric folds

胃后壁
posterior wall of stomach

355. 胃镜像 1
Gastroscopy image 1

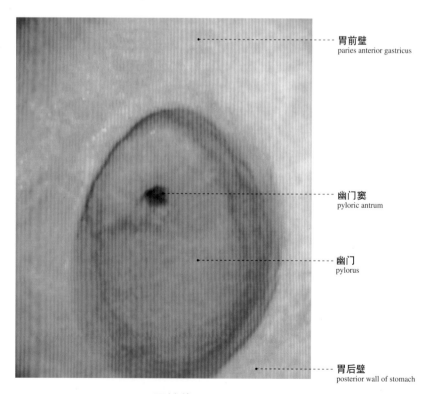

胃前壁
paries anterior gastricus

幽门窦
pyloric antrum

幽门
pylorus

胃后壁
posterior wall of stomach

356. 胃镜像 2
Gastroscopy image 2

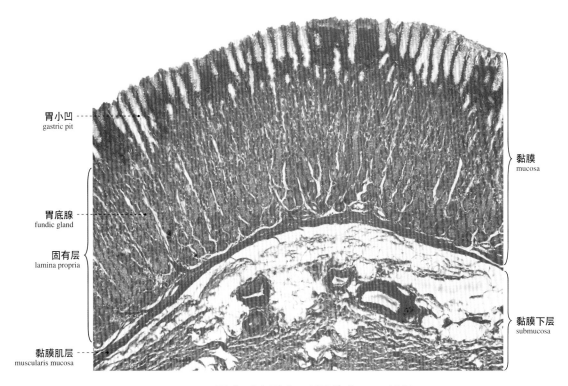

胃小凹
gastric pit

胃底腺
fundic gland

固有层
lamina propria

黏膜肌层
muscularis mucosa

黏膜
mucosa

黏膜下层
submucosa

357. 胃底（人胃底，HE 染色，×100）

Fundus of the stomach (human fundus of the stomach, HE staining, ×100)

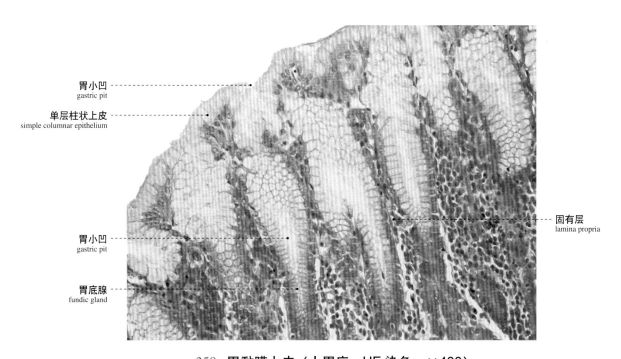

胃小凹
gastric pit

单层柱状上皮
simple columnar epithelium

胃小凹
gastric pit

胃底腺
fundic gland

固有层
lamina propria

358. 胃黏膜上皮（人胃底，HE 染色，×400）

Epithelium of gastric mucosa (human fundus of the stomach, HE staining, ×400)

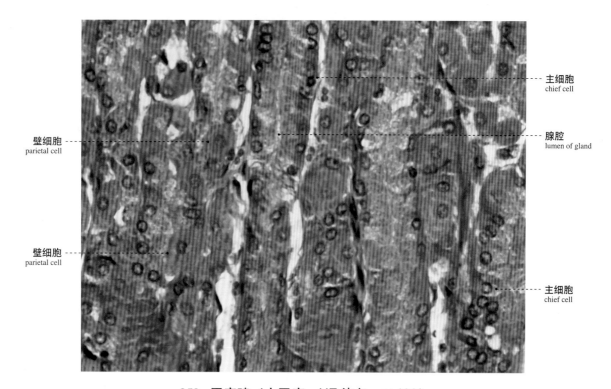

主细胞
chief cell

腺腔
lumen of gland

壁细胞
parietal cell

壁细胞
parietal cell

主细胞
chief cell

359. 胃底腺（人胃底，HE 染色，×400）
Fundic gland (human fundus of the stomach, HE staining, ×400)

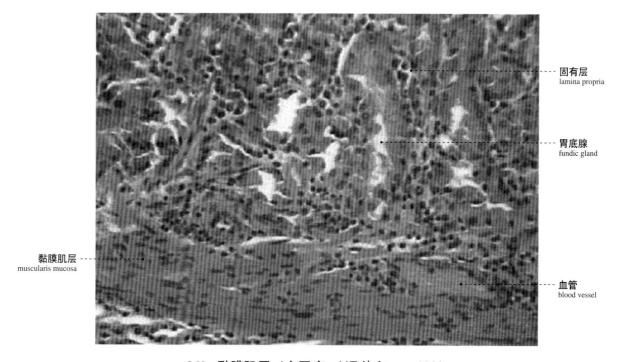

固有层
lamina propria

胃底腺
fundic gland

黏膜肌层
muscularis mucosa

血管
blood vessel

360. 黏膜肌层（人胃底，HE 染色，×400）
Muscularis mucosa (human fundus of the stomach, HE staining, ×400)

第五章

十二指肠

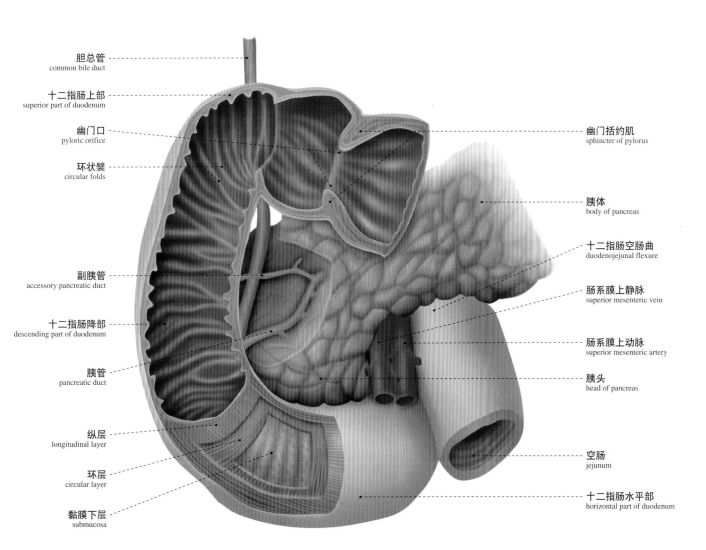

胆总管
common bile duct

十二指肠上部
superior part of duodenum

幽门口
pyloric orifice

环状襞
circular folds

副胰管
accessory pancreatic duct

十二指肠降部
descending part of duodenum

胰管
pancreatic duct

纵层
longitudinal layer

环层
circular layer

黏膜下层
submucosa

幽门括约肌
sphincter of pylorus

胰体
body of pancreas

十二指肠空肠曲
duodenojejunal flexure

肠系膜上静脉
superior mesenteric vein

肠系膜上动脉
superior mesenteric artery

胰头
head of pancreas

空肠
jejunum

十二指肠水平部
horizontal part of duodenum

361. 十二指肠的构造
Construction of the duodenum

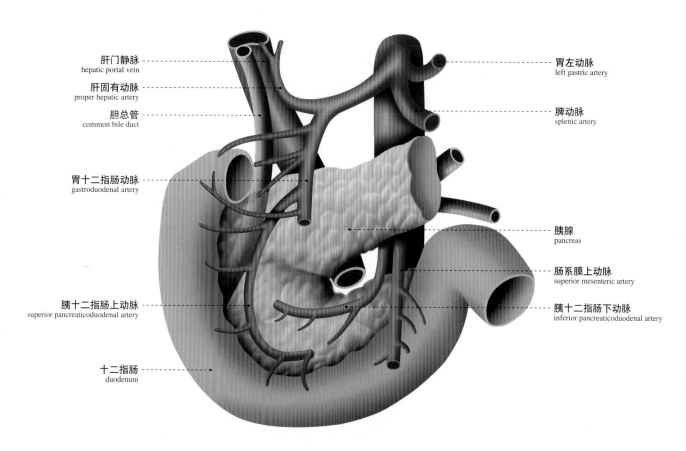

肝门静脉
hepatic portal vein

肝固有动脉
proper hepatic artery

胆总管
common bile duct

胃十二指肠动脉
gastroduodenal artery

胰十二指肠上动脉
superior pancreaticoduodenal artery

十二指肠
duodenum

胃左动脉
left gastric artery

脾动脉
splenic artery

胰腺
pancreas

肠系膜上动脉
superior mesenteric artery

胰十二指肠下动脉
inferior pancreaticoduodenal artery

362. 十二指肠的动脉
Duodenal arteries

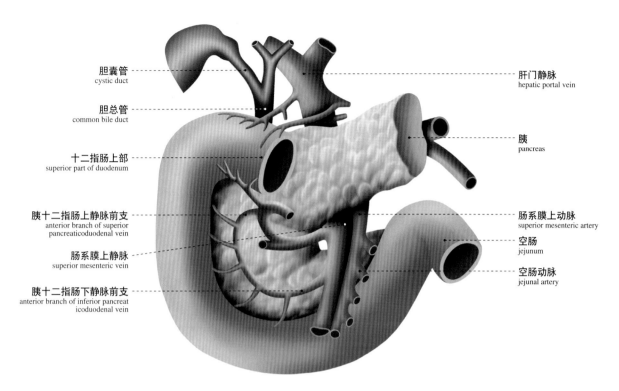

胆囊管
cystic duct

胆总管
common bile duct

十二指肠上部
superior part of duodenum

胰十二指肠上静脉前支
anterior branch of superior
pancreaticoduodenal vein

肠系膜上静脉
superior mesenteric vein

胰十二指肠下静脉前支
anterior branch of inferior pancreat
icoduodenal vein

肝门静脉
hepatic portal vein

胰
pancreas

肠系膜上动脉
superior mesenteric artery

空肠
jejunum

空肠动脉
jejunal artery

363. 十二指肠的静脉（前面观）
Duodenal veins (anterior aspect)

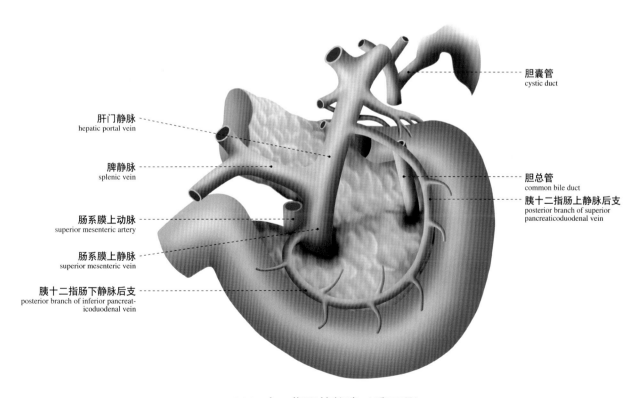

肝门静脉
hepatic portal vein

脾静脉
splenic vein

肠系膜上动脉
superior mesenteric artery

肠系膜上静脉
superior mesenteric vein

胰十二指肠下静脉后支
posterior branch of inferior pancreat-
icoduodenal vein

胆囊管
cystic duct

胆总管
common bile duct

胰十二指肠上静脉后支
posterior branch of superior
pancreaticoduodenal vein

364. 十二指肠的静脉（后面观）
Duodenal veins (posterior aspect)

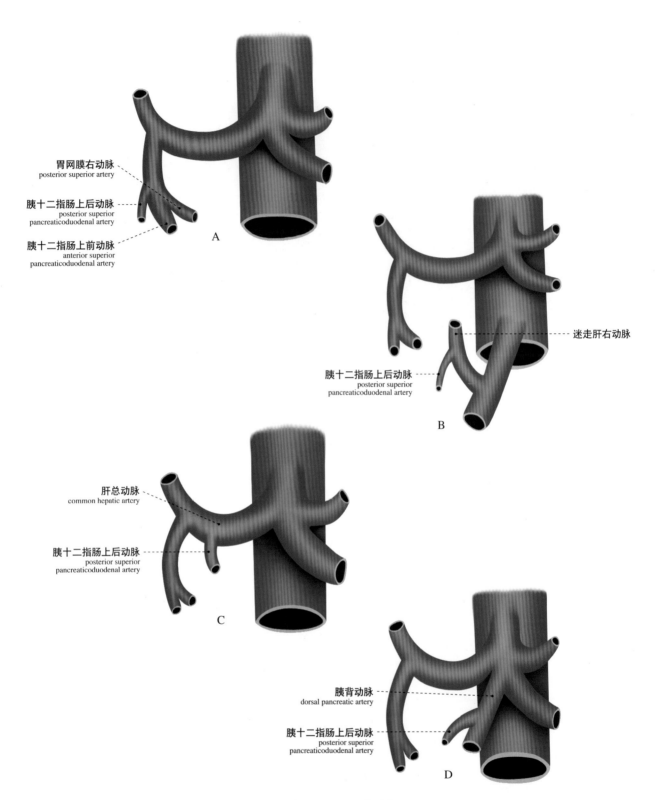

胃网膜右动脉
posterior superior artery

胰十二指肠上后动脉
posterior superior
pancreaticoduodenal artery

胰十二指肠上前动脉
anterior superior
pancreaticoduodenal artery

A

迷走肝右动脉

胰十二指肠上后动脉
posterior superior
pancreaticoduodenal artery

B

肝总动脉
common hepatic artery

胰十二指肠上后动脉
posterior superior
pancreaticoduodenal artery

C

胰背动脉
dorsal pancreatic artery

胰十二指肠上后动脉
posterior superior
pancreaticoduodenal artery

D

365. 胰十二指肠上后动脉的起源变异

Genetic variations of the posterior superior pancreaticoduodenal artery

A. 胰十二指肠上后动脉起自胃十二指肠动脉，为常见型；B. 起自迷走肝右动脉；C. 起自肝总动脉；D. 起自胰背动脉

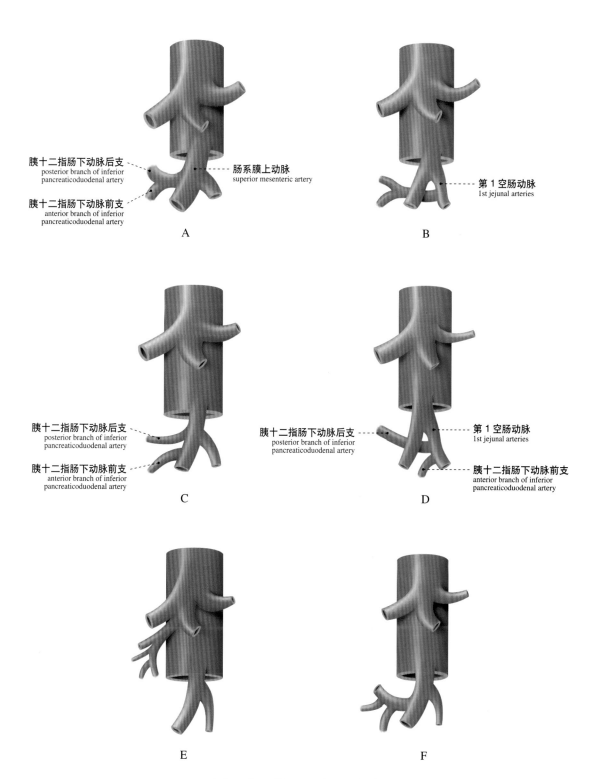

366. 胰十二指肠前下、后下动脉的起源变异
Genetic variations of the anterior inferior and posterior inferior pancreaticoduodenal artery

A.胰十二指肠下动脉前、后支共干起自肠系膜上动脉；B.胰十二指肠下动脉共干起自第1空肠动脉；C.分别起自肠系膜上动脉；D.分别起自第1空肠动脉；E.分别起自胰背动脉；F.分别起自迷走肝右动脉

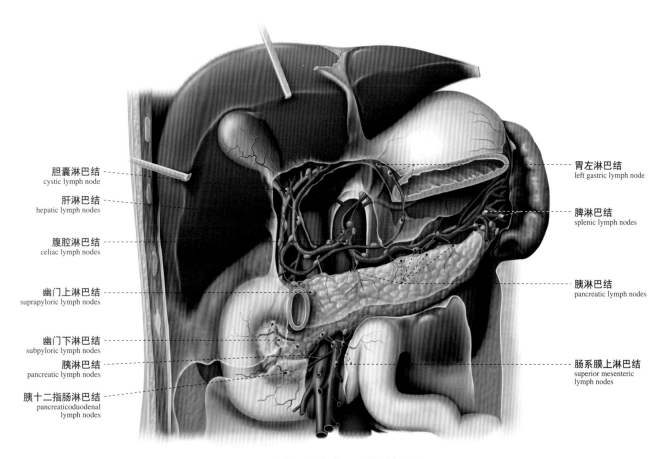

胆囊淋巴结
cystic lymph node

肝淋巴结
hepatic lymph nodes

腹腔淋巴结
celiac lymph nodes

幽门上淋巴结
suprapyloric lymph nodes

幽门下淋巴结
subpyloric lymph nodes

胰淋巴结
pancreatic lymph nodes

胰十二指肠淋巴结
pancreaticoduodenal
lymph nodes

胃左淋巴结
left gastric lymph node

脾淋巴结
splenic lymph nodes

胰淋巴结
pancreatic lymph nodes

肠系膜上淋巴结
superior mesenteric
lymph nodes

367. 脾、胰和十二指肠的淋巴

Lymphs of the spleen, pancreas and duodenum

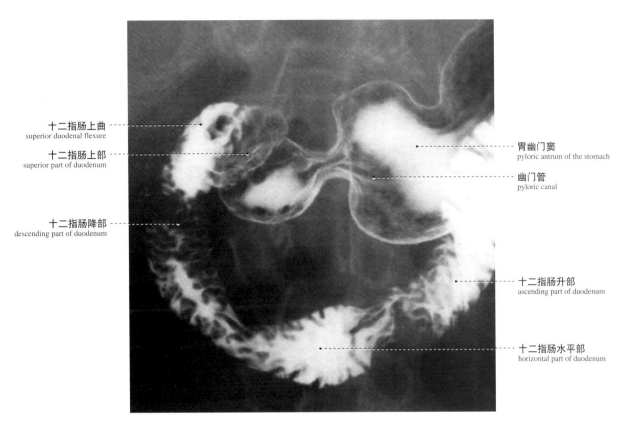

十二指肠上曲
superior duodenal flexure

十二指肠上部
superior part of duodenum

十二指肠降部
descending part of duodenum

胃幽门窦
pyloric antrum of the stomach

幽门管
pyloric canal

十二指肠升部
ascending part of duodenum

十二指肠水平部
horizontal part of duodenum

368. 十二指肠 X 线像
Radiograph of the duodenum

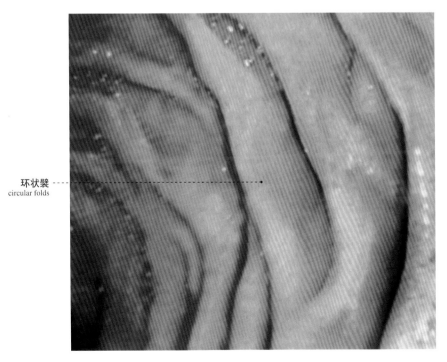

环状襞
circular folds

369. 十二指肠镜图像
Endoscopy of the duodenum

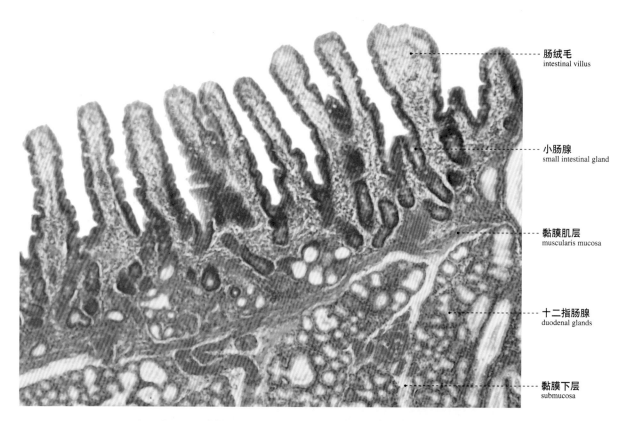

肠绒毛
intestinal villus

小肠腺
small intestinal gland

黏膜肌层
muscularis mucosa

十二指肠腺
duodenal glands

黏膜下层
submucosa

370. 十二指肠黏膜与黏膜下层（人十二指肠，HE 染色，×100）
Mucosa and the submucosa in duodenum (human duodenum, HE staining, ×100)

第六章

胰

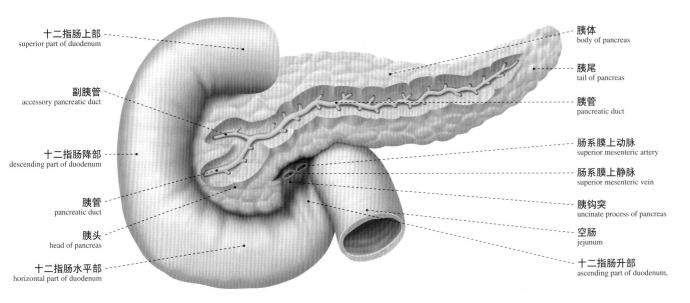

十二指肠上部
superior part of duodenum

副胰管
accessory pancreatic duct

十二指肠降部
descending part of duodenum

胰管
pancreatic duct

胰头
head of pancreas

十二指肠水平部
horizontal part of duodenum

胰体
body of pancreas

胰尾
tail of pancreas

胰管
pancreatic duct

肠系膜上动脉
superior mesenteric artery

肠系膜上静脉
superior mesenteric vein

胰钩突
uncinate process of pancreas

空肠
jejunum

十二指肠升部
ascending part of duodenum,

371. 胰的构造
Structure of the pancreas

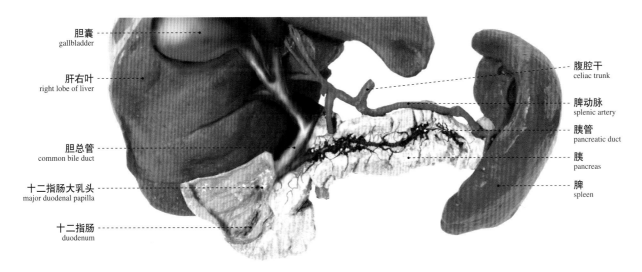

胆囊
gallbladder

肝右叶
right lobe of liver

胆总管
common bile duct

十二指肠大乳头
major duodenal papilla

十二指肠
duodenum

腹腔干
celiac trunk

脾动脉
splenic artery

胰管
pancreatic duct

胰
pancreas

脾
spleen

372. 胰管
Pancreatic duct

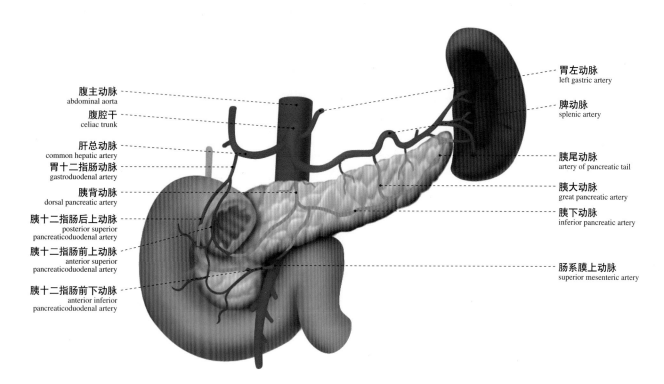

腹主动脉
abdominal aorta

腹腔干
celiac trunk

肝总动脉
common hepatic artery

胃十二指肠动脉
gastroduodenal artery

胰背动脉
dorsal pancreatic artery

胰十二指肠后上动脉
posterior superior
pancreaticoduodenal artery

胰十二指肠前上动脉
anterior superior
pancreaticoduodenal artery

胰十二指肠前下动脉
anterior inferior
pancreaticoduodenal artery

胃左动脉
left gastric artery

脾动脉
splenic artery

胰尾动脉
artery of pancreatic tail

胰大动脉
great pancreatic artery

胰下动脉
inferior pancreatic artery

肠系膜上动脉
superior mesenteric artery

373. 胰的动脉（前面观）
Pancreatic arteries (anterior aspect)

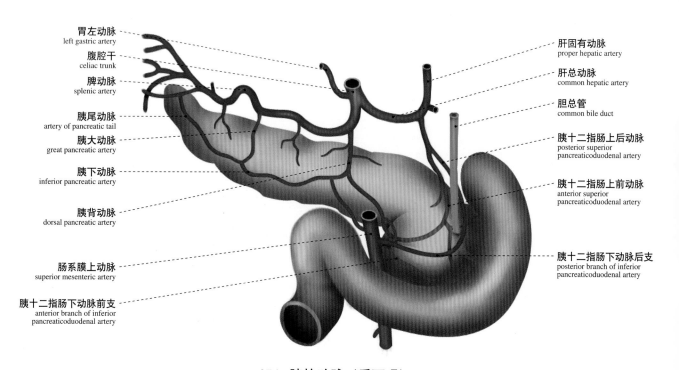

胃左动脉
left gastric artery

腹腔干
celiac trunk

脾动脉
splenic artery

胰尾动脉
artery of pancreatic tail

胰大动脉
great pancreatic artery

胰下动脉
inferior pancreatic artery

胰背动脉
dorsal pancreatic artery

肠系膜上动脉
superior mesenteric artery

胰十二指肠下动脉前支
anterior branch of inferior
pancreaticoduodenal artery

肝固有动脉
proper hepatic artery

肝总动脉
common hepatic artery

胆总管
common bile duct

胰十二指肠上后动脉
posterior superior
pancreaticoduodenal artery

胰十二指肠上前动脉
anterior superior
pancreaticoduodenal artery

胰十二指肠下动脉后支
posterior branch of inferior
pancreaticoduodenal artery

374. 胰的动脉（后面观）
Pancreatic arteries (posterior aspect)

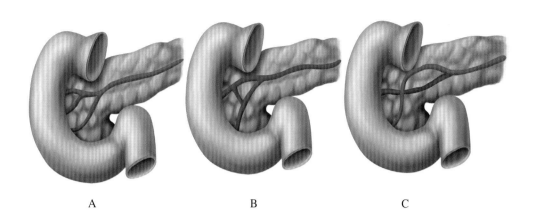

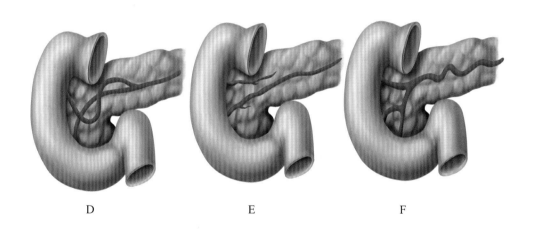

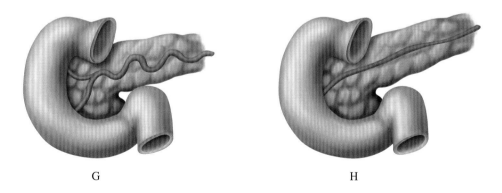

375. 胰管的变异
Variation of pancreatic duct

A. 双副胰管；B. 吻合胰管；C. 交叉胰管；D. 双胰管交叉；E. 双胰管并行；F. 双胰管；G. 弯曲胰管；H. 副胰管缺失

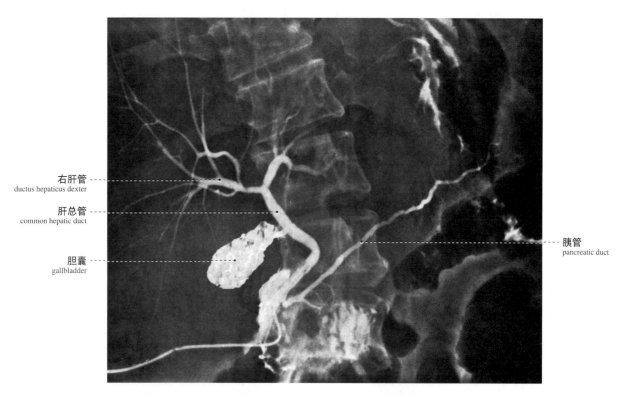

右肝管
ductus hepaticus dexter

肝总管
common hepatic duct

胆囊
gallbladder

胰管
pancreatic duct

376. 胰胆管造影（经"T"形管）
Pancreatocholangiography (through "T" tube)

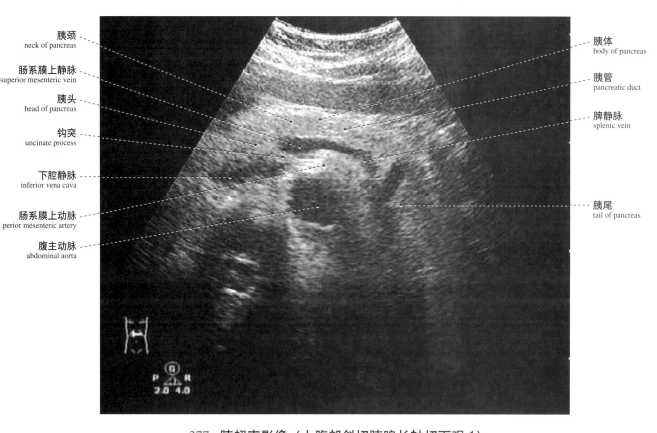

胰颈
neck of pancreas

肠系膜上静脉
superior mesenteric vein

胰头
head of pancreas

钩突
uncinate process

下腔静脉
inferior vena cava

肠系膜上动脉
superior mesenteric artery

腹主动脉
abdominal aorta

胰体
body of pancreas

胰管
pancreatic duct

脾静脉
splenic vein

胰尾
tail of pancreas

377. 胰超声影像（上腹部斜切胰腺长轴切面观 1）
Ultrasound image of the pancreas (long axis view of the pancreas of upper abdominal oblique 1)

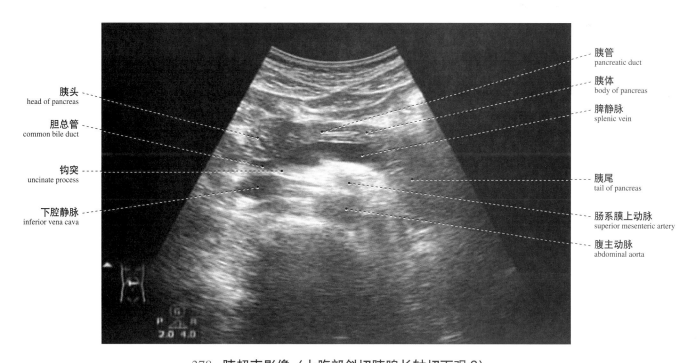

胰头
head of pancreas

胆总管
common bile duct

钩突
uncinate process

下腔静脉
inferior vena cava

胰管
pancreatic duct

胰体
body of pancreas

脾静脉
splenic vein

胰尾
tail of pancreas

肠系膜上动脉
superior mesenteric artery

腹主动脉
abdominal aorta

378. 胰超声影像（上腹部斜切胰腺长轴切面观 2）
Ultrasound image of the pancreas (long axis view of the pancreas of upper abdominal oblique 2)

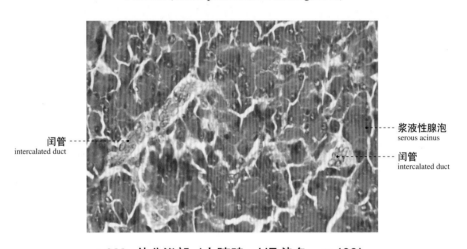

内分泌部
endocrine portion

外分泌部
exocrine portion

小叶间结缔组织
interlobular connective tissue

379. 胰腺（人胰腺，HE 染色，×100）
Pancreas (human pancreas, HE staining, ×100)

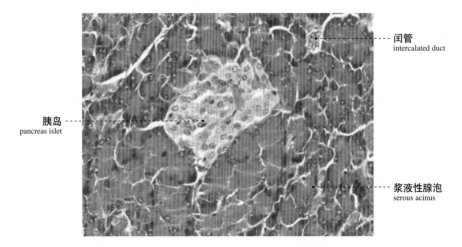

闰管
intercalated duct

浆液性腺泡
serous acinus

闰管
intercalated duct

380. 外分泌部（人胰腺，HE 染色，×400）
Exocrine portion (human pancreas, HE staining, ×400)

闰管
intercalated duct

胰岛
pancreas islet

浆液性腺泡
serous acinus

381. 胰岛（人胰腺，HE 染色，×400）
Pancreas islet (human pancreas, HE staining, ×400)

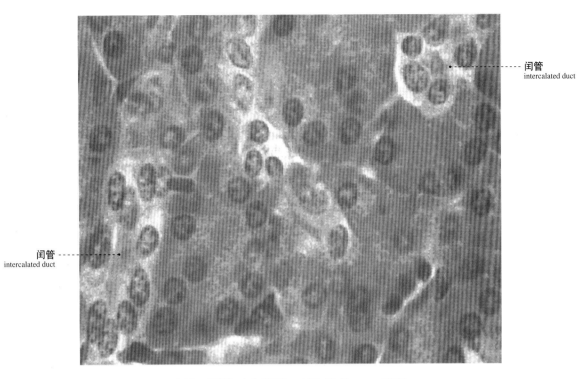

闰管
intercalated duct

闰管
intercalated duct

382. 闰管（人胰腺，HE 染色，×400）
Intercalated duct (human pancreas, HE staining, ×400)

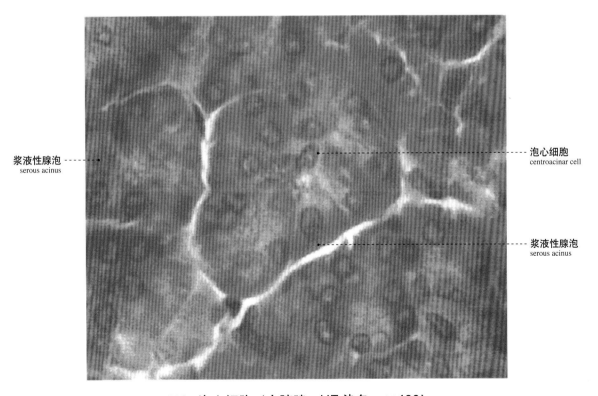

浆液性腺泡
serous acinus

泡心细胞
centroacinar cell

浆液性腺泡
serous acinus

383. 泡心细胞（人胰腺，HE 染色，×400）
Centroacinar cells (human pancreas, HE staining, ×400)

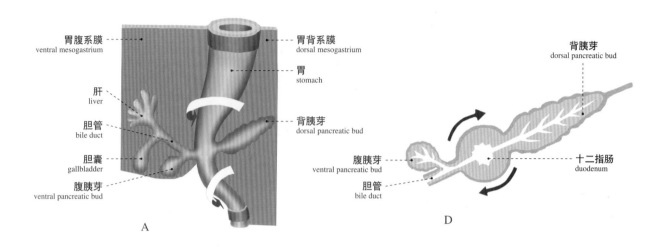

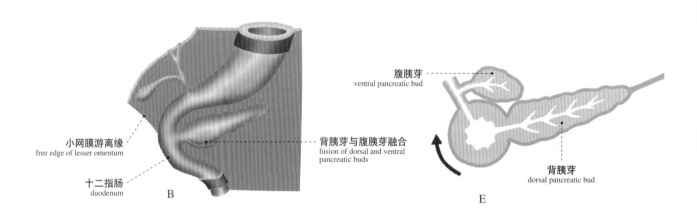

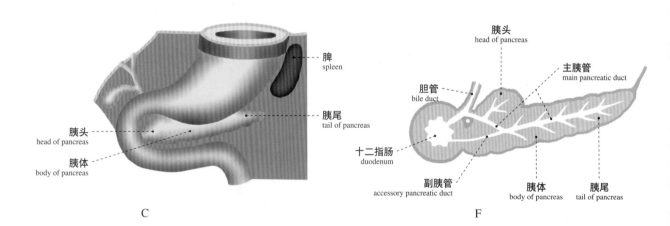

384. 胰腺的发生（第 5 ～ 8 周）

Development of the pancreas (5th to 8th week)

D、E、F 图分别为 A、B、C 图的横切面

第七章

小 肠

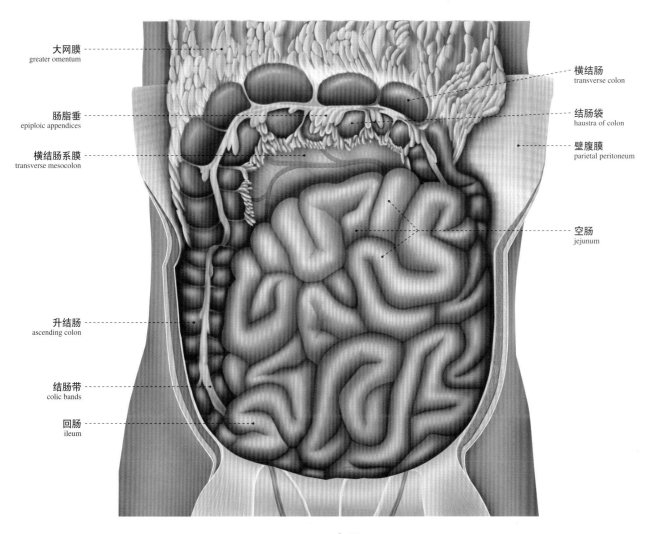

大网膜
greater omentum

横结肠
transverse colon

肠脂垂
epiploic appendices

结肠袋
haustra of colon

横结肠系膜
transverse mesocolon

壁腹膜
parietal peritoneum

空肠
jejunum

升结肠
ascending colon

结肠带
colic bands

回肠
ileum

385. 小肠
Small intestine

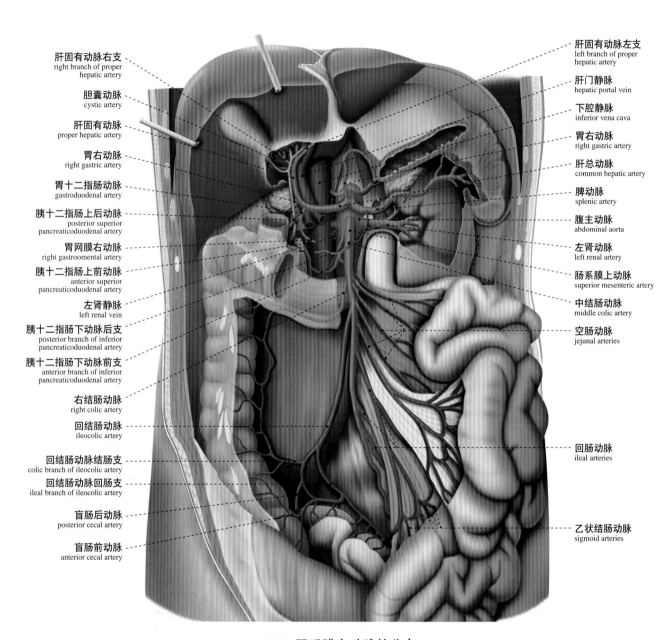

肝固有动脉右支
right branch of proper
hepatic artery

胆囊动脉
cystic artery

肝固有动脉
proper hepatic artery

胃右动脉
right gastric artery

胃十二指肠动脉
gastroduodenal artery

胰十二指肠上后动脉
posterior superior
pancreaticoduodenal artery

胃网膜右动脉
right gastroomental artery

胰十二指肠上前动脉
anterior superior
pancreaticoduodenal artery

左肾静脉
left renal vein

胰十二指肠下动脉后支
posterior branch of inferior
pancreaticoduodenal artery

胰十二指肠下动脉前支
anterior branch of inferior
pancreaticoduodenal artery

右结肠动脉
right colic artery

回结肠动脉
ileocolic artery

回结肠动脉结肠支
colic branch of ileocolic artery

回结肠动脉回肠支
ileal branch of ileocolic artery

盲肠后动脉
posterior cecal artery

盲肠前动脉
anterior cecal artery

肝固有动脉左支
left branch of proper
hepatic artery

肝门静脉
hepatic portal vein

下腔静脉
inferior vena cava

胃右动脉
right gastric artery

肝总动脉
common hepatic artery

脾动脉
splenic artery

腹主动脉
abdominal aorta

左肾动脉
left renal artery

肠系膜上动脉
superior mesenteric artery

中结肠动脉
middle colic artery

空肠动脉
jejunal arteries

回肠动脉
ileal arteries

乙状结肠动脉
sigmoid arteries

386. 肠系膜上动脉的分布
Distribution of the superior mesenteric artery

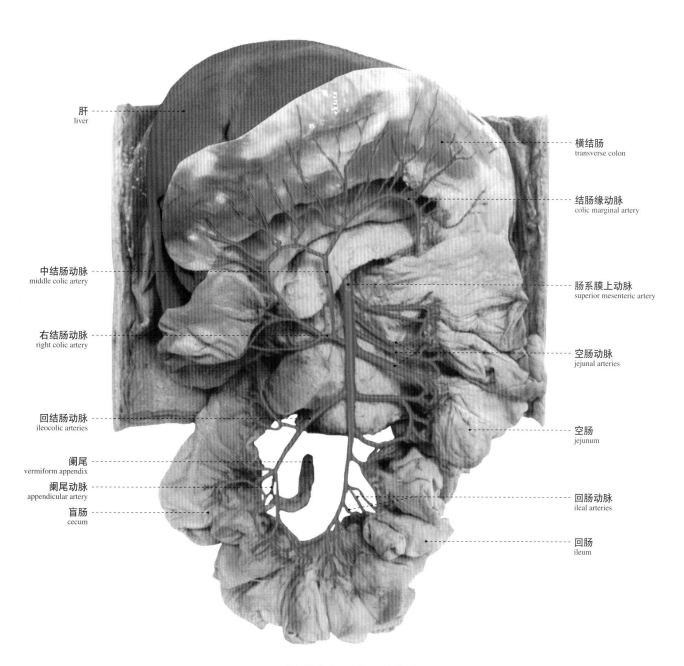

肝
liver

横结肠
transverse colon

结肠缘动脉
colic marginal artery

中结肠动脉
middle colic artery

肠系膜上动脉
superior mesenteric artery

右结肠动脉
right colic artery

空肠动脉
jejunal arteries

回结肠动脉
ileocolic arteries

空肠
jejunum

阑尾
vermiform appendix

阑尾动脉
appendicular artery

回肠动脉
ileal arteries

盲肠
cecum

回肠
ileum

387. 肠系膜上动脉及其分支
Superior mesenteric artery and its branches

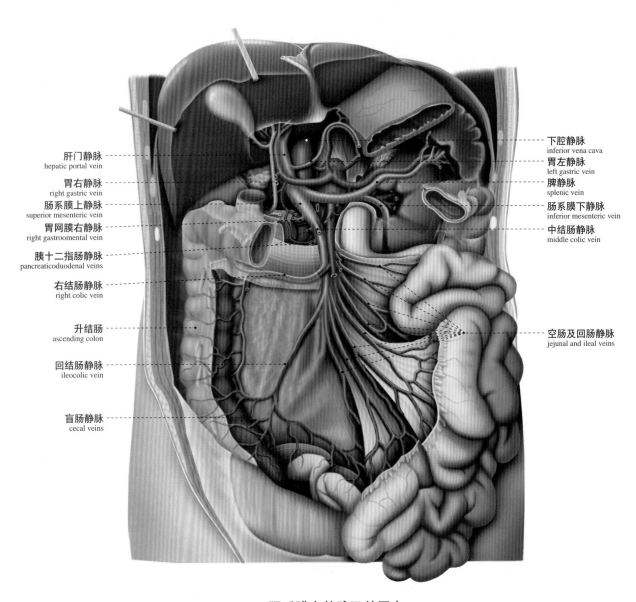

肝门静脉
hepatic portal vein

胃右静脉
right gastric vein

肠系膜上静脉
superior mesenteric vein

胃网膜右静脉
right gastroomental vein

胰十二指肠静脉
pancreaticoduodenal veins

右结肠静脉
right colic vein

升结肠
ascending colon

回结肠静脉
ileocolic vein

盲肠静脉
cecal veins

下腔静脉
inferior vena cava

胃左静脉
left gastric vein

脾静脉
splenic vein

肠系膜下静脉
inferior mesenteric vein

中结肠静脉
middle colic vein

空肠及回肠静脉
jejunal and ileal veins

388. 肠系膜上静脉及其属支
Superior mesenteric vein and its tributaries

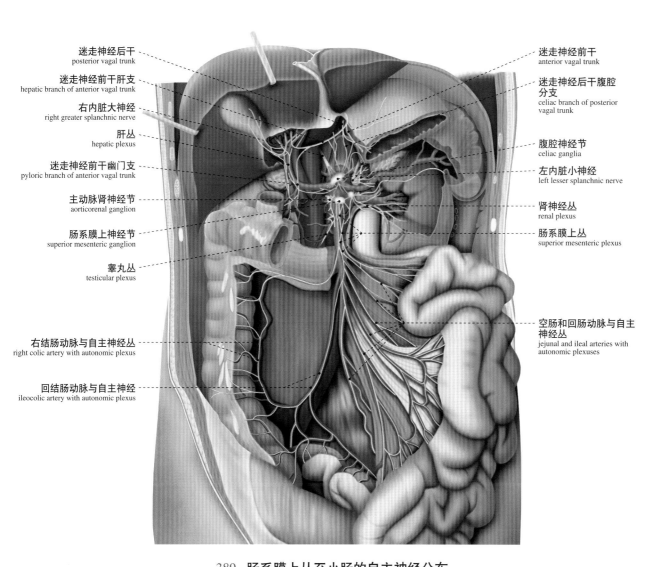

迷走神经后干
posterior vagal trunk

迷走神经前干肝支
hepatic branch of anterior vagal trunk

右内脏大神经
right greater splanchnic nerve

肝丛
hepatic plexus

迷走神经前干幽门支
pyloric branch of anterior vagal trunk

主动脉肾神经节
aorticorenal ganglion

肠系膜上神经节
superior mesenteric ganglion

睾丸丛
testicular plexus

右结肠动脉与自主神经丛
right colic artery with autonomic plexus

回结肠动脉与自主神经
ileocolic artery with autonomic plexus

迷走神经前干
anterior vagal trunk

迷走神经后干腹腔
分支
celiac branch of posterior
vagal trunk

腹腔神经节
celiac ganglia

左内脏小神经
left lesser splanchnic nerve

肾神经丛
renal plexus

肠系膜上丛
superior mesenteric plexus

空肠和回肠动脉与自主
神经丛
jejunal and ileal arteries with
autonomic plexuses

389. 肠系膜上丛至小肠的自主神经分布
Autonomic distribution of the superior mesenteric plexus to the intestine

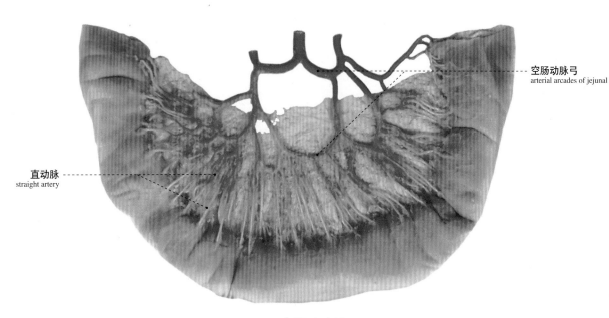

空肠动脉弓
arterial arcades of jejunal

直动脉
straight artery

390. 空肠动脉弓
Arterial arcades of the jejunal

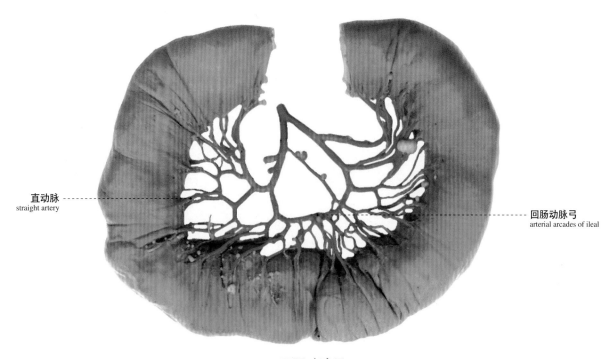

直动脉
straight artery

回肠动脉弓
arterial arcades of ileal

391. 回肠动脉弓
Arterial arcades of the ileum

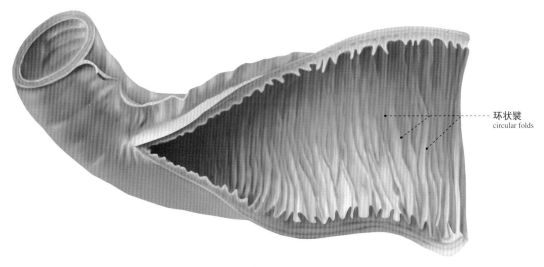

392. 空肠（内面观）
Jejunum (internal aspect)

环状襞
circular folds

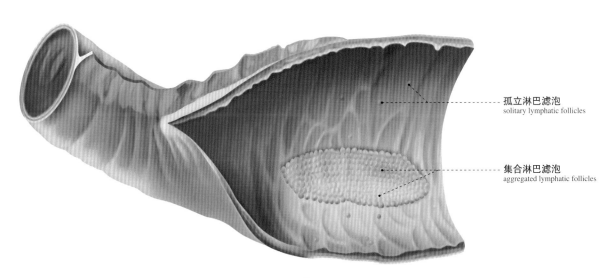

393. 回肠（内面观）
Ileum (internal aspect)

孤立淋巴滤泡
solitary lymphatic follicles

集合淋巴滤泡
aggregated lymphatic follicles

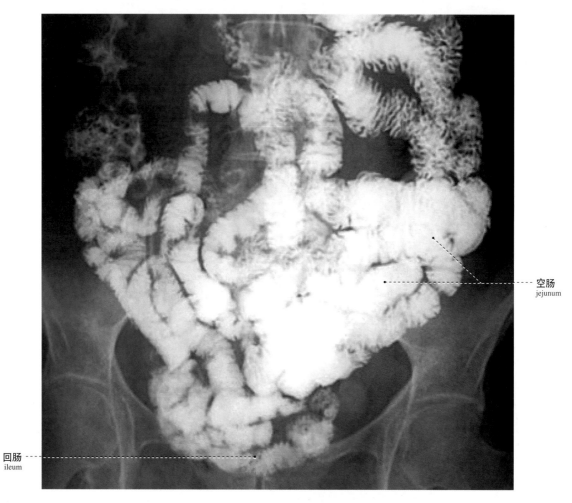

空肠
jejunum

回肠
ileum

394. 小肠 X 线像（前后位 1）
Radiograph of the small intestine (anteroposterior view 1)

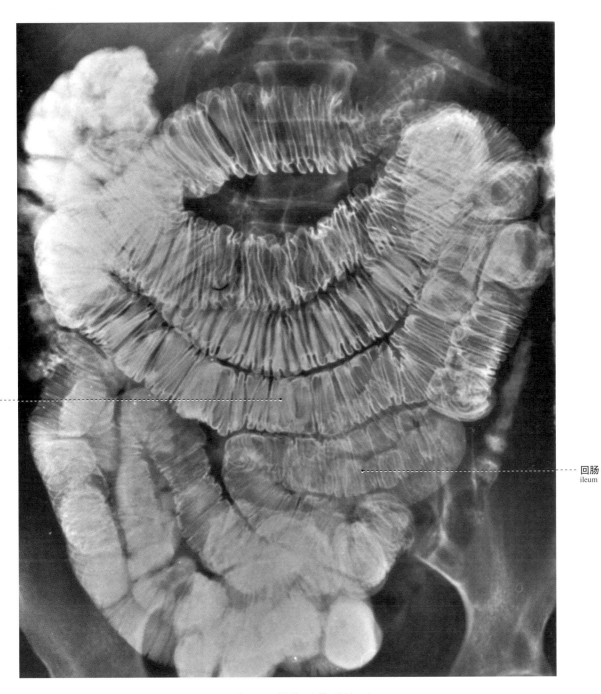

空肠
jejunum

回肠
ileum

395. 小肠 X 线像（前后位 2）
Radiograph of the small intestine (anteroposterior view 2)

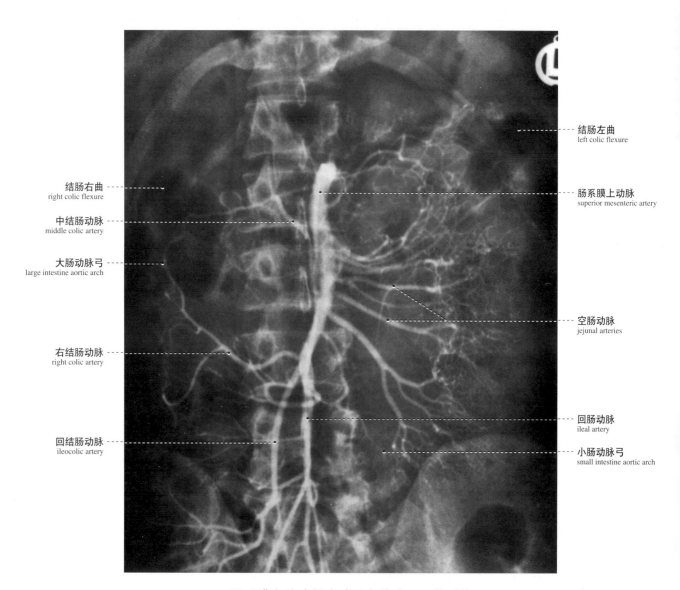

结肠左曲
left colic flexure

结肠右曲
right colic flexure

肠系膜上动脉
superior mesenteric artery

中结肠动脉
middle colic artery

大肠动脉弓
large intestine aortic arch

空肠动脉
jejunal arteries

右结肠动脉
right colic artery

回结肠动脉
ileocolic artery

回肠动脉
ileal artery

小肠动脉弓
small intestine aortic arch

396. 肠系膜上动脉数字减影血管造影（前后位）
DSA of the superior mesenteric artery (anteroposterior view)

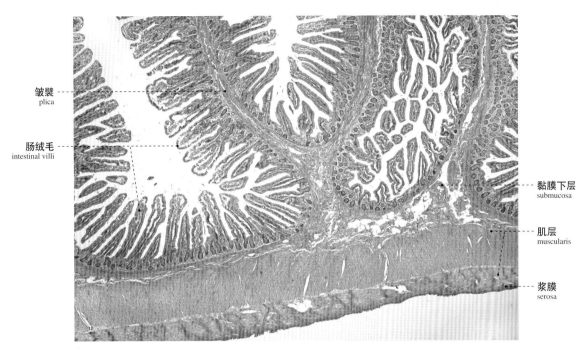

肤襞
plica

肠绒毛
intestinal villi

黏膜下层
submucosa

肌层
muscularis

浆膜
serosa

397. 空肠（人空肠，纵切面，HE 染色，×40）
Jejunum (human jejunum, longitudinal section, HE staining, ×40)

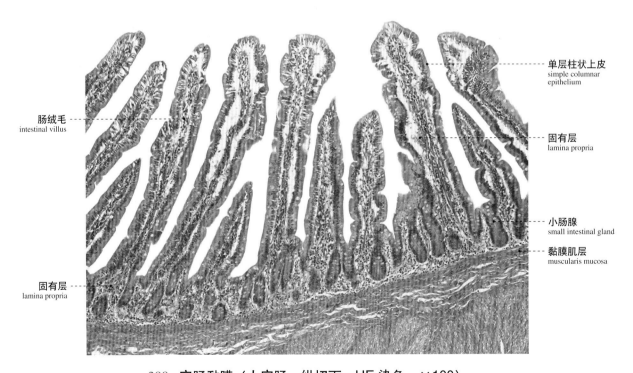

肠绒毛
intestinal villus

单层柱状上皮
simple columnar
epithelium

固有层
lamina propria

小肠腺
small intestinal gland

黏膜肌层
muscularis mucosa

固有层
lamina propria

398. 空肠黏膜（人空肠，纵切面，HE 染色，×100）
Mucosa of the jejunum (human jejunum, longitudinal section, HE staining, ×100)

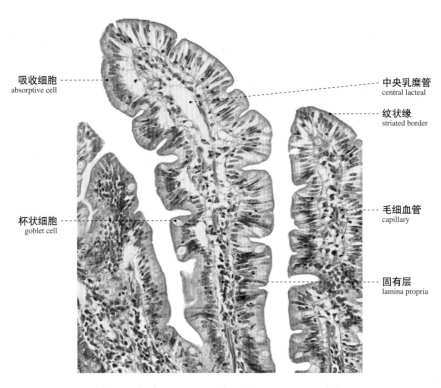

吸收细胞
absorptive cell

杯状细胞
goblet cell

中央乳糜管
central lacteal

纹状缘
striated border

毛细血管
capillary

固有层
lamina propria

399. 小肠绒毛（人空肠，小肠绒毛纵切面，HE 染色，×400）
Intestinal villi（human jejunum, longitudinal section of intestinal villi, HE staining, ×400）

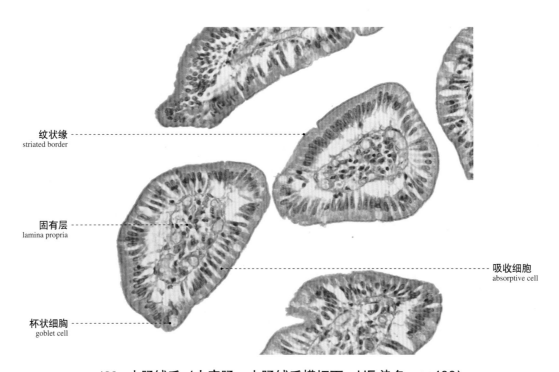

纹状缘
striated border

固有层
lamina propria

杯状细胸
goblet cell

吸收细胞
absorptive cell

400. 小肠绒毛（人空肠，小肠绒毛横切面，HE 染色，×400）
Intestinal villi（human jejunum, transverse section of intestinal villi, HE staining, ×400）

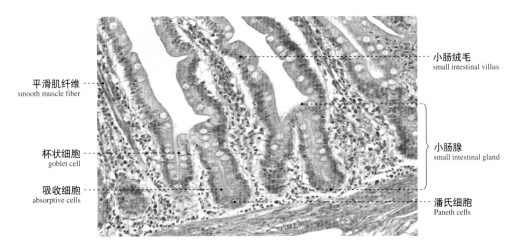

平滑肌纤维
smooth muscle fiber

杯状细胞
goblet cell

吸收细胞
absorptive cells

小肠绒毛
small intestinal villus

小肠腺
small intestinal gland

潘氏细胞
Paneth cells

401. 小肠腺（人空肠，HE 染色，×400）
Intestinal glands (human jejunum, HE staining, ×400)

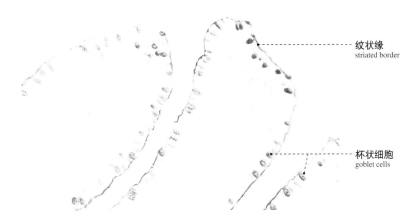

纹状缘
striated border

杯状细胞
goblet cells

402. 杯状细胞（人空肠，爱尔新蓝－PAS 染色，×400）
Goblet cell (human jejunum, Alcian blue-PAS staining, ×400)

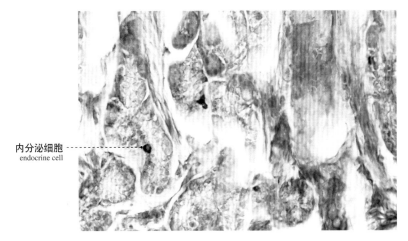

内分泌细胞
endocrine cell

403. 消化管内分泌细胞（兔胃底黏膜，镀银，HE 染色，×400）
Endocrine cell of digestive tract (mucosa in fundus of the stomach of the rabbit, silver staining, ×400)

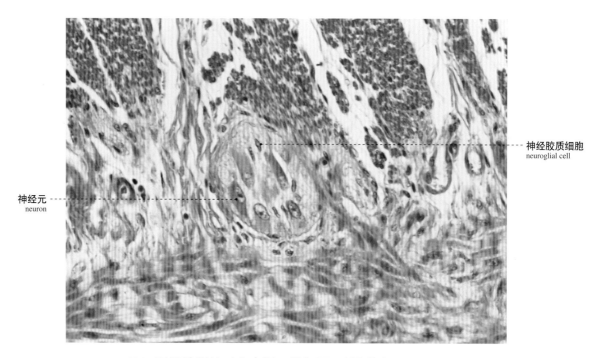

神经胶质细胞
neuroglial cell

神经元
neuron

404. 肌间神经丛（人空肠，纵切面，HE 染色，×400）
Myenteric plexus (human jejunum, longitudinal section, HE staining, ×400)

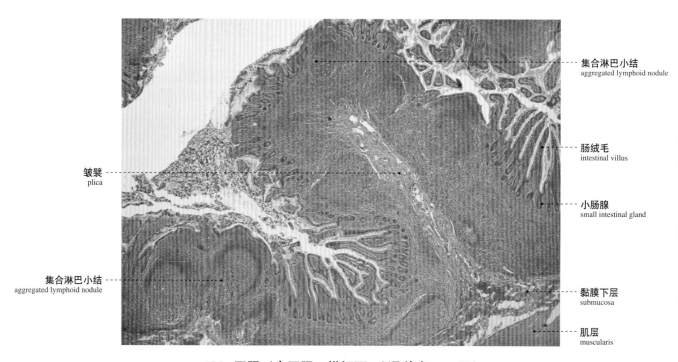

集合淋巴小结
aggregated lymphoid nodule

肠绒毛
intestinal villus

皱襞
plica

小肠腺
small intestinal gland

集合淋巴小结
aggregated lymphoid nodule

黏膜下层
submucosa

肌层
muscularis

405. 回肠（人回肠，纵切面，HE 染色，×40）
Ileum (human ileum, longitudinal section, HE staining, ×40)

第八章

结肠与阑尾

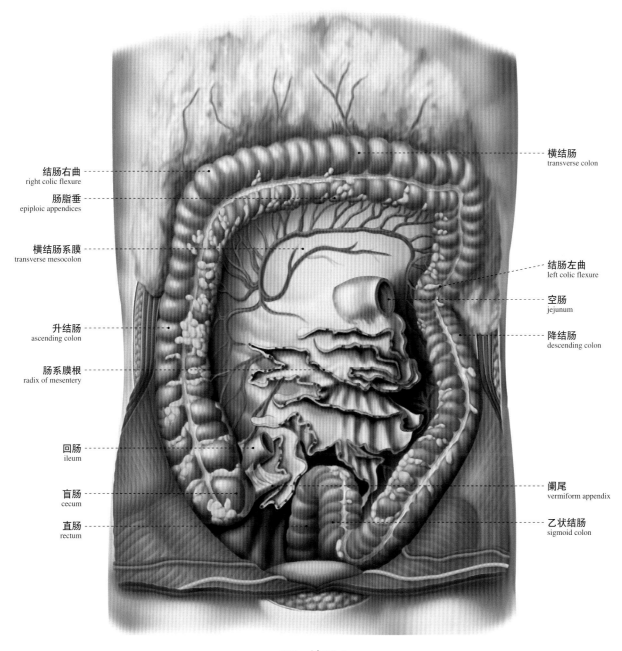

结肠右曲
right colic flexure

肠脂垂
epiploic appendices

横结肠系膜
transverse mesocolon

升结肠
ascending colon

肠系膜根
radix of mesentery

回肠
ileum

盲肠
cecum

直肠
rectum

横结肠
transverse colon

结肠左曲
left colic flexure

空肠
jejunum

降结肠
descending colon

阑尾
vermiform appendix

乙状结肠
sigmoid colon

406. 结肠 1

Colon 1

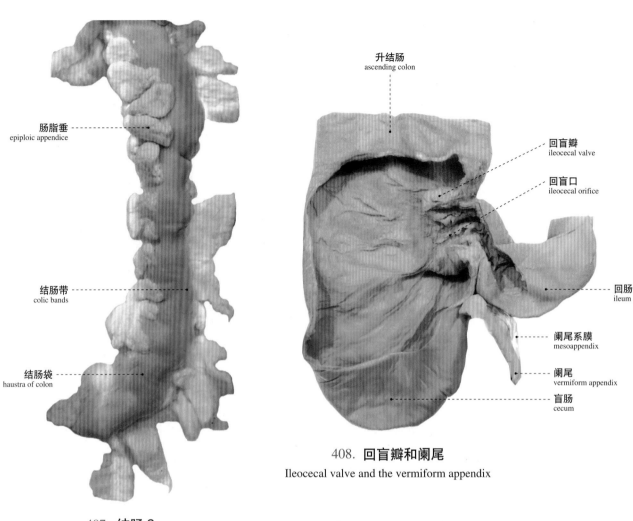

升结肠
ascending colon

回盲瓣
ileocecal valve

回盲口
ileocecal orifice

回肠
ileum

阑尾系膜
mesoappendix

阑尾
vermiform appendix

盲肠
cecum

肠脂垂
epiploic appendice

结肠带
colic bands

结肠袋
haustra of colon

407. 结肠 2
Colon 2

408. 回盲瓣和阑尾
Ileocecal valve and the vermiform appendix

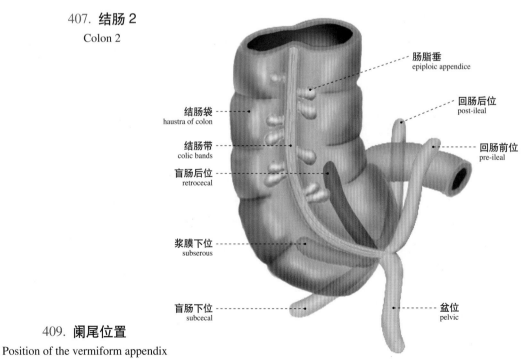

肠脂垂
epiploic appendice

回肠后位
post-ileal

回肠前位
pre-ileal

结肠袋
haustra of colon

结肠带
colic bands

盲肠后位
retrocecal

浆膜下位
subserous

盲肠下位
subcecal

盆位
pelvic

409. 阑尾位置
Position of the vermiform appendix

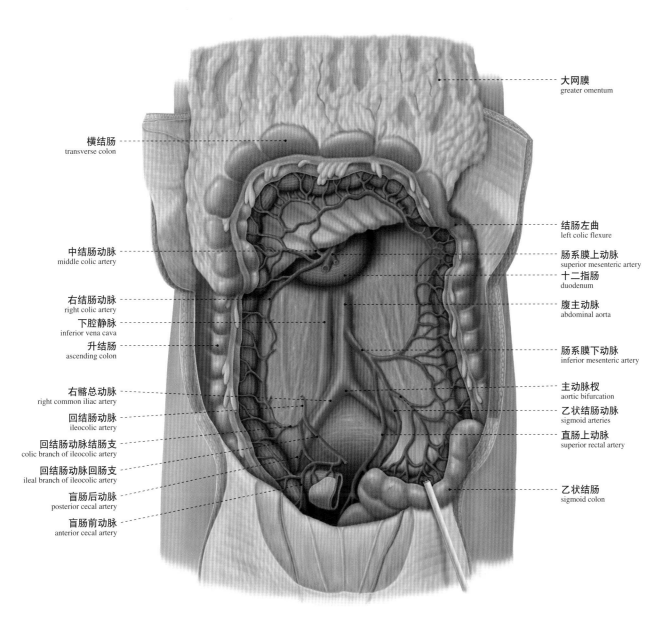

大网膜
greater omentum

横结肠
transverse colon

结肠左曲
left colic flexure

中结肠动脉
middle colic artery

肠系膜上动脉
superior mesenteric artery

十二指肠
duodenum

右结肠动脉
right colic artery

腹主动脉
abdominal aorta

下腔静脉
inferior vena cava

升结肠
ascending colon

肠系膜下动脉
inferior mesenteric artery

右髂总动脉
right common iliac artery

主动脉杈
aortic bifurcation

回结肠动脉
ileocolic artery

乙状结肠动脉
sigmoid arteries

回结肠动脉结肠支
colic branch of ileocolic artery

直肠上动脉
superior rectal artery

回结肠动脉回肠支
ileal branch of ileocolic artery

盲肠后动脉
posterior cecal artery

乙状结肠
sigmoid colon

盲肠前动脉
anterior cecal artery

410. 结肠的动脉 1
Colic arteries 1

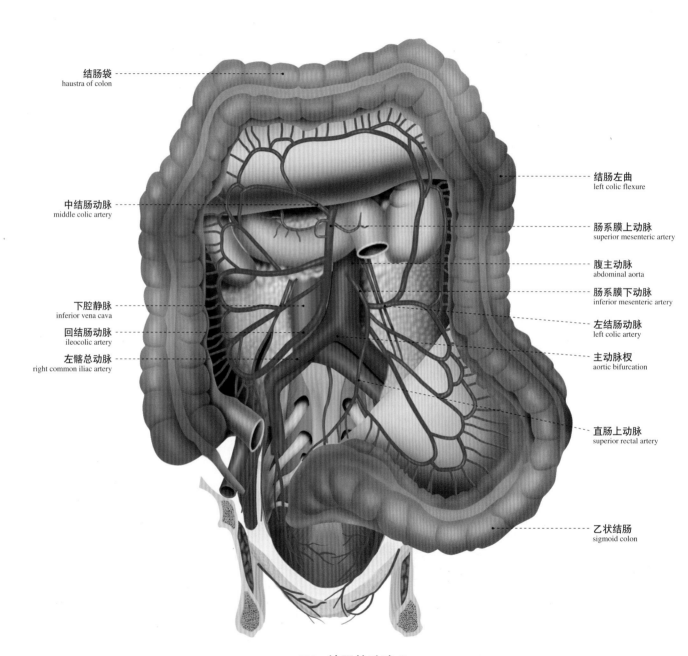

结肠袋
haustra of colon

中结肠动脉
middle colic artery

下腔静脉
inferior vena cava

回结肠动脉
ileocolic artery

左髂总动脉
right common iliac artery

结肠左曲
left colic flexure

肠系膜上动脉
superior mesenteric artery

腹主动脉
abdominal aorta

肠系膜下动脉
inferior mesenteric artery

左结肠动脉
left colic artery

主动脉杈
aortic bifurcation

直肠上动脉
superior rectal artery

乙状结肠
sigmoid colon

411. 结肠的动脉 2
Colic arteries 2

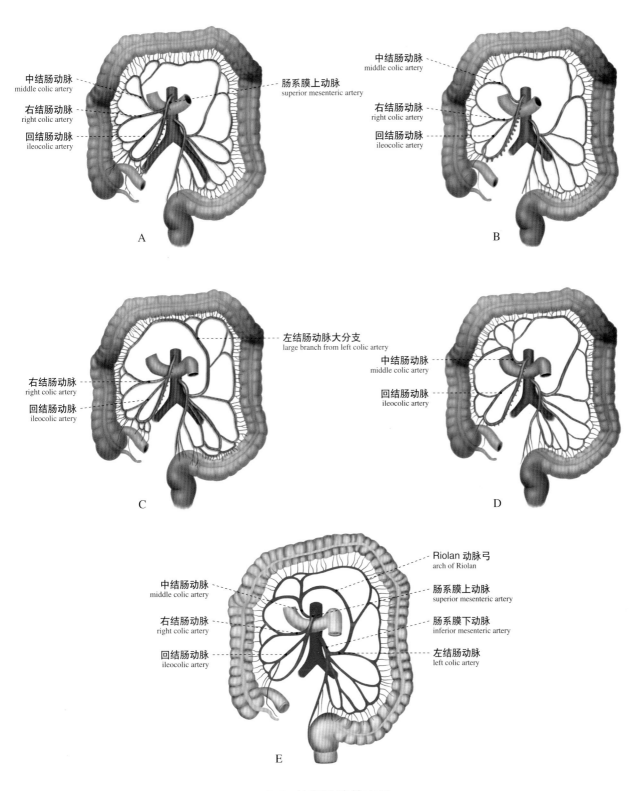

412. 结肠动脉的变异
Variations of the colic artery

A. 右结肠动脉和中结肠动脉共干；B. 右结肠动脉和回肠动脉共干；C. 中结肠动脉缺如；
D. 右结肠动脉缺如；E. 左结肠动脉与中结肠动脉之间形成 Riolan 动脉弓

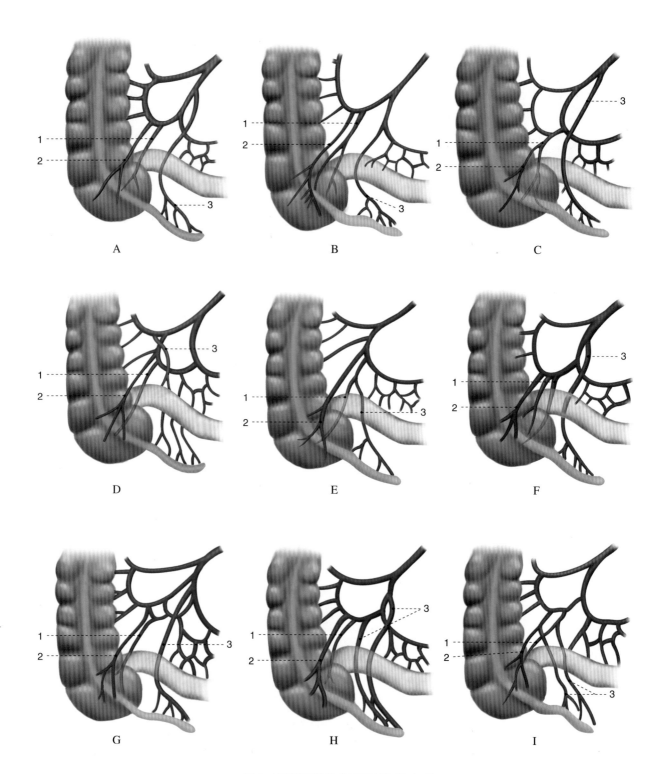

413. 盲肠动脉和阑尾动脉的变异

Variations of the colic and the appendix arteries

1. 盲肠后动脉 posterior cecal artery；2. 盲肠前动脉 anterior cecal artery；3. 阑尾动脉 appendicular artery

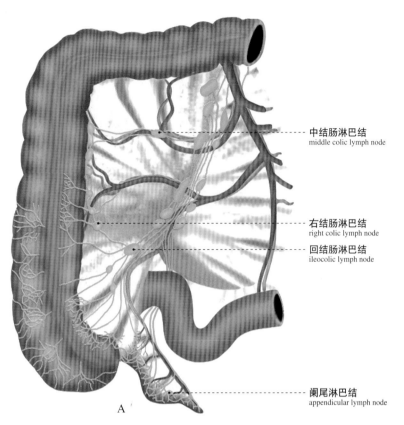

中结肠淋巴结
middle colic lymph node

右结肠淋巴结
right colic lymph node

回结肠淋巴结
ileocolic lymph node

阑尾淋巴结
appendicular lymph node

A

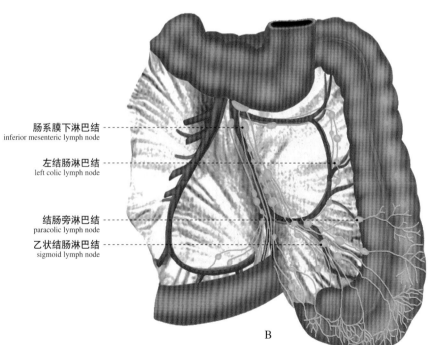

肠系膜下淋巴结
inferior mesenteric lymph node

左结肠淋巴结
left colic lymph node

结肠旁淋巴结
paracolic lymph node

乙状结肠淋巴结
sigmoid lymph node

B

414. 大肠的淋巴管和淋巴结

Lymph vessels and the lymph nodes of the large intestine

A. 前面观；B. 后面观

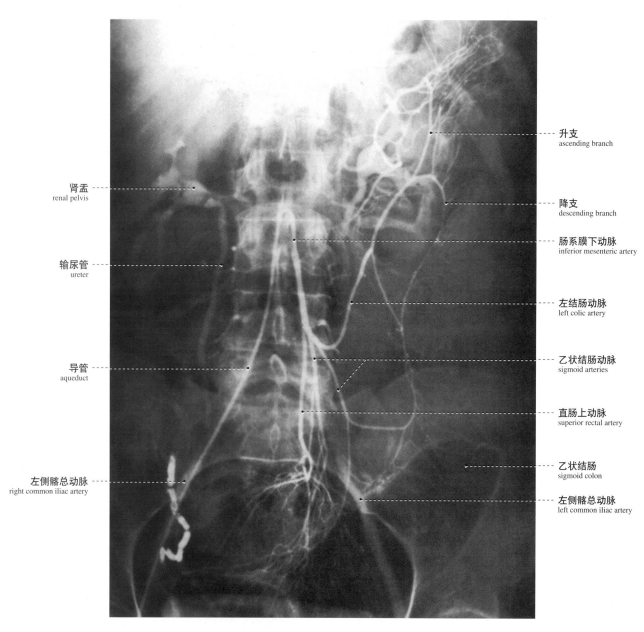

肾盂
renal pelvis

输尿管
ureter

导管
aqueduct

左侧髂总动脉
right common iliac artery

升支
ascending branch

降支
descending branch

肠系膜下动脉
inferior mesenteric artery

左结肠动脉
left colic artery

乙状结肠动脉
sigmoid arteries

直肠上动脉
superior rectal artery

乙状结肠
sigmoid colon

左侧髂总动脉
left common iliac artery

415. 肠系膜下动脉数字减影血管造影（前后位）
DSA of the inferior mesenteric artery (anteroposterior view)

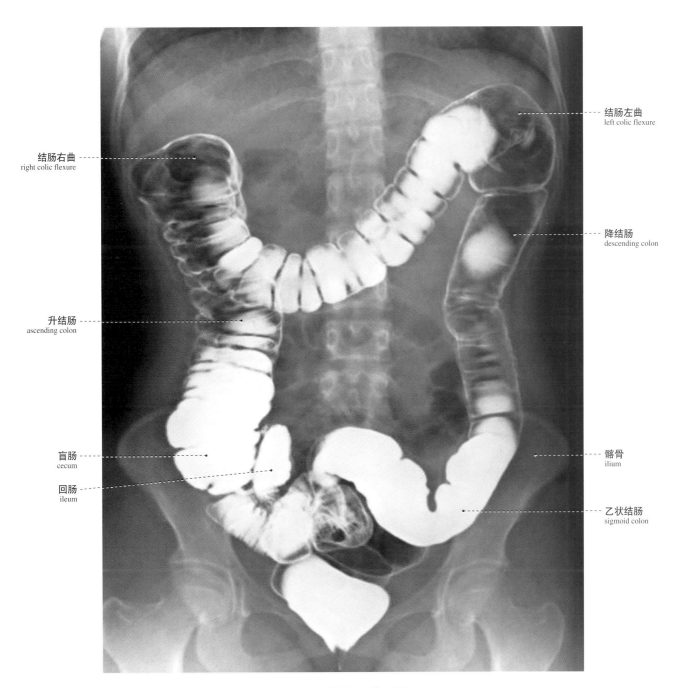

416. 结肠 X 线像（前后位 1）

Radiograph of the colon (anteroposterior view 1)

结肠右曲
right colic flexure

升结肠
ascending colon

盲肠
cecum

回肠
ileum

结肠左曲
left colic flexure

降结肠
descending colon

髂骨
ilium

乙状结肠
sigmoid colon

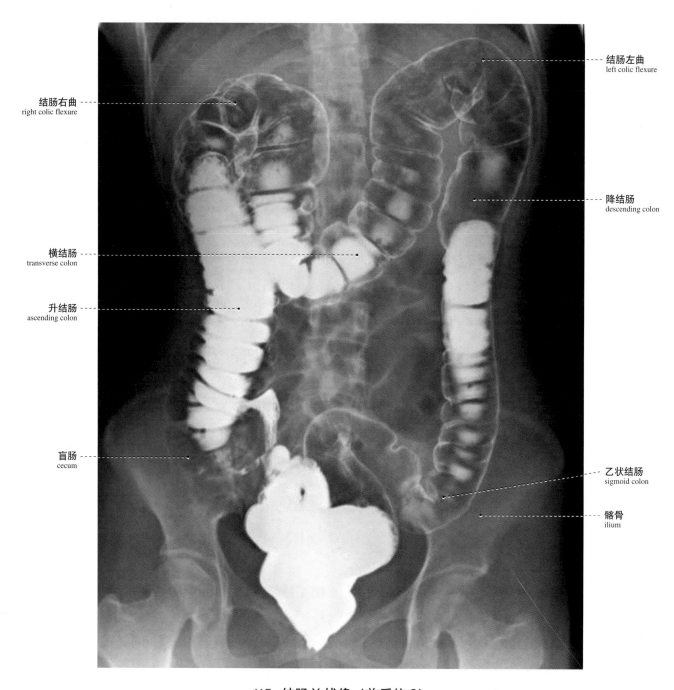

结肠右曲
right colic flexure

横结肠
transverse colon

升结肠
ascending colon

盲肠
cecum

结肠左曲
left colic flexure

降结肠
descending colon

乙状结肠
sigmoid colon

髂骨
ilium

417. 结肠 X 线像（前后位 2）
Radiograph of the colon (anteroposterior view 2)

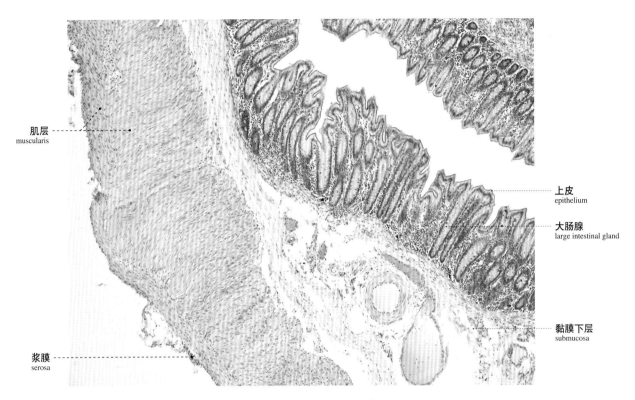

肌层
muscularis

上皮
epithelium

大肠腺
large intestinal gland

黏膜下层
submucosa

浆膜
serosa

418. 结肠（人结肠，纵切面，HE 染色，×40）

Colon (human colon, longitudinal section, HE staining, ×40)

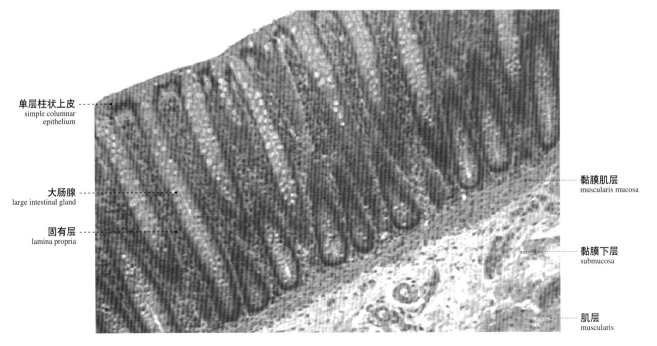

单层柱状上皮
simple columnar epithelium

大肠腺
large intestinal gland

固有层
lamina propria

黏膜肌层
muscularis mucosa

黏膜下层
submucosa

肌层
muscularis

419. 结肠（人结肠，纵切面，HE 染色，×400）

Colon (human colon, longitudinal section, HE staining, ×400)

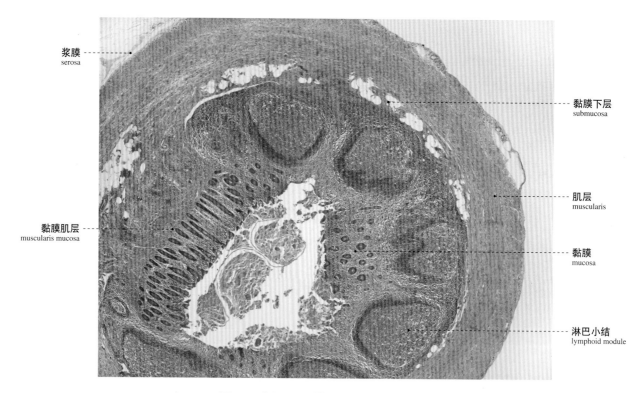

浆膜
serosa

黏膜下层
submucosa

肌层
muscularis

黏膜肌层
muscularis mucosa

黏膜
mucosa

淋巴小结
lymphoid module

420. 阑尾（人阑尾，横切面，HE 染色，×40）
Appendix (human appendix, transverse section, HE staining, ×40)

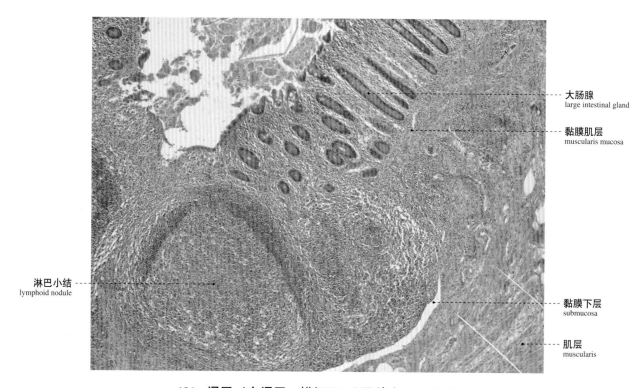

大肠腺
large intestinal gland

黏膜肌层
muscularis mucosa

淋巴小结
lymphoid nodule

黏膜下层
submucosa

肌层
muscularis

421. 阑尾（人阑尾，横切面，HE 染色，×400）
Appendix (human appendix, transverse section, HE staining, ×400)

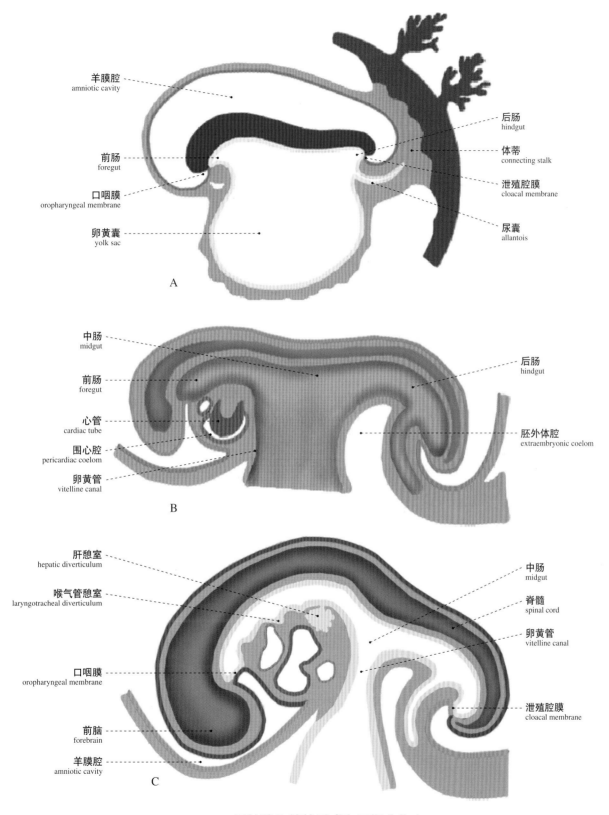

羊膜腔
amniotic cavity

前肠
foregut

口咽膜
oropharyngeal membrane

卵黄囊
yolk sac

后肠
hindgut

体蒂
connecting stalk

泄殖腔膜
cloacal membrane

尿囊
allantois

A

中肠
midgut

前肠
foregut

心管
cardiac tube

围心腔
pericardiac coelom

卵黄管
vitelline canal

后肠
hindgut

胚外体腔
extraembryonic coelom

B

肝憩室
hepatic diverticulum

喉气管憩室
laryngotracheal diverticulum

口咽膜
oropharyngeal membrane

前脑
forebrain

羊膜腔
amniotic cavity

中肠
midgut

脊髓
spinal cord

卵黄管
vitelline canal

泄殖腔膜
cloacal membrane

C

422. 原始消化管的形成和早期分化 1
Formation of the primitive gut and its early differentiation 1

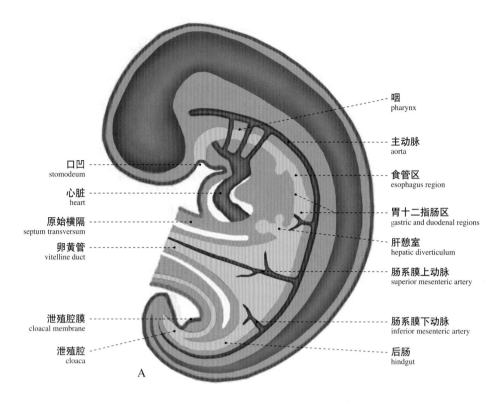

口凹
stomodeum

心脏
heart

原始横隔
septum transversum

卵黄管
vitelline duct

泄殖腔膜
cloacal membrane

泄殖腔
cloaca

咽
pharynx

主动脉
aorta

食管区
esophagus region

胃十二指肠区
gastric and duodenal regions

肝憩室
hepatic diverticulum

肠系膜上动脉
superior mesenteric artery

肠系膜下动脉
inferior mesenteric artery

后肠
hindgut

A

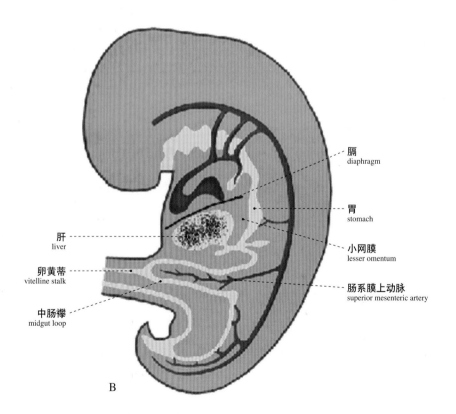

肝
liver

卵黄蒂
vitelline stalk

中肠襻
midgut loop

膈
diaphragm

胃
stomach

小网膜
lesser omentum

肠系膜上动脉
superior mesenteric artery

B

423. 原始消化管的形成和早期分化 2

Formation of the primitive gut and its early differentiation 2

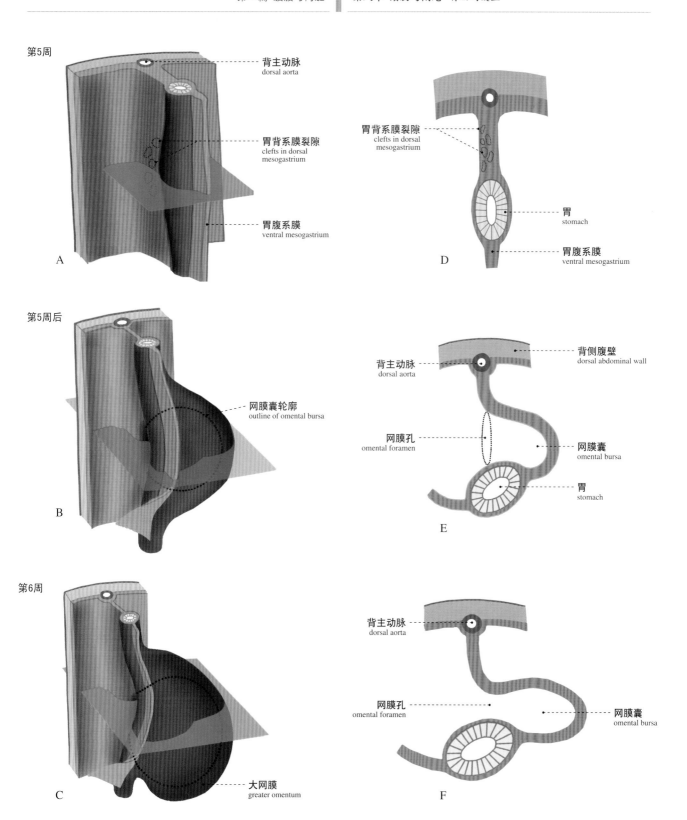

第5周

背主动脉
dorsal aorta

胃背系膜裂隙
clefts in dorsal
mesogastrium

胃腹系膜
ventral mesogastrium

A

胃背系膜裂隙
clefts in dorsal
mesogastrium

胃
stomach

胃腹系膜
ventral mesogastrium

D

第5周后

网膜囊轮廓
outline of omental bursa

B

背主动脉
dorsal aorta

背侧腹壁
dorsal abdominal wall

网膜孔
omental foramen

网膜囊
omental bursa

胃
stomach

E

第6周

大网膜
greater omentum

C

背主动脉
dorsal aorta

网膜孔
omental foramen

网膜囊
omental bursa

F

424. 胃的形成和旋转
Formation and rotation of the stomach

A. 出现背系膜裂隙（第5周）；B. 背系膜已伸长，网膜囊变大（第5周后）；C. 大网膜和扩大的网膜囊（第6周）；D. 为A图之横切面；
E. 为B图之横切面；F. 为C图之横切面

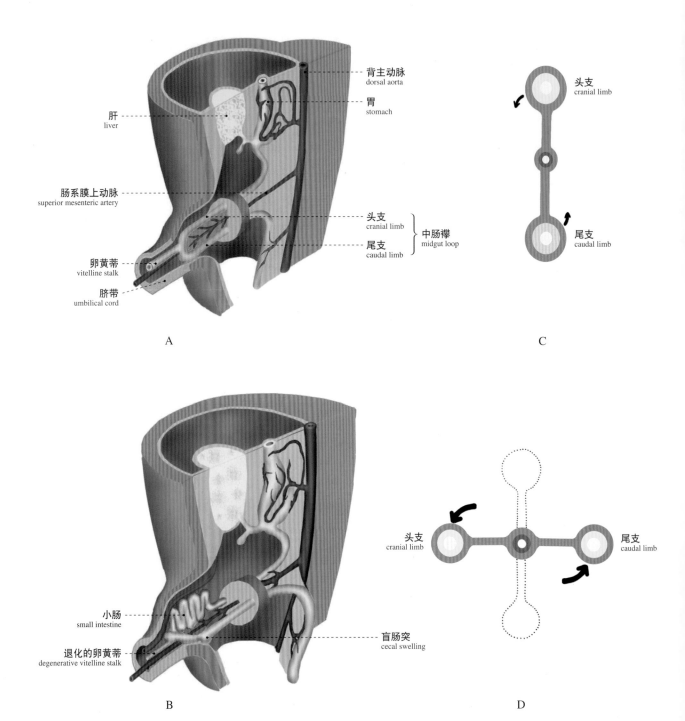

背主动脉
dorsal aorta

胃
stomach

肝
liver

肠系膜上动脉
superior mesenteric artery

头支
cranial limb

尾支
caudal limb

中肠襻
midgut loop

卵黄蒂
vitelline stalk

脐带
umbilical cord

A

头支
cranial limb

尾支
caudal limb

C

小肠
small intestine

退化的卵黄蒂
degenerative vitelline stalk

盲肠突
cecal swelling

头支
cranial limb

尾支
caudal limb

B

D

425. 中肠襻的旋转 1

Rotation of the midgut loop 1

A. 示矢状位的中肠襻，部分存在于脐带内（第 6 周早期）；B. 示中肠襻于脐腔内逆时针方向旋转 90°，由矢状位转为水平位，即头支转至右侧，尾支转至左侧（第 6 周晚期）；C. 为 A 图中肠襻之横切面；D. 为 B 图中肠襻之横切面

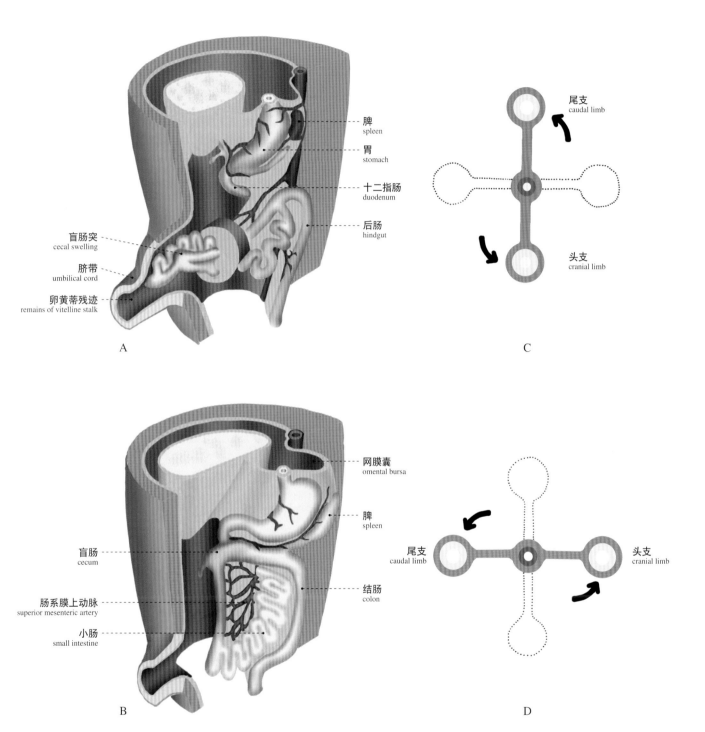

脾
spleen

胃
stomach

十二指肠
duodenum

后肠
hindgut

盲肠突
cecal swelling

脐带
umbilical cord

卵黄蒂残迹
remains of vitelline stalk

A

尾支
caudal limb

头支
cranial limb

C

网膜囊
omental bursa

脾
spleen

盲肠
cecum

结肠
colon

肠系膜上动脉
superior mesenteric artery

小肠
small intestine

B

尾支
caudal limb

头支
cranial limb

D

426. 中肠襻的旋转 2
Rotation of the midgut loop 2

A. 肠管退回腹腔，同时又逆时针方向旋转 90°，头支位于下方（约第 10 周）；B. 肠管退回腹腔后，又逆时针旋转 90°，头支位于左侧；共逆时针方向旋转 270°（约第 11 周）；C. 为 A 图中肠襻横切面；D. 为 B 图中肠襻的横切面

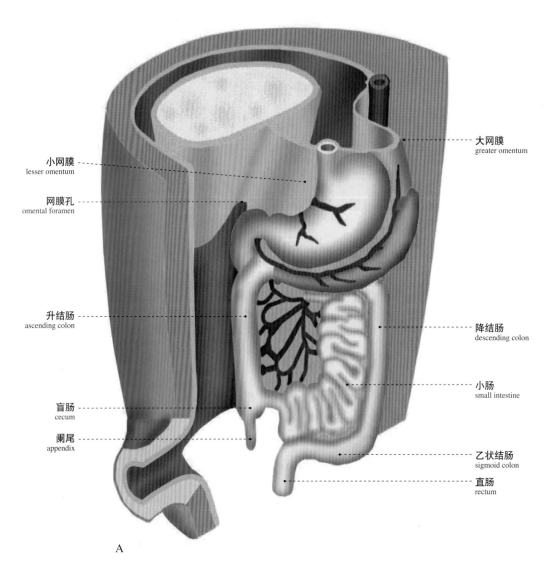

小网膜
lesser omentum

网膜孔
omental foramen

升结肠
ascending colon

盲肠
cecum

阑尾
appendix

大网膜
greater omentum

降结肠
descending colon

小肠
small intestine

乙状结肠
sigmoid colon

直肠
rectum

A

427. 中肠襻的旋转 3
Rotation of the midgut loop 3

A. 盲肠降至正常位置，于腹腔右下 1/4 处（胎儿晚期）

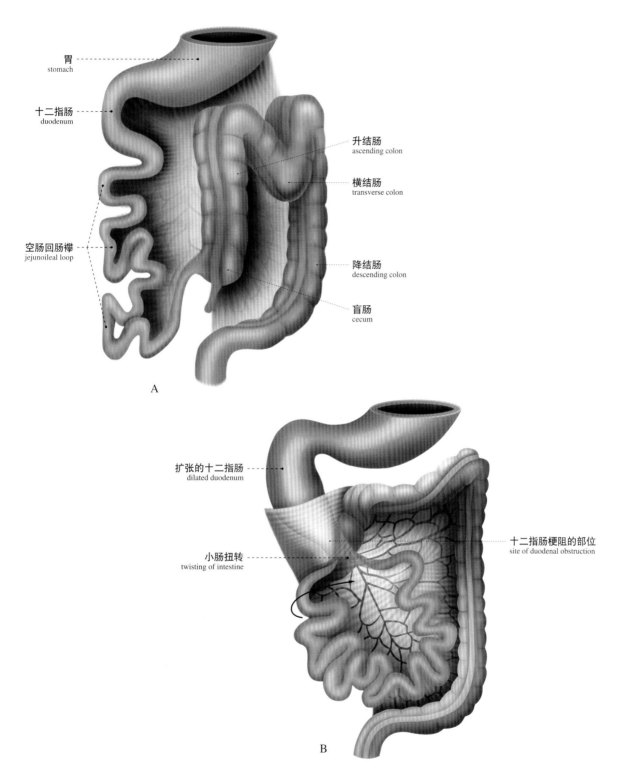

胃
stomach

十二指肠
duodenum

升结肠
ascending colon

横结肠
transverse colon

空肠回肠襻
jejunoileal loop

降结肠
descending colon

盲肠
cecum

A

扩张的十二指肠
dilated duodenum

十二指肠梗阻的部位
site of duodenal obstruction

小肠扭转
twisting of intestine

B

428. 中肠襻旋转异常 1
Abnormalities of the midgut loop rotation 1
A. 中肠不转位；B. 中肠混合性旋转及小肠扭转

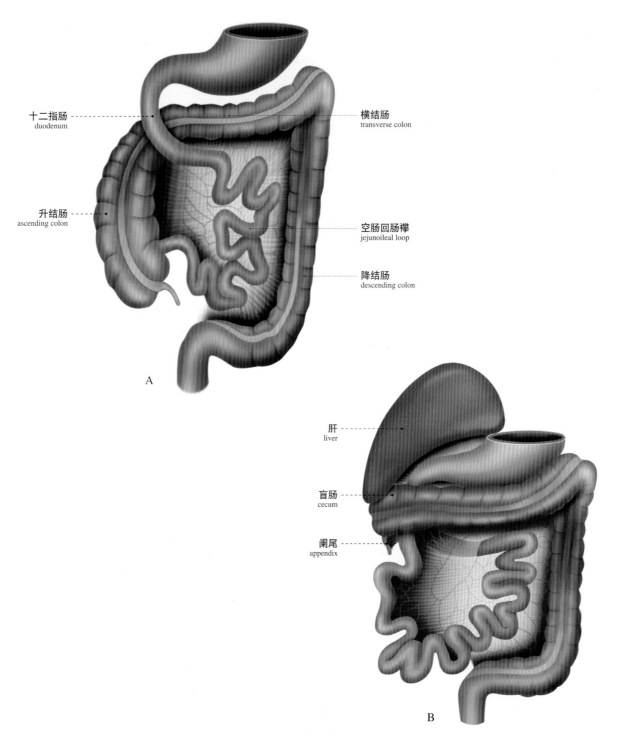

十二指肠
duodenum

横结肠
transverse colon

升结肠
ascending colon

空肠回肠襻
jejunoileal loop

降结肠
descending colon

A

肝
liver

盲肠
cecum

阑尾
appendix

B

429. 中肠襻旋转异常 2
Abnormalities of the midgut loop rotation 2

A. 中肠反向转位；B. 肝下盲肠和阑尾

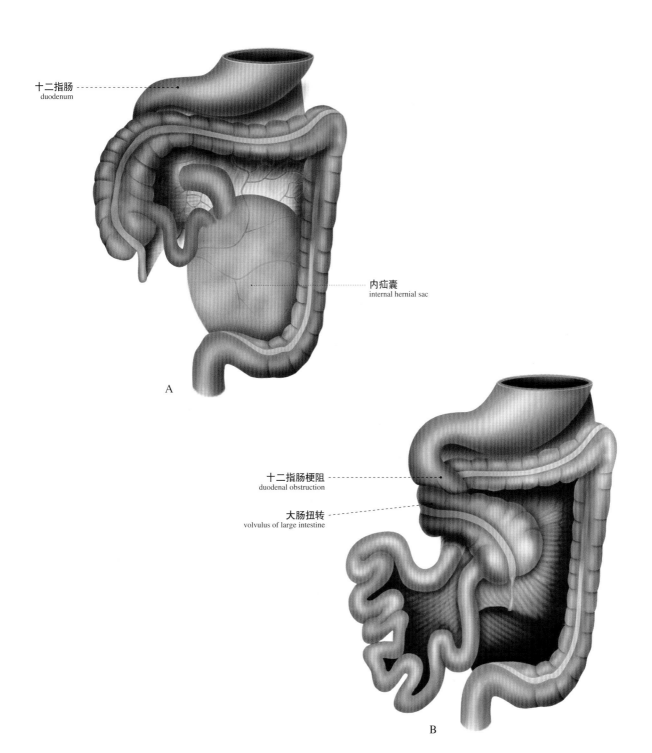

十二指肠
duodenum

内疝囊
internal hernial sac

A

十二指肠梗阻
duodenal obstruction

大肠扭转
volvulus of large intestine

B

430. 中肠襻旋转异常 3

Abnormalities of the midgut loop rotation 3

A. 内疝；B. 中肠扭转

第九章

肝

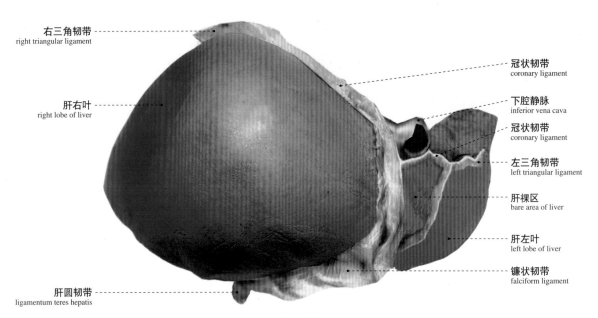

右三角韧带
right triangular ligament

肝右叶
right lobe of liver

肝圆韧带
ligamentum teres hepatis

冠状韧带
coronary ligament

下腔静脉
inferior vena cava

冠状韧带
coronary ligament

左三角韧带
left triangular ligament

肝裸区
bare area of liver

肝左叶
left lobe of liver

镰状韧带
falciform ligament

431. 肝的膈面
Diaphragmatic surface of the liver

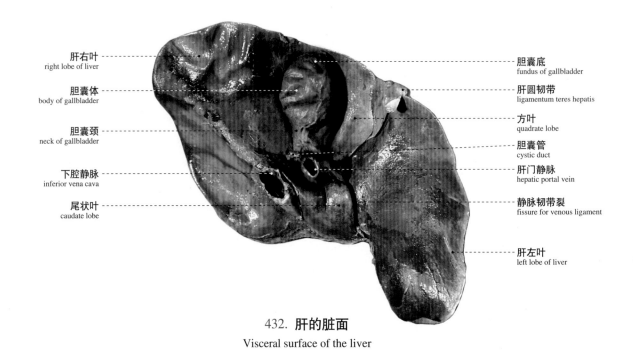

肝右叶
right lobe of liver

胆囊体
body of gallbladder

胆囊颈
neck of gallbladder

下腔静脉
inferior vena cava

尾状叶
caudate lobe

胆囊底
fundus of gallbladder

肝圆韧带
ligamentum teres hepatis

方叶
quadrate lobe

胆囊管
cystic duct

肝门静脉
hepatic portal vein

静脉韧带裂
fissure for venous ligament

肝左叶
left lobe of liver

432. 肝的脏面
Visceral surface of the liver

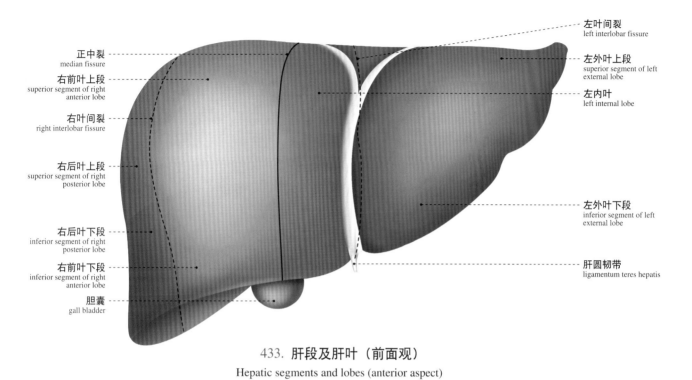

正中裂
median fissure

右前叶上段
superior segment of right
anterior lobe

右叶间裂
right interlobar fissure

右后叶上段
superior segment of right
posterior lobe

右后叶下段
inferior segment of right
posterior lobe

右前叶下段
inferior segment of right
anterior lobe

胆囊
gall bladder

左叶间裂
left interlobar fissure

左外叶上段
superior segment of left
external lobe

左内叶
left internal lobe

左外叶下段
inferior segment of left
external lobe

肝圆韧带
ligamentum teres hepatis

433. 肝段及肝叶（前面观）
Hepatic segments and lobes (anterior aspect)

右前叶下段
inferior segment of right
anterior lobe

右后叶下段
inferior segment of right
posterior lobe

尾状突
caudate process

右后叶上段
superior segment of right
posterior lobe

右尾状叶
right caudate lobe

左内叶
left internal lobe

肝圆韧带
ligamentum teres hepatis

左外叶下段
inferior segment of left
external lobe

左尾状叶
left caudate lobe

左外叶上段
superior segment of left
external lobe

左内叶
left internal lobe

434. 肝段及肝叶（下面观）
Hepatic segments and lobes (posterior aspect)

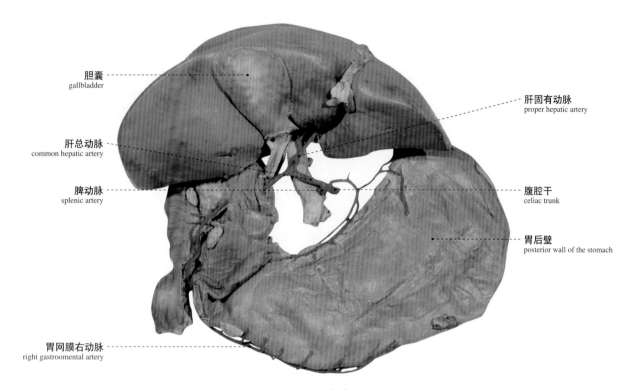

胆囊
gallbladder

肝总动脉
common hepatic artery

脾动脉
splenic artery

胃网膜右动脉
right gastroomental artery

肝固有动脉
proper hepatic artery

腹腔干
celiac trunk

胃后壁
posterior wall of the stomach

435. 肝胃动脉
Arteries of the liver and the stomach

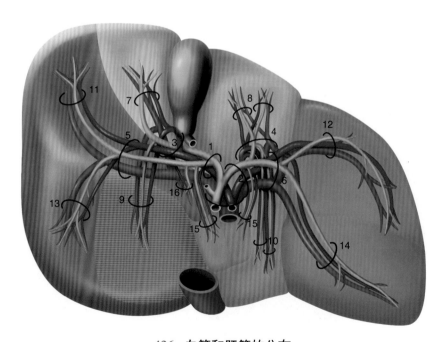

436. 血管和肝管的分布
Distribution of the blood vessels and the hepatic ducts

1. 右支；2. 左支；3. 前段；4. 内侧段；5. 后段；6. 外侧段；7. 前上区；8. 内侧下区；9. 前上区；10. 内侧上区；11. 后下区；12. 下外侧区；13. 后上区；
14. 外侧区；15. 尾叶；16. 尾状突

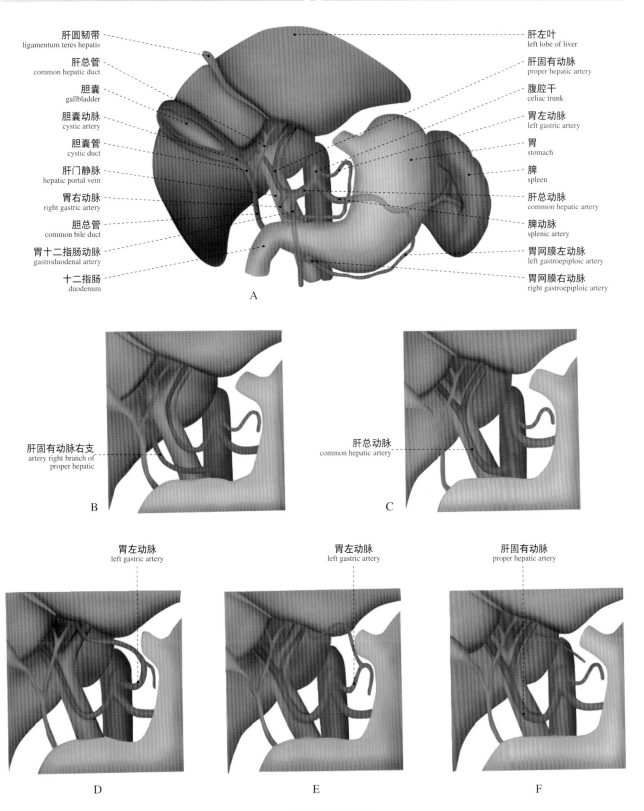

肝圆韧带
ligamentum teres hepatis

肝总管
common hepatic duct

胆囊
gallbladder

胆囊动脉
cystic artery

胆囊管
cystic duct

肝门静脉
hepatic portal vein

胃右动脉
right gastric artery

胆总管
common bile duct

胃十二指肠动脉
gastroduodenal artery

十二指肠
duodenum

肝左叶
left lobe of liver

肝固有动脉
proper hepatic artery

腹腔干
celiac trunk

胃左动脉
left gastric artery

胃
stomach

脾
spleen

肝总动脉
common hepatic artery

脾动脉
splenic artery

胃网膜左动脉
left gastroepiploic artery

胃网膜右动脉
right gastroepiploic artery

A

肝固有动脉右支
artery right branch of proper hepatic

肝总动脉
common hepatic artery

B

C

胃左动脉
left gastric artery

胃左动脉
left gastric artery

肝固有动脉
proper hepatic artery

D

E

F

437. 肝动脉的变异
Variation of the hepatic artery

A. 常见情况；B. 肠系膜上动脉参与肝右叶的血供；C. 肝总动脉起于肠系膜上动脉；D. 胃左动脉供应肝左叶；E. 除肝固有动脉左支之外，胃左动脉的分支参与肝左叶的血供；F. 肝固有动脉的侧支供应胃小弯

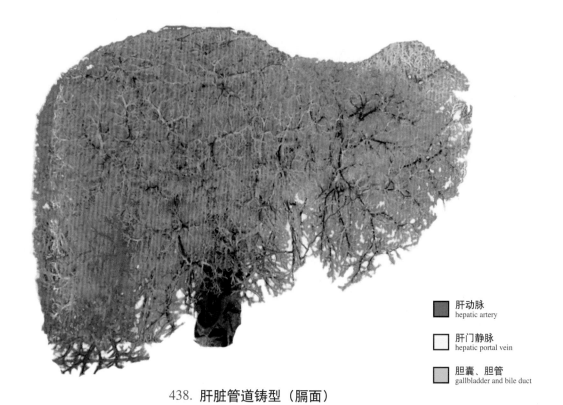

肝动脉
hepatic artery

肝门静脉
hepatic portal vein

胆囊、胆管
gallbladder and bile duct

438. 肝脏管道铸型（膈面）
Cast of the hepatic duct (diaphragmatic aspect)

439. 肝脏管道铸型（脏面）
Cast of the hepatic duct (visceral aspect)

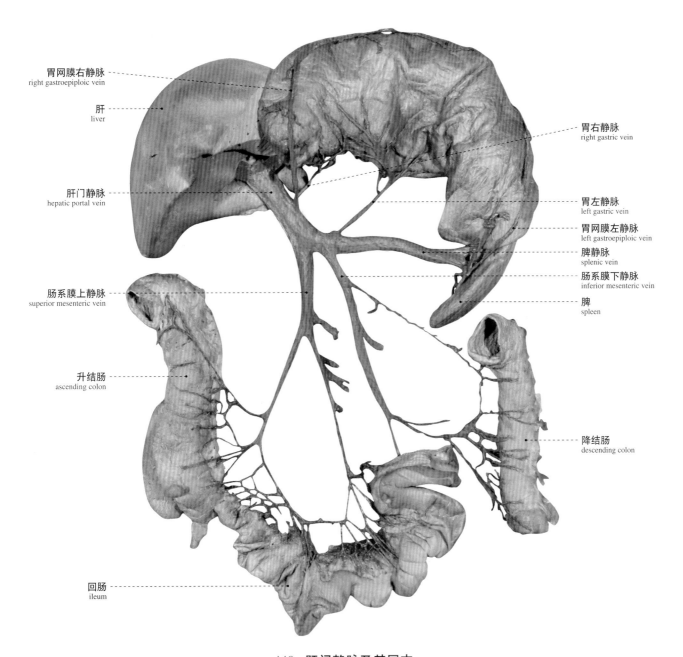

胃网膜右静脉
right gastroepiploic vein

肝
liver

肝门静脉
hepatic portal vein

肠系膜上静脉
superior mesenteric vein

升结肠
ascending colon

回肠
ileum

胃右静脉
right gastric vein

胃左静脉
left gastric vein

胃网膜左静脉
left gastroepiploic vein

脾静脉
splenic vein

肠系膜下静脉
inferior mesenteric vein

脾
spleen

降结肠
descending colon

440. 肝门静脉及其属支
Hepatic portal vein and its tributaries

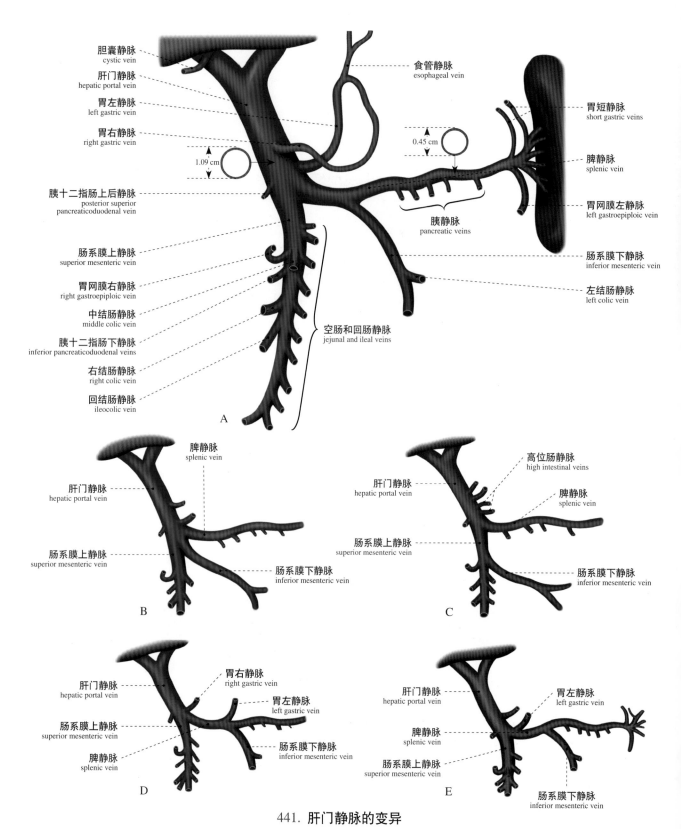

胆囊静脉
cystic vein

肝门静脉
hepatic portal vein

胃左静脉
left gastric vein

胃右静脉
right gastric vein

胰十二指肠上后静脉
posterior superior
pancreaticoduodenal vein

肠系膜上静脉
superior mesenteric vein

胃网膜右静脉
right gastroepiploic vein

中结肠静脉
middle colic vein

胰十二指肠下静脉
inferior pancreaticoduodenal veins

右结肠静脉
right colic vein

回结肠静脉
ileocolic vein

食管静脉
esophageal vein

胃短静脉
short gastric veins

脾静脉
splenic vein

胃网膜左静脉
left gastroepiploic vein

肠系膜下静脉
inferior mesenteric vein

左结肠静脉
left colic vein

空肠和回肠静脉
jejunal and ileal veins

胰静脉
pancreatic veins

1.09 cm

0.45 cm

A

脾静脉
splenic vein

肝门静脉
hepatic portal vein

肠系膜上静脉
superior mesenteric vein

肠系膜下静脉
inferior mesenteric vein

B

高位肠静脉
high intestinal veins

脾静脉
splenic vein

肝门静脉
hepatic portal vein

肠系膜上静脉
superior mesenteric vein

肠系膜下静脉
inferior mesenteric vein

C

肝门静脉
hepatic portal vein

胃右静脉
right gastric vein

胃左静脉
left gastric vein

肠系膜上静脉
superior mesenteric vein

脾静脉
splenic vein

肠系膜下静脉
inferior mesenteric vein

D

肝门静脉
hepatic portal vein

胃左静脉
left gastric vein

脾静脉
splenic vein

肠系膜上静脉
superior mesenteric vein

肠系膜下静脉
inferior mesenteric vein

E

441. 肝门静脉的变异
Variations of hepatic portal vein

A. 常见类型；B. 肝静脉由脾静脉与肠系膜上、下静脉汇合而成；C. 肠系膜下静脉汇入肠系膜上静脉；
D. 胃左静脉汇入脾静脉，胃右静脉汇入肝门静脉；E. 胃左静脉汇入脾静脉，与肠系膜上静脉汇合

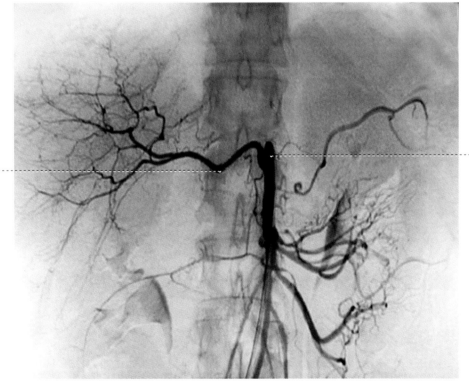

肝固有动脉
proper hepatic artery

肝总动脉
common hepatic artery

442. 肝动脉数字减影血管造影
DSA of the hepatic artery

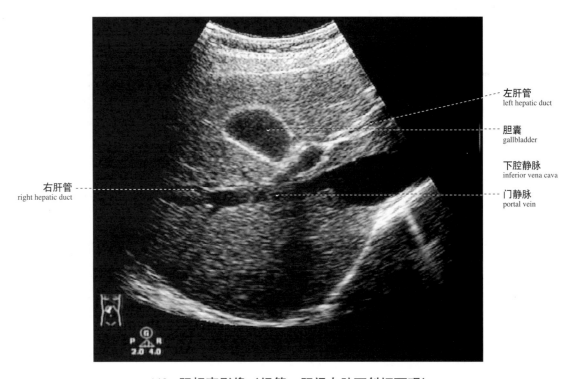

左肝管
left hepatic duct

胆囊
gallbladder

下腔静脉
inferior vena cava

门静脉
portal vein

右肝管
right hepatic duct

443. 肝超声影像（经第一肝门右肋下斜切面观）
Ultrasound image of the liver (oblique view through the first hepatic portal under the right costal)

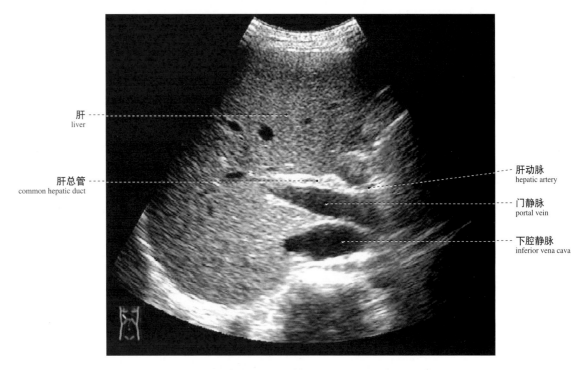

肝
liver

肝总管
common hepatic duct

肝动脉
hepatic artery

门静脉
portal vein

下腔静脉
inferior vena cava

444. 肝超声影像（经第 6 ~ 7 肋间斜切面观）
Ultrasound image of the liver (oblique view through 6-7 intercostal)

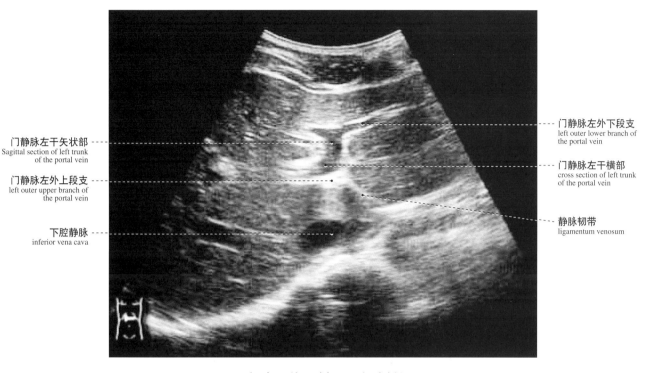

门静脉左干矢状部
Sagittal section of left trunk
of the portal vein

门静脉左外上段支
left outer upper branch of
the portal vein

下腔静脉
inferior vena cava

门静脉左外下段支
left outer lower branch of
the portal vein

门静脉左干横部
cross section of left trunk
of the portal vein

静脉韧带
ligamentum venosum

445. 肝超声影像（剑下肝左叶斜切面观）
Ultrasound image of the liver (oblique view left lobe of liver under the xiphoid)

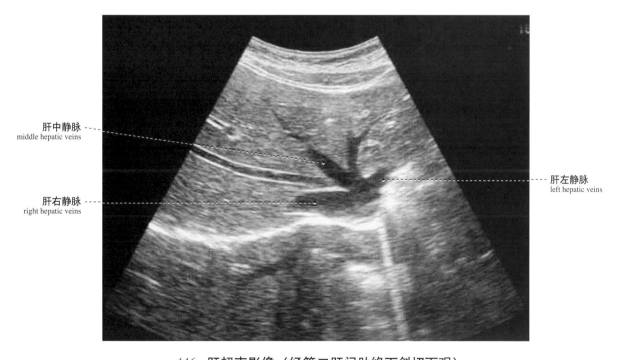

肝中静脉
middle hepatic veins

肝右静脉
right hepatic veins

肝左静脉
left hepatic veins

446. 肝超声影像（经第二肝门肋缘下斜切面观）
Ultrasound image of the liver (oblique view through the second hepatic portal under costal margin)

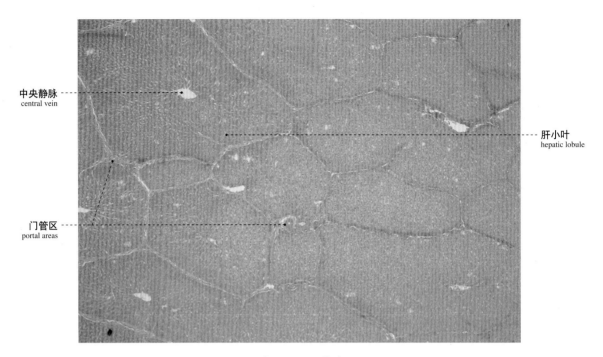

中央静脉
central vein

肝小叶
hepatic lobule

门管区
portal areas

447. 肝（猪肝，HE 染色，×40）
Liver (pork liver, HE staining, ×40)

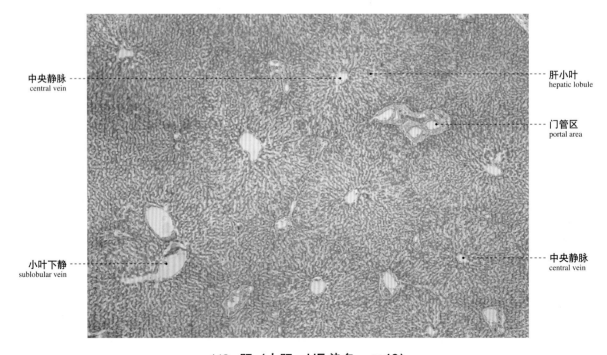

中央静脉
central vein

肝小叶
hepatic lobule

门管区
portal area

小叶下静
sublobular vein

中央静脉
central vein

448. 肝（人肝，HE 染色，×40）
Liver (human liver, HE staining, ×40)

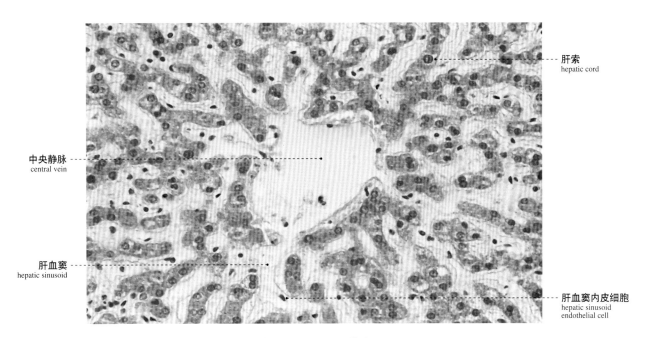

肝索
hepatic cord

中央静脉
central vein

肝血窦
hepatic sinusoid

肝血窦内皮细胞
hepatic sinusoid
endothelial cell

449. 肝小叶（人肝，HE 染色，×400）
Hepatic lobule (human liver, HE staining, ×400)

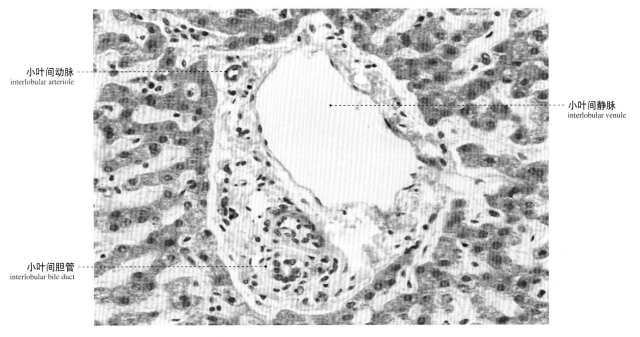

小叶间动脉
interlobular arteriole

小叶间静脉
interlobular venule

小叶间胆管
interlobular bile duct

450. 肝门管区（人肝，HE 染色，×400）
Hepatic portal area (human liver, HE staining, ×400)

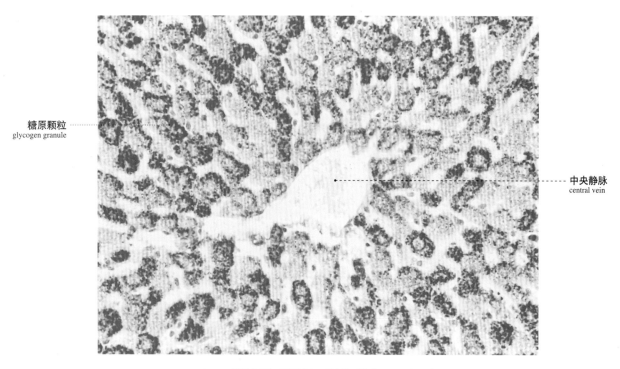

糖原颗粒
glycogen granule

中央静脉
central vein

451. 肝糖原（鼠肝，PAS 反应，×400）

Hepatic glycogen (rat liver, PAS reaction, ×400)

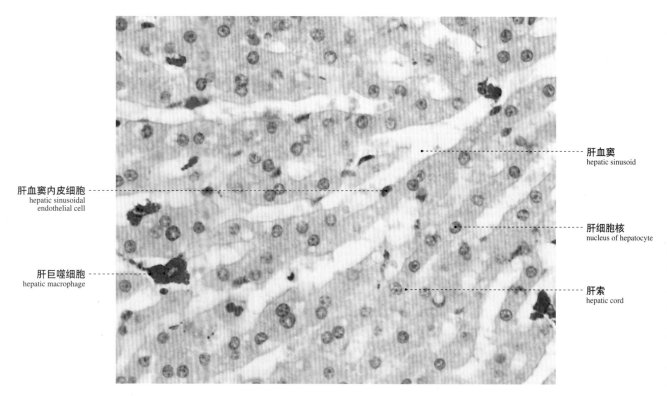

肝血窦内皮细胞
hepatic sinusoidal
endothelial cell

肝巨噬细胞
hepatic macrophage

肝血窦
hepatic sinusoid

肝细胞核
nucleus of hepatocyte

肝索
hepatic cord

452. 肝巨噬细胞（兔肝，卡红色素注入，×400）

Hepatic macrophage (rabbit liver, injection of red carmine, ×400)

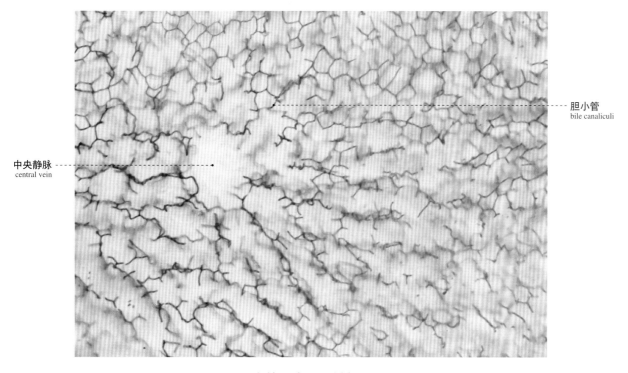

中央静脉
central vein

胆小管
bile canaliculi

453. 胆小管（人肝，镀银，×400）
Bile canaliculus (human liver, silver staining, ×400)

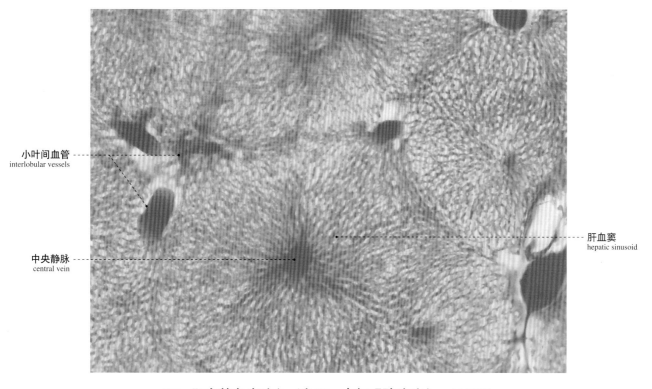

小叶间血管
interlobular vessels

中央静脉
central vein

肝血窦
hepatic sinusoid

454. 肝血管色素注入（兔肝，卡红明胶液注入，×100）
Dye injection of hepatic blood vessel (rabbit liver, injection of red carmine and gelatin solution, ×100)

第十章

胆 囊

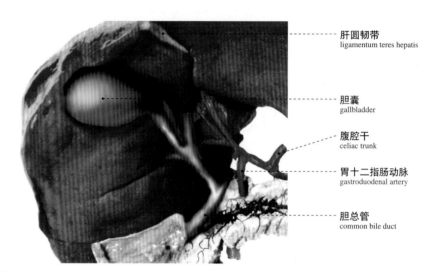

肝圆韧带
ligamentum teres hepatis

胆囊
gallbladder

腹腔干
celiac trunk

胃十二指肠动脉
gastroduodenal artery

胆总管
common bile duct

455. 胆囊
Gallbladder

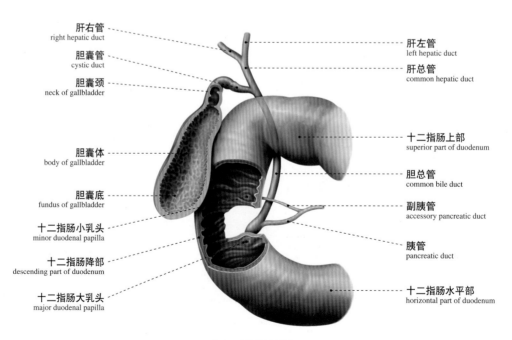

肝右管
right hepatic duct

胆囊管
cystic duct

胆囊颈
neck of gallbladder

胆囊体
body of gallbladder

胆囊底
fundus of gallbladder

十二指肠小乳头
minor duodenal papilla

十二指肠降部
descending part of duodenum

十二指肠大乳头
major duodenal papilla

肝左管
left hepatic duct

肝总管
common hepatic duct

十二指肠上部
superior part of duodenum

胆总管
common bile duct

副胰管
accessory pancreatic duct

胰管
pancreatic duct

十二指肠水平部
horizontal part of duodenum

456. 肝外胆管
Extrahepatic bile ducts

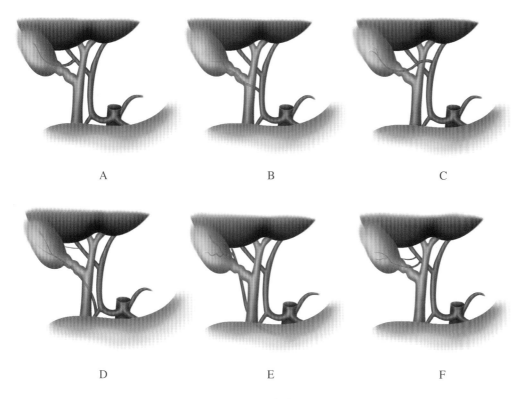

457. 胆囊动脉常见类型
Common types of the cystic artery

A. 正常型；B. 胆囊动脉起自肝固有动脉；C. 胆囊动脉起自肝左动脉；D. 双胆囊动脉（一支起自肝右动脉，另一支起自胃十二指肠动脉）；
E. 胆囊动脉起自副肝右动脉；F. 双胆囊动脉（二支均起自肝右动脉）

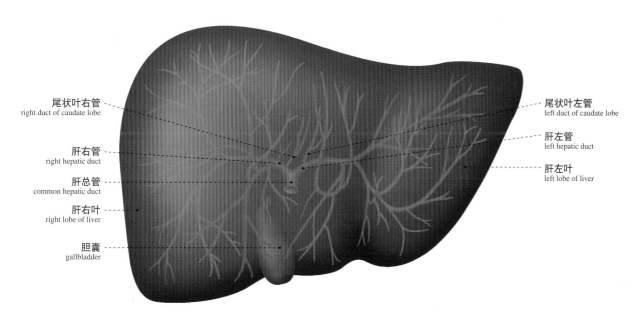

尾状叶右管
right duct of caudate lobe

肝右管
right hepatic duct

肝总管
common hepatic duct

肝右叶
right lobe of liver

胆囊
gallbladder

尾状叶左管
left duct of caudate lobe

肝左管
left hepatic duct

肝左叶
left lobe of liver

458. 肝内、外胆管在肝表面的投影
Projection of the intra-and extrahepatic bile ducts onto the surface of the liver

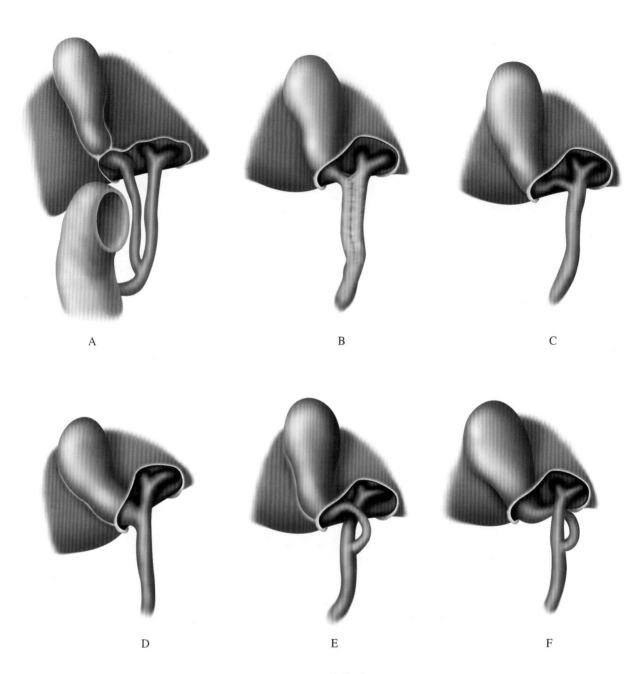

A

B

C

D

E

F

459. 胆囊管的变异
Variations in the cystic duct

A. 胆囊管和肝总管低位汇合；B. 胆囊管附着于肝总管；C. 胆囊管和肝总管高位汇合；D. 胆囊管非常短或缺如；E. 胆囊管从前方盘旋于肝总管左侧；F. 胆囊管从后方盘旋于肝总管左侧

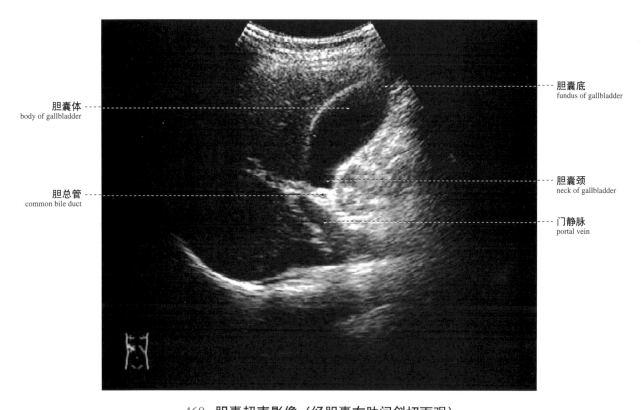

胆囊底
fundus of gallbladder

胆囊体
body of gallbladder

胆囊颈
neck of gallbladder

胆总管
common bile duct

门静脉
portal vein

460. 胆囊超声影像（经胆囊右肋间斜切面观）
Ultrasound image of the gallbladder (oblique view of right intercostal through gallbladder)

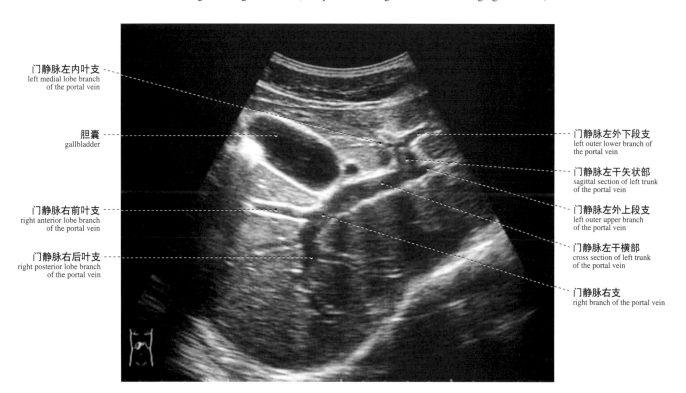

门静脉左内叶支
left medial lobe branch
of the portal vein

胆囊
gallbladder

门静脉右前叶支
right anterior lobe branch
of the portal vein

门静脉右后叶支
right posterior lobe branch
of the portal vein

门静脉左外下段支
left outer lower branch of
the portal vein

门静脉左干矢状部
sagittal section of left trunk
of the portal vein

门静脉左外上段支
left outer upper branch
of the portal vein

门静脉左干横部
cross section of left trunk
of the portal vein

门静脉右支
right branch of the portal vein

461. 胆囊超声影像（经第一肝门肋下斜切面观）
Ultrasound image of the gallbladder (oblique view through the first hepatic portal under the costal)

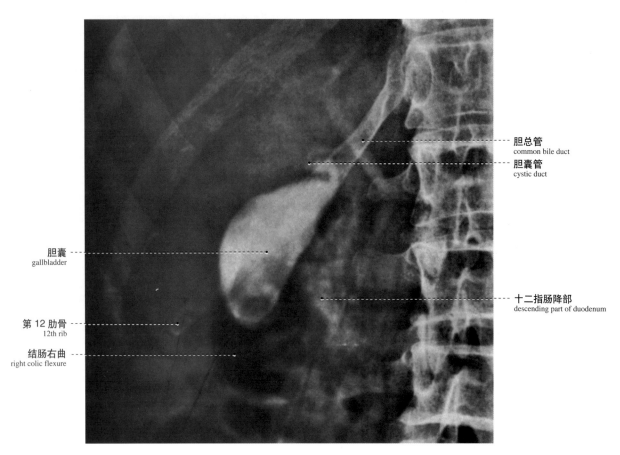

胆总管
common bile duct

胆囊管
cystic duct

胆囊
gallbladder

第 12 肋骨
12th rib

结肠右曲
right colic flexure

十二指肠降部
descending part of duodenum

462. 胆囊 X 线造影
Radiography of the gallbladder

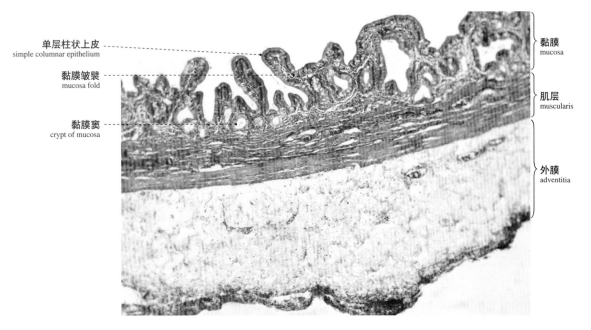

单层柱状上皮
simple columnar epithelium

黏膜皱襞
mucosa fold

黏膜窦
crypt of mucosa

黏膜
mucosa

肌层
muscularis

外膜
adventitia

463. 胆囊（人胆囊，HE 染色，×100）
Gall bladder (human gall bladder, HE staining, ×100)

第十一章

脾

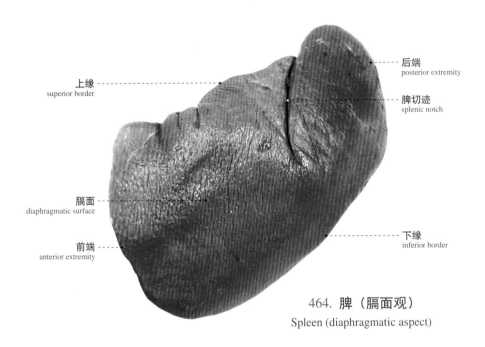

上缘
superior border

后端
posterior extremity

脾切迹
splenic notch

膈面
diaphragmatic surface

前端
anterior extremity

下缘
inferior border

464. 脾（膈面观）
Spleen (diaphragmatic aspect)

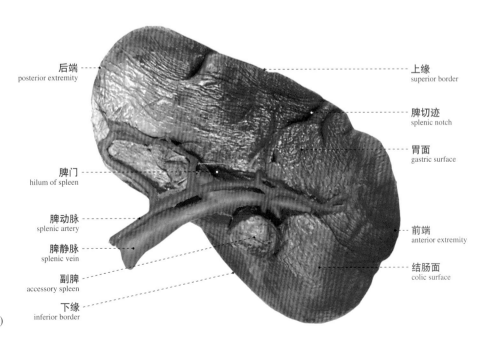

后端
posterior extremity

上缘
superior border

脾切迹
splenic notch

胃面
gastric surface

脾门
hilum of spleen

脾动脉
splenic artery

前端
anterior extremity

脾静脉
splenic vein

结肠面
colic surface

副脾
accessory spleen

下缘
inferior border

465. 脾（脏面观）
Spleen (visceral aspect)

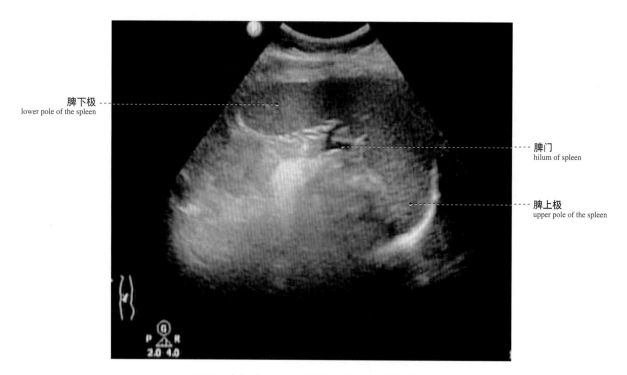

脾下极
lower pole of the spleen

脾门
hilum of spleen

脾上极
upper pole of the spleen

466. 脾超声影像（经左肋间斜切面观）
Ultrasound image of the spleen (oblique view of left intercostal)

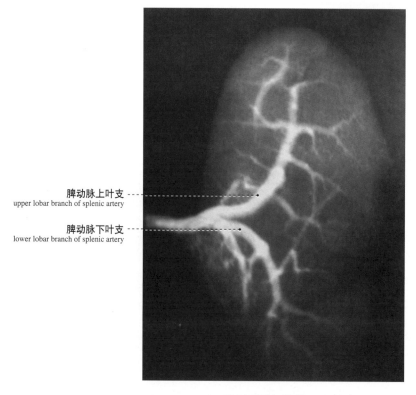

脾动脉上叶支
upper lobar branch of splenic artery

脾动脉下叶支
lower lobar branch of splenic artery

467. 脾动脉数字减影血管造影
DSA of the splenic artery

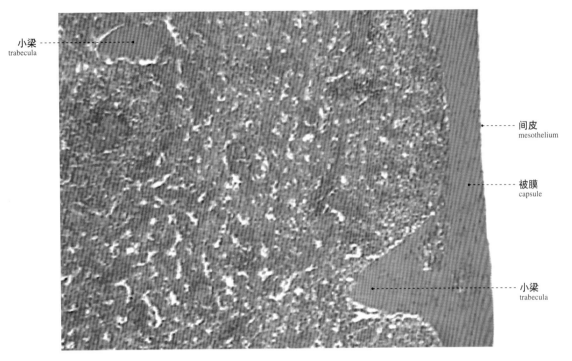

小梁
trabecula

间皮
mesothelium

被膜
capsule

小梁
trabecula

468. 脾（人脾，HE 染色，×100）
Spleen (human spleen, HE staining, ×100)

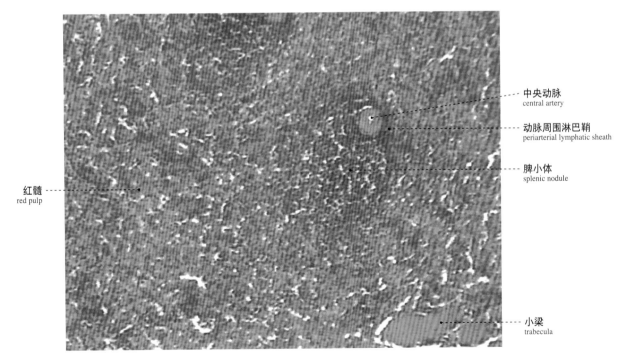

中央动脉
central artery

动脉周围淋巴鞘
periarterial lymphatic sheath

脾小体
splenic nodule

红髓
red pulp

小梁
trabecula

469. 脾（人脾，HE 染色，×100）
Spleen (human spleen, HE staining, ×100)

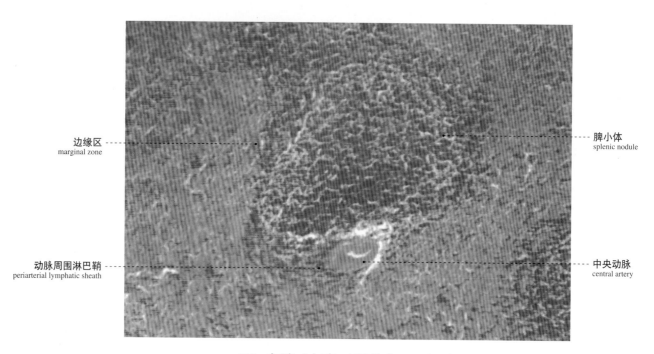

边缘区
marginal zone

脾小体
splenic nodule

动脉周围淋巴鞘
periarterial lymphatic sheath

中央动脉
central artery

470. 白髓（人脾，HE 染色，×400）
White pulp (human spleen, HE staining, ×400)

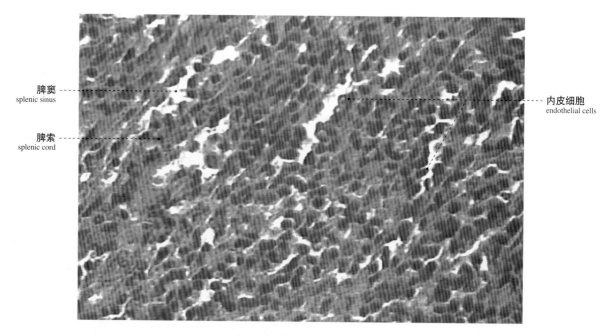

脾窦
splenic sinus

脾索
splenic cord

内皮细胞
endothelial cells

471. 红髓（人脾，HE 染色，×400）
Red pulp (human spleen, HE staining, ×400)

第十二章

肾

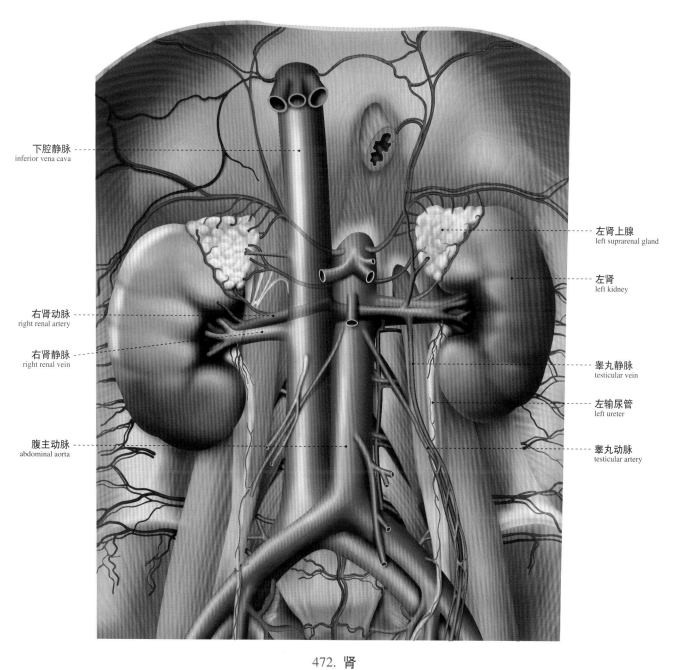

下腔静脉
inferior vena cava

左肾上腺
left suprarenal gland

左肾
left kidney

右肾动脉
right renal artery

右肾静脉
right renal vein

睾丸静脉
testicular vein

左输尿管
left ureter

腹主动脉
abdominal aorta

睾丸动脉
testicular artery

472. 肾
Kidney

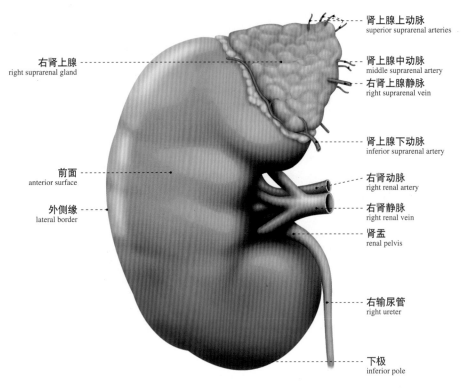

右肾上腺
right suprarenal gland

前面
anterior surface

外侧缘
lateral border

肾上腺上动脉
superior suprarenal arteries

肾上腺中动脉
middle suprarenal artery

右肾上腺静脉
right suprarenal vein

肾上腺下动脉
inferior suprarenal artery

右肾动脉
right renal artery

右肾静脉
right renal vein

肾盂
renal pelvis

右输尿管
right ureter

下极
inferior pole

473. 肾的形状（前面观）
Shape of the kidney (anterior aspect)

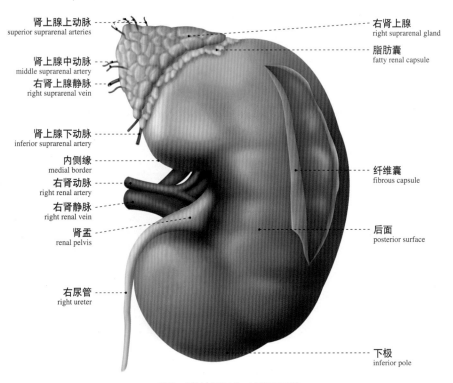

肾上腺上动脉
superior suprarenal arteries

肾上腺中动脉
middle suprarenal artery

右肾上腺静脉
right suprarenal vein

肾上腺下动脉
inferior suprarenal artery

内侧缘
medial border

右肾动脉
right renal artery

右肾静脉
right renal vein

肾盂
renal pelvis

右尿管
right ureter

右肾上腺
right suprarenal gland

脂肪囊
fatty renal capsule

纤维囊
fibrous capsule

后面
posterior surface

下极
inferior pole

474. 肾的形状（后面观）
Shape of the kidney (posterior aspect)

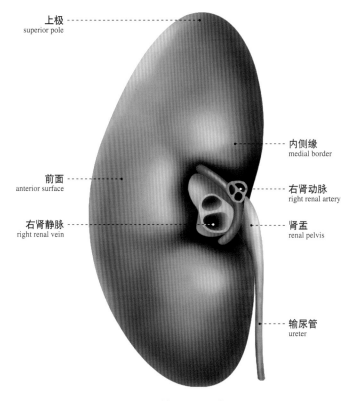

上极
superior pole

内侧缘
medial border

前面
anterior surface

右肾动脉
right renal artery

右肾静脉
right renal vein

肾盂
renal pelvis

输尿管
ureter

475. 肾的形状（内面观）
Shape of the kidney (medial aspect)

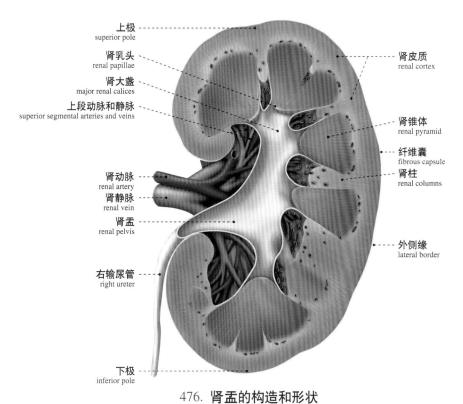

上极
superior pole

肾乳头
renal papillae

肾大盏
major renal calices

上段动脉和静脉
superior segmental arteries and veins

肾动脉
renal artery

肾静脉
renal vein

肾盂
renal pelvis

右输尿管
right ureter

下极
inferior pole

肾皮质
renal cortex

肾锥体
renal pyramid

纤维囊
fibrous capsule

肾柱
renal columns

外侧缘
lateral border

476. 肾盂的构造和形状
Structure and shape and renal pelvis

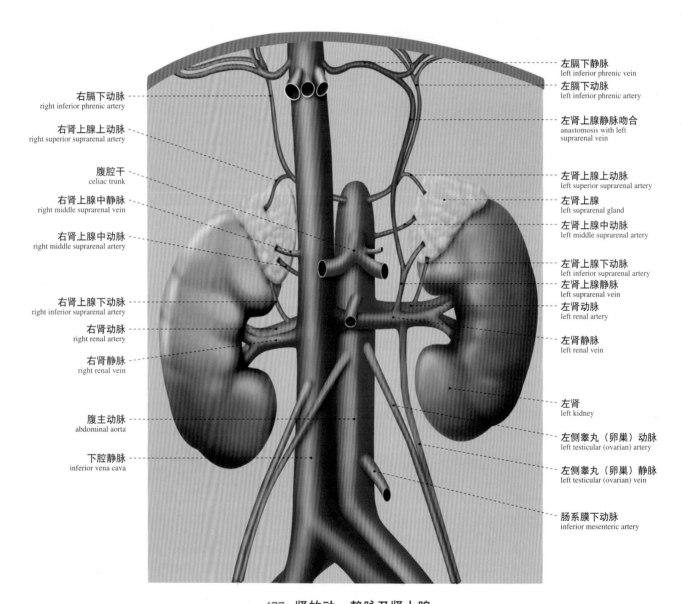

右膈下动脉
right inferior phrenic artery

右肾上腺上动脉
right superior suprarenal artery

腹腔干
celiac trunk

右肾上腺中静脉
right middle suprarenal vein

右肾上腺中动脉
right middle suprarenal artery

右肾上腺下动脉
right inferior suprarenal artery

右肾动脉
right renal artery

右肾静脉
right renal vein

腹主动脉
abdominal aorta

下腔静脉
inferior vena cava

左膈下静脉
left inferior phrenic vein

左膈下动脉
left inferior phrenic artery

左肾上腺静脉吻合
anastomosis with left suprarenal vein

左肾上腺上动脉
left superior suprarenal artery

左肾上腺
left suprarenal gland

左肾上腺中动脉
left middle suprarenal artery

左肾上腺下动脉
left inferior suprarenal artery

左肾上腺静脉
left suprarenal vein

左肾动脉
left renal artery

左肾静脉
left renal vein

左肾
left kidney

左侧睾丸（卵巢）动脉
left testicular (ovarian) artery

左侧睾丸（卵巢）静脉
left testicular (ovarian) vein

肠系膜下动脉
inferior mesenteric artery

477. 肾的动、静脉及肾上腺
Arteries and veins of the kidneys and suprarenal glands

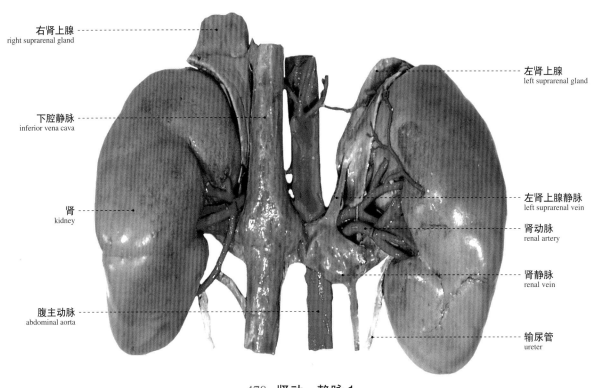

右肾上腺
right suprarenal gland

下腔静脉
inferior vena cava

肾
kidney

腹主动脉
abdominal aorta

左肾上腺
left suprarenal gland

左肾上腺静脉
left suprarenal vein

肾动脉
renal artery

肾静脉
renal vein

输尿管
ureter

478. 肾动、静脉 1
Arteries and veins of the kidney 1

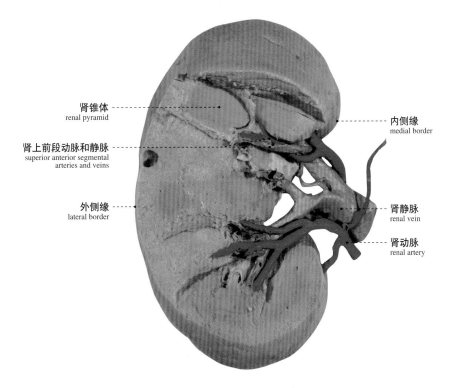

肾锥体
renal pyramid

肾上前段动脉和静脉
superior anterior segmental
arteries and veins

外侧缘
lateral border

内侧缘
medial border

肾静脉
renal vein

肾动脉
renal artery

479. 肾动、静脉 2
Arteries and veins of the kidney 2

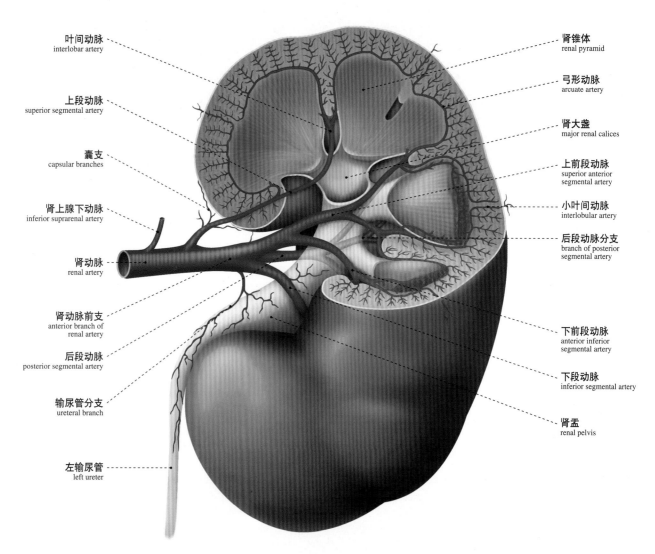

叶间动脉
interlobar artery

上段动脉
superior segmental artery

囊支
capsular branches

肾上腺下动脉
inferior suprarenal artery

肾动脉
renal artery

肾动脉前支
anterior branch of
renal artery

后段动脉
posterior segmental artery

输尿管分支
ureteral branch

左输尿管
left ureter

肾锥体
renal pyramid

弓形动脉
arcuate artery

肾大盏
major renal calices

上前段动脉
superior anterior
segmental artery

小叶间动脉
interlobular artery

后段动脉分支
branch of posterior
segmental artery

下前段动脉
anterior inferior
segmental artery

下段动脉
inferior segmental artery

肾盂
renal pelvis

480. 肾动脉的分支
Branches of renal artery

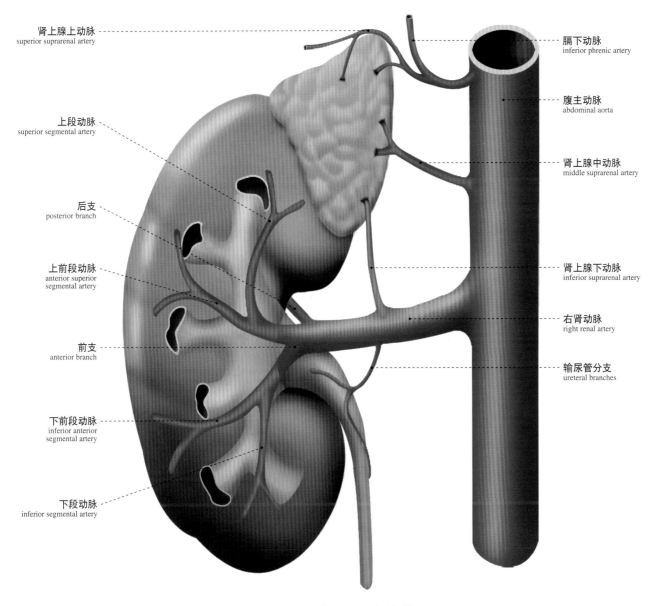

肾上腺上动脉
superior suprarenal artery

膈下动脉
inferior phrenic artery

腹主动脉
abdominal aorta

上段动脉
superior segmental artery

肾上腺中动脉
middle suprarenal artery

后支
posterior branch

上前段动脉
anterior superior
segmental artery

肾上腺下动脉
inferior suprarenal artery

右肾动脉
right renal artery

前支
anterior branch

输尿管分支
ureteral branches

下前段动脉
inferior anterior
segmental artery

下段动脉
inferior segmental artery

481. 肾动脉分支到各肾段的关系
Relationship of the renal arterial branches to the renal segments

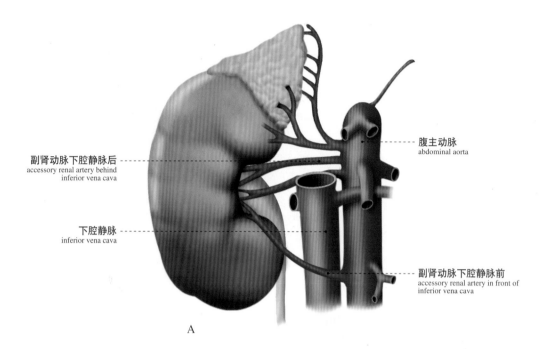

副肾动脉下腔静脉后
accessory renal artery behind
inferior vena cava

下腔静脉
inferior vena cava

腹主动脉
abdominal aorta

副肾动脉下腔静脉前
accessory renal artery in front of
inferior vena cava

A

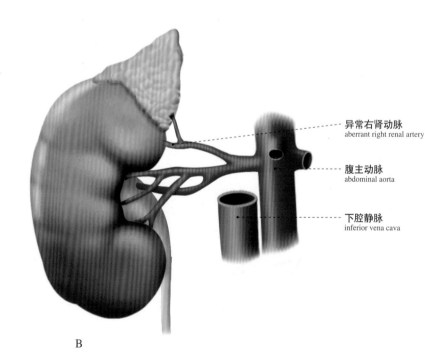

异常右肾动脉
aberrant right renal artery

腹主动脉
abdominal aorta

下腔静脉
inferior vena cava

B

482. 肾动脉的变异

Variations in the renal artery

A. 低位右肾动脉通过下腔静脉前方；B. 肾动脉多分支

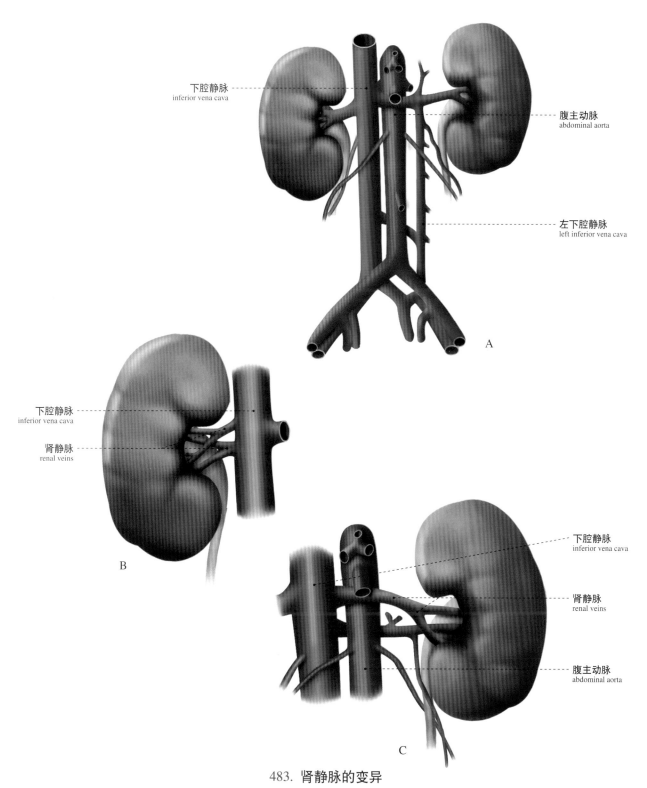

下腔静脉
inferior vena cava

腹主动脉
abdominal aorta

左下腔静脉
left inferior vena cava

A

下腔静脉
inferior vena cava

肾静脉
renal veins

B

下腔静脉
inferior vena cava

肾静脉
renal veins

腹主动脉
abdominal aorta

C

483. 肾静脉的变异

Variations in the renal vein

A. 左下腔静脉加入到左肾静脉；B. 多根肾静脉；C. 双左肾静脉围绕腹主动脉

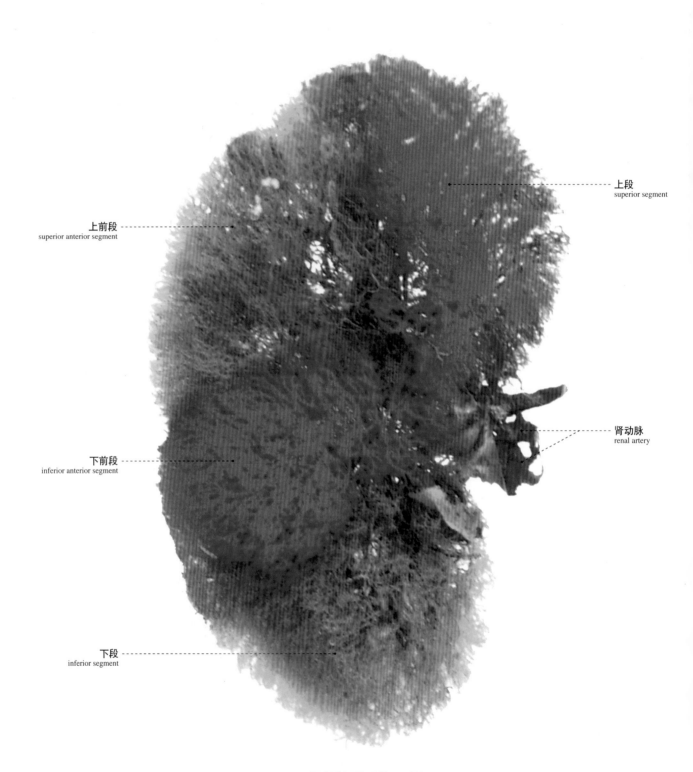

上段
superior segment

上前段
superior anterior segment

下前段
inferior anterior segment

肾动脉
renal artery

下段
inferior segment

484. 肾段铸型（前面观）
Cast of the renal segments (anterior aspect)

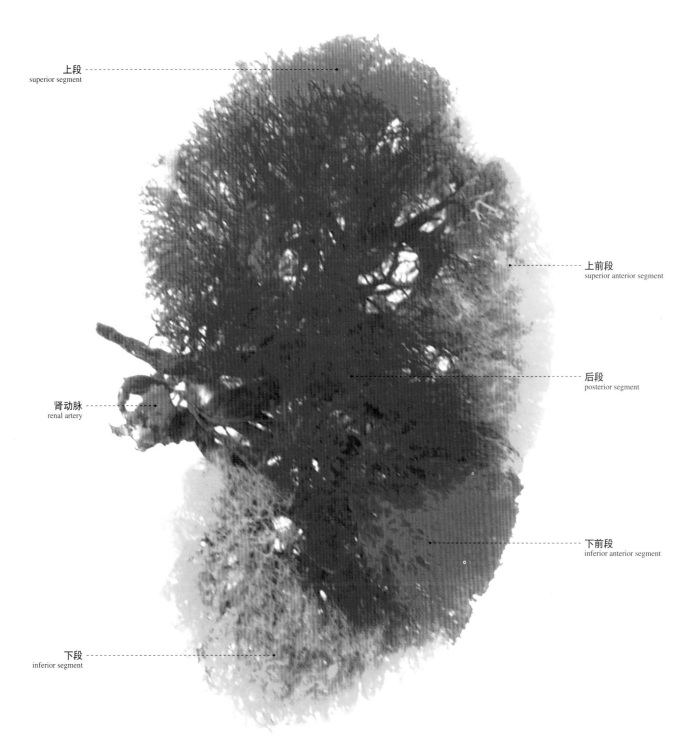

上段
superior segment

上前段
superior anterior segment

后段
posterior segment

肾动脉
renal artery

下前段
inferior anterior segment

下段
inferior segment

485. 肾段铸型（后面观）
Cast of the renal segments (posterior aspect)

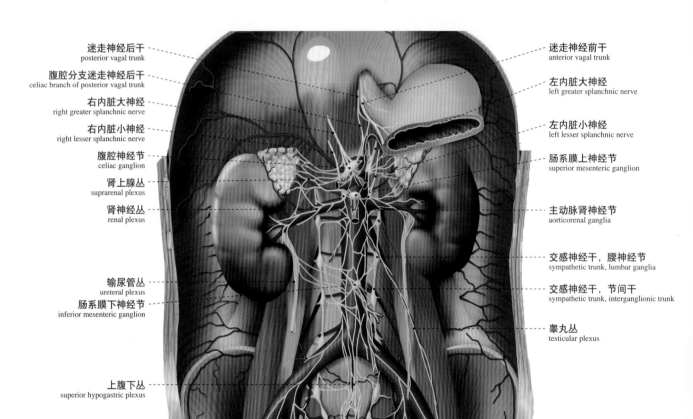

迷走神经后干
posterior vagal trunk

腹腔分支迷走神经后干
celiac branch of posterior vagal trunk

右内脏大神经
right greater splanchnic nerve

右内脏小神经
right lesser splanchnic nerve

腹腔神经节
celiac ganglion

肾上腺丛
suprarenal plexus

肾神经丛
renal plexus

输尿管丛
ureteral plexus

肠系膜下神经节
inferior mesenteric ganglion

上腹下丛
superior hypogastric plexus

迷走神经前干
anterior vagal trunk

左内脏大神经
left greater splanchnic nerve

左内脏小神经
left lesser splanchnic nerve

肠系膜上神经节
superior mesenteric ganglion

主动脉肾神经节
aorticorenal ganglia

交感神经干，腰神经节
sympathetic trunk, lumbar ganglia

交感神经干，节间干
sympathetic trunk, interganglionic trunk

睾丸丛
testicular plexus

486. 肾周围的自主神经节和神经丛
Autonomic ganglia and plexuses around kidney

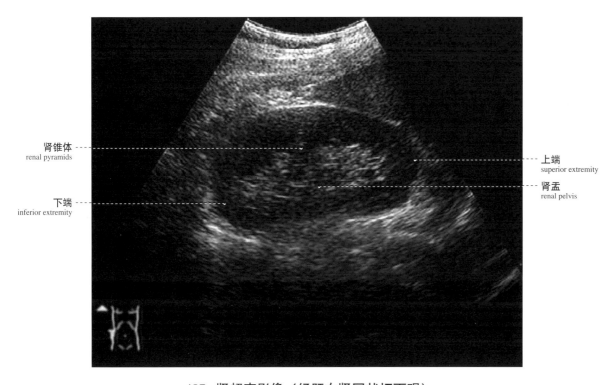

肾锥体
renal pyramids

下端
inferior extremity

上端
superior extremity

肾盂
renal pelvis

487. 肾超声影像（经肝右肾冠状切面观）
Ultrasound image of the kidney (coronal section view of the right kidney through the liver)

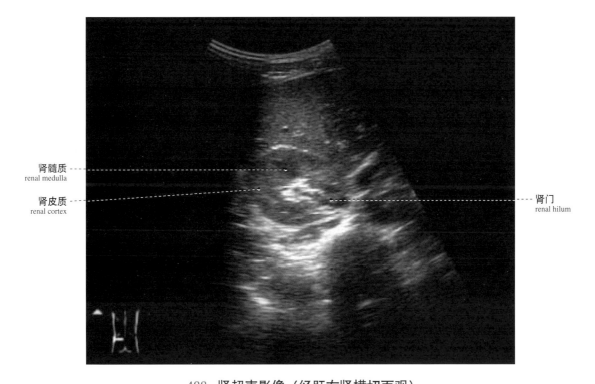

肾髓质
renal medulla

肾皮质
renal cortex

肾门
renal hilum

488. 肾超声影像（经肝右肾横切面观）
Ultrasound image of the kidney (transverse view of the right kidney through the liver)

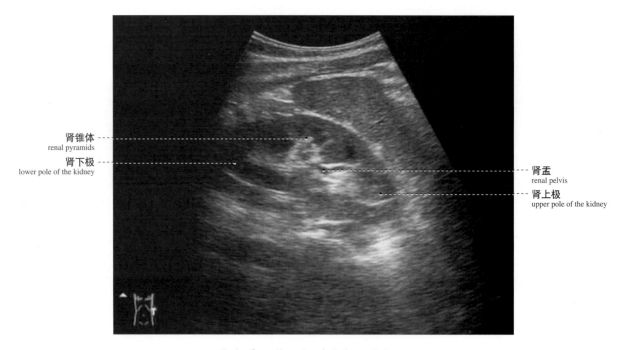

肾锥体
renal pyramids

肾下极
lower pole of the kidney

肾盂
renal pelvis

肾上极
upper pole of the kidney

489. 肾超声影像（经脾左肾冠状切面观）
Ultrasound image of the kidney (coronal view of the left kidney through the spleen)

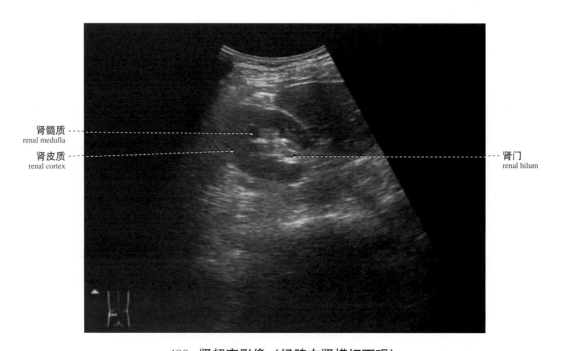

肾髓质
renal medulla

肾皮质
renal cortex

肾门
renal hilum

490. 肾超声影像（经脾左肾横切面观）
Ultrasound image of the kidney (transverse view of the left kidney through the spleen)

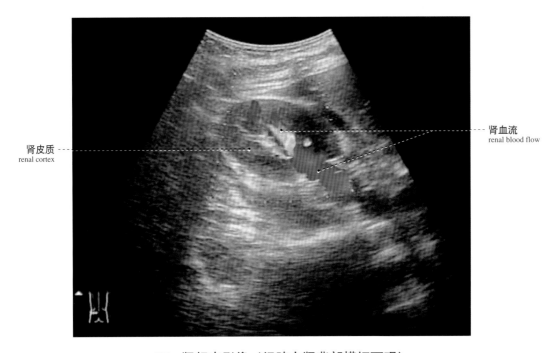

肾皮质
renal cortex

肾血流
renal blood flow

491. 肾超声影像（经脾右肾背部横切面观）
Ultrasound image of the kidney (transverse view of the right kidney back through the spleen)

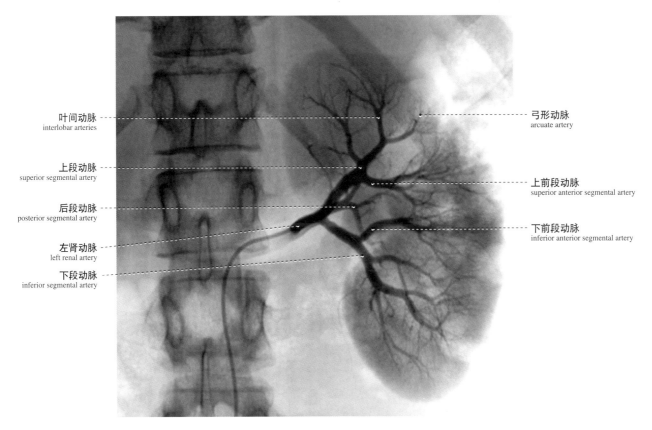

叶间动脉
interlobar arteries

上段动脉
superior segmental artery

后段动脉
posterior segmental artery

左肾动脉
left renal artery

下段动脉
inferior segmental artery

弓形动脉
arcuate artery

上前段动脉
superior anterior segmental artery

下前段动脉
inferior anterior segmental artery

492. 肾动脉数字减影血管造影
DSA of the kidney artery

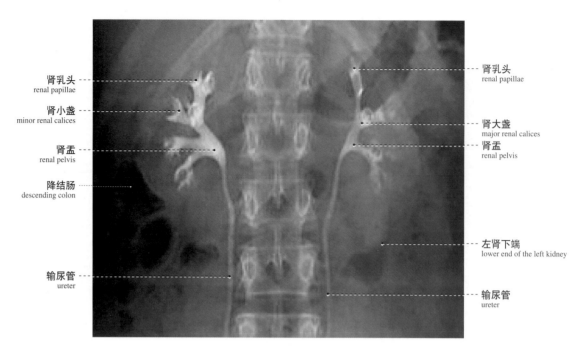

肾乳头
renal papillae

肾小盏
minor renal calices

肾盂
renal pelvis

降结肠
descending colon

输尿管
ureter

肾乳头
renal papillae

肾大盏
major renal calices

肾盂
renal pelvis

左肾下端
lower end of the left kidney

输尿管
ureter

493. 肾盂造影 1
Pyelography 1

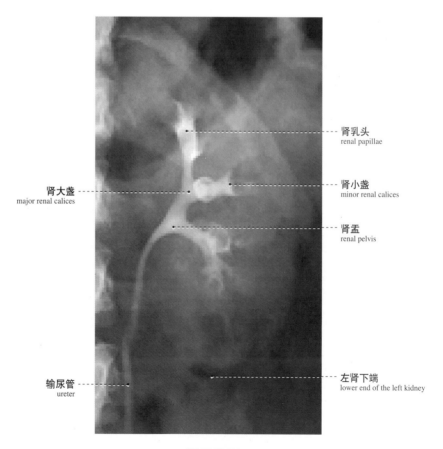

肾大盏
major renal calices

肾乳头
renal papillae

肾小盏
minor renal calices

肾盂
renal pelvis

输尿管
ureter

左肾下端
lower end of the left kidney

494. 肾盂造影 2
Pyelography 2

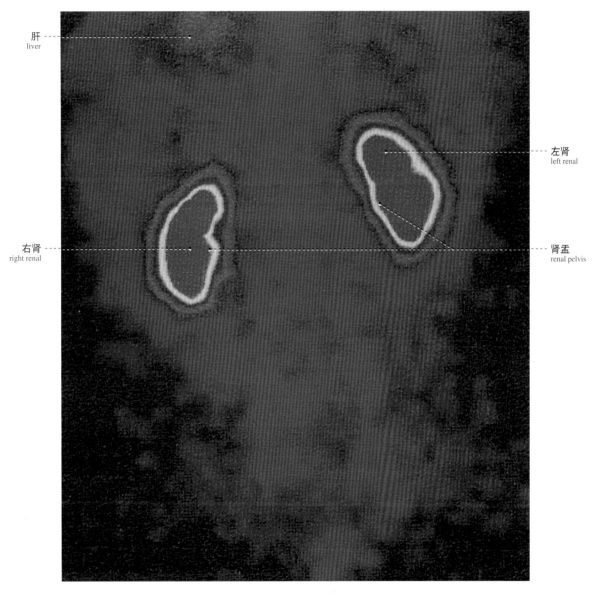

肝
liver

右肾
right renal

左肾
left renal

肾盂
renal pelvis

495. 肾扫描图
Image of the renal scan

被膜
capsule

皮质
cortex

髓质
medulla

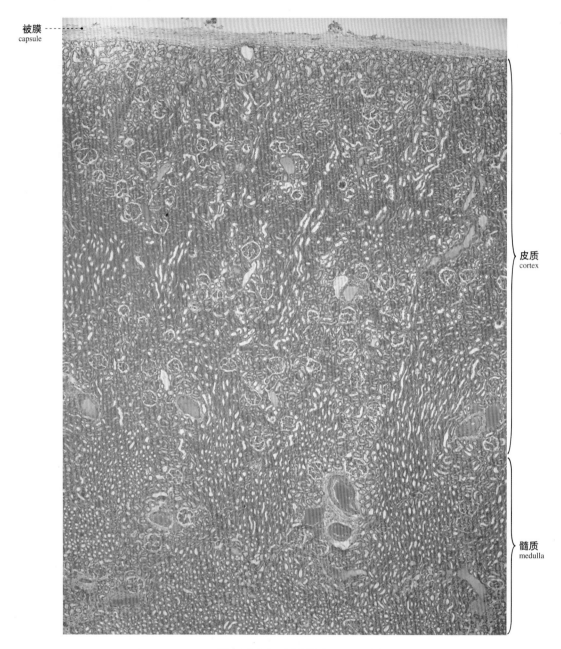

496. 肾（人肾，HE 染色，×40）
Kidney (human kidney, HE staining, ×40)

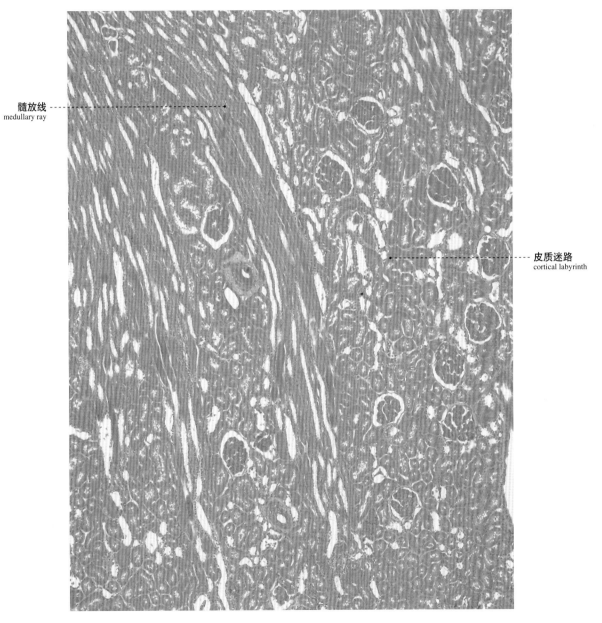

髓放线 ----
medullary ray

皮质迷路
cortical labyrinth

497. 肾皮质（人肾，HE 染色，×100）
Renal cortex (human kidney, HE staining, ×100)

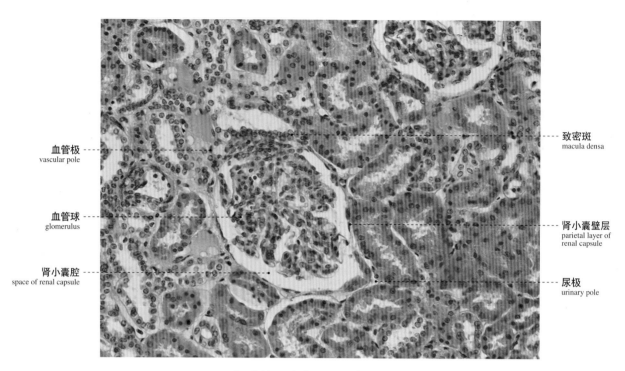

血管极
vascular pole

血管球
glomerulus

肾小囊腔
space of renal capsule

致密斑
macula densa

肾小囊壁层
parietal layer of
renal capsule

尿极
urinary pole

498. 肾小体（人肾，HE 染色，×400）
Renal corpuscle (human kidney, HE staining, ×400)

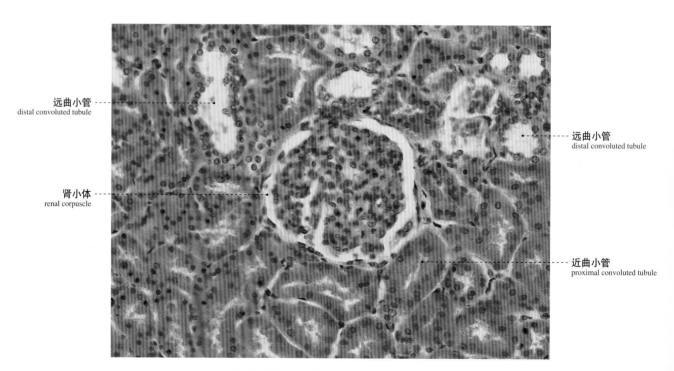

远曲小管
distal convoluted tubule

肾小体
renal corpuscle

远曲小管
distal convoluted tubule

近曲小管
proximal convoluted tubule

499. 肾小管曲部（人肾，HE 染色，×400）
Convoluted portion of renal tubule (human kidney, HE staining, ×400)

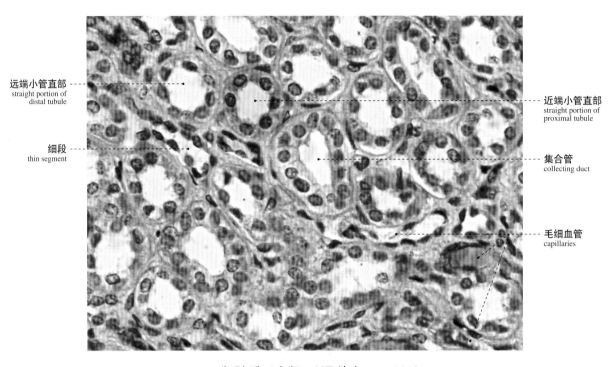

远端小管直部
straight portion of
distal tubule

细段
thin segment

近端小管直部
straight portion of
proximal tubule

集合管
collecting duct

毛细血管
capillaries

500. 肾髓质（人肾，HE 染色，×400）

Renal medulla (human kidney, HE staining, ×400)

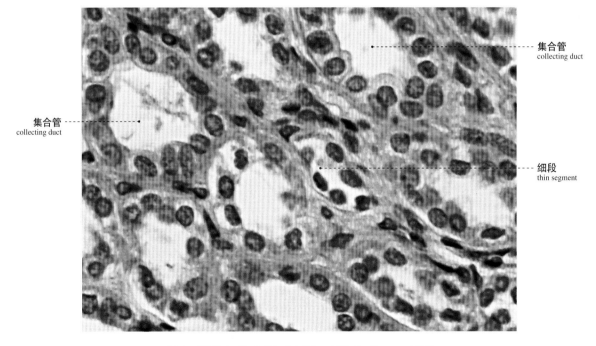

集合管
collecting duct

集合管
collecting duct

细段
thin segment

501. 细段与集合管（人肾，HE 染色，×400）

Thin segment and collecting duct (human kidney, HE staining, ×400)

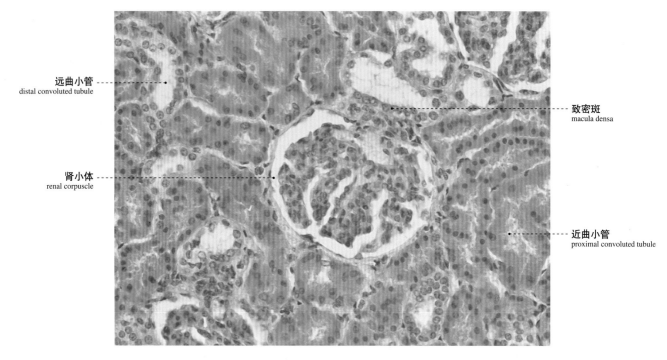

远曲小管
distal convoluted tubule

致密斑
macula densa

肾小体
renal corpuscle

近曲小管
proximal convoluted tubule

502. 致密斑（人肾，HE 染色，×400）
Macula densa (human kidney, HE staining, ×400)

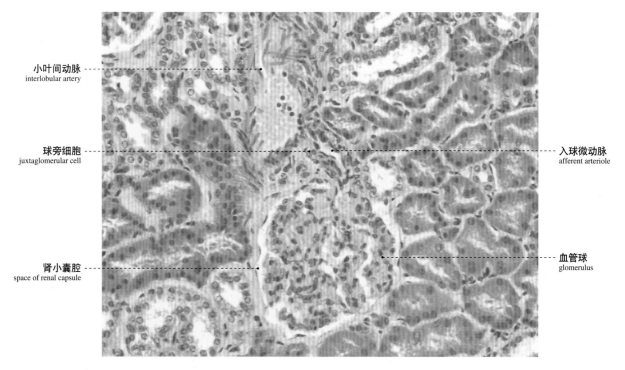

小叶间动脉
interlobular artery

球旁细胞
juxtaglomerular cell

肾小囊腔
space of renal capsule

入球微动脉
afferent arteriole

血管球
glomerulus

503. 球旁细胞（人肾，HE 染色，×400）
Juxtaglomerular cell (human kidney, HE staining, ×400)

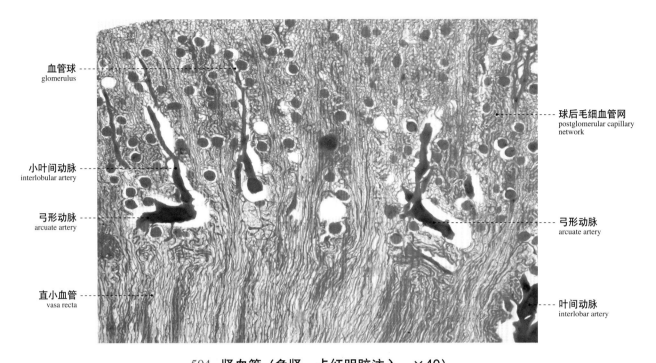

血管球
glomerulus

球后毛细血管网
postglomerular capillary network

小叶间动脉
interlobular artery

弓形动脉
arcuate artery

弓形动脉
arcuate artery

直小血管
vasa recta

叶间动脉
interlobar artery

504. 肾血管（兔肾，卡红明胶注入，×40）
Renal blood vessels (kidney of rabbit, injection of red carmine and gelatin, ×40)

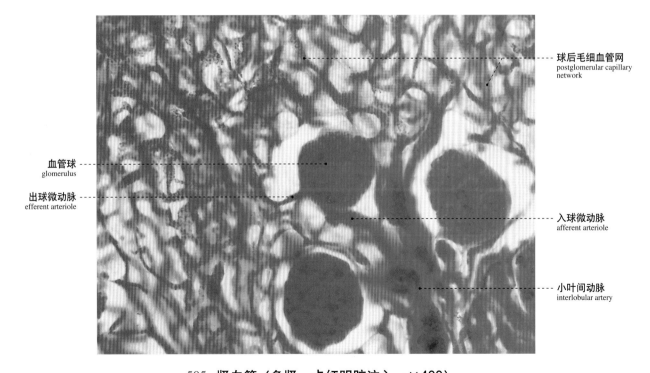

球后毛细血管网
postglomerular capillary network

血管球
glomerulus

出球微动脉
efferent arteriole

入球微动脉
afferent arteriole

小叶间动脉
interlobular artery

505. 肾血管（兔肾，卡红明胶注入，×400）
Renal blood vessels (kidney of rabbit, injection of red carmine and gelatin, ×400)

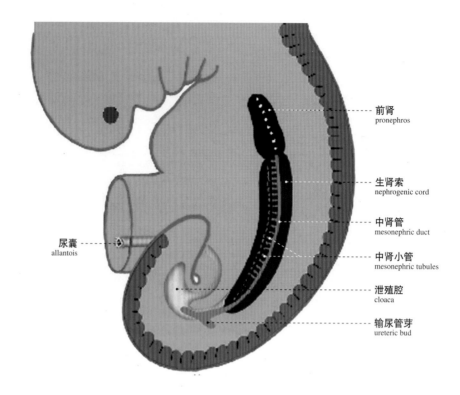

前肾
pronephros

生肾索
nephrogenic cord

中肾管
mesonephric duct

中肾小管
mesonephric tubules

泄殖腔
cloaca

输尿管芽
ureteric bud

尿囊
allantois

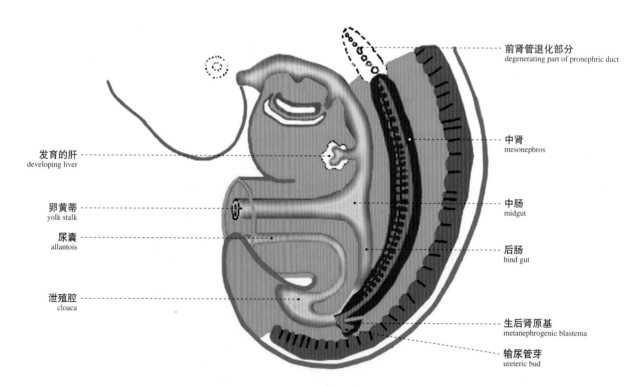

前肾管退化部分
degenerating part of pronephric duct

中肾
mesonephros

中肠
midgut

后肠
hind gut

生后肾原基
metanephrogenic blastema

输尿管芽
ureteric bud

发育的肝
developing liver

卵黄蒂
yolk stalk

尿囊
allantois

泄殖腔
cloaca

506. 前肾、中肾、后肾发生示意图（侧面观，第 5 周）

Illustrations of the development of pronephros, mesonephros and metanephros (lateral view, 5th week)

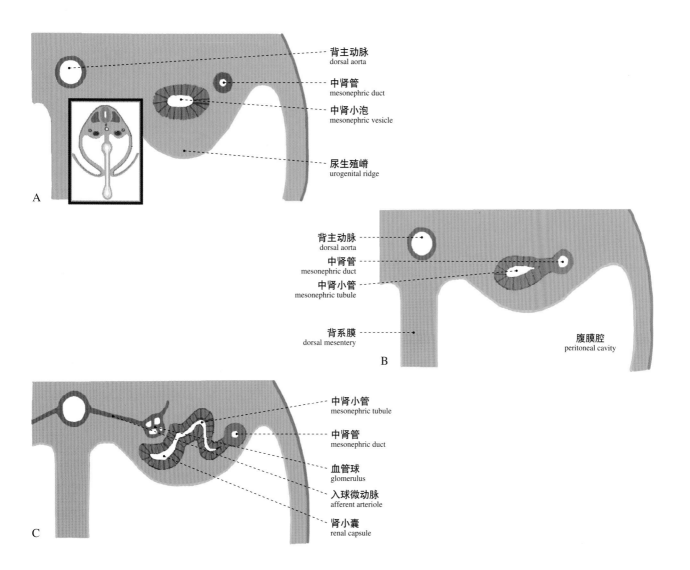

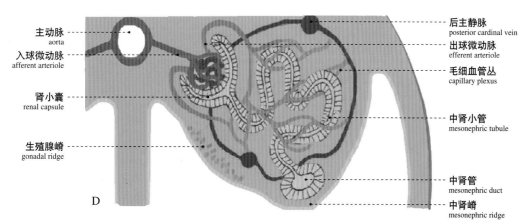

507. 中肾的发生

Development of mesonephros

A、B、C、D 为经中肾不同时期的横切面（第 5～11 周）

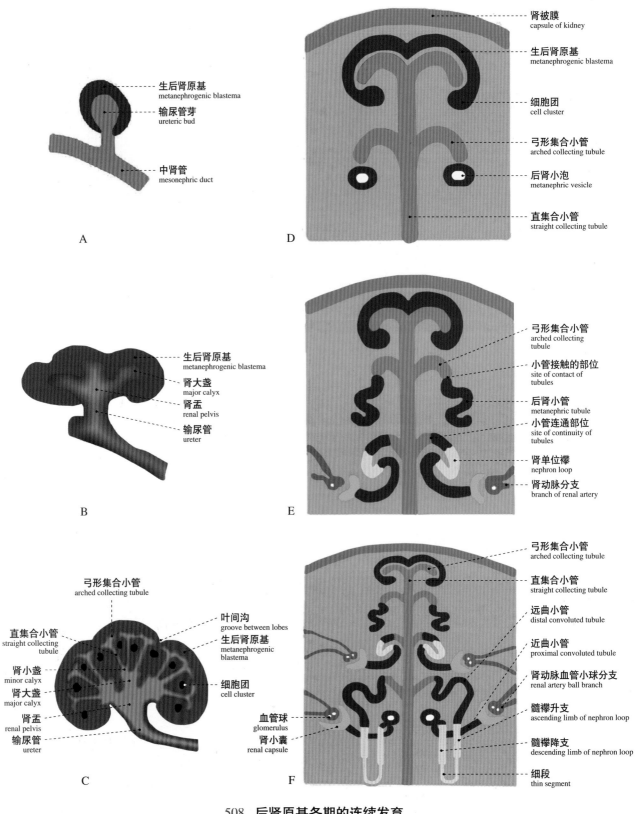

生后肾原基
metanephrogenic blastema

输尿管芽
ureteric bud

中肾管
mesonephric duct

A

生后肾原基
metanephrogenic blastema

肾大盏
major calyx

肾盂
renal pelvis

输尿管
ureter

B

弓形集合小管
arched collecting tubule

直集合小管
straight collecting tubule

肾小盏
minor calyx

肾大盏
major calyx

肾盂
renal pelvis

输尿管
ureter

叶间沟
groove between lobes

生后肾原基
metanephrogenic blastema

细胞团
cell cluster

C

肾被膜
capsule of kidney

生后肾原基
metanephrogenic blastema

细胞团
cell cluster

弓形集合小管
arched collecting tubule

后肾小泡
metanephric vesicle

直集合小管
straight collecting tubule

D

弓形集合小管
arched collecting tubule

小管接触的部位
site of contact of tubules

后肾小管
metanephric tubule

小管连通部位
site of continuity of tubules

肾单位襻
nephron loop

肾动脉分支
branch of renal artery

E

弓形集合小管
arched collecting tubule

直集合小管
straight collecting tubule

远曲小管
distal convoluted tubule

近曲小管
proximal convoluted tubule

肾动脉血管小球分支
renal artery ball branch

髓襻升支
ascending limb of nephron loop

髓襻降支
descending limb of nephron loop

细段
thin segment

血管球
glomerulus

肾小囊
renal capsule

F

508. 后肾原基各期的连续发育
Development of the primordium of metanephros in the successive stages

A、B、C. 输尿管芽发生连续阶段；D、E、F. 肾单位的发生

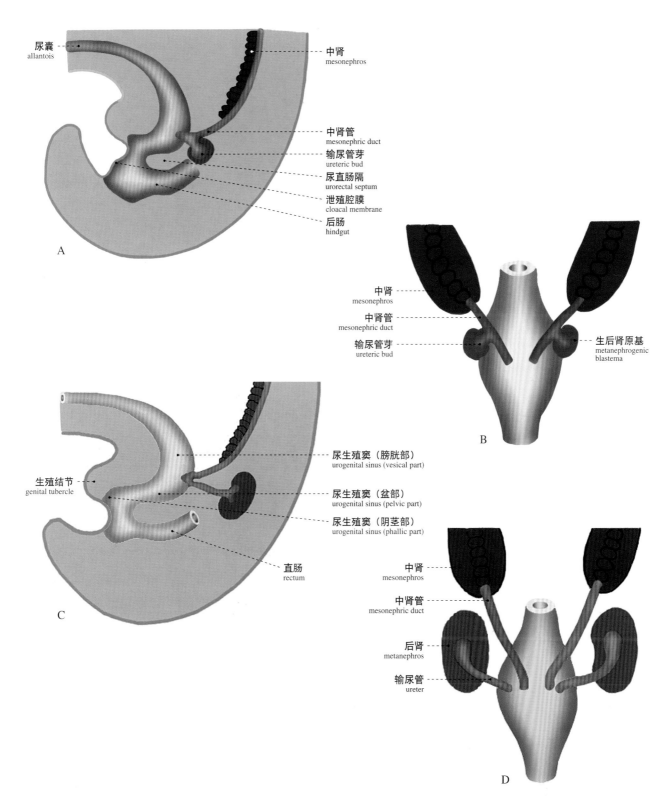

尿囊
allantois

中肾
mesonephros

中肾管
mesonephric duct

输尿管芽
ureteric bud

尿直肠隔
urorectal septum

泄殖腔膜
cloacal membrane

后肠
hindgut

A

中肾
mesonephros

中肾管
mesonephric duct

输尿管芽
ureteric bud

生后肾原基
metanephrogenic blastema

B

生殖结节
genital tubercle

尿生殖窦（膀胱部）
urogenital sinus (vesical part)

尿生殖窦（盆部）
urogenital sinus (pelvic part)

尿生殖窦（阴茎部）
urogenital sinus (phallic part)

直肠
rectum

C

中肾
mesonephros

中肾管
mesonephric duct

后肾
metanephros

输尿管
ureter

D

509. 泄殖腔的分隔，中肾管的吸收，膀胱、尿道和脐尿管的发生以及输尿管位置的改变 1（第 5 ~ 12 周）

The division of the cloaca, absorption of the mesonephric ducts; development of the urinary bladder, urethra, and urachus, and changes in the location of the ureters 1 (5th~12th week)

A、C.侧面观；B、D.背面观

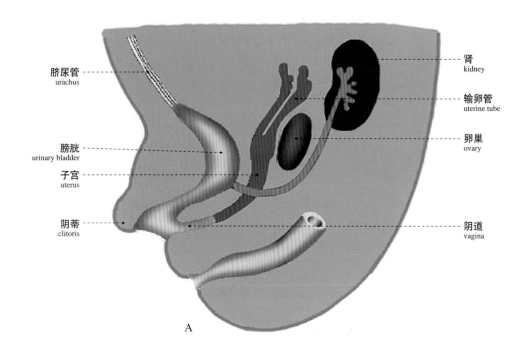

脐尿管
urachus

膀胱
urinary bladder

子宫
uterus

阴蒂
clitoris

肾
kidney

输卵管
uterine tube

卵巢
ovary

阴道
vagina

A

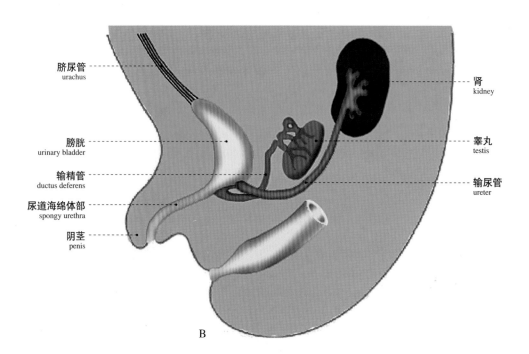

脐尿管
urachus

膀胱
urinary bladder

输精管
ductus deferens

尿道海绵体部
spongy urethra

阴茎
penis

肾
kidney

睾丸
testis

输尿管
ureter

B

510. 泄殖腔的分隔，中肾管的吸收，膀胱、尿道和脐尿管的发生以及输尿管位置的改变 2（第 5 ～ 12 周）

The division of the cloaca, absorption of the mesonephric ducts; development of the urinary bladder, urethra, and urachus, and changes in the location of the ureters 2 (5th~12th week)

A. 女性（第 12 周）；B. 男性（第 12 周）

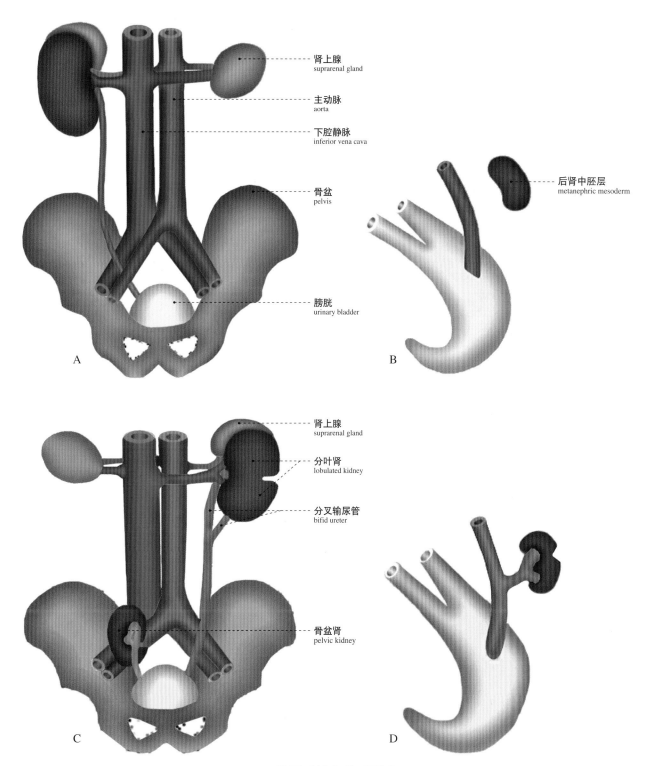

肾上腺
suprarenal gland

主动脉
aorta

下腔静脉
inferior vena cava

骨盆
pelvis

膀胱
urinary bladder

后肾中胚层
metanephric mesoderm

A

B

肾上腺
suprarenal gland

分叶肾
lobulated kidney

分叉输尿管
bifid ureter

骨盆肾
pelvic kidney

C

D

511. 泌尿系统各种畸形 1
The various malformations of the urinary system 1

A. 单侧肾（发生原因见 B 图）；B. 缺乏输尿管芽；C. 骨盆肾、分叶肾与分叉输尿管；D. 输尿管芽发生不完全分裂（为 C 中产生两条输尿管合并后开口于膀胱的原因）

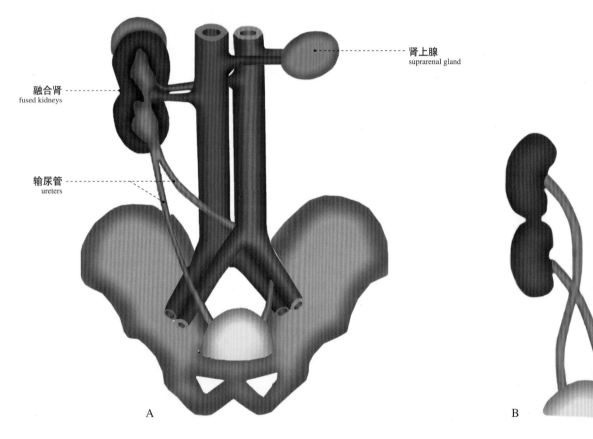

肾上腺
suprarenal gland

融合肾
fused kidneys

输尿管
ureters

A

B

512. 泌尿系统各种畸形 2

The various malformations of the urinary system 2

A. 融合肾（发生原因见 B 图）；B. 左肾迁移至右侧，并与右肾融合

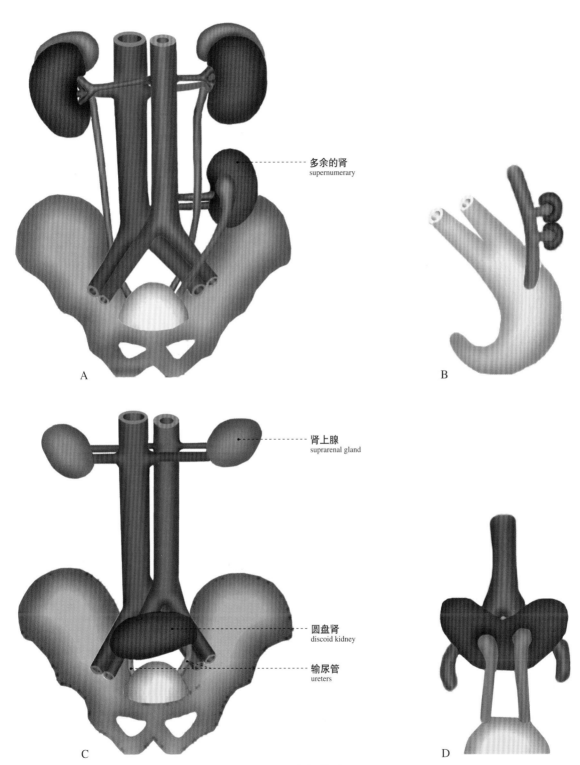

多余的肾
supernumerary

肾上腺
suprarenal gland

圆盘肾
discoid kidney

输尿管
ureters

A   B

C   D

513. 泌尿系统各种畸形 3
The various malformations of the urinary system 3

A. 左侧双肾（发生原因见 B 图）；B. 两个输尿管芽；C. 圆盘肾（发生原因见 D 图）；D. 两肾融合

第十三章

肾上腺

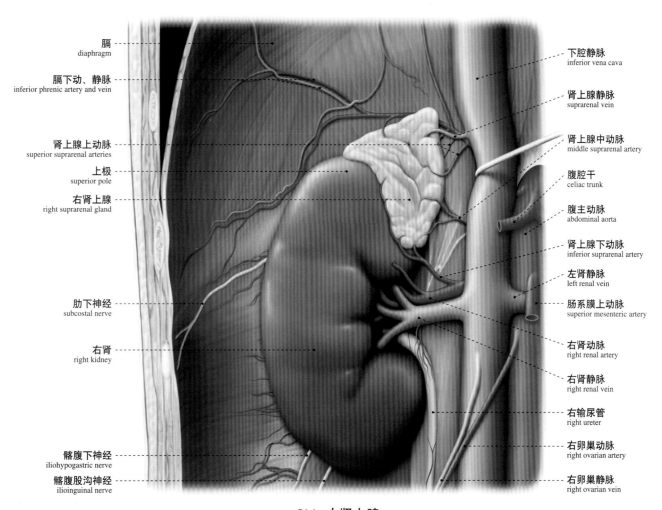

膈
diaphragm

膈下动、静脉
inferior phrenic artery and vein

肾上腺上动脉
superior suprarenal arteries

上极
superior pole

右肾上腺
right suprarenal gland

肋下神经
subcostal nerve

右肾
right kidney

髂腹下神经
iliohypogastric nerve

髂腹股沟神经
ilioinguinal nerve

下腔静脉
inferior vena cava

肾上腺静脉
suprarenal vein

肾上腺中动脉
middle suprarenal artery

腹腔干
celiac trunk

腹主动脉
abdominal aorta

肾上腺下动脉
inferior suprarenal artery

左肾静脉
left renal vein

肠系膜上动脉
superior mesenteric artery

右肾动脉
right renal artery

右肾静脉
right renal vein

右输尿管
right ureter

右卵巢动脉
right ovarian artery

右卵巢静脉
right ovarian vein

514. 右肾上腺
Right suprarenal gland

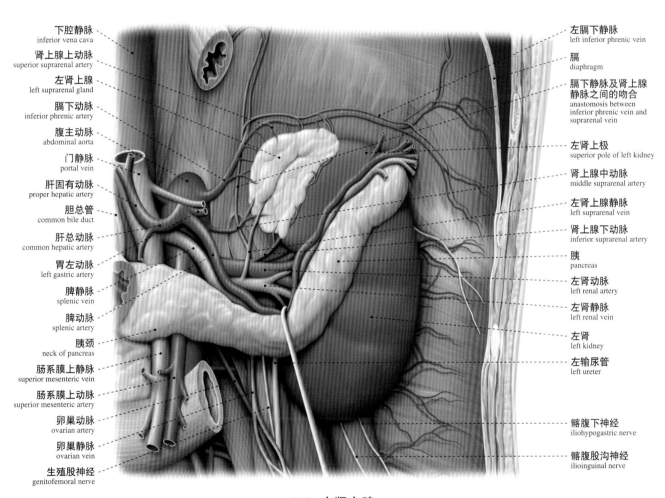

下腔静脉
inferior vena cava

肾上腺上动脉
superior suprarenal artery

左肾上腺
left suprarenal gland

膈下动脉
inferior phrenic artery

腹主动脉
abdominal aorta

门静脉
portal vein

肝固有动脉
proper hepatic artery

胆总管
common bile duct

肝总动脉
common hepatic artery

胃左动脉
left gastric artery

脾静脉
splenic vein

脾动脉
splenic artery

胰颈
neck of pancreas

肠系膜上静脉
superior mesenteric vein

肠系膜上动脉
superior mesenteric artery

卵巢动脉
ovarian artery

卵巢静脉
ovarian vein

生殖股神经
genitofemoral nerve

左膈下静脉
left inferior phrenic vein

膈
diaphragm

膈下静脉及肾上腺
静脉之间的吻合
anastomosis between
inferior phrenic vein and
suprarenal vein

左肾上极
superior pole of left kidney

肾上腺中动脉
middle suprarenal artery

左肾上腺静脉
left suprarenal vein

肾上腺下动脉
inferior suprarenal artery

胰
pancreas

左肾动脉
left renal artery

左肾静脉
left renal vein

左肾
left kidney

左输尿管
left ureter

髂腹下神经
iliohypogastric nerve

髂腹股沟神经
ilioinguinal nerve

515. 左肾上腺
Left suprarenal gland

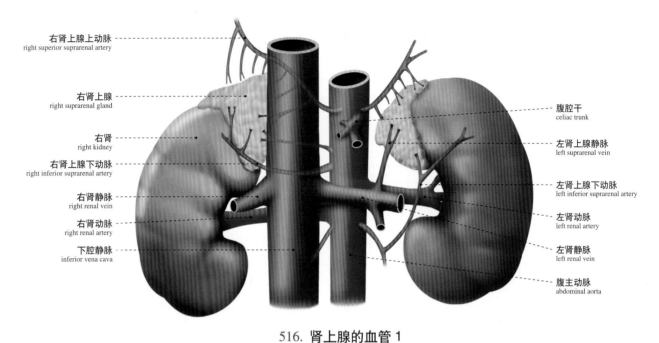

右肾上腺上动脉
right superior suprarenal artery

右肾上腺
right suprarenal gland

右肾
right kidney

右肾上腺下动脉
right inferior suprarenal artery

右肾静脉
right renal vein

右肾动脉
right renal artery

下腔静脉
inferior vena cava

腹腔干
celiac trunk

左肾上腺静脉
left suprarenal vein

左肾上腺下动脉
left inferior suprarenal artery

左肾动脉
left renal artery

左肾静脉
left renal vein

腹主动脉
abdominal aorta

516. 肾上腺的血管 1
Blood vessels of the suprarenal gland 1

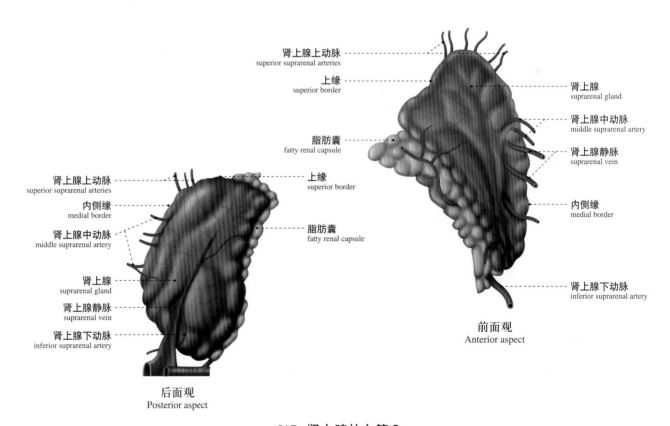

肾上腺上动脉
superior suprarenal arteries

上缘
superior border

脂肪囊
fatty renal capsule

上缘
superior border

脂肪囊
fatty renal capsule

肾上腺
suprarenal gland

肾上腺中动脉
middle suprarenal artery

肾上腺静脉
suprarenal vein

内侧缘
medial border

肾上腺下动脉
inferior suprarenal artery

肾上腺上动脉
superior suprarenal arteries

内侧缘
medial border

肾上腺中动脉
middle suprarenal artery

肾上腺
suprarenal gland

肾上腺静脉
suprarenal vein

肾上腺下动脉
inferior suprarenal artery

前面观
Anterior aspect

后面观
Posterior aspect

517. 肾上腺的血管 2
Blood vessels of the suprarenal gland 2

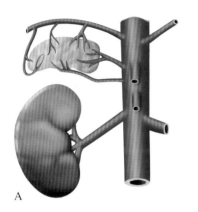
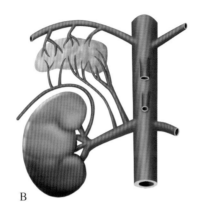
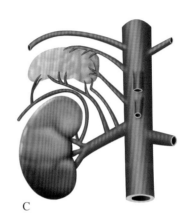

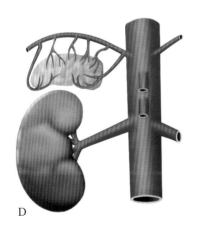
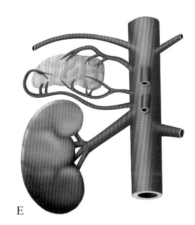
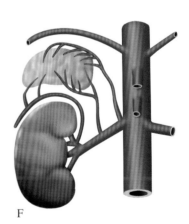

518. 肾上腺动脉的变异
Variation of suprarenal gland artery

A. 起自膈下动脉和腹主动脉；B. 起自膈下动脉和肾动脉；C. 起自腹主动脉和肾动脉；D. 起自膈下动脉；E. 起自腹主动脉；F. 起肾动脉

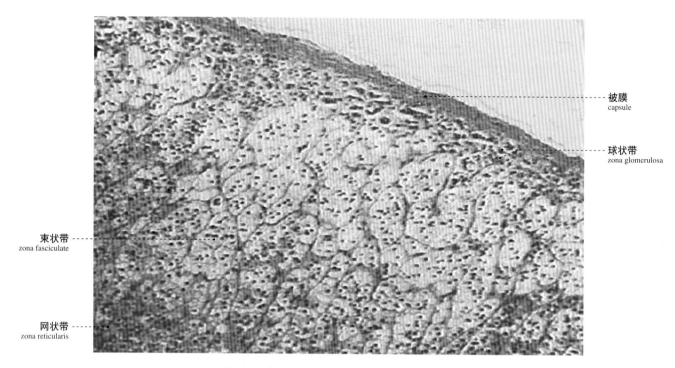

被膜
capsule

球状带
zona glomerulosa

束状带
zona fasciculate

网状带
zona reticularis

519. 肾上腺皮质（人肾上腺，HE 染色，×100）
Adrenal cortex (human adrenal gland, HE staining, ×100)

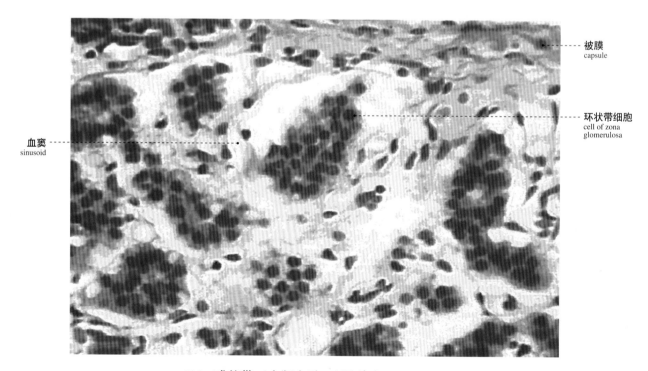

被膜
capsule

环状带细胞
cell of zona
glomerulosa

血窦
sinusoid

520. 球状带（人肾上腺，HE 染色，×400）
Zona glomerulosa (human adrenal gland, HE staining, ×400)

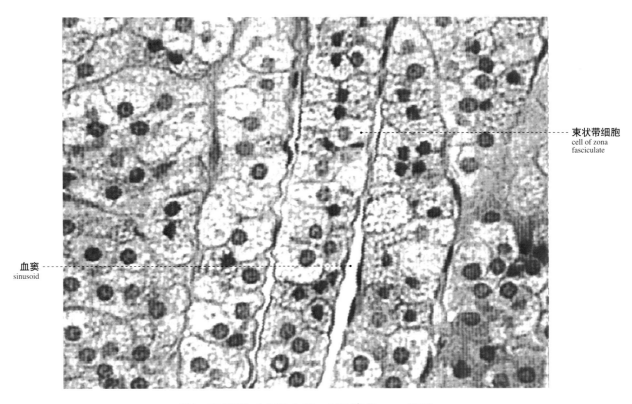

束状带细胞
cell of zona
fasciculate

血窦
sinusoid

521. 束状带（人肾上腺，HE 染色，×400）
Zona fasciculate (human adrenal gland, HE staining, ×400)

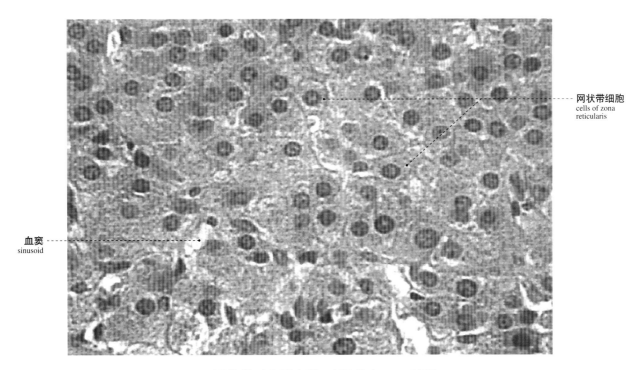

网状带细胞
cells of zona
reticularis

血窦
sinusoid

522. 网状带（人肾上腺，HE 染色，×400）
Zona reticularis (human adrenal gland, HE staining, ×400)

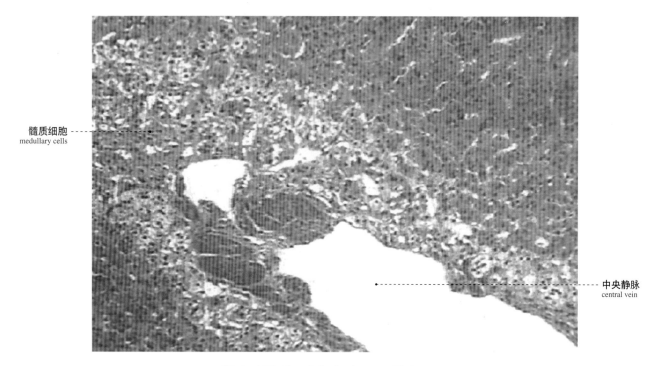

髓质细胞
medullary cells

中央静脉
central vein

523. 肾上腺髓质（人肾上腺，HE 染色，×100）
Adrenal medulla (human adrenal gland, HE staining, ×100)

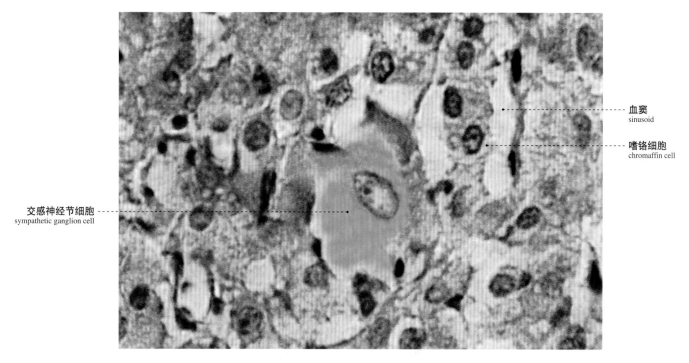

血窦
sinusoid

嗜铬细胞
chromaffin cell

交感神经节细胞
sympathetic ganglion cell

524. 肾上腺髓质（人肾上腺，铬盐固定，×400）
Adrenal medulla (human adrenal gland, chromate salt fixation, ×400)

第十四章

输尿管

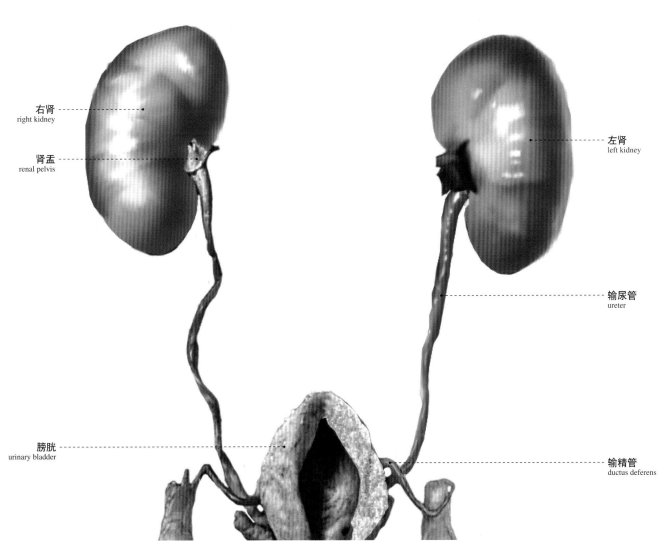

右肾
right kidney

肾盂
renal pelvis

左肾
left kidney

输尿管
ureter

膀胱
urinary bladder

输精管
ductus deferens

525. 输尿管
Ureter

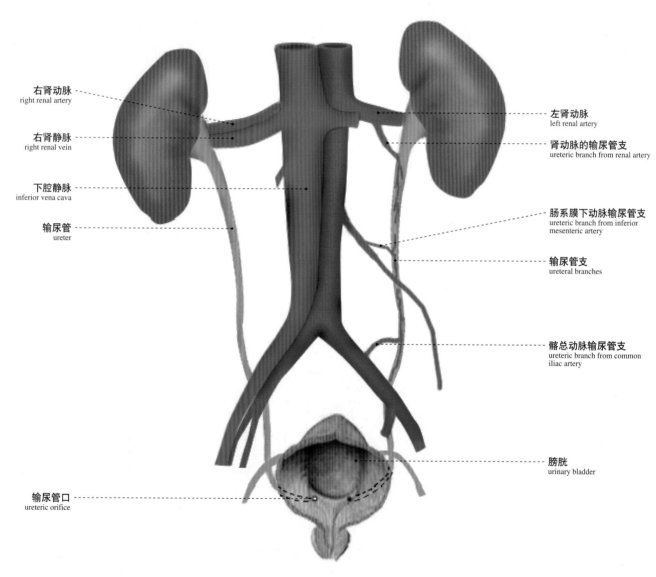

右肾动脉
right renal artery

右肾静脉
right renal vein

下腔静脉
inferior vena cava

输尿管
ureter

输尿管口
ureteric orifice

左肾动脉
left renal artery

肾动脉的输尿管支
ureteric branch from renal artery

肠系膜下动脉输尿管支
ureteric branch from inferior mesenteric artery

输尿管支
ureteral branches

髂总动脉输尿管支
ureteric branch from common iliac artery

膀胱
urinary bladder

526. 输尿管的动脉
Ureteral arteries

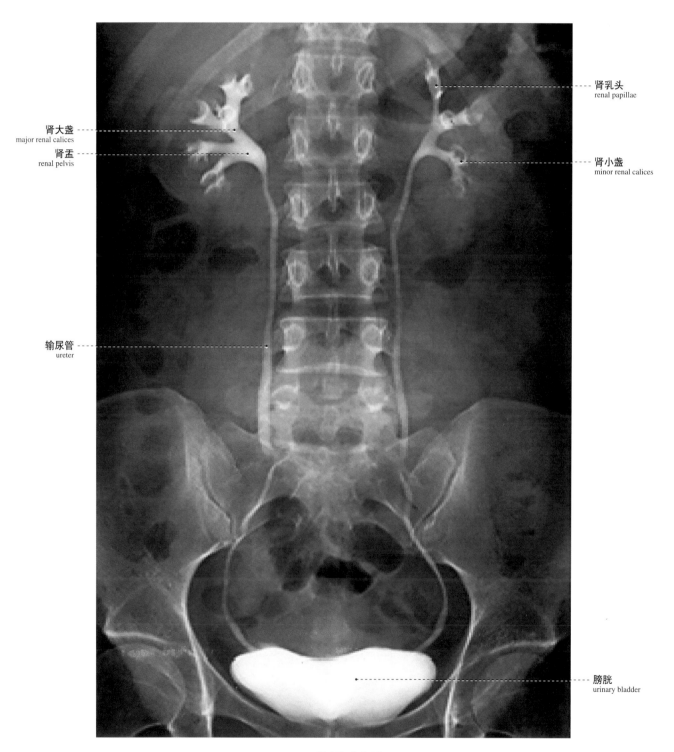

肾乳头
renal papillae

肾大盏
major renal calices

肾盂
renal pelvis

肾小盏
minor renal calices

输尿管
ureter

膀胱
urinary bladder

527. 泌尿系造影
Ureteropyelography

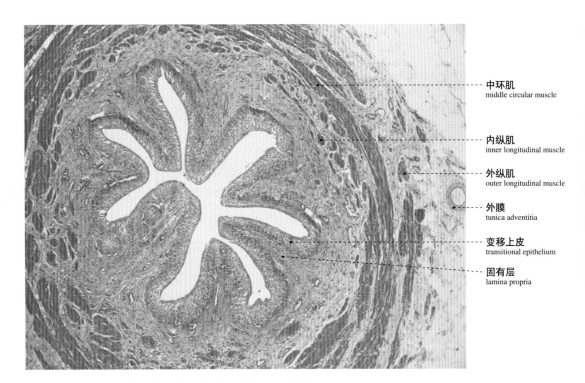

中环肌
middle circular muscle

内纵肌
inner longitudinal muscle

外纵肌
outer longitudinal muscle

外膜
tunica adventitia

变移上皮
transitional epithelium

固有层
lamina propria

528. 输尿管（人输尿管，HE 染色，×100）
Ureter (human ureter, HE staining, ×100)

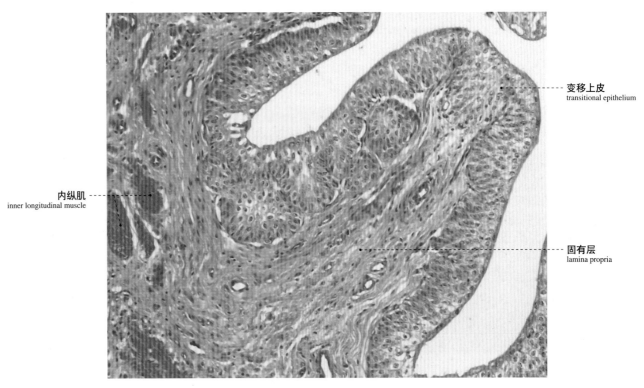

变移上皮
transitional epithelium

内纵肌
inner longitudinal muscle

固有层
lamina propria

529. 输尿管（人输尿管，HE 染色，×400）
Ureter (human ureter, HE staining, ×400)

第十五章

腹部断面与影像对照

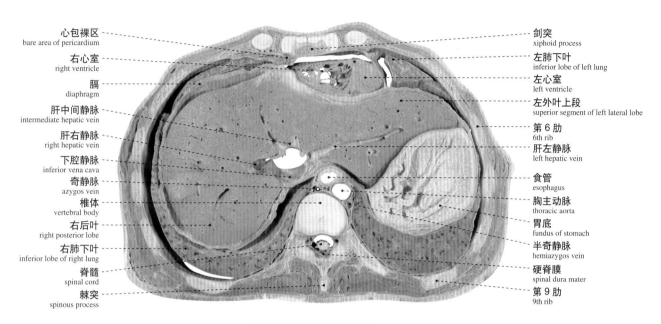

心包裸区
bare area of pericardium

右心室
right ventricle

膈
diaphragm

肝中间静脉
intermediate hepatic vein

肝右静脉
right hepatic vein

下腔静脉
inferior vena cava

奇静脉
azygos vein

椎体
vertebral body

右后叶
right posterior lobe

右肺下叶
inferior lobe of right lung

脊髓
spinal cord

棘突
spinous process

剑突
xiphoid process

左肺下叶
inferior lobe of left lung

左心室
left ventricle

左外叶上段
superior segment of left lateral lobe

第 6 肋
6th rib

肝左静脉
left hepatic vein

食管
esophagus

胸主动脉
thoracic aorta

胃底
fundus of stomach

半奇静脉
hemiazygos vein

硬脊膜
spinal dura mater

第 9 肋
9th rib

530. 腹部水平断面 1

Horizontal section of the abdomen 1

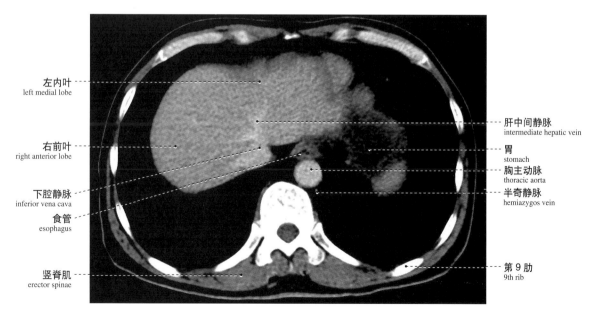

左内叶
left medial lobe

右前叶
right anterior lobe

下腔静脉
inferior vena cava

食管
esophagus

竖脊肌
erector spinae

肝中间静脉
intermediate hepatic vein

胃
stomach

胸主动脉
thoracic aorta

半奇静脉
hemiazygos vein

第 9 肋
9th rib

531. 腹部计算机断层摄影（轴位 1）

CT of the abdomen (axial view 1)

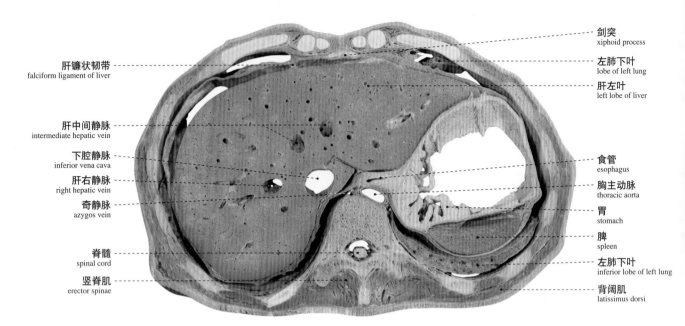

剑突
xiphoid process

左肺下叶
lobe of left lung

肝左叶
left lobe of liver

食管
esophagus

胸主动脉
thoracic aorta

胃
stomach

脾
spleen

左肺下叶
inferior lobe of left lung

背阔肌
latissimus dorsi

肝镰状韧带
falciform ligament of liver

肝中间静脉
intermediate hepatic vein

下腔静脉
inferior vena cava

肝右静脉
right hepatic vein

奇静脉
azygos vein

脊髓
spinal cord

竖脊肌
erector spinae

532. 腹部水平断面 2
Horizontal section of the abdomen 2

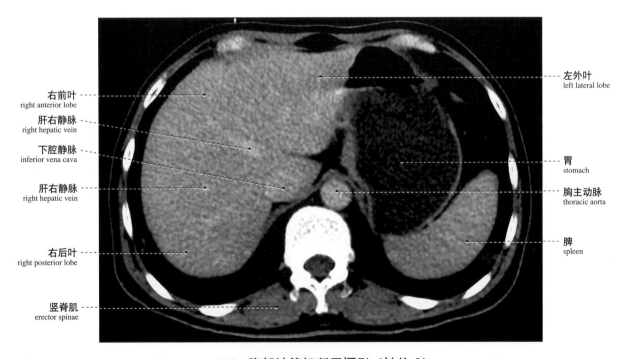

右前叶
right anterior lobe

肝右静脉
right hepatic vein

下腔静脉
inferior vena cava

肝右静脉
right hepatic vein

右后叶
right posterior lobe

竖脊肌
erector spinae

左外叶
left lateral lobe

胃
stomach

胸主动脉
thoracic aorta

脾
spleen

533. 腹部计算机断层摄影（轴位 2）
CT of the abdomen (axial view 2)

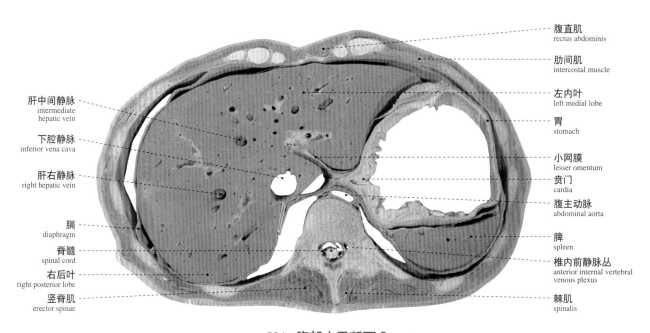

肝中间静脉
intermediate
hepatic vein

下腔静脉
inferior vena cava

肝右静脉
right hepatic vein

膈
diaphragm

脊髓
spinal cord

右后叶
right posterior lobe

竖脊肌
erector spinae

腹直肌
rectus abdominis

肋间肌
intercostal muscle

左内叶
left medial lobe

胃
stomach

小网膜
lesser omentum

贲门
cardia

腹主动脉
abdominal aorta

脾
spleen

椎内前静脉丛
anterior internal vertebral
venous plexus

棘肌
spinalis

534. 腹部水平断面 3

Horizontal section of the abdomen 3

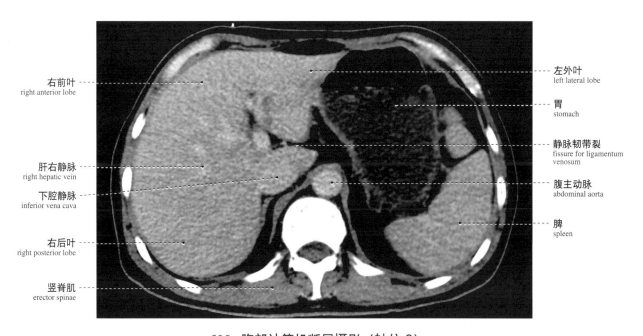

右前叶
right anterior lobe

肝右静脉
right hepatic vein

下腔静脉
inferior vena cava

右后叶
right posterior lobe

竖脊肌
erector spinae

左外叶
left lateral lobe

胃
stomach

静脉韧带裂
fissure for ligamentum
venosum

腹主动脉
abdominal aorta

脾
spleen

535. 腹部计算机断层摄影（轴位 3）

CT of the abdomen (axial view 3)

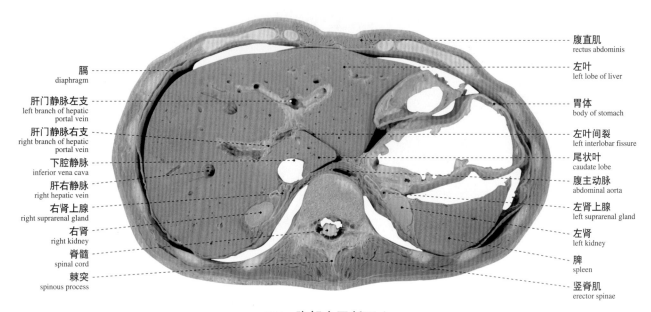

膈
diaphragm

肝门静脉左支
left branch of hepatic
portal vein

肝门静脉右支
right branch of hepatic
portal vein

下腔静脉
inferior vena cava

肝右静脉
right hepatic vein

右肾上腺
right suprarenal gland

右肾
right kidney

脊髓
spinal cord

棘突
spinous process

腹直肌
rectus abdominis

左叶
left lobe of liver

胃体
body of stomach

左叶间裂
left interlobar fissure

尾状叶
caudate lobe

腹主动脉
abdominal aorta

左肾上腺
left suprarenal gland

左肾
left kidney

脾
spleen

竖脊肌
erector spinae

536. 腹部水平断面 4
Horizontal section of the abdomen 4

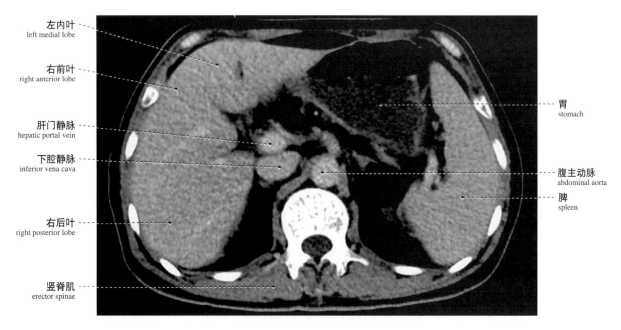

左内叶
left medial lobe

右前叶
right anterior lobe

肝门静脉
hepatic portal vein

下腔静脉
inferior vena cava

右后叶
right posterior lobe

竖脊肌
erector spinae

胃
stomach

腹主动脉
abdominal aorta

脾
spleen

537. 腹部计算机断层摄影（轴位 4）
CT of the abdomen (axial view 4)

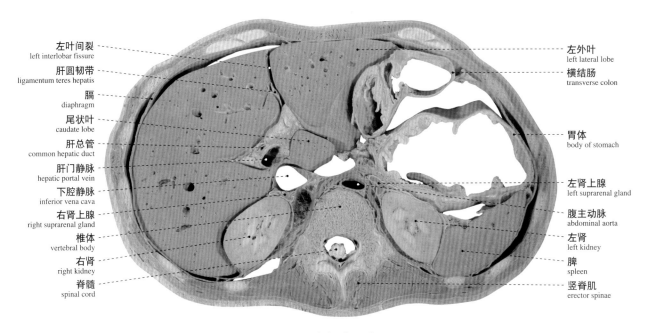

左叶间裂
left interlobar fissure

肝圆韧带
ligamentum teres hepatis

膈
diaphragm

尾状叶
caudate lobe

肝总管
common hepatic duct

肝门静脉
hepatic portal vein

下腔静脉
inferior vena cava

右肾上腺
right suprarenal gland

椎体
vertebral body

右肾
right kidney

脊髓
spinal cord

左外叶
left lateral lobe

横结肠
transverse colon

胃体
body of stomach

左肾上腺
left suprarenal gland

腹主动脉
abdominal aorta

左肾
left kidney

脾
spleen

竖脊肌
erector spinae

538. 腹部水平断面 5
Horizontal section of the abdomen 5

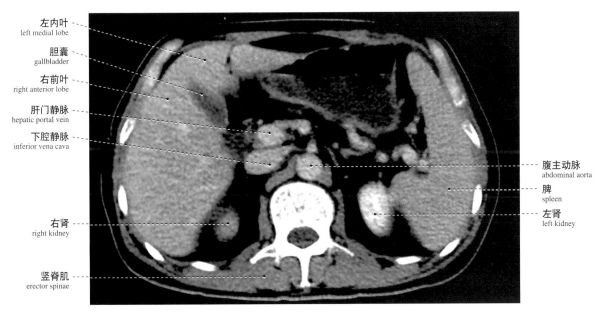

左内叶
left medial lobe

胆囊
gallbladder

右前叶
right anterior lobe

肝门静脉
hepatic portal vein

下腔静脉
inferior vena cava

右肾
right kidney

竖脊肌
erector spinae

腹主动脉
abdominal aorta

脾
spleen

左肾
left kidney

539. 腹部计算机断层摄影（轴位5）
CT of the abdomen (axial view 5)

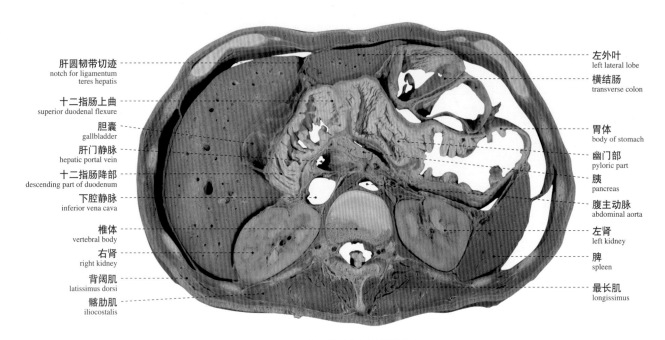

肝圆韧带切迹
notch for ligamentum
teres hepatis

十二指肠上曲
superior duodenal flexure

胆囊
gallbladder

肝门静脉
hepatic portal vein

十二指肠降部
descending part of duodenum

下腔静脉
inferior vena cava

椎体
vertebral body

右肾
right kidney

背阔肌
latissimus dorsi

髂肋肌
iliocostalis

左外叶
left lateral lobe

横结肠
transverse colon

胃体
body of stomach

幽门部
pyloric part

胰
pancreas

腹主动脉
abdominal aorta

左肾
left kidney

脾
spleen

最长肌
longissimus

540. 腹部水平断面 6
Horizontal section of the abdomen 6

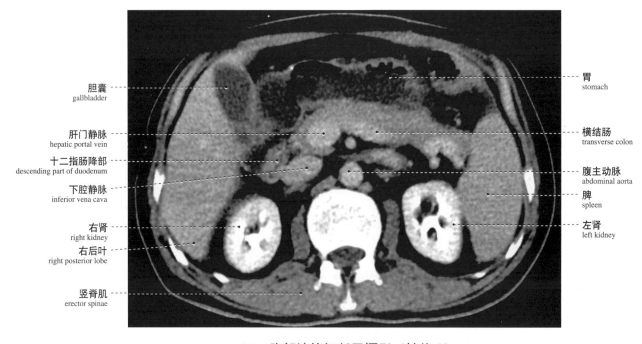

胆囊
gallbladder

肝门静脉
hepatic portal vein

十二指肠降部
descending part of duodenum

下腔静脉
inferior vena cava

右肾
right kidney

右后叶
right posterior lobe

竖脊肌
erector spinae

胃
stomach

横结肠
transverse colon

腹主动脉
abdominal aorta

脾
spleen

左肾
left kidney

541. 腹部计算机断层摄影（轴位 6）
CT of the abdomen (axial view 6)

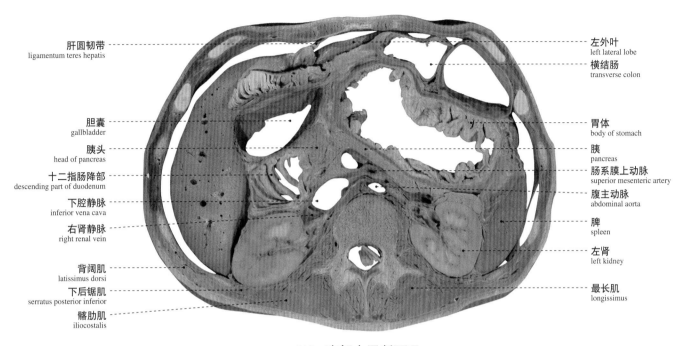

肝圆韧带
ligamentum teres hepatis

左外叶
left lateral lobe

横结肠
transverse colon

胆囊
gallbladder

胃体
body of stomach

胰头
head of pancreas

胰
pancreas

十二指肠降部
descending part of duodenum

肠系膜上动脉
superior mesenteric artery

下腔静脉
inferior vena cava

腹主动脉
abdominal aorta

右肾静脉
right renal vein

脾
spleen

背阔肌
latissimus dorsi

左肾
left kidney

下后锯肌
serratus posterior inferior

最长肌
longissimus

髂肋肌
iliocostalis

542. 腹部水平断面 7

Horizontal section of the abdomen 7

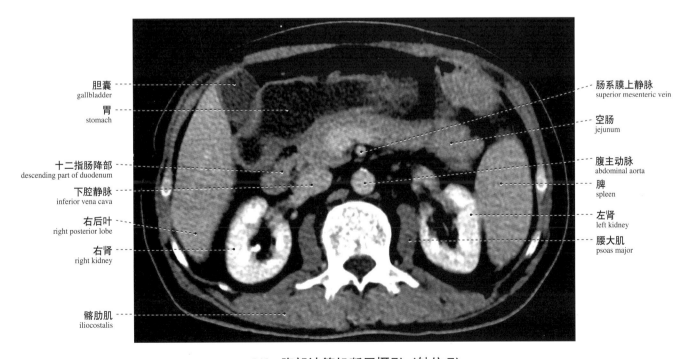

胆囊
gallbladder

肠系膜上静脉
superior mesenteric vein

胃
stomach

空肠
jejunum

十二指肠降部
descending part of duodenum

腹主动脉
abdominal aorta

下腔静脉
inferior vena cava

脾
spleen

右后叶
right posterior lobe

左肾
left kidney

右肾
right kidney

腰大肌
psoas major

髂肋肌
iliocostalis

543. 腹部计算机断层摄影（轴位 7）

CT of the abdomen (axial view 7)

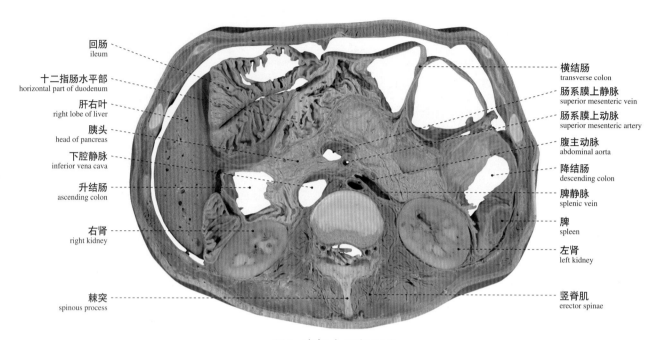

回肠
ileum

十二指肠水平部
horizontal part of duodenum

肝右叶
right lobe of liver

胰头
head of pancreas

下腔静脉
inferior vena cava

升结肠
ascending colon

右肾
right kidney

棘突
spinous process

横结肠
transverse colon

肠系膜上静脉
superior mesenteric vein

肠系膜上动脉
superior mesenteric artery

腹主动脉
abdominal aorta

降结肠
descending colon

脾静脉
splenic vein

脾
spleen

左肾
left kidney

竖脊肌
erector spinae

544. 腹部水平断面 8
Horizontal section of the abdomen 8

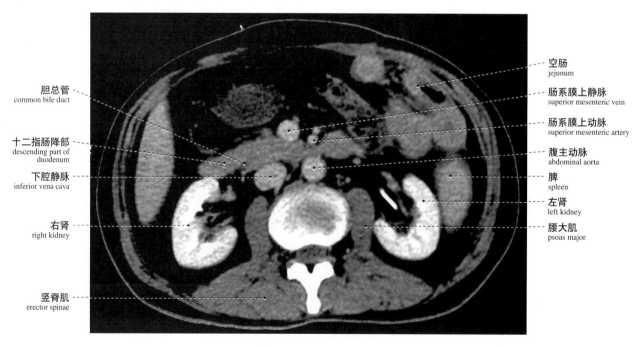

胆总管
common bile duct

十二指肠降部
descending part of duodenum

下腔静脉
inferior vena cava

右肾
right kidney

竖脊肌
erector spinae

空肠
jejunum

肠系膜上静脉
superior mesenteric vein

肠系膜上动脉
superior mesenteric artery

腹主动脉
abdominal aorta

脾
spleen

左肾
left kidney

腰大肌
psoas major

545. 腹部计算机断层摄影（轴位 8）
CT of the abdomen (axial view 8)

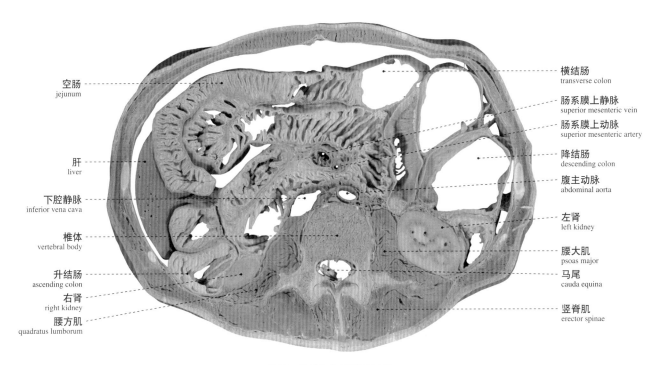

空肠
jejunum

肝
liver

下腔静脉
inferior vena cava

椎体
vertebral body

升结肠
ascending colon

右肾
right kidney

腰方肌
quadratus lumborum

横结肠
transverse colon

肠系膜上静脉
superior mesenteric vein

肠系膜上动脉
superior mesenteric artery

降结肠
descending colon

腹主动脉
abdominal aorta

左肾
left kidney

腰大肌
psoas major

马尾
cauda equina

竖脊肌
erector spinae

546. 腹部水平断面 9
Horizontal section of the abdomen 9

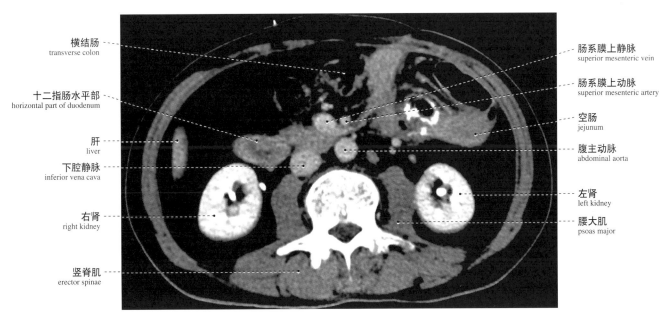

横结肠
transverse colon

十二指肠水平部
horizontal part of duodenum

肝
liver

下腔静脉
inferior vena cava

右肾
right kidney

竖脊肌
erector spinae

肠系膜上静脉
superior mesenteric vein

肠系膜上动脉
superior mesenteric artery

空肠
jejunum

腹主动脉
abdominal aorta

左肾
left kidney

腰大肌
psoas major

547. 腹部计算机断层摄影（轴位 9）
CT of the abdomen (axial view 9)

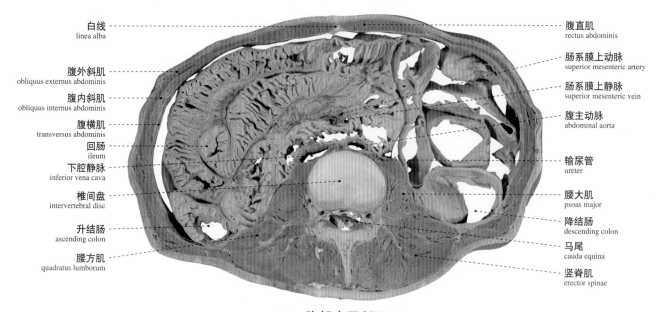

白线
linea alba

腹外斜肌
obliquus externus abdominis

腹内斜肌
obliquus internus abdominis

腹横肌
transversus abdominis

回肠
ileum

下腔静脉
inferior vena cava

椎间盘
intervertebral disc

升结肠
ascending colon

腰方肌
quadratus lumborum

腹直肌
rectus abdominis

肠系膜上动脉
superior mesenteric artery

肠系膜上静脉
superior mesenteric vein

腹主动脉
abdominal aorta

输尿管
ureter

腰大肌
psoas major

降结肠
descending colon

马尾
cauda equina

竖脊肌
erector spinae

548. 腹部水平断面 10
Horizontal section of the abdomen 10

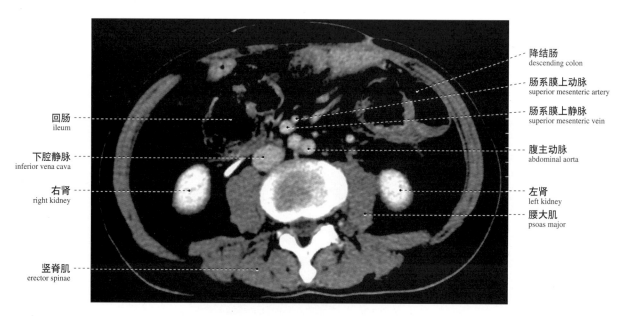

回肠
ileum

下腔静脉
inferior vena cava

右肾
right kidney

竖脊肌
erector spinae

降结肠
descending colon

肠系膜上动脉
superior mesenteric artery

肠系膜上静脉
superior mesenteric vein

腹主动脉
abdominal aorta

左肾
left kidney

腰大肌
psoas major

549. 腹部计算机断层摄影（轴位 10）
CT of the abdomen (axial view 10)

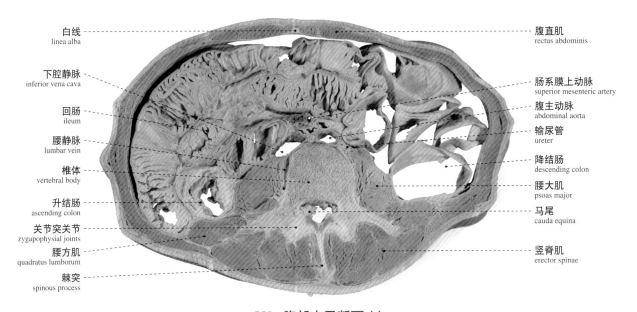

白线
linea alba

下腔静脉
inferior vena cava

回肠
ileum

腰静脉
lumbar vein

椎体
vertebral body

升结肠
ascending colon

关节突关节
zygapophysial joints

腰方肌
quadratus lumborum

棘突
spinous process

腹直肌
rectus abdominis

肠系膜上动脉
superior mesenteric artery

腹主动脉
abdominal aorta

输尿管
ureter

降结肠
descending colon

腰大肌
psoas major

马尾
cauda equina

竖脊肌
erector spinae

550. 腹部水平断面 11
Horizontal section of the abdomen 11

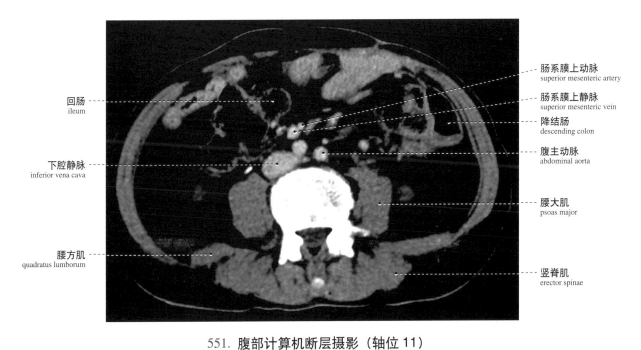

回肠
ileum

下腔静脉
inferior vena cava

腰方肌
quadratus lumborum

肠系膜上动脉
superior mesenteric artery

肠系膜上静脉
superior mesenteric vein

降结肠
descending colon

腹主动脉
abdominal aorta

腰大肌
psoas major

竖脊肌
erector spinae

551. 腹部计算机断层摄影（轴位 11）
CT of the abdomen (axial view 11)

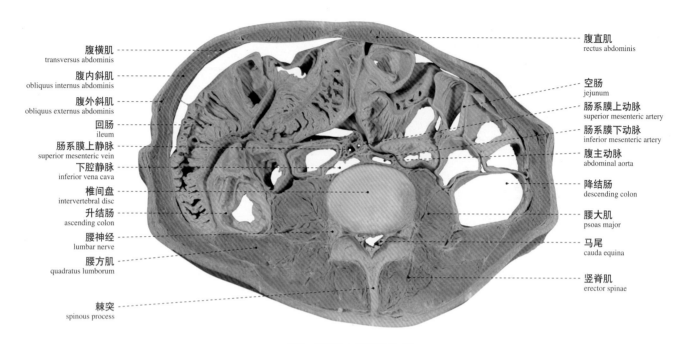

腹横肌
transversus abdominis

腹内斜肌
obliquus internus abdominis

腹外斜肌
obliquus externus abdominis

回肠
ileum

肠系膜上静脉
superior mesenteric vein

下腔静脉
inferior vena cava

椎间盘
intervertebral disc

升结肠
ascending colon

腰神经
lumbar nerve

腰方肌
quadratus lumborum

棘突
spinous process

腹直肌
rectus abdominis

空肠
jejunum

肠系膜上动脉
superior mesenteric artery

肠系膜下动脉
inferior mesenteric artery

腹主动脉
abdominal aorta

降结肠
descending colon

腰大肌
psoas major

马尾
cauda equina

竖脊肌
erector spinae

552. 腹部水平断面 12
Horizontal section of the abdomen 12

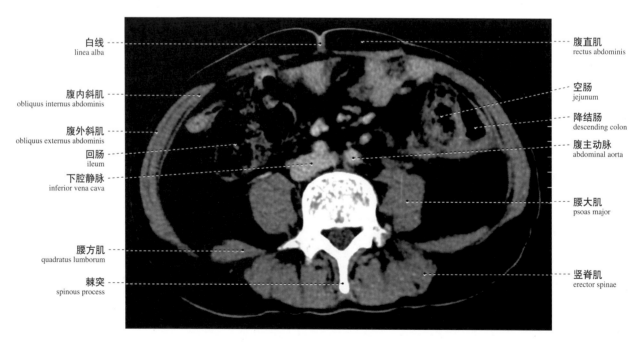

白线
linea alba

腹内斜肌
obliquus internus abdominis

腹外斜肌
obliquus externus abdominis

回肠
ileum

下腔静脉
inferior vena cava

腰方肌
quadratus lumborum

棘突
spinous process

腹直肌
rectus abdominis

空肠
jejunum

降结肠
descending colon

腹主动脉
abdominal aorta

腰大肌
psoas major

竖脊肌
erector spinae

553. 腹部计算机断层摄影（轴位 12）
CT of the abdomen (axial view 12)

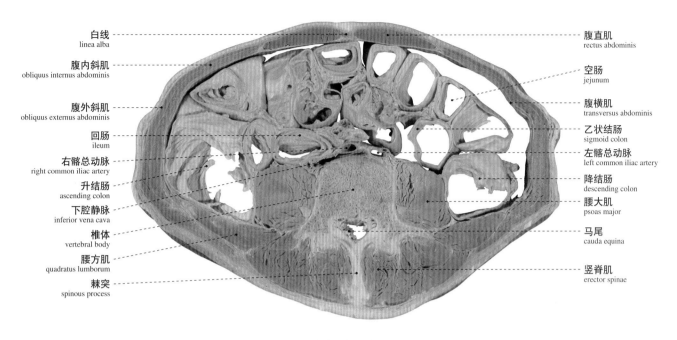

白线
linea alba

腹内斜肌
obliquus internus abdominis

腹外斜肌
obliquus externus abdominis

回肠
ileum

右髂总动脉
right common iliac artery

升结肠
ascending colon

下腔静脉
inferior vena cava

椎体
vertebral body

腰方肌
quadratus lumborum

棘突
spinous process

腹直肌
rectus abdominis

空肠
jejunum

腹横肌
transversus abdominis

乙状结肠
sigmoid colon

左髂总动脉
left common iliac artery

降结肠
descending colon

腰大肌
psoas major

马尾
cauda equina

竖脊肌
erector spinae

554. 腹部水平断面 13
Horizontal section of the abdomen 13

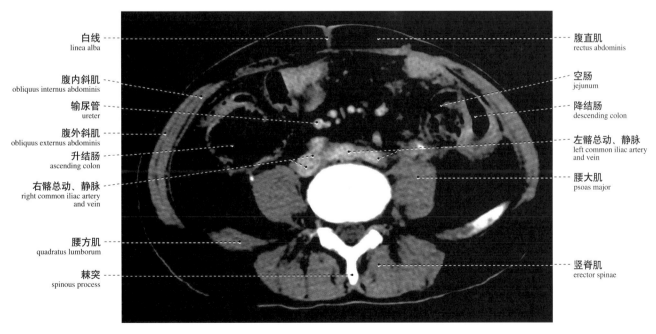

白线
linea alba

腹内斜肌
obliquus internus abdominis

输尿管
ureter

腹外斜肌
obliquus externus abdominis

升结肠
ascending colon

右髂总动、静脉
right common iliac artery
and vein

腰方肌
quadratus lumborum

棘突
spinous process

腹直肌
rectus abdominis

空肠
jejunum

降结肠
descending colon

左髂总动、静脉
left common iliac artery
and vein

腰大肌
psoas major

竖脊肌
erector spinae

555. 腹部计算机断层摄影（轴位 13）
CT of the abdomen (axial view 13)

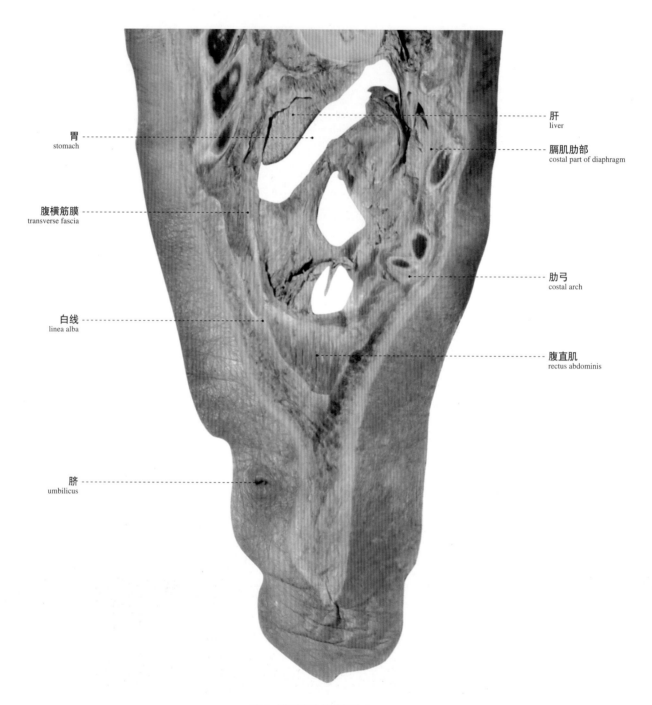

胃
stomach

腹横筋膜
transverse fascia

白线
linea alba

脐
umbilicus

肝
liver

膈肌肋部
costal part of diaphragm

肋弓
costal arch

腹直肌
rectus abdominis

556. 腹部冠状断面 1
Coronal section of the abdomen 1

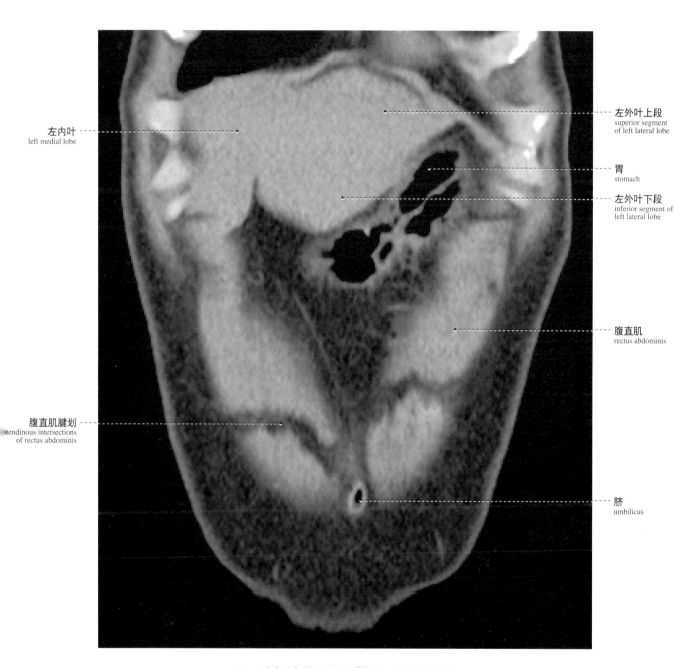

左内叶
left medial lobe

左外叶上段
superior segment
of left lateral lobe

胃
stomach

左外叶下段
inferior segment of
left lateral lobe

腹直肌
rectus abdominis

腹直肌腱划
tendinous intersections
of rectus abdominis

脐
umbilicus

557. 腹部计算机断层摄影（冠状位1）
CT of the abdomen (coronal view 1)

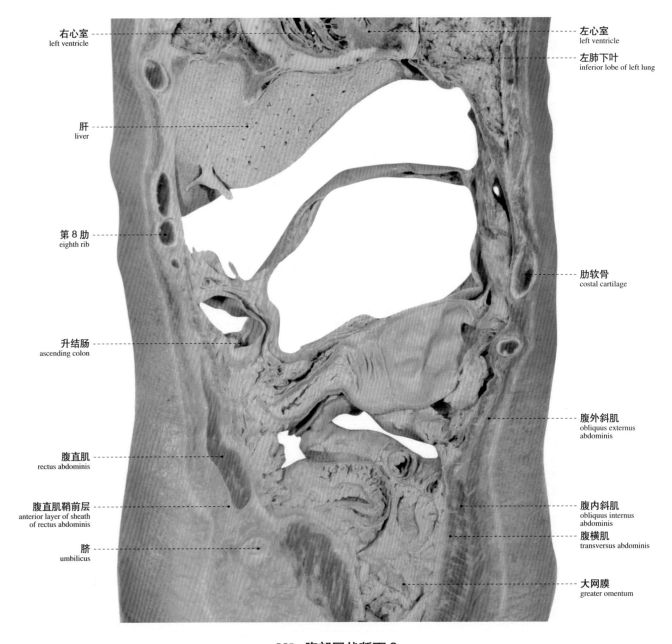

右心室
left ventricle

左心室
left ventricle

左肺下叶
inferior lobe of left lung

肝
liver

第 8 肋
eighth rib

肋软骨
costal cartilage

升结肠
ascending colon

腹外斜肌
obliquus externus
abdominis

腹直肌
rectus abdominis

腹内斜肌
obliquus internus
abdominis

腹直肌鞘前层
anterior layer of sheath
of rectus abdominis

腹横肌
transversus abdominis

脐
umbilicus

大网膜
greater omentum

558. 腹部冠状断面 2
Coronal section of the abdomen 2

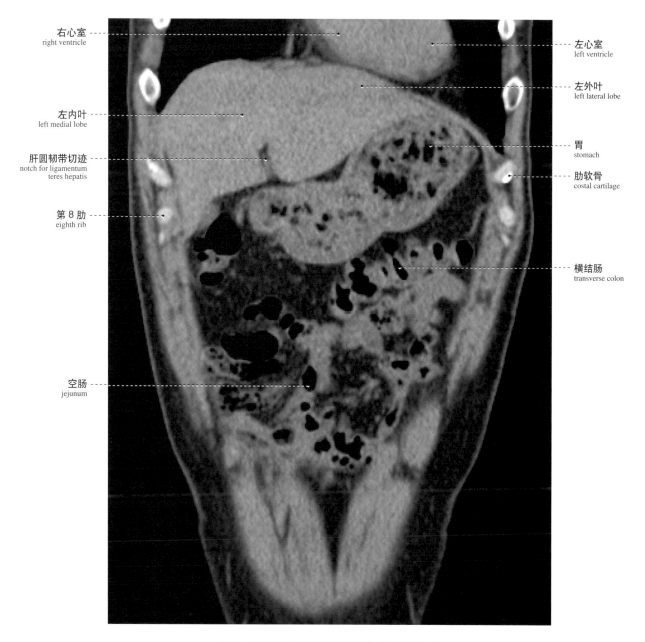

右心室
right ventricle

左心室
left ventricle

左外叶
left lateral lobe

左内叶
left medial lobe

胃
stomach

肝圆韧带切迹
notch for ligamentum
teres hepatis

肋软骨
costal cartilage

第 8 肋
eighth rib

横结肠
transverse colon

空肠
jejunum

559. 腹部计算机断层摄影（冠状位 2）
CT of the abdomen (coronal view 2)

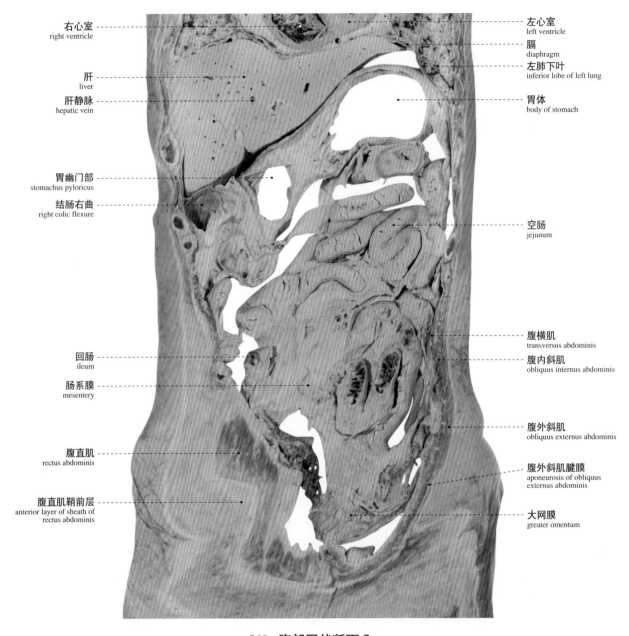

右心室
right ventricle

肝
liver

肝静脉
hepatic vein

胃幽门部
stomachus pyloricus

结肠右曲
right colic flexure

回肠
ileum

肠系膜
mesentery

腹直肌
rectus abdominis

腹直肌鞘前层
anterior layer of sheath of
rectus abdominis

左心室
left ventricle

膈
diaphragm

左肺下叶
inferior lobe of left lung

胃体
body of stomach

空肠
jejunum

腹横肌
transversus abdominis

腹内斜肌
obliquus internus abdominis

腹外斜肌
obliquus externus abdominis

腹外斜肌腱膜
aponeurosis of obliquus
externus abdominis

大网膜
greater omentum

560. 腹部冠状断面 3
Coronal section of the abdomen 3

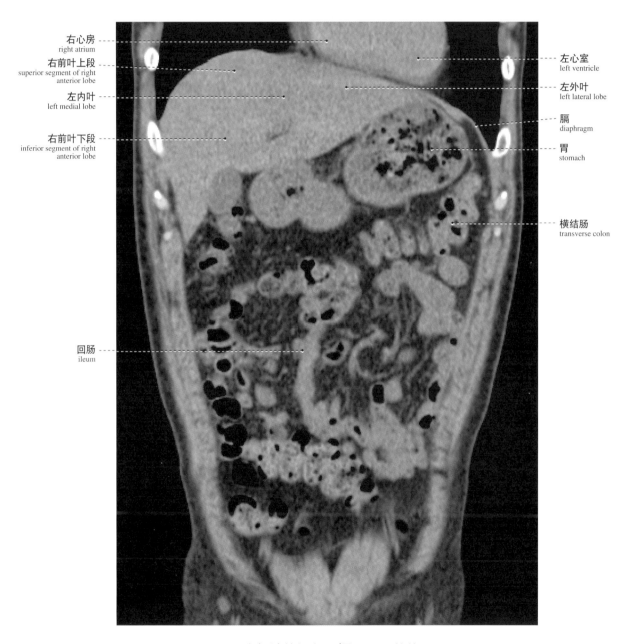

右心房
right atrium

右前叶上段
superior segment of right
anterior lobe

左内叶
left medial lobe

右前叶下段
inferior segment of right
anterior lobe

回肠
ileum

左心室
left ventricle

左外叶
left lateral lobe

膈
diaphragm

胃
stomach

横结肠
transverse colon

561. 腹部计算机断层摄影（冠状位 3）
CT of the abdomen (coronal view 3)

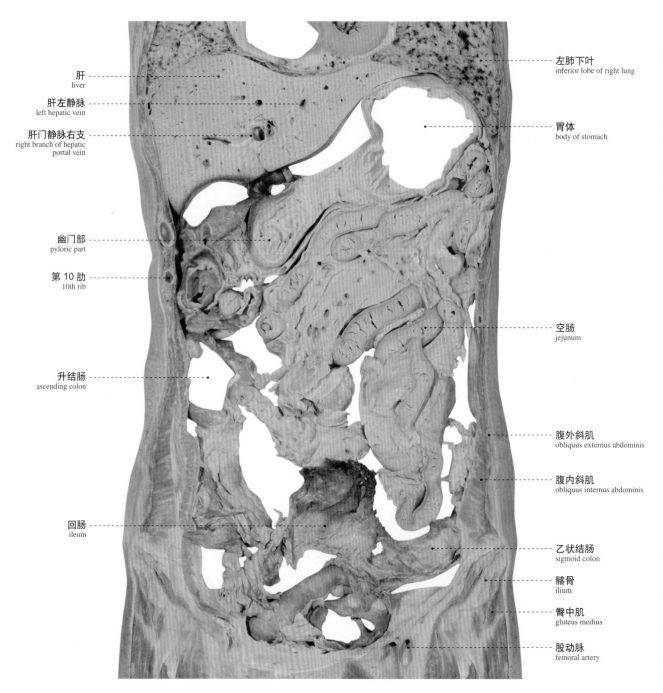

肝
liver

肝左静脉
left hepatic vein

肝门静脉右支
right branch of hepatic
portal vein

幽门部
pyloric part

第 10 肋
10th rib

升结肠
ascending colon

回肠
ileum

左肺下叶
inferior lobe of right lung

胃体
body of stomach

空肠
jejunum

腹外斜肌
obliquus externus abdominis

腹内斜肌
obliquus internus abdominis

乙状结肠
sigmoid colon

髂骨
ilium

臀中肌
gluteus medius

股动脉
femoral artery

562. 腹部冠状断面 4
Coronal section of the abdomen 4

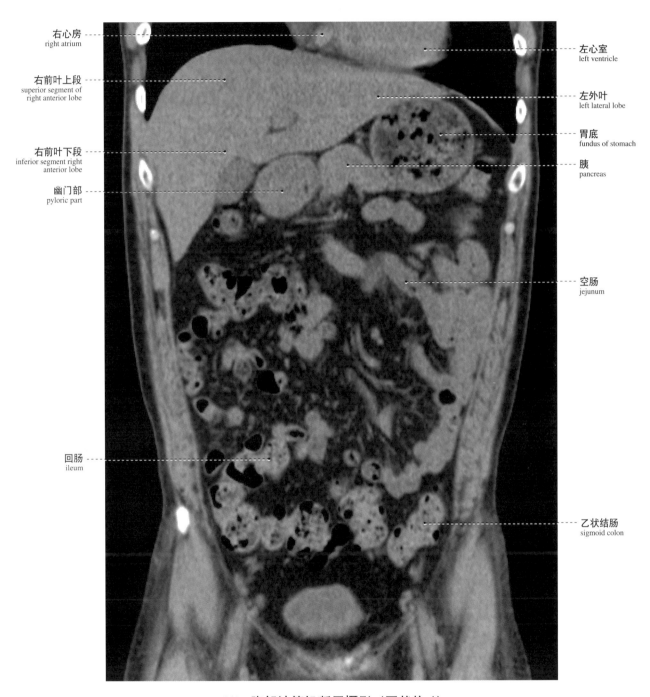

右心房
right atrium

左心室
left ventricle

右前叶上段
superior segment of
right anterior lobe

左外叶
left lateral lobe

胃底
fundus of stomach

右前叶下段
inferior segment right
anterior lobe

胰
pancreas

幽门部
pyloric part

空肠
jejunum

回肠
ileum

乙状结肠
sigmoid colon

563. 腹部计算机断层摄影（冠状位 4）

CT of the abdomen (coronal view 4)

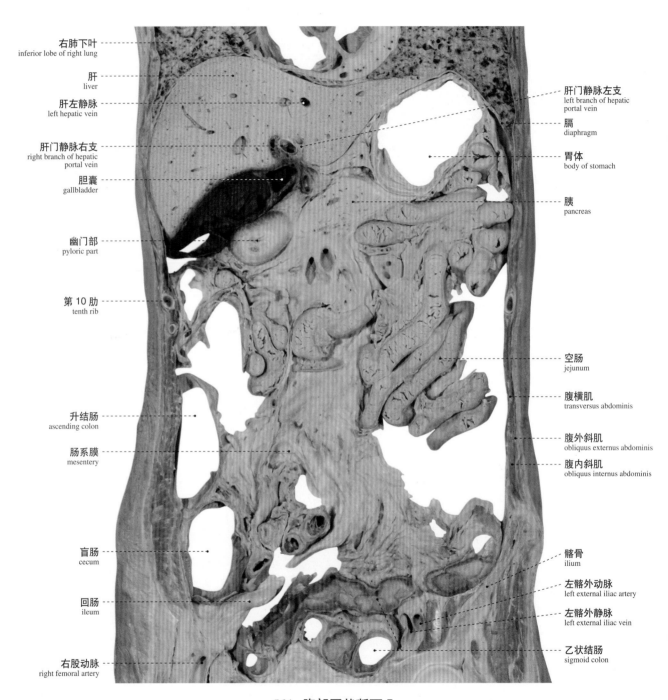

右肺下叶
inferior lobe of right lung

肝
liver

肝左静脉
left hepatic vein

肝门静脉右支
right branch of hepatic
portal vein

胆囊
gallbladder

幽门部
pyloric part

第 10 肋
tenth rib

升结肠
ascending colon

肠系膜
mesentery

盲肠
cecum

回肠
ileum

右股动脉
right femoral artery

肝门静脉左支
left branch of hepatic
portal vein

膈
diaphragm

胃体
body of stomach

胰
pancreas

空肠
jejunum

腹横肌
transversus abdominis

腹外斜肌
obliquus externus abdominis

腹内斜肌
obliquus internus abdominis

髂骨
ilium

左髂外动脉
left external iliac artery

左髂外静脉
left external iliac vein

乙状结肠
sigmoid colon

564. 腹部冠状断面 5
Coronal section of the abdomen 5

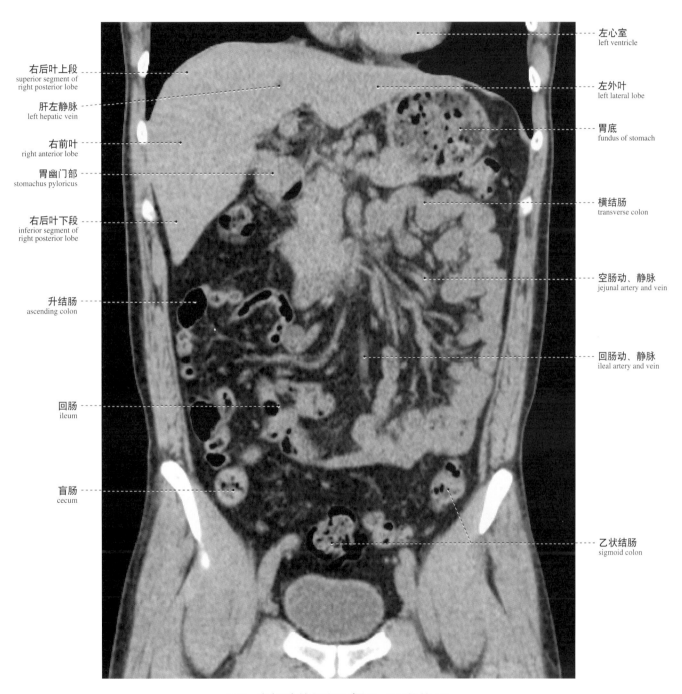

右后叶上段
superior segment of
right posterior lobe

肝左静脉
left hepatic vein

右前叶
right anterior lobe

胃幽门部
stomachus pyloricus

右后叶下段
inferior segment of
right posterior lobe

升结肠
ascending colon

回肠
ileum

盲肠
cecum

左心室
left ventricle

左外叶
left lateral lobe

胃底
fundus of stomach

横结肠
transverse colon

空肠动、静脉
jejunal artery and vein

回肠动、静脉
ileal artery and vein

乙状结肠
sigmoid colon

565. 腹部计算机断层摄影（冠状位5）
CT of the abdomen (coronal view 5)

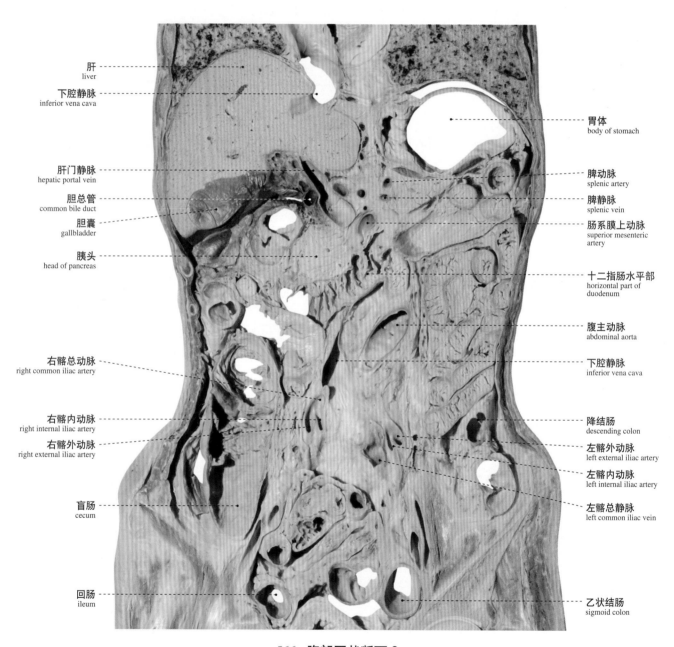

肝
liver

下腔静脉
inferior vena cava

肝门静脉
hepatic portal vein

胆总管
common bile duct

胆囊
gallbladder

胰头
head of pancreas

右髂总动脉
right common iliac artery

右髂内动脉
right internal iliac artery

右髂外动脉
right external iliac artery

盲肠
cecum

回肠
ileum

胃体
body of stomach

脾动脉
splenic artery

脾静脉
splenic vein

肠系膜上动脉
superior mesenteric artery

十二指肠水平部
horizontal part of duodenum

腹主动脉
abdominal aorta

下腔静脉
inferior vena cava

降结肠
descending colon

左髂外动脉
left external iliac artery

左髂内动脉
left internal iliac artery

左髂总静脉
left common iliac vein

乙状结肠
sigmoid colon

566. 腹部冠状断面 6
Coronal section of the abdomen 6

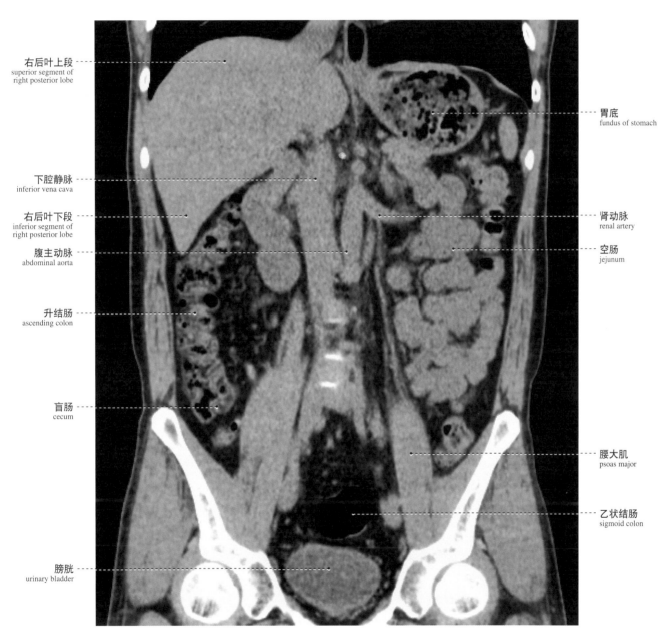

右后叶上段
superior segment of
right posterior lobe

胃底
fundus of stomach

下腔静脉
inferior vena cava

右后叶下段
inferior segment of
right posterior lobe

肾动脉
renal artery

腹主动脉
abdominal aorta

空肠
jejunum

升结肠
ascending colon

盲肠
cecum

腰大肌
psoas major

乙状结肠
sigmoid colon

膀胱
urinary bladder

567. 腹部计算机断层摄影（冠状位6）
CT of the abdomen (coronal view 6)

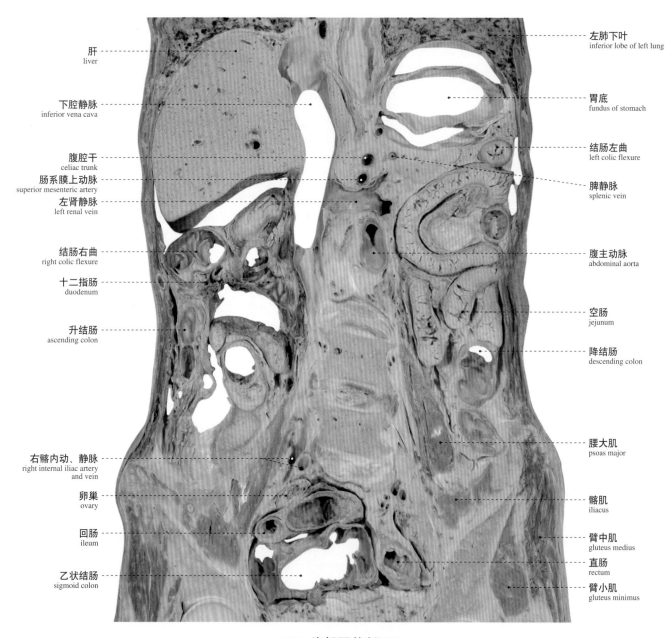

肝
liver

下腔静脉
inferior vena cava

腹腔干
celiac trunk

肠系膜上动脉
superior mesenteric artery

左肾静脉
left renal vein

结肠右曲
right colic flexure

十二指肠
duodenum

升结肠
ascending colon

右髂内动、静脉
right internal iliac artery and vein

卵巢
ovary

回肠
ileum

乙状结肠
sigmoid colon

左肺下叶
inferior lobe of left lung

胃底
fundus of stomach

结肠左曲
left colic flexure

脾静脉
splenic vein

腹主动脉
abdominal aorta

空肠
jejunum

降结肠
descending colon

腰大肌
psoas major

髂肌
iliacus

臀中肌
gluteus medius

直肠
rectum

臀小肌
gluteus minimus

568. 腹部冠状断面 7

Coronal section of the abdomen 7

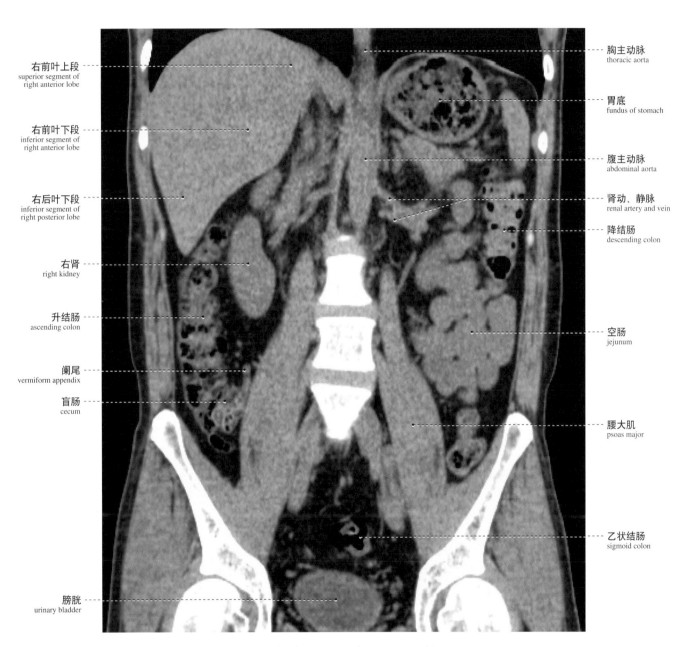

右前叶上段
superior segment of
right anterior lobe

右前叶下段
inferior segment of
right anterior lobe

右后叶下段
inferior segment of
right posterior lobe

右肾
right kidney

升结肠
ascending colon

阑尾
vermiform appendix

盲肠
cecum

膀胱
urinary bladder

胸主动脉
thoracic aorta

胃底
fundus of stomach

腹主动脉
abdominal aorta

肾动、静脉
renal artery and vein

降结肠
descending colon

空肠
jejunum

腰大肌
psoas major

乙状结肠
sigmoid colon

569. 腹部计算机断层摄影（冠状位7）
CT of the abdomen (coronal view 7)

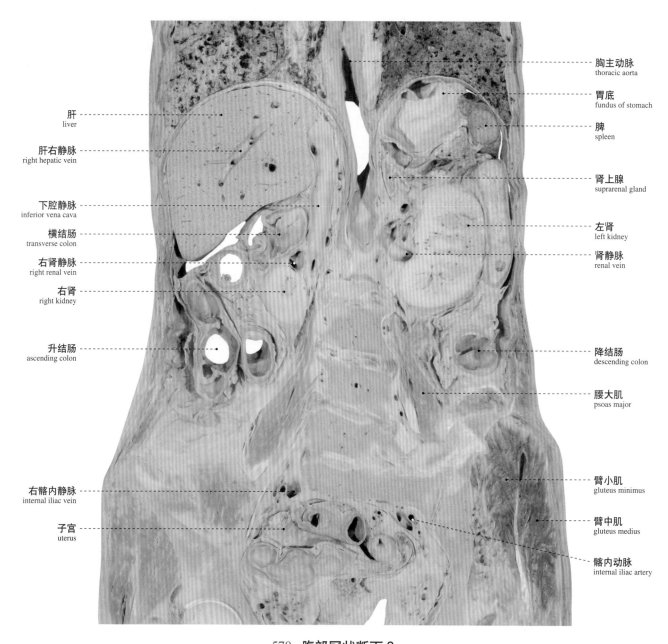

肝
liver

肝右静脉
right hepatic vein

下腔静脉
inferior vena cava

横结肠
transverse colon

右肾静脉
right renal vein

右肾
right kidney

升结肠
ascending colon

右髂内静脉
internal iliac vein

子宫
uterus

胸主动脉
thoracic aorta

胃底
fundus of stomach

脾
spleen

肾上腺
suprarenal gland

左肾
left kidney

肾静脉
renal vein

降结肠
descending colon

腰大肌
psoas major

臀小肌
gluteus minimus

臀中肌
gluteus medius

髂内动脉
internal iliac artery

570. 腹部冠状断面 8

Coronal section of the abdomen 8

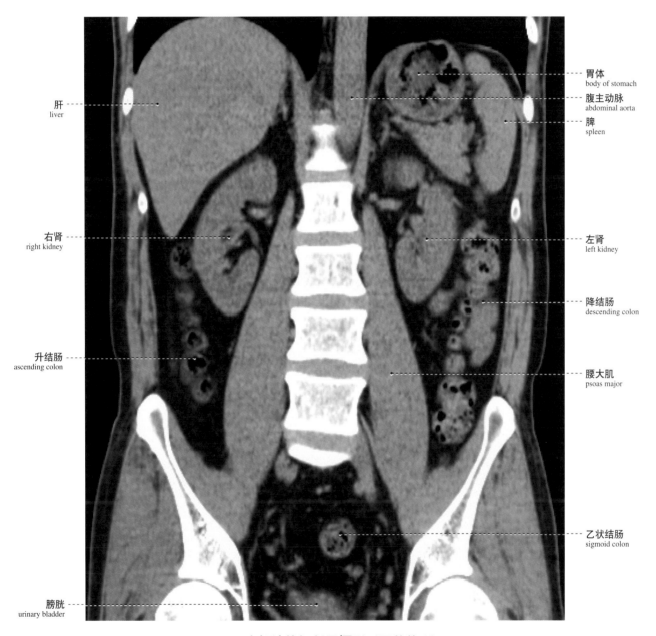

肝
liver

右肾
right kidney

升结肠
ascending colon

膀胱
urinary bladder

胃体
body of stomach

腹主动脉
abdominal aorta

脾
spleen

左肾
left kidney

降结肠
descending colon

腰大肌
psoas major

乙状结肠
sigmoid colon

571. 腹部计算机断层摄影（冠状位8）
CT of the abdomen (coronal view 8)

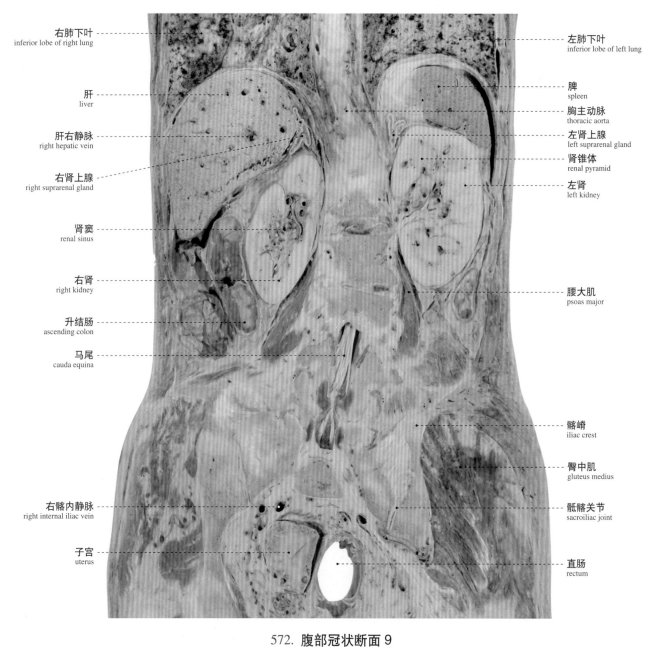

右肺下叶
inferior lobe of right lung

肝
liver

肝右静脉
right hepatic vein

右肾上腺
right suprarenal gland

肾窦
renal sinus

右肾
right kidney

升结肠
ascending colon

马尾
cauda equina

右髂内静脉
right internal iliac vein

子宫
uterus

左肺下叶
inferior lobe of left lung

脾
spleen

胸主动脉
thoracic aorta

左肾上腺
left suprarenal gland

肾锥体
renal pyramid

左肾
left kidney

腰大肌
psoas major

髂嵴
iliac crest

臀中肌
gluteus medius

骶髂关节
sacroiliac joint

直肠
rectum

572. 腹部冠状断面 9
Coronal section of the abdomen 9

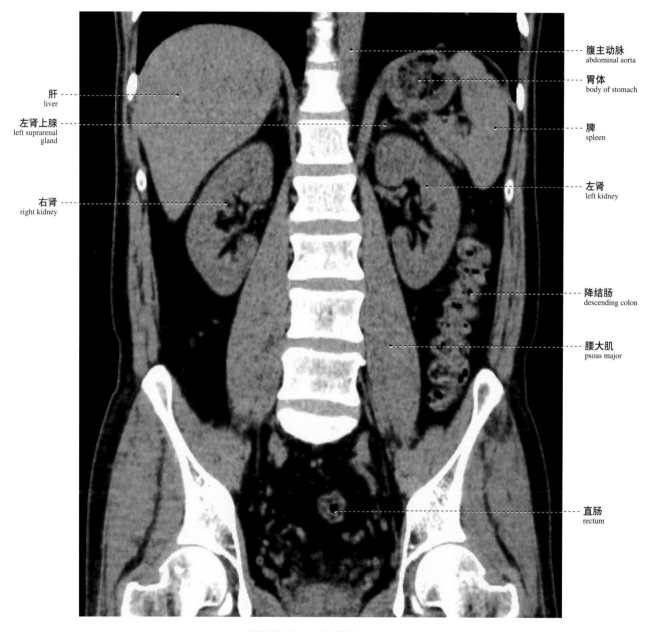

肝
liver

左肾上腺
left suprarenal
gland

右肾
right kidney

腹主动脉
abdominal aorta

胃体
body of stomach

脾
spleen

左肾
left kidney

降结肠
descending colon

腰大肌
psoas major

直肠
rectum

573. 腹部计算机断层摄影（冠状位9）
CT of the abdomen (coronal view 9)

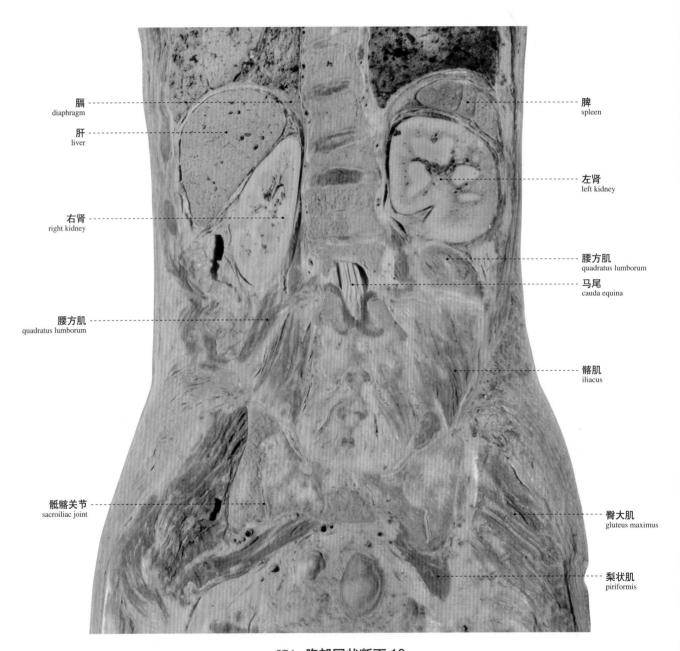

膈
diaphragm

肝
liver

右肾
right kidney

腰方肌
quadratus lumborum

骶髂关节
sacroiliac joint

脾
spleen

左肾
left kidney

腰方肌
quadratus lumborum

马尾
cauda equina

髂肌
iliacus

臀大肌
gluteus maximus

梨状肌
piriformis

574. 腹部冠状断面 10

Coronal section of the abdomen 10

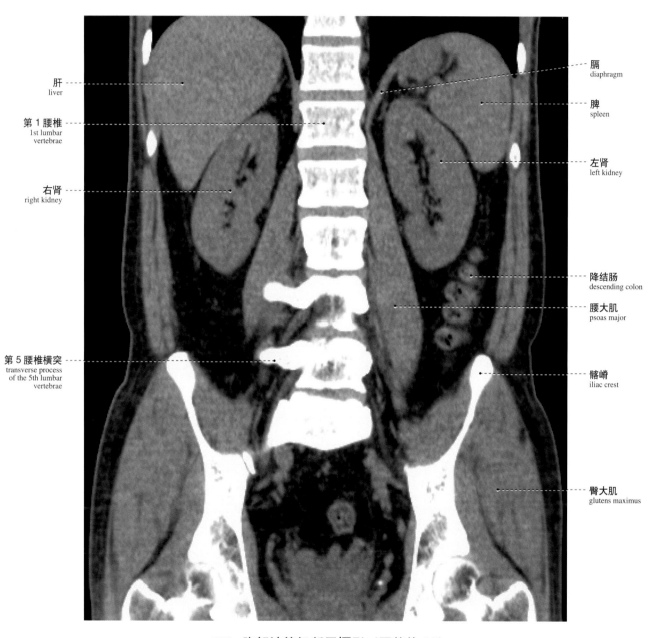

肝
liver

第 1 腰椎
1st lumbar
vertebrae

右肾
right kidney

第 5 腰椎横突
transverse process
of the 5th lumbar
vertebrae

膈
diaphragm

脾
spleen

左肾
left kidney

降结肠
descending colon

腰大肌
psoas major

髂嵴
iliac crest

臀大肌
glutens maximus

575. 腹部计算机断层摄影（冠状位 10）
CT of the abdomen (coronal view 10)

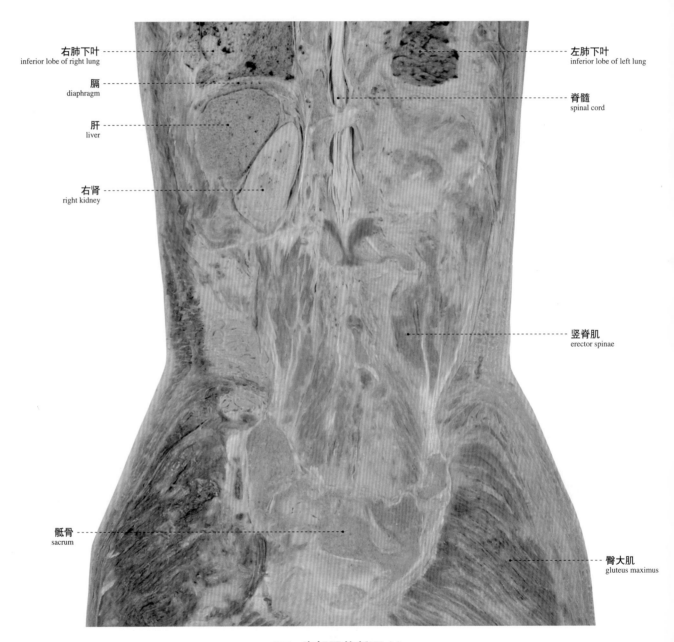

右肺下叶
inferior lobe of right lung

膈
diaphragm

肝
liver

右肾
right kidney

骶骨
sacrum

左肺下叶
inferior lobe of left lung

脊髓
spinal cord

竖脊肌
erector spinae

臀大肌
gluteus maximus

576. 腹部冠状断面 11
Coronal section of the abdomen 11

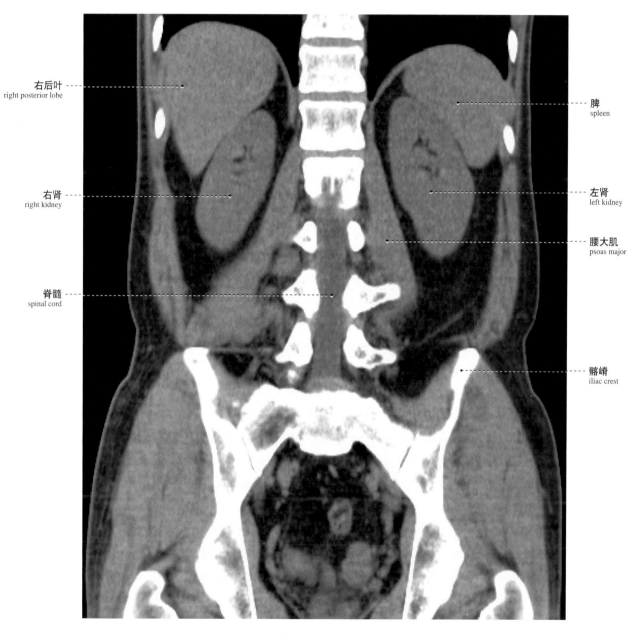

右后叶
right posterior lobe

右肾
right kidney

脊髓
spinal cord

脾
spleen

左肾
left kidney

腰大肌
psoas major

髂嵴
iliac crest

577. 腹部计算机断层摄影（冠状位11）
CT of the abdomen (coronal view 11)

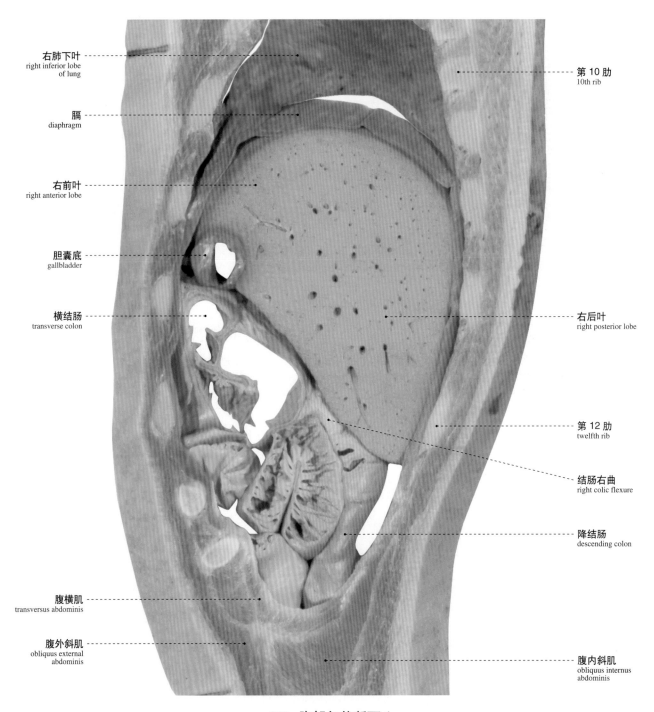

右肺下叶
right inferior lobe
of lung

膈
diaphragm

右前叶
right anterior lobe

胆囊底
gallbladder

横结肠
transverse colon

腹横肌
transversus abdominis

腹外斜肌
obliquus external
abdominis

第 10 肋
10th rib

右后叶
right posterior lobe

第 12 肋
twelfth rib

结肠右曲
right colic flexure

降结肠
descending colon

腹内斜肌
obliquus internus
abdominis

578. 腹部矢状断面 1
Sagittal section of the abdomen 1

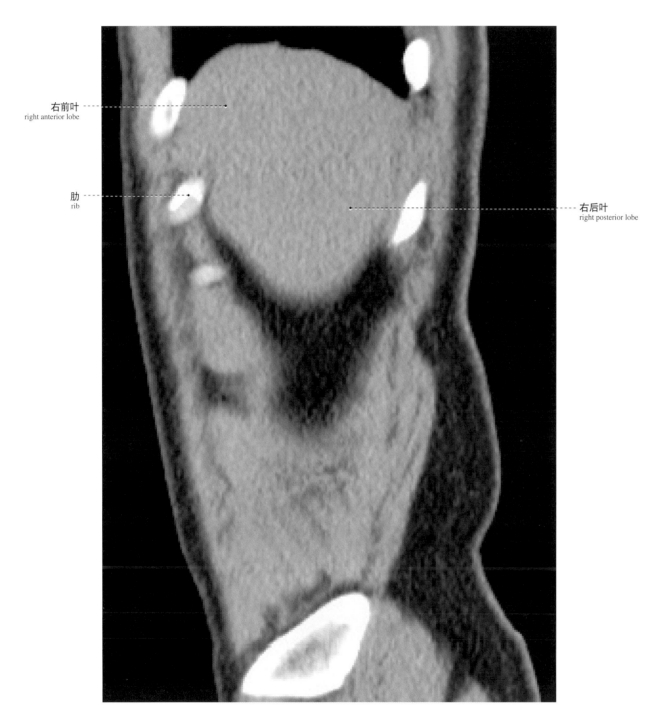

右前叶
right anterior lobe

肋
rib

右后叶
right posterior lobe

579. 腹部计算机断层摄影（矢状位 1）
CT of the abdomen (sagittal view 1)

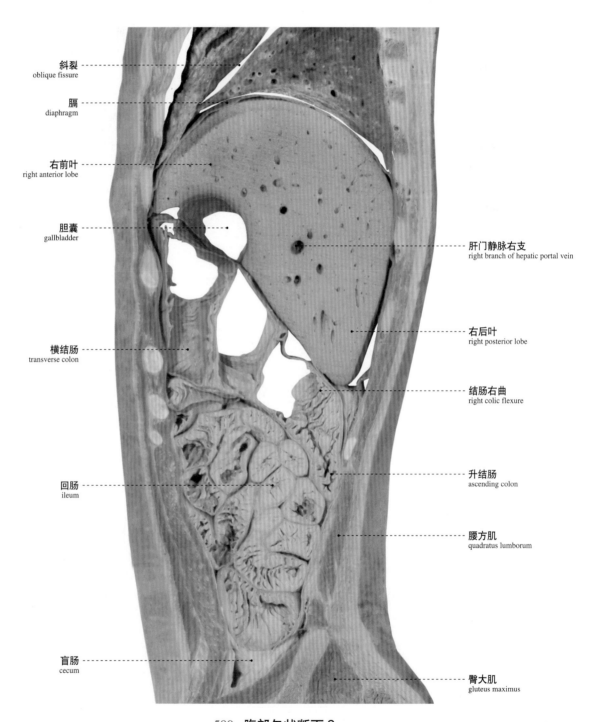

斜裂
oblique fissure

膈
diaphragm

右前叶
right anterior lobe

胆囊
gallbladder

横结肠
transverse colon

回肠
ileum

盲肠
cecum

肝门静脉右支
right branch of hepatic portal vein

右后叶
right posterior lobe

结肠右曲
right colic flexure

升结肠
ascending colon

腰方肌
quadratus lumborum

臀大肌
gluteus maximus

580. 腹部矢状断面 2
Sagittal section of the abdomen 2

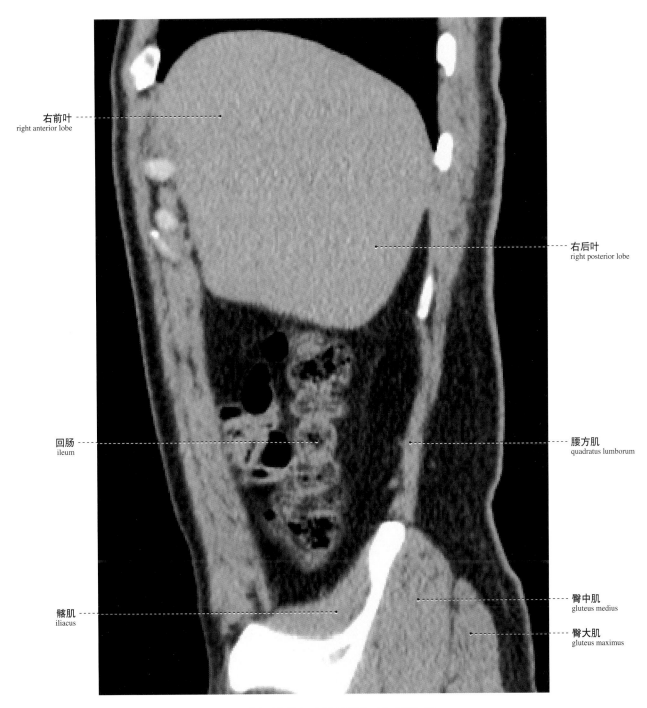

右前叶
right anterior lobe

右后叶
right posterior lobe

回肠
ileum

腰方肌
quadratus lumborum

臀中肌
gluteus medius

髂肌
iliacus

臀大肌
gluteus maximus

581. 腹部计算机断层摄影（矢状位2）

CT of the abdomen (sagittal view 2)

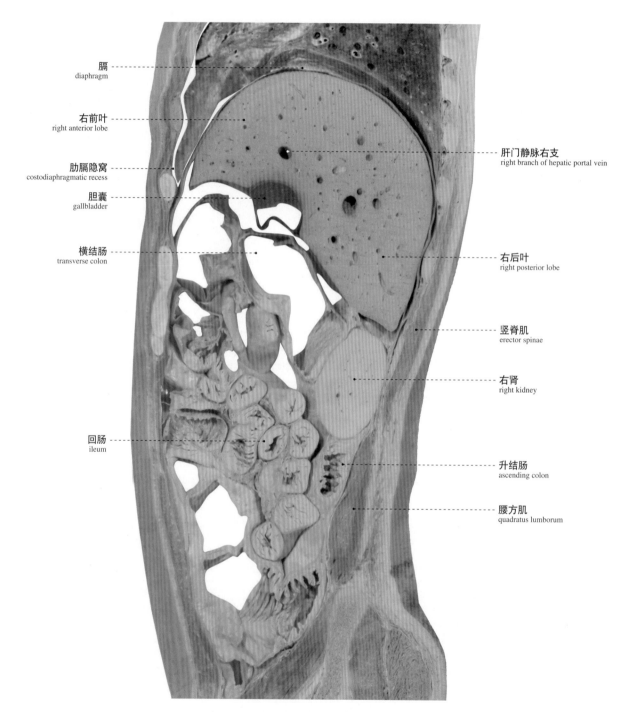

膈
diaphragm

右前叶
right anterior lobe

肝门静脉右支
right branch of hepatic portal vein

肋膈隐窝
costodiaphragmatic recess

胆囊
gallbladder

横结肠
transverse colon

右后叶
right posterior lobe

竖脊肌
erector spinae

右肾
right kidney

回肠
ileum

升结肠
ascending colon

腰方肌
quadratus lumborum

582. 腹部矢状断面 3
Sagittal section of the abdomen 3

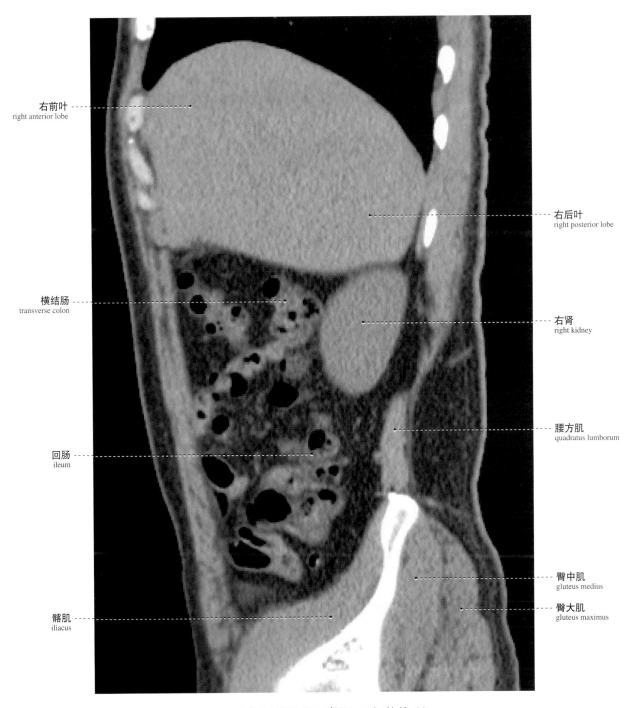

右前叶
right anterior lobe

右后叶
right posterior lobe

横结肠
transverse colon

右肾
right kidney

腰方肌
quadratus lumborum

回肠
ileum

髂肌
iliacus

臀中肌
gluteus medius

臀大肌
gluteus maximus

583. 腹部计算机断层摄影（矢状位 3）
CT of the abdomen (sagittal view 3)

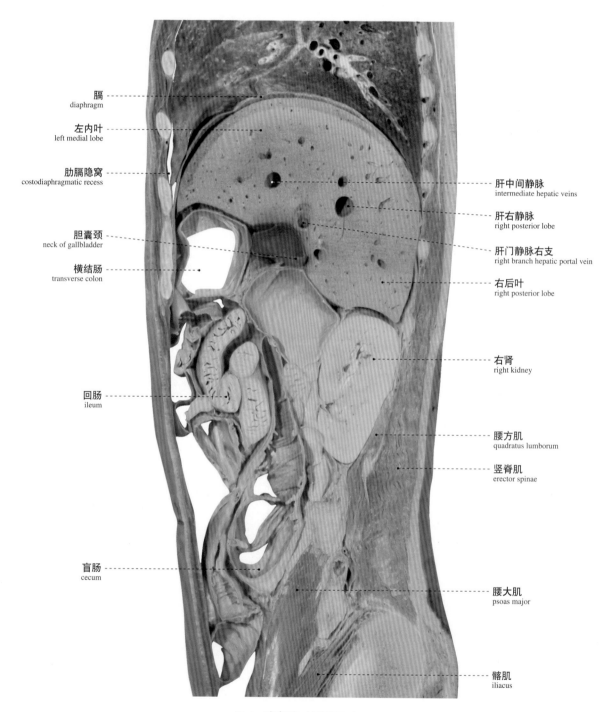

膈
diaphragm

左内叶
left medial lobe

肋膈隐窝
costodiaphragmatic recess

胆囊颈
neck of gallbladder

横结肠
transverse colon

回肠
ileum

盲肠
cecum

肝中间静脉
intermediate hepatic veins

肝右静脉
right posterior lobe

肝门静脉右支
right branch hepatic portal vein

右后叶
right posterior lobe

右肾
right kidney

腰方肌
quadratus lumborum

竖脊肌
erector spinae

腰大肌
psoas major

髂肌
iliacus

584. 腹部矢状断面 4
Sagittal section of the abdomen 4

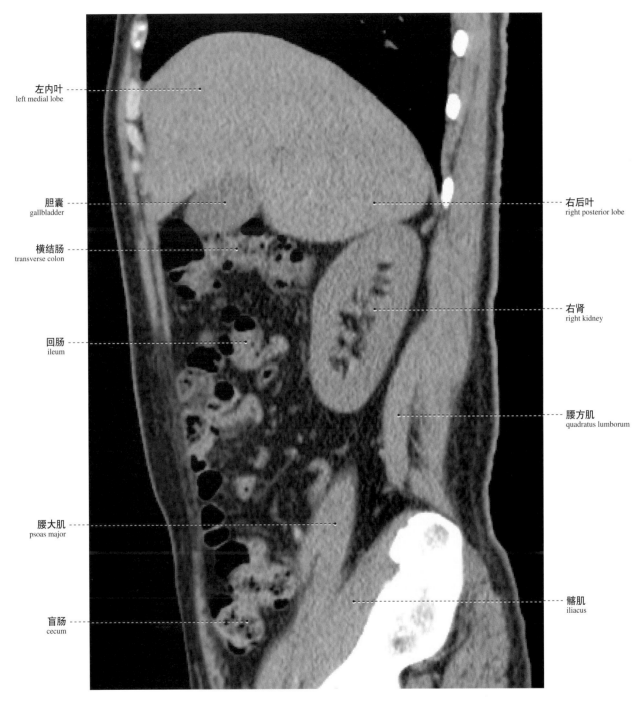

左内叶
left medial lobe

胆囊
gallbladder

横结肠
transverse colon

回肠
ileum

腰大肌
psoas major

盲肠
cecum

右后叶
right posterior lobe

右肾
right kidney

腰方肌
quadratus lumborum

髂肌
iliacus

585. 腹部计算机断层摄影（矢状位 4）
CT of the abdomen (sagittal view 4)

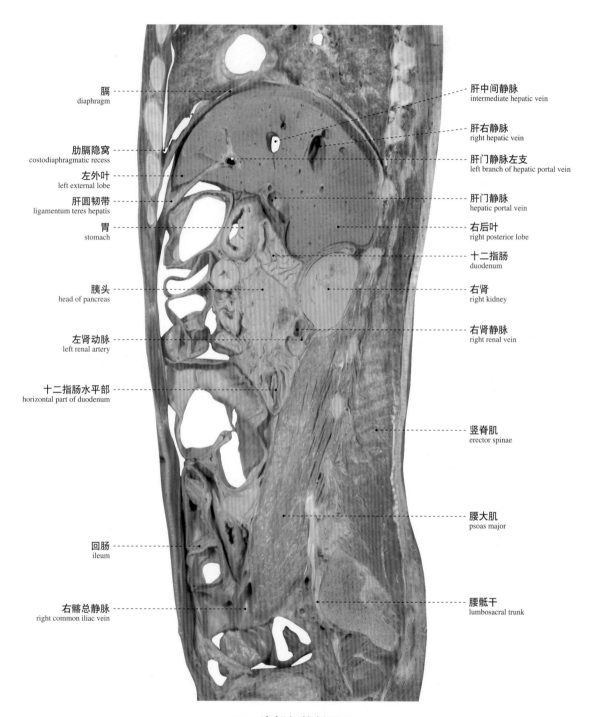

膈
diaphragm

肋膈隐窝
costodiaphragmatic recess

左外叶
left external lobe

肝圆韧带
ligamentum teres hepatis

胃
stomach

胰头
head of pancreas

左肾动脉
left renal artery

十二指肠水平部
horizontal part of duodenum

回肠
ileum

右髂总静脉
right common iliac vein

肝中间静脉
intermediate hepatic vein

肝右静脉
right hepatic vein

肝门静脉左支
left branch of hepatic portal vein

肝门静脉
hepatic portal vein

右后叶
right posterior lobe

十二指肠
duodenum

右肾
right kidney

右肾静脉
right renal vein

竖脊肌
erector spinae

腰大肌
psoas major

腰骶干
lumbosacral trunk

586. 腹部矢状断面 5

Sagittal section of the abdomen 5

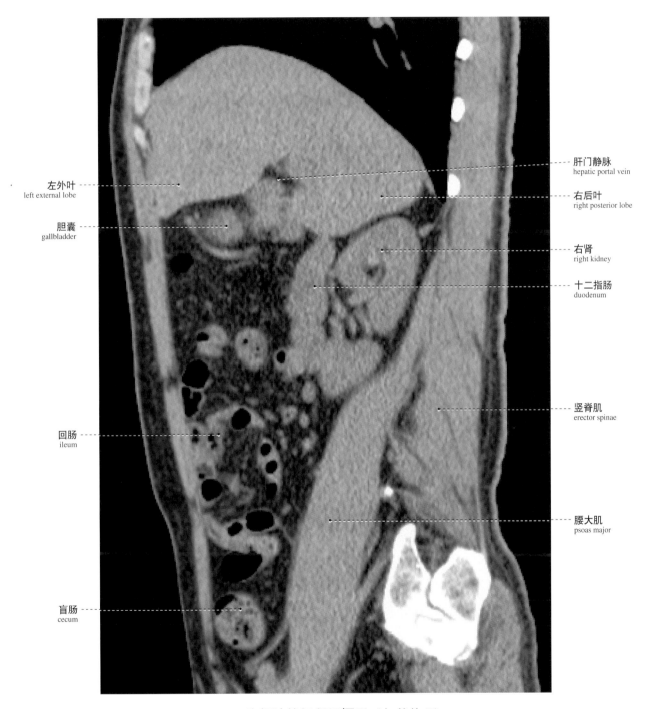

左外叶
left external lobe

胆囊
gallbladder

回肠
ileum

盲肠
cecum

肝门静脉
hepatic portal vein

右后叶
right posterior lobe

右肾
right kidney

十二指肠
duodenum

竖脊肌
erector spinae

腰大肌
psoas major

587. 腹部计算机断层摄影（矢状位 5）
CT of the abdomen (sagittal view 5)

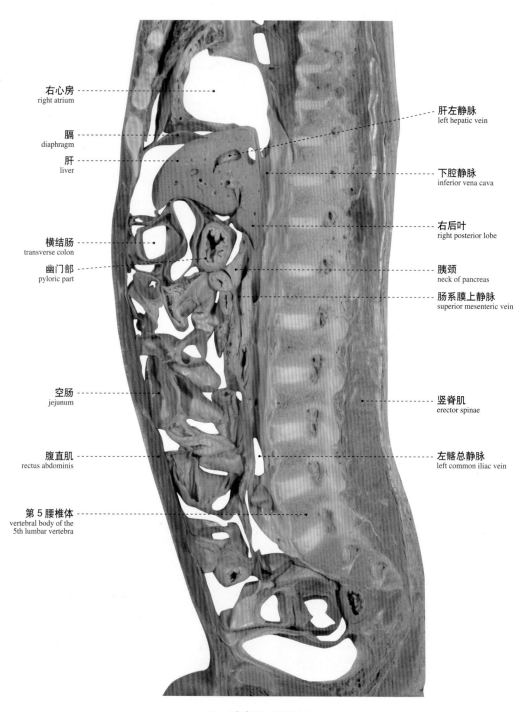

右心房
right atrium

膈
diaphragm

肝
liver

横结肠
transverse colon

幽门部
pyloric part

空肠
jejunum

腹直肌
rectus abdominis

第 5 腰椎体
vertebral body of the
5th lumbar vertebra

肝左静脉
left hepatic vein

下腔静脉
inferior vena cava

右后叶
right posterior lobe

胰颈
neck of pancreas

肠系膜上静脉
superior mesenteric vein

竖脊肌
erector spinae

左髂总静脉
left common iliac vein

588. 腹部矢状断面 6

Sagittal section of the abdomen 6

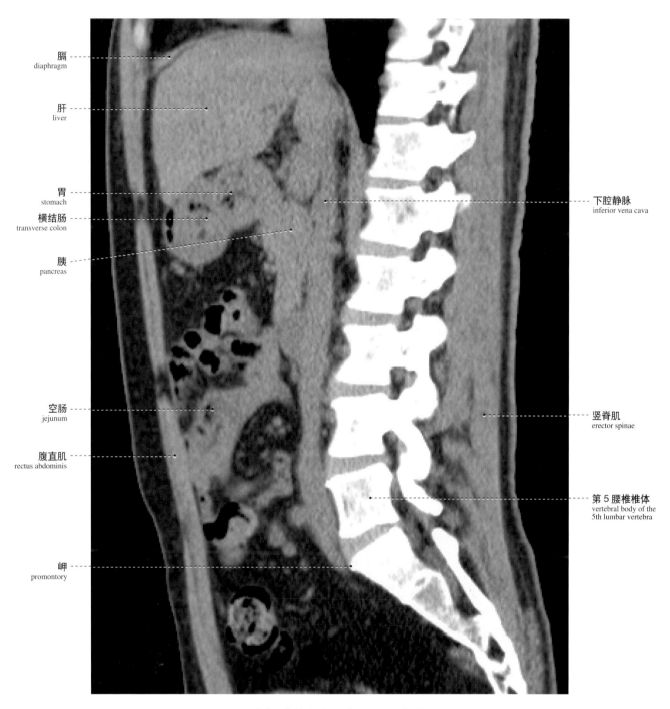

膈
diaphragm

肝
liver

胃
stomach

横结肠
transverse colon

胰
pancreas

空肠
jejunum

腹直肌
rectus abdominis

岬
promontory

下腔静脉
inferior vena cava

竖脊肌
erector spinae

第 5 腰椎椎体
vertebral body of the
5th lumbar vertebra

589. 腹部计算机断层摄影（矢状位 6）
CT of the abdomen (sagittal view 6)

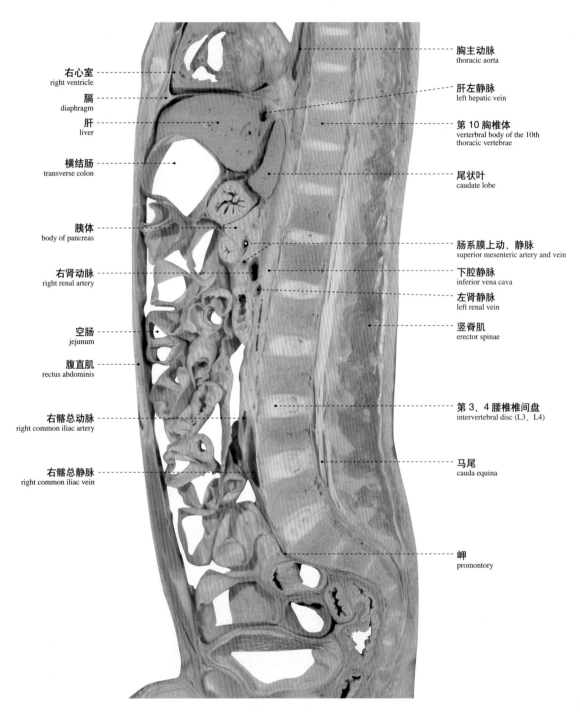

右心室
right ventricle

膈
diaphragm

肝
liver

横结肠
transverse colon

胰体
body of pancreas

右肾动脉
right renal artery

空肠
jejunum

腹直肌
rectus abdominis

右髂总动脉
right common iliac artery

右髂总静脉
right common iliac vein

胸主动脉
thoracic aorta

肝左静脉
left hepatic vein

第 10 胸椎体
verterbral body of the 10th
thoracic vertebrae

尾状叶
caudate lobe

肠系膜上动、静脉
superior mesenteric artery and vein

下腔静脉
inferior vena cava

左肾静脉
left renal vein

竖脊肌
erector spinae

第 3、4 腰椎椎间盘
intervertebral disc (L3、L4)

马尾
cauda equina

岬
promontory

590. 腹部矢状断面 7

Sagittal section of the abdomen 7

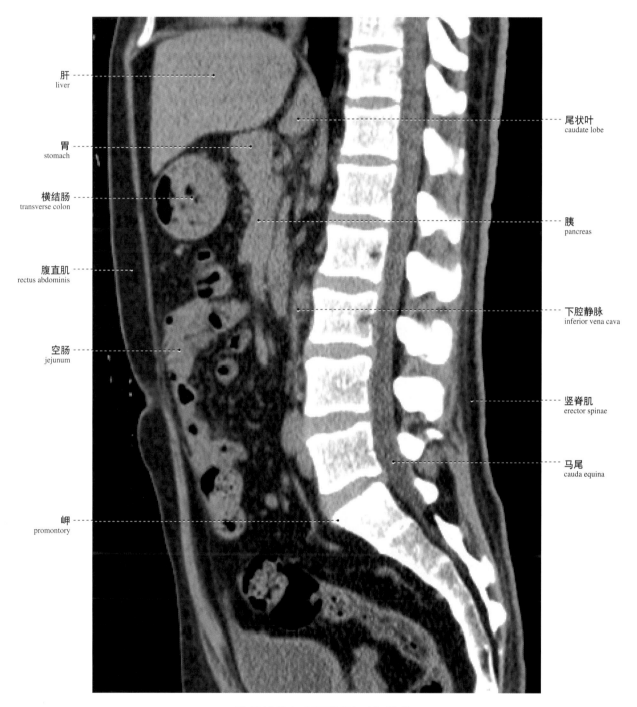

肝
liver

胃
stomach

横结肠
transverse colon

腹直肌
rectus abdominis

空肠
jejunum

岬
promontory

尾状叶
caudate lobe

胰
pancreas

下腔静脉
inferior vena cava

竖脊肌
erector spinae

马尾
cauda equina

591. 腹部计算机断层摄影（矢状位 7）
CT of the abdomen (sagittal view 7)

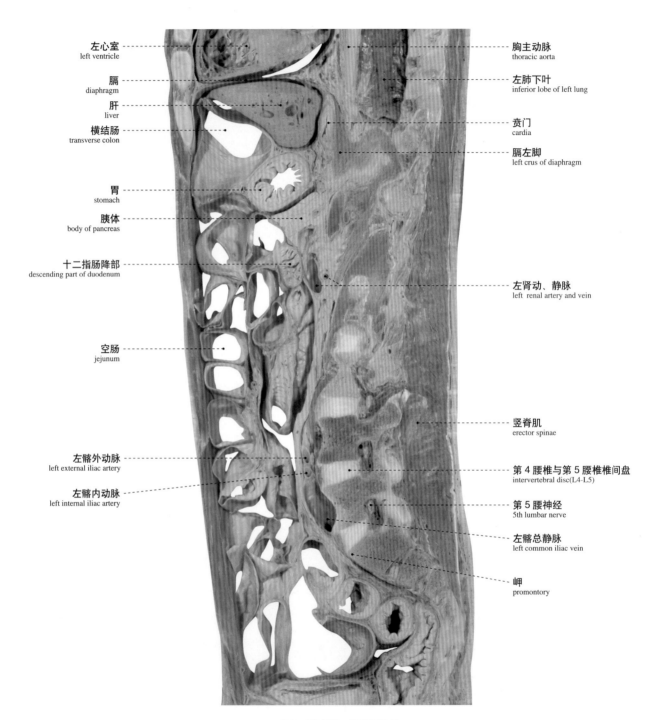

左心室
left ventricle

膈
diaphragm

肝
liver

横结肠
transverse colon

胃
stomach

胰体
body of pancreas

十二指肠降部
descending part of duodenum

空肠
jejunum

左髂外动脉
left external iliac artery

左髂内动脉
left internal iliac artery

胸主动脉
thoracic aorta

左肺下叶
inferior lobe of left lung

贲门
cardia

膈左脚
left crus of diaphragm

左肾动、静脉
left renal artery and vein

竖脊肌
erector spinae

第4腰椎与第5腰椎椎间盘
intervertebral disc(L4-L5)

第5腰神经
5th lumbar nerve

左髂总静脉
left common iliac vein

岬
promontory

592. 腹部矢状断面 8

Sagittal section of the abdomen 8

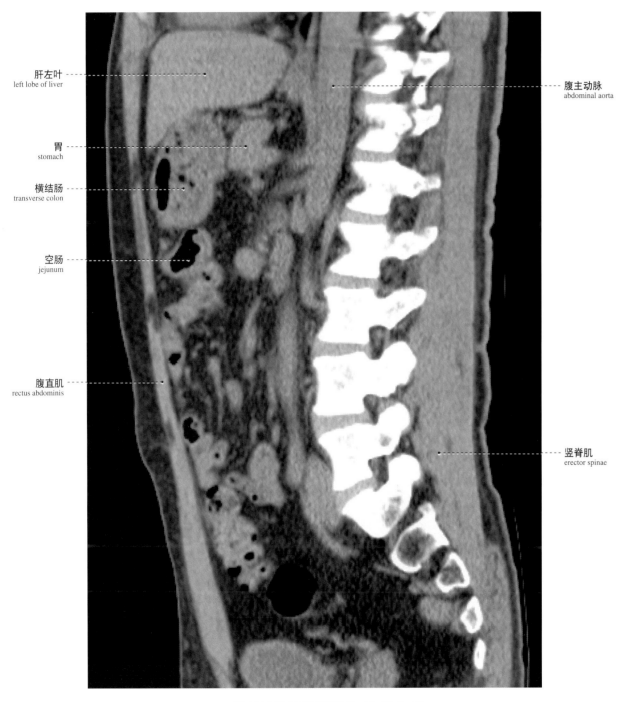

肝左叶
left lobe of liver

胃
stomach

横结肠
transverse colon

空肠
jejunum

腹直肌
rectus abdominis

腹主动脉
abdominal aorta

竖脊肌
erector spinae

593. 腹部计算机断层摄影（矢状位 8）
CT of the abdomen (sagittal view 8)

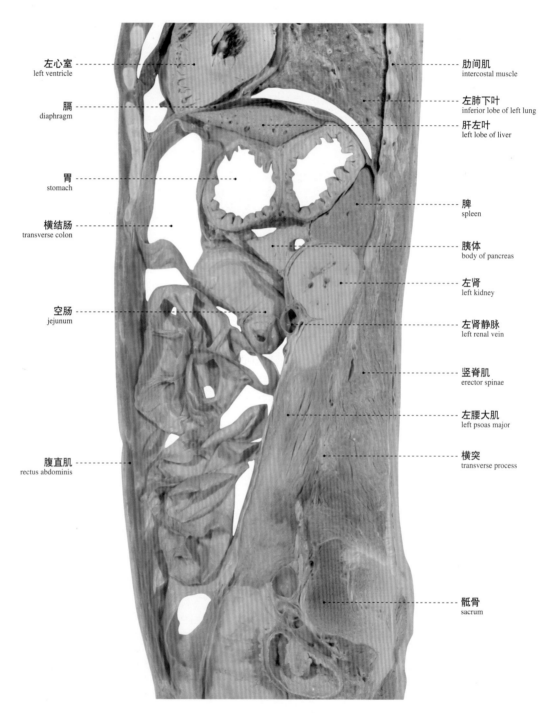

左心室
left ventricle

膈
diaphragm

胃
stomach

横结肠
transverse colon

空肠
jejunum

腹直肌
rectus abdominis

肋间肌
intercostal muscle

左肺下叶
inferior lobe of left lung

肝左叶
left lobe of liver

脾
spleen

胰体
body of pancreas

左肾
left kidney

左肾静脉
left renal vein

竖脊肌
erector spinae

左腰大肌
left psoas major

横突
transverse process

骶骨
sacrum

594. 腹部矢状断面 9
Sagittal section of the abdomen 9

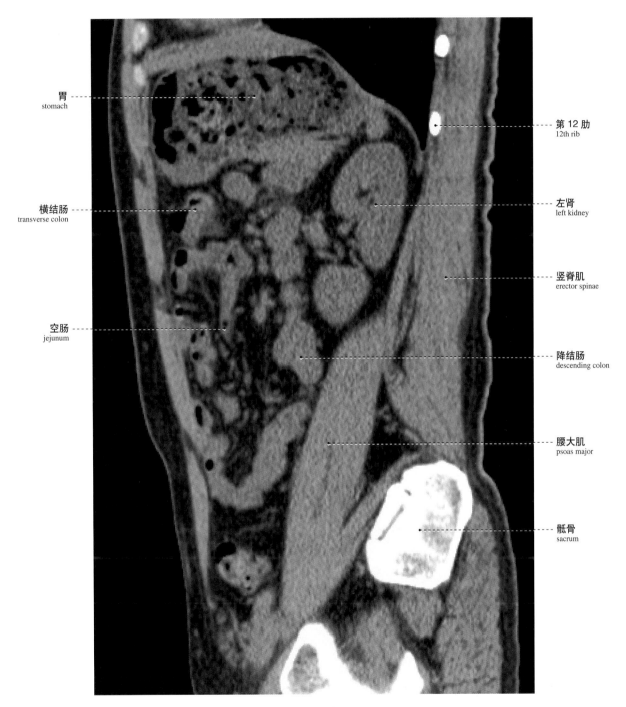

胃
stomach

第 12 肋
12th rib

横结肠
transverse colon

左肾
left kidney

竖脊肌
erector spinae

空肠
jejunum

降结肠
descending colon

腰大肌
psoas major

骶骨
sacrum

595. 腹部计算机断层摄影（矢状位 9）
CT of the abdomen (sagittal view 9)

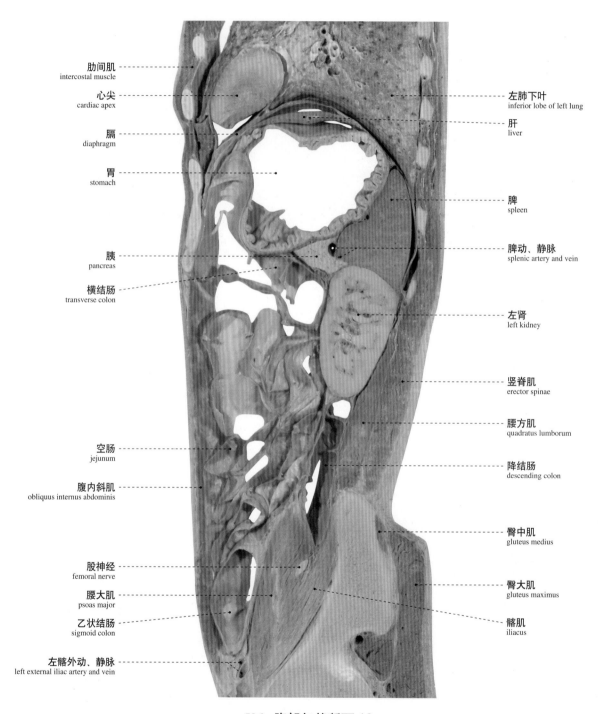

肋间肌
intercostal muscle

心尖
cardiac apex

膈
diaphragm

胃
stomach

胰
pancreas

横结肠
transverse colon

空肠
jejunum

腹内斜肌
obliquus internus abdominis

股神经
femoral nerve

腰大肌
psoas major

乙状结肠
sigmoid colon

左髂外动、静脉
left external iliac artery and vein

左肺下叶
inferior lobe of left lung

肝
liver

脾
spleen

脾动、静脉
splenic artery and vein

左肾
left kidney

竖脊肌
erector spinae

腰方肌
quadratus lumborum

降结肠
descending colon

臀中肌
gluteus medius

臀大肌
gluteus maximus

髂肌
iliacus

596. 腹部矢状断面 10
Sagittal section of the abdomen 10

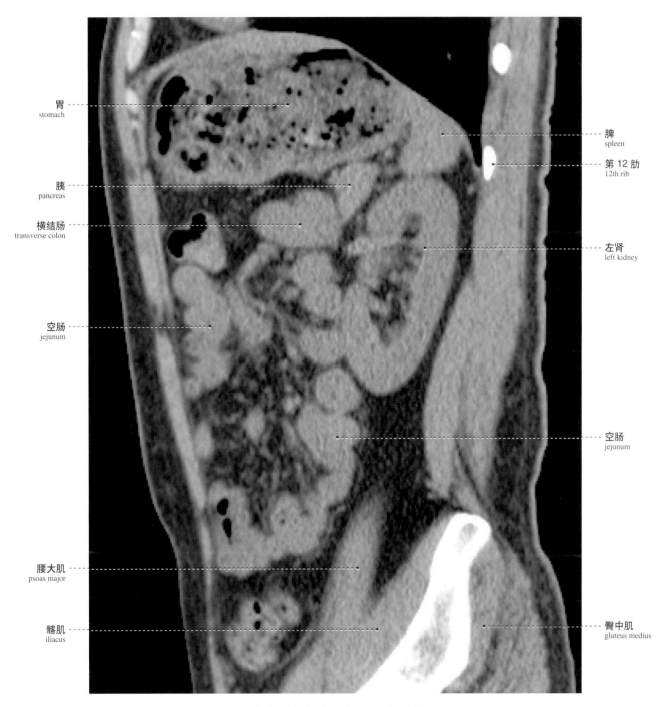

胃
stomach

胰
pancreas

横结肠
transverse colon

空肠
jejunum

腰大肌
psoas major

髂肌
iliacus

脾
spleen

第 12 肋
12th rib

左肾
left kidney

空肠
jejunum

臀中肌
gluteus medius

597. 腹部计算机断层摄影（矢状位 10）
CT of the abdomen (sagittal view 10)

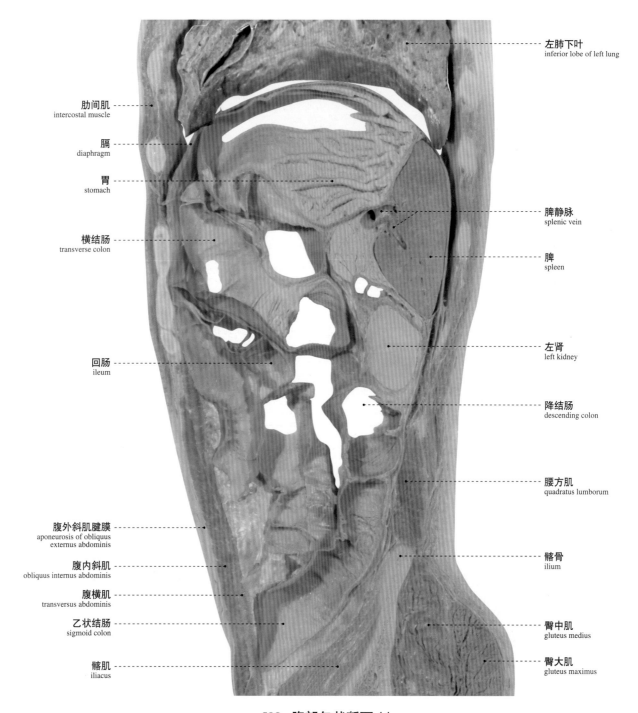

左肺下叶
inferior lobe of left lung

肋间肌
intercostal muscle

膈
diaphragm

胃
stomach

脾静脉
splenic vein

横结肠
transverse colon

脾
spleen

左肾
left kidney

回肠
ileum

降结肠
descending colon

腰方肌
quadratus lumborum

腹外斜肌腱膜
aponeurosis of obliquus externus abdominis

髂骨
ilium

腹内斜肌
obliquus internus abdominis

腹横肌
transversus abdominis

乙状结肠
sigmoid colon

臀中肌
gluteus medius

髂肌
iliacus

臀大肌
gluteus maximus

598. 腹部矢状断面 11
Sagittal section of the abdomen 11

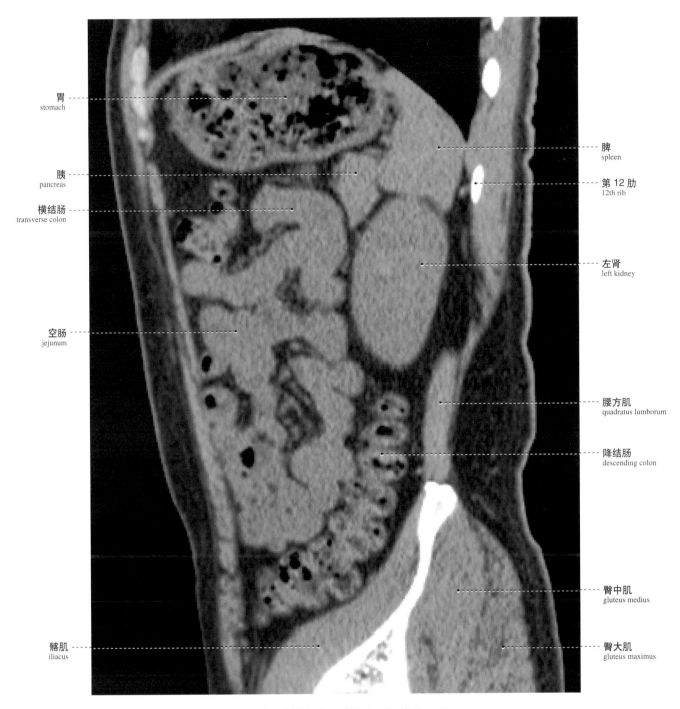

胃
stomach

胰
pancreas

横结肠
transverse colon

空肠
jejunum

髂肌
iliacus

脾
spleen

第 12 肋
12th rib

左肾
left kidney

腰方肌
quadratus lumborum

降结肠
descending colon

臀中肌
gluteus medius

臀大肌
gluteus maximus

599. 腹部计算机断层摄影（矢状位 11）
CT of the abdomen (sagittal view 11)

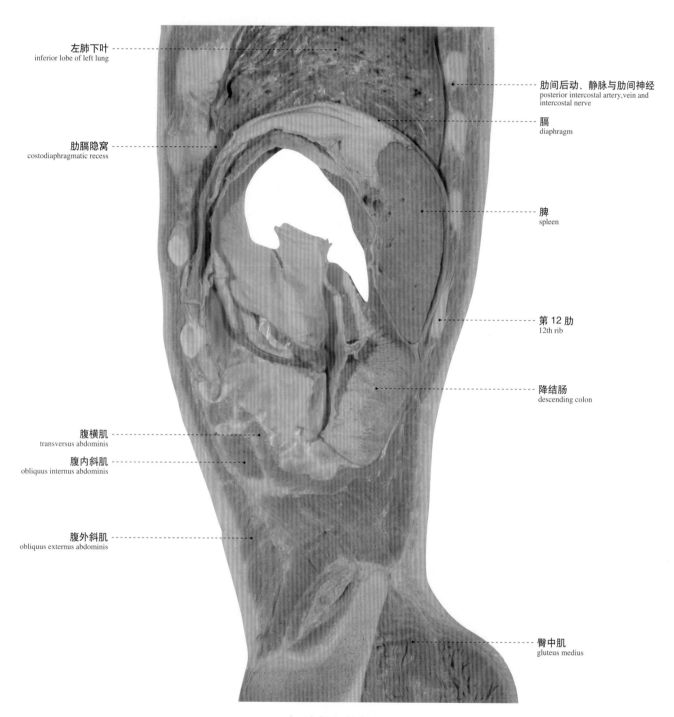

左肺下叶
inferior lobe of left lung

肋膈隐窝
costodiaphragmatic recess

腹横肌
transversus abdominis

腹内斜肌
obliquus internus abdominis

腹外斜肌
obliquus externus abdominis

肋间后动、静脉与肋间神经
posterior intercostal artery,vein and
intercostal nerve

膈
diaphragm

脾
spleen

第 12 肋
12th rib

降结肠
descending colon

臀中肌
gluteus medius

600. 腹部矢状断面 12
Sagittal section of the abdomen 12

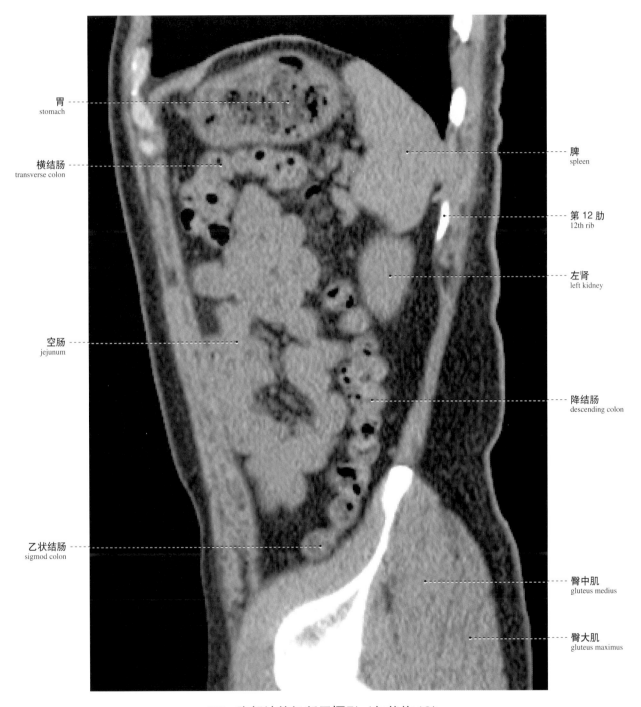

胃
stomach

脾
spleen

横结肠
transverse colon

第 12 肋
12th rib

左肾
left kidney

空肠
jejunum

降结肠
descending colon

乙状结肠
sigmod colon

臀中肌
gluteus medius

臀大肌
gluteus maximus

601. 腹部计算机断层摄影（矢状位12）
CT of the abdomen (sagittal view 12)

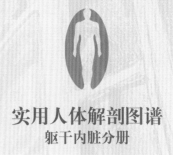

实用人体解剖图谱
躯干内脏分册

第三篇
盆骶与内脏

第一章

盆骶部体表

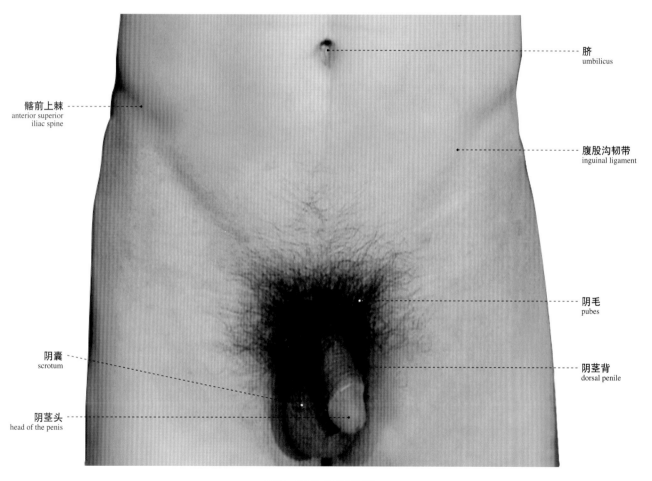

脐
umbilicus

髂前上棘
anterior superior
iliac spine

腹股沟韧带
inguinal ligament

阴毛
pubes

阴囊
scrotum

阴茎背
dorsal penile

阴茎头
head of the penis

602. 男性盆部体表
Surface of the male pelvis

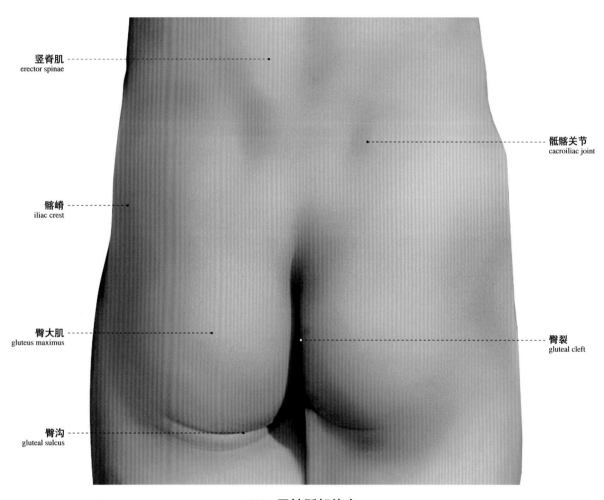

竖脊肌
erector spinae

骶髂关节
cacroiliac joint

髂嵴
iliac crest

臀大肌
gluteus maximus

臀裂
gluteal cleft

臀沟
gluteal sulcus

603. 男性骶部体表
Surface of the male sacral

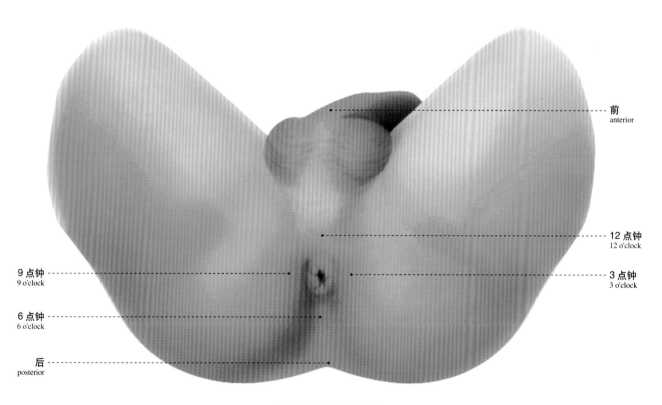

前
anterior

12 点钟
12 o'clock

9 点钟
9 o'clock

3 点钟
3 o'clock

6 点钟
6 o'clock

后
posterior

604. 男性会阴体表
Surface of the male perineum

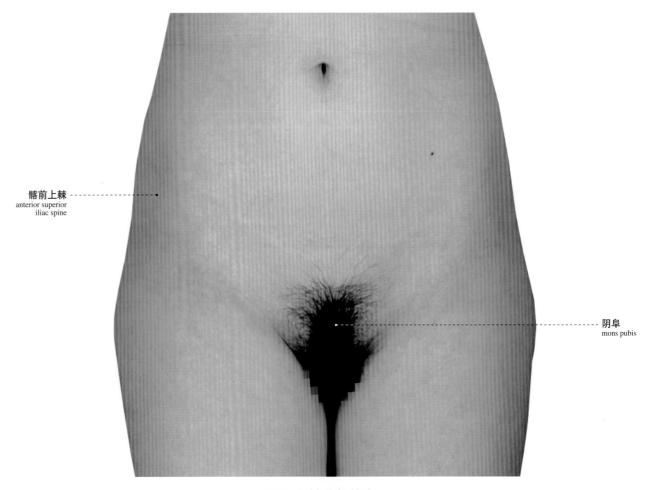

髂前上棘
anterior superior
iliac spine

阴阜
mons pubis

605. 女性盆部体表
Surface of the female pelvic

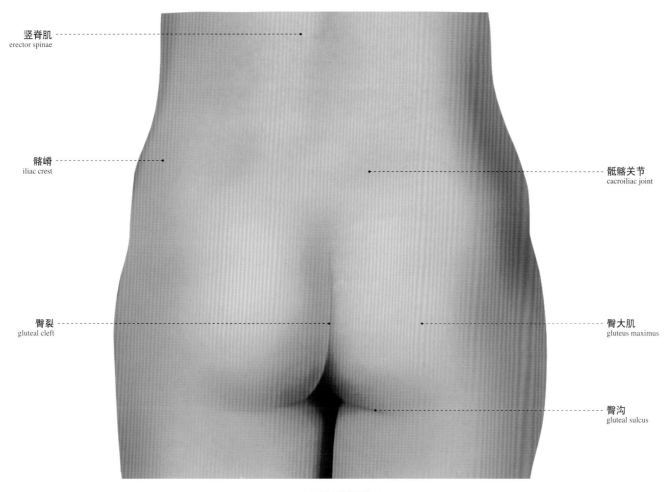

竖脊肌
erector spinae

髂嵴
iliac crest

臀裂
gluteal cleft

骶髂关节
cacroiliac joint

臀大肌
gluteus maximus

臀沟
gluteal sulcus

606. 女性骶部体表
Surface of the female sacral

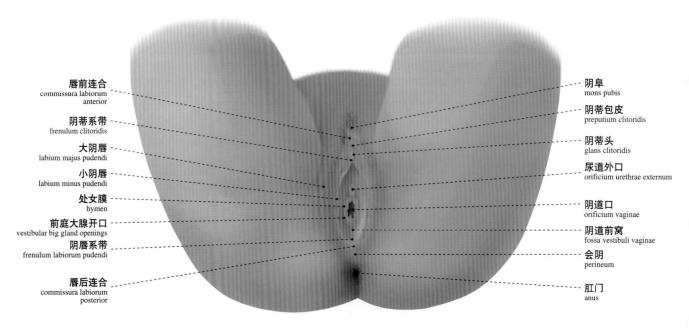

唇前连合
commissura labiorum
anterior

阴蒂系带
frenulum clitoridis

大阴唇
labium majus pudendi

小阴唇
labium minus pudendi

处女膜
hymen

前庭大腺开口
vestibular big gland openings

阴唇系带
frenulum labiorum pudendi

唇后连合
commissura labiorum
posterior

阴阜
mons pubis

阴蒂包皮
preputium clitoridis

阴蒂头
glans clitoridis

尿道外口
orificium urethrae externum

阴道口
orificium vaginae

阴道前窝
fossa vestibuli vaginae

会阴
perineum

肛门
anus

607. 女性外生殖器
External genital organs of the female

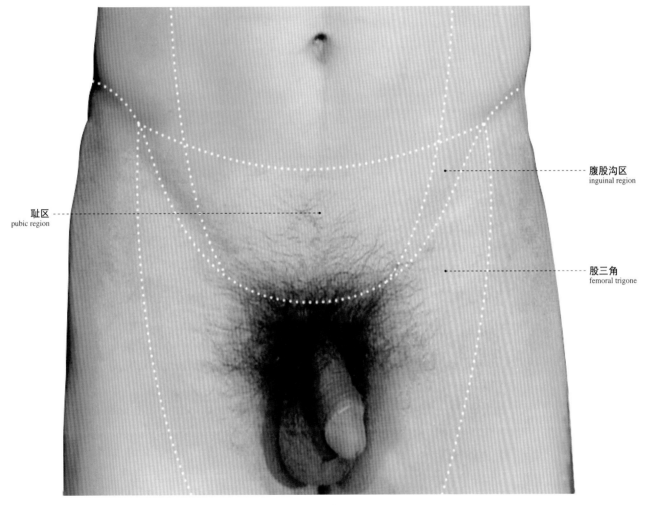

腹股沟区
inguinal region

耻区
pubic region

股三角
femoral trigone

608. 男性盆部分区
Regions of the male pelvis

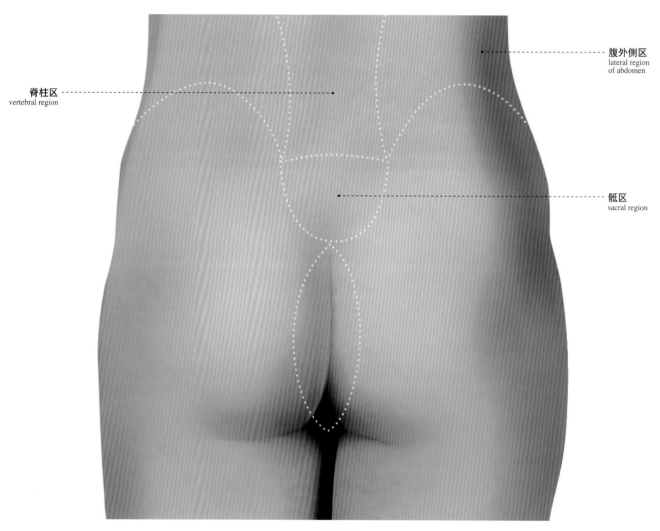

腹外侧区
lateral region
of abdomen

脊柱区
vertebral region

骶区
sacral region

609. 骶部分区
Regions of the sacral

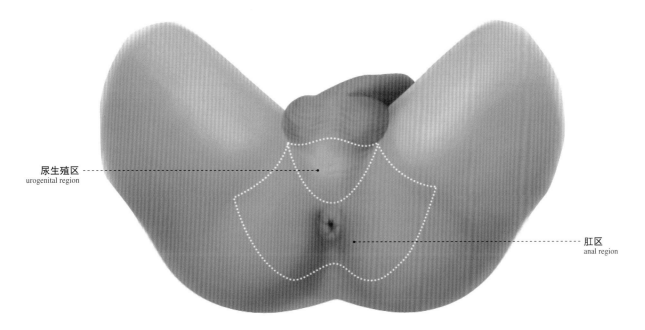

尿生殖区
urogenital region

肛区
anal region

610. 男性会阴分区
Regions of the male perineum

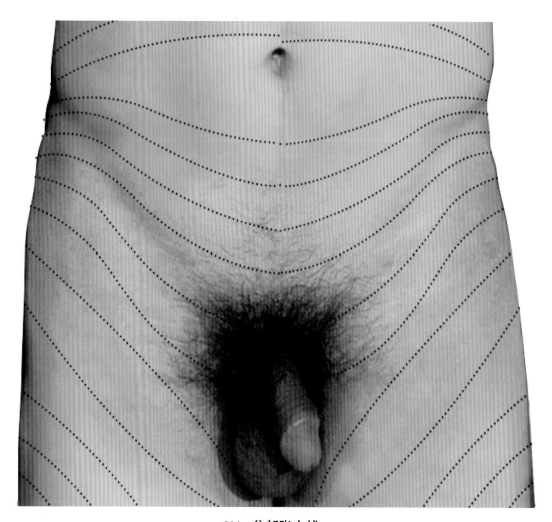

611. 盆部张力线
Tension lines of the pelvis

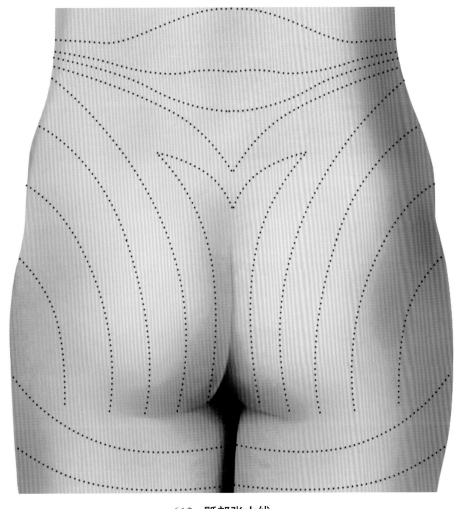

612. 骶部张力线
Tension lines of the sacral

第二章

系统解剖

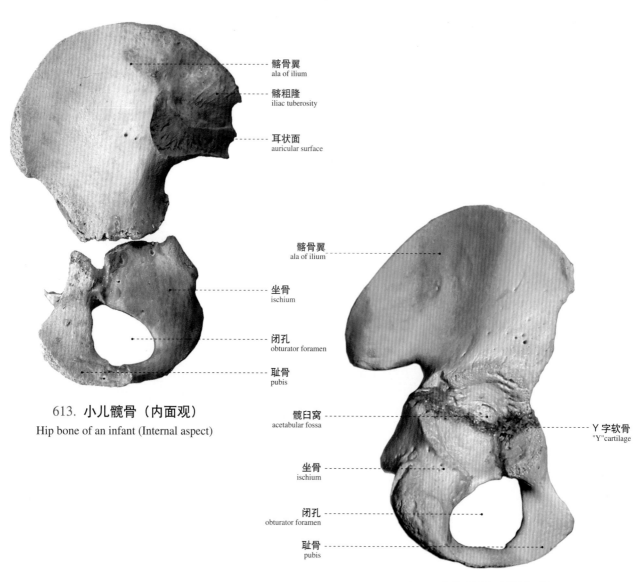

髂骨翼
ala of ilium

髂粗隆
iliac tuberosity

耳状面
auricular surface

坐骨
ischium

闭孔
obturator foramen

耻骨
pubis

613. 小儿髋骨（内面观）
Hip bone of an infant (Internal aspect)

髂骨翼
ala of ilium

坐骨
ischium

闭孔
obturator foramen

耻骨
pubis

髋臼窝
acetabular fossa

Y 字软骨
"Y"cartilage

坐骨
ischium

闭孔
obturator foramen

耻骨
pubis

614. 小儿髋骨（外面观）
Hip bone of an infant (External aspect)

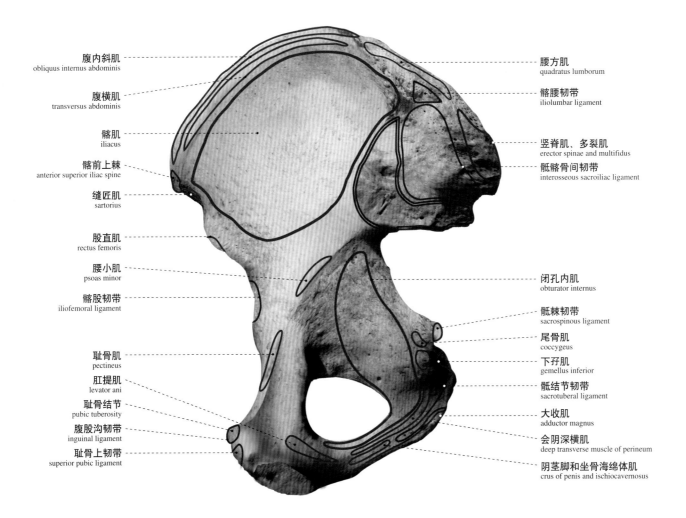

腹内斜肌
obliquus internus abdominis

腹横肌
transversus abdominis

髂肌
iliacus

髂前上棘
anterior superior iliac spine

缝匠肌
sartorius

股直肌
rectus femoris

腰小肌
psoas minor

髂股韧带
iliofemoral ligament

耻骨肌
pectineus

肛提肌
levator ani

耻骨结节
pubic tuberosity

腹股沟韧带
inguinal ligament

耻骨上韧带
superior pubic ligament

腰方肌
quadratus lumborum

髂腰韧带
iliolumbar ligament

竖脊肌、多裂肌
erector spinae and multifidus

骶髂骨间韧带
interosseous sacroiliac ligament

闭孔内肌
obturator internus

骶棘韧带
sacrospinous ligament

尾骨肌
coccygeus

下孖肌
gemellus inferior

骶结节韧带
sacrotuberal ligament

大收肌
adductor magnus

会阴深横肌
deep transverse muscle of perineum

阴茎脚和坐骨海绵体肌
crus of penis and ischiocavernosus

615. 髋骨肌肉附着部位（内面观）
Muscles attachment sites of the hip bone (internal aspect)

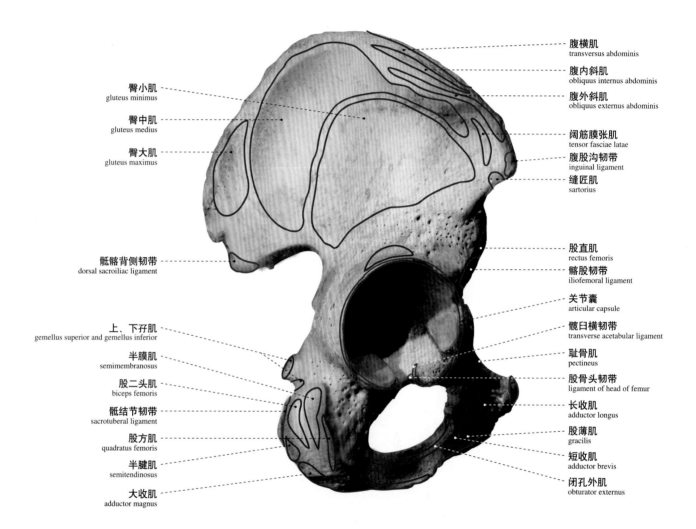

臀小肌
gluteus minimus

臀中肌
gluteus medius

臀大肌
gluteus maximus

骶髂背侧韧带
dorsal sacroiliac ligament

上、下孖肌
gemellus superior and gemellus inferior

半膜肌
semimembranosus

股二头肌
biceps femoris

骶结节韧带
sacrotuberal ligament

股方肌
quadratus femoris

半腱肌
semitendinosus

大收肌
adductor magnus

腹横肌
transversus abdominis

腹内斜肌
obliquus internus abdominis

腹外斜肌
obliquus externus abdominis

阔筋膜张肌
tensor fasciae latae

腹股沟韧带
inguinal ligament

缝匠肌
sartorius

股直肌
rectus femoris

髂股韧带
iliofemoral ligament

关节囊
articular capsule

髋臼横韧带
transverse acetabular ligament

耻骨肌
pectineus

股骨头韧带
ligament of head of femur

长收肌
adductor longus

股薄肌
gracilis

短收肌
adductor brevis

闭孔外肌
obturator externus

616. 髋骨肌肉附着部位（外面观）
Muscles attachment sites of the hip bone (external aspect)

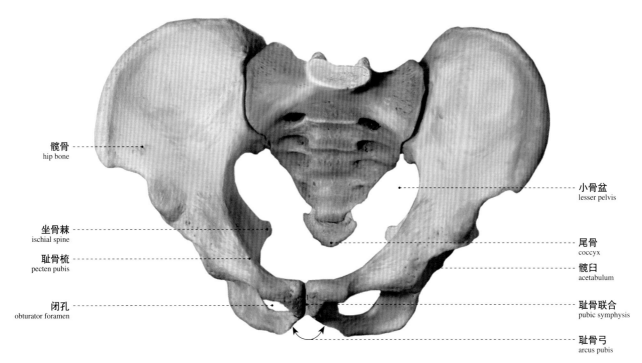

髋骨
hip bone

小骨盆
lesser pelvis

坐骨棘
ischial spine

耻骨梳
pecten pubis

尾骨
coccyx

髋臼
acetabulum

闭孔
obturator foramen

耻骨联合
pubic symphysis

耻骨弓
arcus pubis

617. 男性骨盆（前面观）
Male pelvis (anterior aspect)

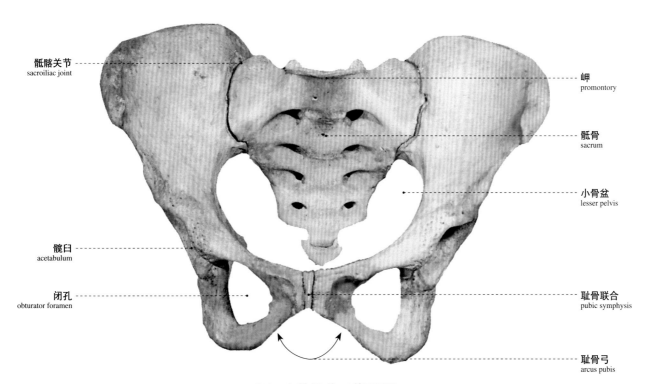

骶髂关节
sacroiliac joint

岬
promontory

骶骨
sacrum

小骨盆
lesser pelvis

髋臼
acetabulum

闭孔
obturator foramen

耻骨联合
pubic symphysis

耻骨弓
arcus pubis

618. 女性骨盆（前面观）
Female pelvis (anterior aspect)

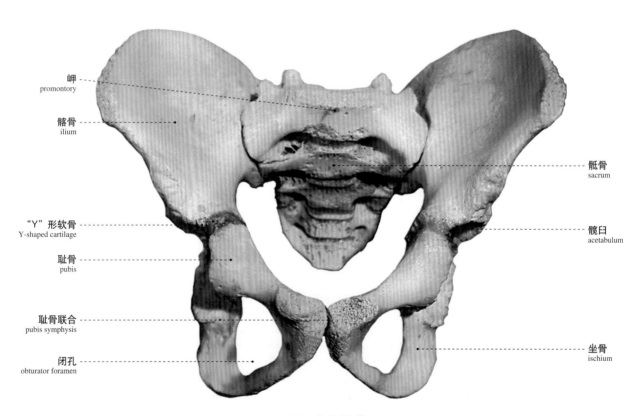

岬
promontory

髂骨
ilium

"Y"形软骨
Y-shaped cartilage

耻骨
pubis

耻骨联合
pubis symphysis

闭孔
obturator foramen

骶骨
sacrum

髋臼
acetabulum

坐骨
ischium

619. 小儿骨盆
Pelvis of an infant

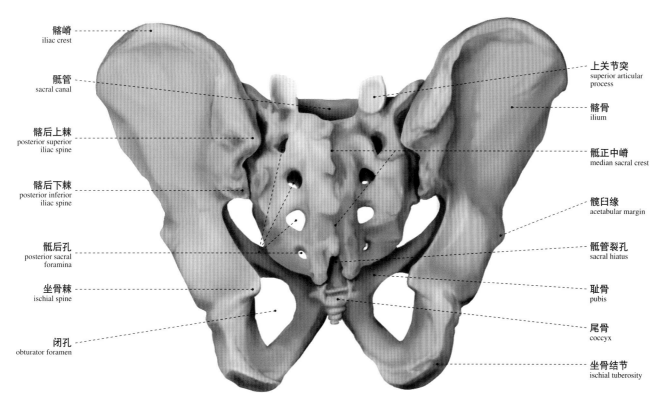

髂嵴
iliac crest

骶管
sacral canal

髂后上棘
posterior superior
iliac spine

髂后下棘
posterior inferior
iliac spine

骶后孔
posterior sacral
foramina

坐骨棘
ischial spine

闭孔
obturator foramen

上关节突
superior articular
process

髂骨
ilium

骶正中嵴
median sacral crest

髋臼缘
acetabular margin

骶管裂孔
sacral hiatus

耻骨
pubis

尾骨
coccyx

坐骨结节
ischial tuberosity

620. 骨盆（后面观）
Pelvis (posterior aspect)

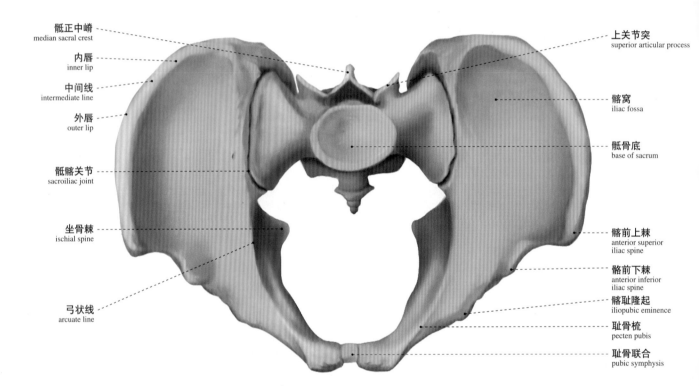

骶正中嵴
median sacral crest

内唇
inner lip

中间线
intermediate line

外唇
outer lip

骶髂关节
sacroiliac joint

坐骨棘
ischial spine

弓状线
arcuate line

上关节突
superior articular process

髂窝
iliac fossa

骶骨底
base of sacrum

髂前上棘
anterior superior
iliac spine

髂前下棘
anterior inferior
iliac spine

髂耻隆起
iliopubic eminence

耻骨梳
pecten pubis

耻骨联合
pubic symphysis

621. 男性骨盆（上面观）
Male pelvis (superior aspect)

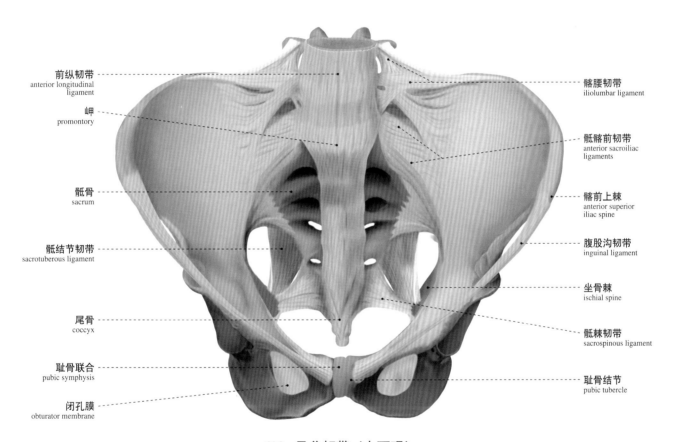

前纵韧带
anterior longitudinal ligament

岬
promontory

骶骨
sacrum

骶结节韧带
sacrotuberous ligament

尾骨
coccyx

耻骨联合
pubic symphysis

闭孔膜
obturator membrane

髂腰韧带
iliolumbar ligament

骶髂前韧带
anterior sacroiliac ligaments

髂前上棘
anterior superior iliac spine

腹股沟韧带
inguinal ligament

坐骨棘
ischial spine

骶棘韧带
sacrospinous ligament

耻骨结节
pubic tubercle

622. 骨盆韧带（上面观）
Ligaments of the pelvic (superior aspect)

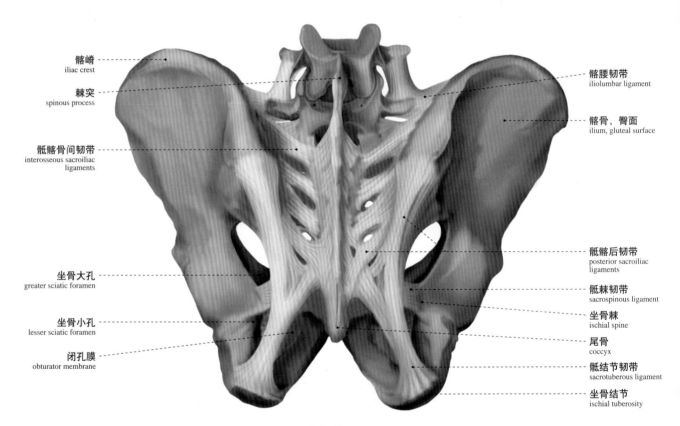

髂嵴
iliac crest

棘突
spinous process

骶髂骨间韧带
interosseous sacroiliac
ligaments

坐骨大孔
greater sciatic foramen

坐骨小孔
lesser sciatic foramen

闭孔膜
obturator membrane

髂腰韧带
iliolumbar ligament

髂骨，臀面
ilium, gluteal surface

骶髂后韧带
posterior sacroiliac
ligaments

骶棘韧带
sacrospinous ligament

坐骨棘
ischial spine

尾骨
coccyx

骶结节韧带
sacrotuberous ligament

坐骨结节
ischial tuberosity

623. 骨盆韧带（后面观）
Ligaments of the pelvic (posterior aspect)

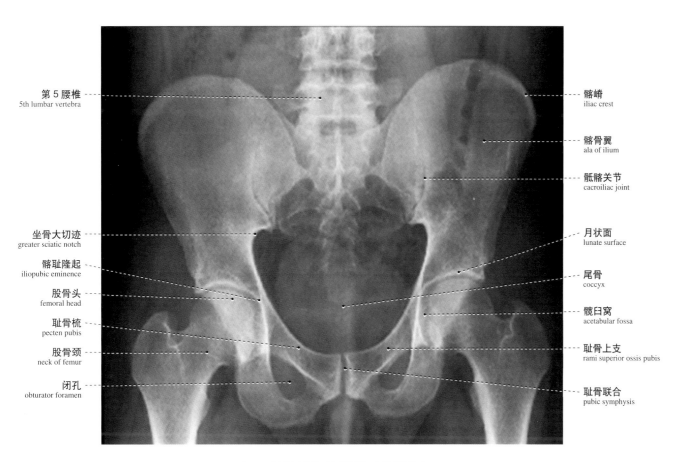

第 5 腰椎
5th lumbar vertebra

坐骨大切迹
greater sciatic notch

髂耻隆起
iliopubic eminence

股骨头
femoral head

耻骨梳
pecten pubis

股骨颈
neck of femur

闭孔
obturator foramen

髂嵴
iliac crest

髂骨翼
ala of ilium

骶髂关节
cacroiliac joint

月状面
lunate surface

尾骨
coccyx

髋臼窝
acetabular fossa

耻骨上支
rami superior ossis pubis

耻骨联合
pubic symphysis

624. 男性骨盆 X 线像（前后位）
Radiograph of the male pelvis (anteroposterior view)

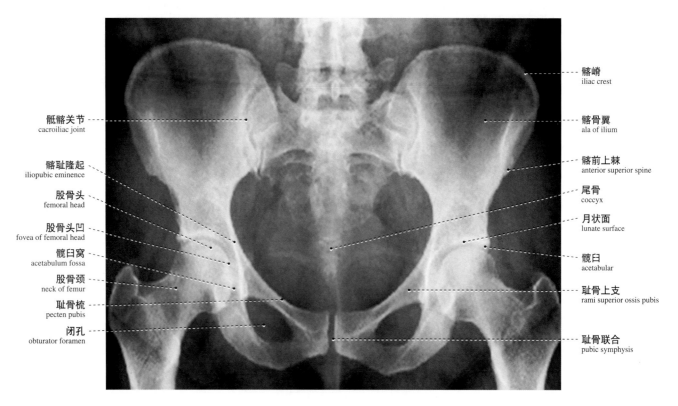

骶髂关节
cacroiliac joint

髂耻隆起
iliopubic eminence

股骨头
femoral head

股骨头凹
fovea of femoral head

髋臼窝
acetabulum fossa

股骨颈
neck of femur

耻骨梳
pecten pubis

闭孔
obturator foramen

髂嵴
iliac crest

髂骨翼
ala of ilium

髂前上棘
anterior superior spine

尾骨
coccyx

月状面
lunate surface

髋臼
acetabular

耻骨上支
rami superior ossis pubis

耻骨联合
pubic symphysis

625. 女性骨盆 X 线像（前后位）
Radiograph of the female pelvis (anteroposterior view)

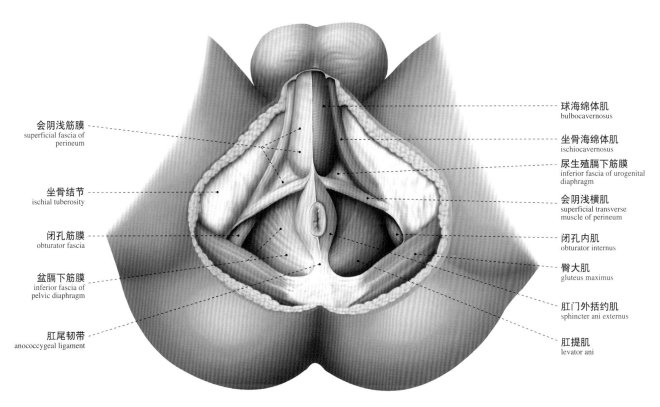

会阴浅筋膜
superficial fascia of
perineum

坐骨结节
ischial tuberosity

闭孔筋膜
obturator fascia

盆膈下筋膜
inferior fascia of
pelvic diaphragm

肛尾韧带
anococcygeal ligament

球海绵体肌
bulbocavernosus

坐骨海绵体肌
ischiocavernosus

尿生殖膈下筋膜
inferior fascia of urogenital
diaphragm

会阴浅横肌
superficial transverse
muscle of perineum

闭孔内肌
obturator internus

臀大肌
gluteus maximus

肛门外括约肌
sphincter ani externus

肛提肌
levator ani

626. 男性盆底浅层筋膜
Superficial fasciae of the male pelvic floor

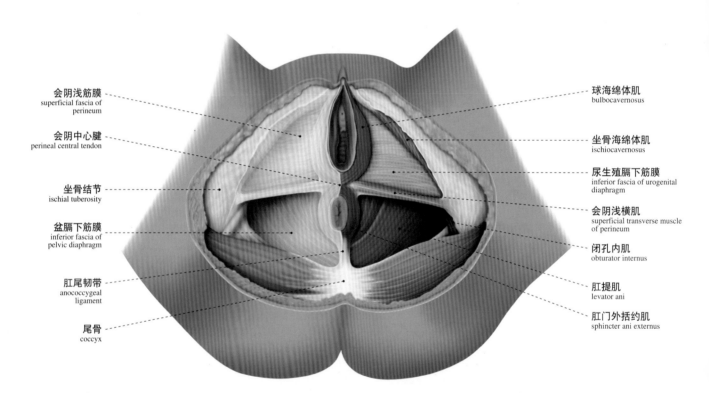

会阴浅筋膜
superficial fascia of perineum

会阴中心腱
perineal central tendon

坐骨结节
ischial tuberosity

盆膈下筋膜
inferior fascia of pelvic diaphragm

肛尾韧带
anococcygeal ligament

尾骨
coccyx

球海绵体肌
bulbocavernosus

坐骨海绵体肌
ischiocavernosus

尿生殖膈下筋膜
inferior fascia of urogenital diaphragm

会阴浅横肌
superficial transverse muscle of perineum

闭孔内肌
obturator internus

肛提肌
levator ani

肛门外括约肌
sphincter ani externus

627. 女性盆底浅层筋膜
Superficial fasciae of the female pelvic floor

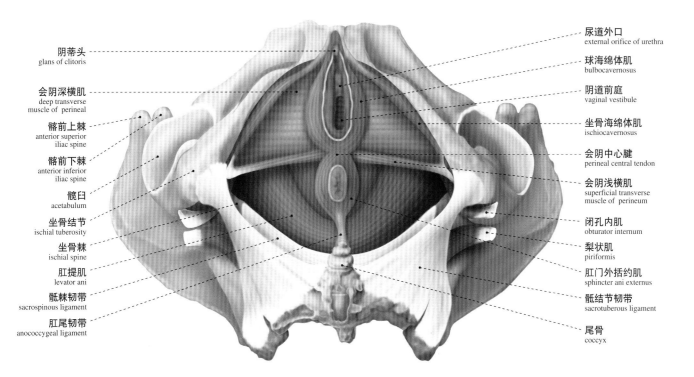

阴蒂头
glans of clitoris

会阴深横肌
deep transverse
muscle of perineal

髂前上棘
anterior superior
iliac spine

髂前下棘
anterior inferior
iliac spine

髋臼
acetabulum

坐骨结节
ischial tuberosity

坐骨棘
ischial spine

肛提肌
levator ani

骶棘韧带
sacrospinous ligament

肛尾韧带
anococcygeal ligament

尿道外口
external orifice of urethra

球海绵体肌
bulbocavernosus

阴道前庭
vaginal vestibule

坐骨海绵体肌
ischiocavernosus

会阴中心腱
perineal central tendon

会阴浅横肌
superficial transverse
muscle of perineum

闭孔内肌
obturator internum

梨状肌
piriformis

肛门外括约肌
sphincter ani externus

骶结节韧带
sacrotuberous ligament

尾骨
coccyx

628. 女性盆底肌 1
Muscles of the female pelvic floor 1

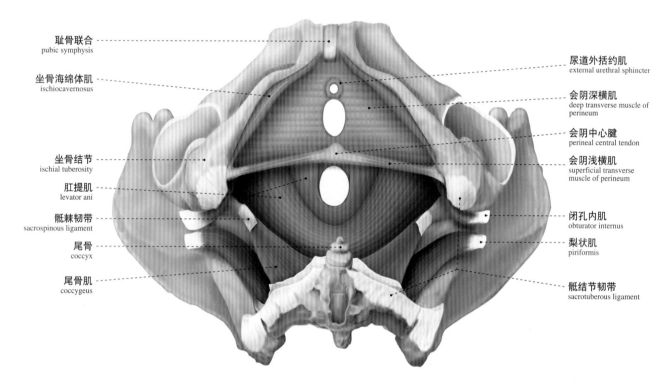

耻骨联合
pubic symphysis

坐骨海绵体肌
ischiocavernosus

坐骨结节
ischial tuberosity

肛提肌
levator ani

骶棘韧带
sacrospinous ligament

尾骨
coccyx

尾骨肌
coccygeus

尿道外括约肌
external urethral sphincter

会阴深横肌
deep transverse muscle of perineum

会阴中心腱
perineal central tendon

会阴浅横肌
superficial transverse muscle of perineum

闭孔内肌
obturator internus

梨状肌
piriformis

骶结节韧带
sacrotuberous ligament

629. 女性盆底肌 2
Muscles of the female pelvic floor 2

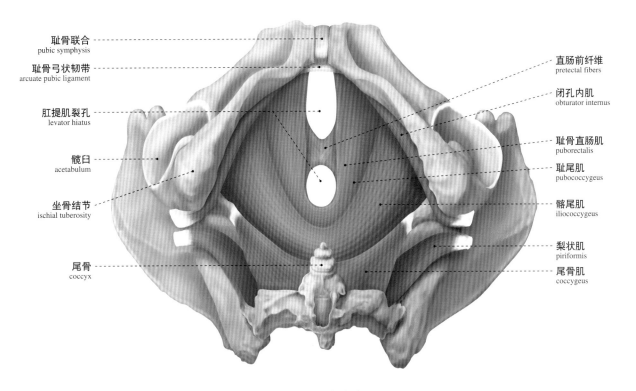

耻骨联合
pubic symphysis

耻骨弓状韧带
arcuate pubic ligament

肛提肌裂孔
levator hiatus

髋臼
acetabulum

坐骨结节
ischial tuberosity

尾骨
coccyx

直肠前纤维
pretectal fibers

闭孔内肌
obturator internus

耻骨直肠肌
puborectalis

耻尾肌
pubococcygeus

髂尾肌
iliococcygeus

梨状肌
piriformis

尾骨肌
coccygeus

630. **女性盆底肌 3**

Muscles of the female pelvic floor 3

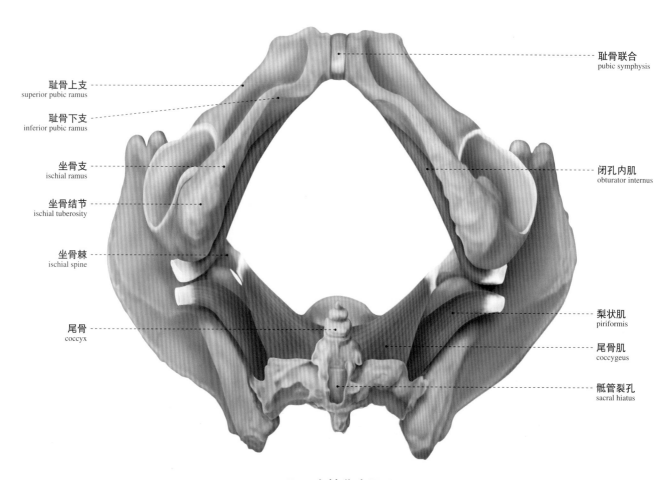

耻骨联合
pubic symphysis

耻骨上支
superior pubic ramus

耻骨下支
inferior pubic ramus

坐骨支
ischial ramus

坐骨结节
ischial tuberosity

坐骨棘
ischial spine

尾骨
coccyx

闭孔内肌
obturator internus

梨状肌
piriformis

尾骨肌
coccygeus

骶管裂孔
sacral hiatus

631. 女性盆底肌 4
Muscles of the female pelvic floor 4

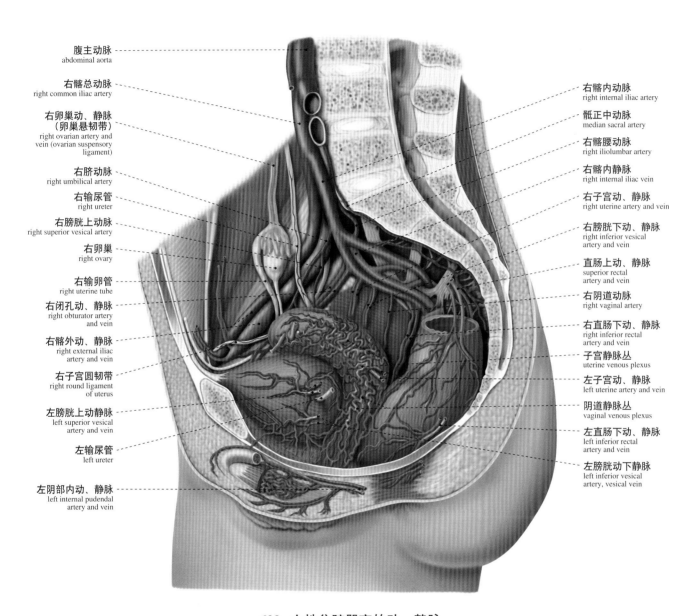

腹主动脉
abdominal aorta

右髂总动脉
right common iliac artery

右卵巢动、静脉
（卵巢悬韧带）
right ovarian artery and
vein (ovarian suspensory
ligament)

右脐动脉
right umbilical artery

右输尿管
right ureter

右膀胱上动脉
right superior vesical artery

右卵巢
right ovary

右输卵管
right uterine tube

右闭孔动、静脉
right obturator artery
and vein

右髂外动、静脉
right external iliac
artery and vein

右子宫圆韧带
right round ligament
of uterus

左膀胱上动静脉
left superior vesical
artery and vein

左输尿管
left ureter

左阴部内动、静脉
left internal pudendal
artery and vein

右髂内动脉
right internal iliac artery

骶正中动脉
median sacral artery

右髂腰动脉
right iliolumbar artery

右髂内静脉
right internal iliac vein

右子宫动、静脉
right uterine artery and vein

右膀胱下动、静脉
right inferior vesical
artery and vein

直肠上动、静脉
superior rectal
artery and vein

右阴道动脉
right vaginal artery

右直肠下动、静脉
right inferior rectal
artery and vein

子宫静脉丛
uterine venous plexus

左子宫动、静脉
left uterine artery and vein

阴道静脉丛
vaginal venous plexus

左直肠下动、静脉
left inferior rectal
artery and vein

左膀胱动下静脉
left inferior vesical
artery, vesical vein

632. 女性盆腔器官的动、静脉
Arteries and veins of the pelvic organs in the female

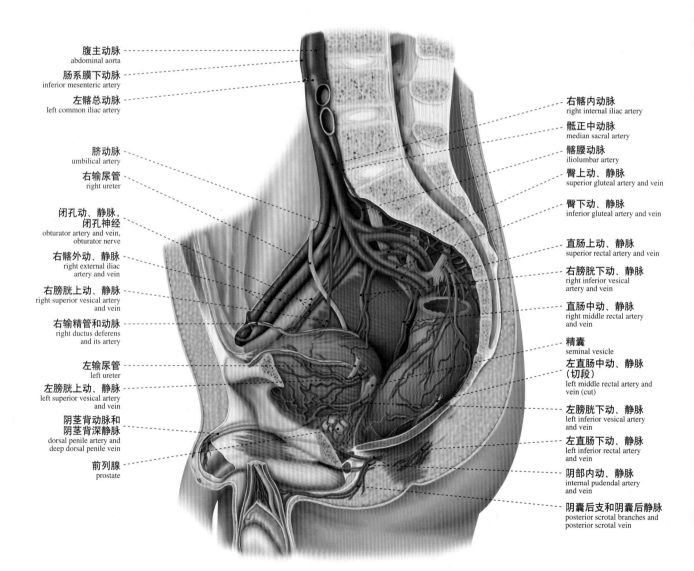

腹主动脉
abdominal aorta

肠系膜下动脉
inferior mesenteric artery

左髂总动脉
left common iliac artery

脐动脉
umbilical artery

右输尿管
right ureter

闭孔动、静脉，
闭孔神经
obturator artery and vein,
obturator nerve

右髂外动、静脉
right external iliac
artery and vein

右膀胱上动、静脉
right superior vesical artery
and vein

右输精管和动脉
right ductus deferens
and its artery

左输尿管
left ureter

左膀胱上动、静脉
left superior vesical artery
and vein

阴茎背动脉和
阴茎背深静脉
dorsal penile artery and
deep dorsal penile vein

前列腺
prostate

右髂内动脉
right internal iliac artery

骶正中动脉
median sacral artery

髂腰动脉
iliolumbar artery

臀上动、静脉
superior gluteal artery and vein

臀下动、静脉
inferior gluteal artery and vein

直肠上动、静脉
superior rectal artery and vein

右膀胱下动、静脉
right inferior vesical
artery and vein

直肠中动、静脉
right middle rectal artery
and vein

精囊
seminal vesicle

左直肠中动、静脉
（切段）
left middle rectal artery and
vein (cut)

左膀胱下动、静脉
left inferior vesical artery
and vein

左直肠下动、静脉
left inferior rectal artery
and vein

阴部内动、静脉
internal pudendal artery
and vein

阴囊后支和阴囊后静脉
posterior scrotal branches and
posterior scrotal vein

633. 男性盆腔器官的动、静脉
Arteries and veins of the pelvic organs in the male

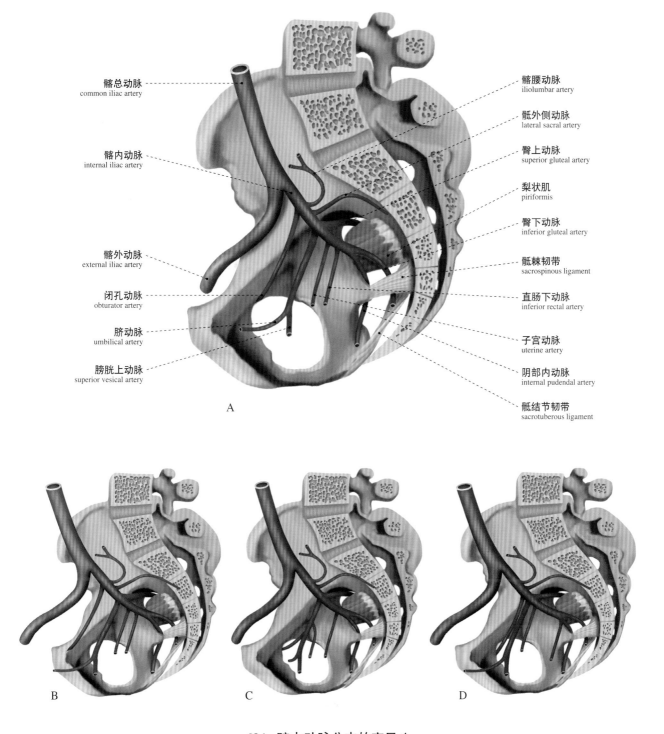

髂总动脉
common iliac artery

髂内动脉
internal iliac artery

髂外动脉
external iliac artery

闭孔动脉
obturator artery

脐动脉
umbilical artery

膀胱上动脉
superior vesical artery

髂腰动脉
iliolumbar artery

骶外侧动脉
lateral sacral artery

臀上动脉
superior gluteal artery

梨状肌
piriformis

臀下动脉
inferior gluteal artery

骶棘韧带
sacrospinous ligament

直肠下动脉
inferior rectal artery

子宫动脉
uterine artery

阴部内动脉
internal pudendal artery

骶结节韧带
sacrotuberous ligament

A

B

C

D

634. 髂内动脉分支的变异 1
Branch variations of the internal iliac artery 1

A. 所有分支都起自髂内动脉本干；B. 髂内动脉分为两条主要分支；C. 髂内动脉分成三条主要分支；D. 髂内动脉分出三条以上主要分支

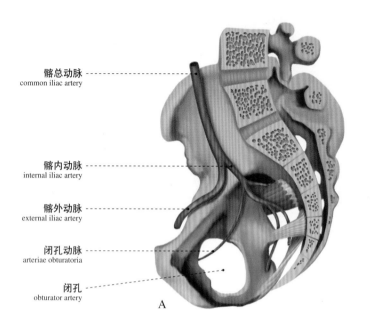

髂总动脉
common iliac artery

髂内动脉
internal iliac artery

髂外动脉
external iliac artery

闭孔动脉
arteriae obturatoria

闭孔
obturator artery

A

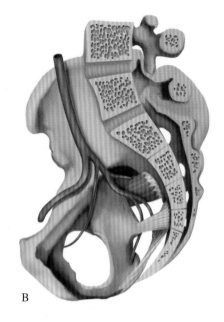

B

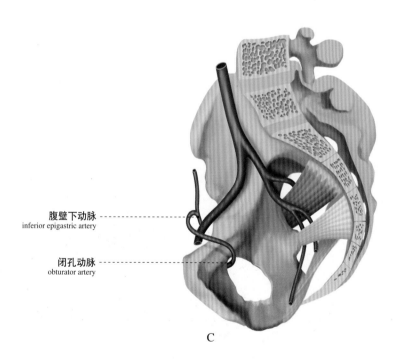

腹壁下动脉
inferior epigastric artery

闭孔动脉
obturator artery

C

635. 髂内动脉分支的变异 2
Branch variations of the internal iliac artery 2
A. 起自髂内动脉前支；B. 单独起自髂内动脉；C. 起自髂外动脉

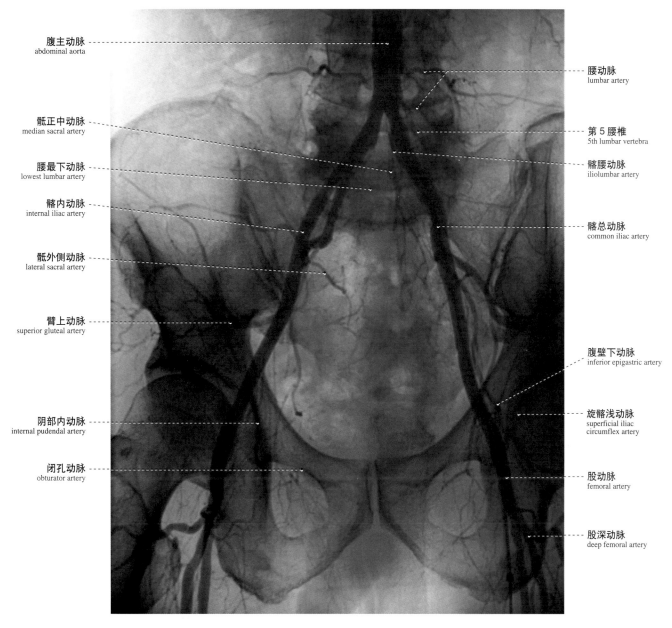

腹主动脉
abdominal aorta

腰动脉
lumbar artery

骶正中动脉
median sacral artery

第 5 腰椎
5th lumbar vertebra

腰最下动脉
lowest lumbar artery

髂腰动脉
iliolumbar artery

髂内动脉
internal iliac artery

髂总动脉
common iliac artery

骶外侧动脉
lateral sacral artery

臀上动脉
superior gluteal artery

腹壁下动脉
inferior epigastric artery

阴部内动脉
internal pudendal artery

旋髂浅动脉
superficial iliac
circumflex artery

闭孔动脉
obturator artery

股动脉
femoral artery

股深动脉
deep femoral artery

636. 盆腔动脉数字减影血管造影
DSA of the pelvis arteries

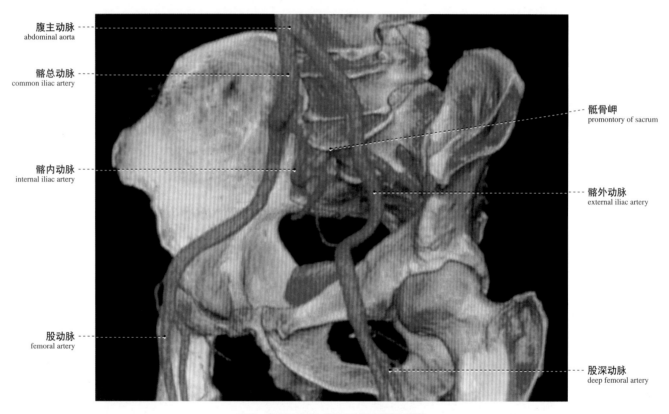

腹主动脉
abdominal aorta

髂总动脉
common iliac artery

骶骨岬
promontory of sacrum

髂内动脉
internal iliac artery

髂外动脉
external iliac artery

股动脉
femoral artery

股深动脉
deep femoral artery

637. 盆腔动脉 CT 三维重建图像
CT 3D reconstruction image of the pelvic arteries

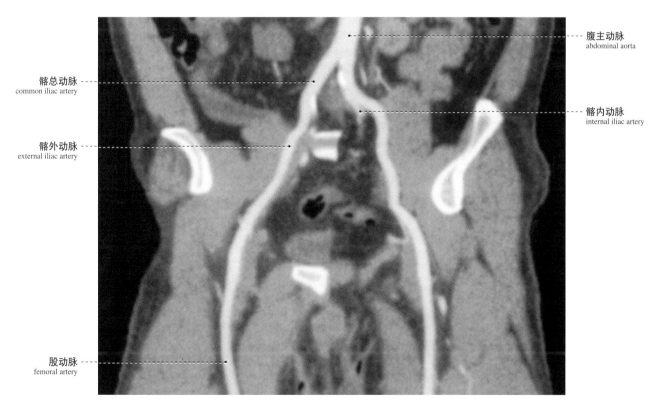

腹主动脉
abdominal aorta

髂总动脉
common iliac artery

髂内动脉
internal iliac artery

髂外动脉
external iliac artery

股动脉
femoral artery

638. CT 盆腔动脉造影
CT arteriography of the pelvis arteries

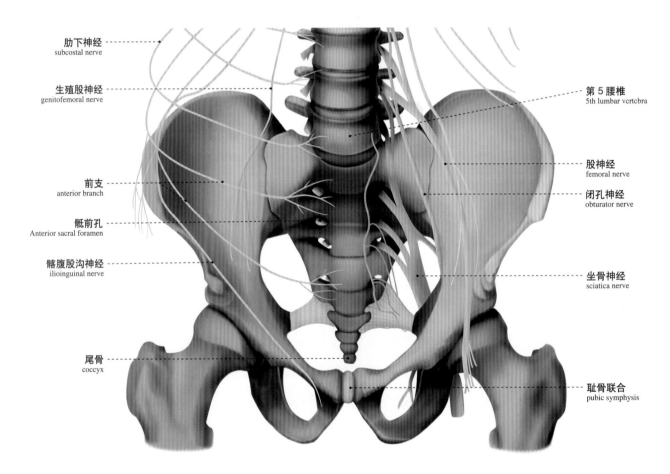

肋下神经
subcostal nerve

生殖股神经
genitofemoral nerve

前支
anterior branch

骶前孔
Anterior sacral foramen

髂腹股沟神经
ilioinguinal nerve

尾骨
coccyx

第 5 腰椎
5th lumbar vertebra

股神经
femoral nerve

闭孔神经
obturator nerve

坐骨神经
sciatica nerve

耻骨联合
pubic symphysis

639. 盆腔的神经

Pelvic nerves

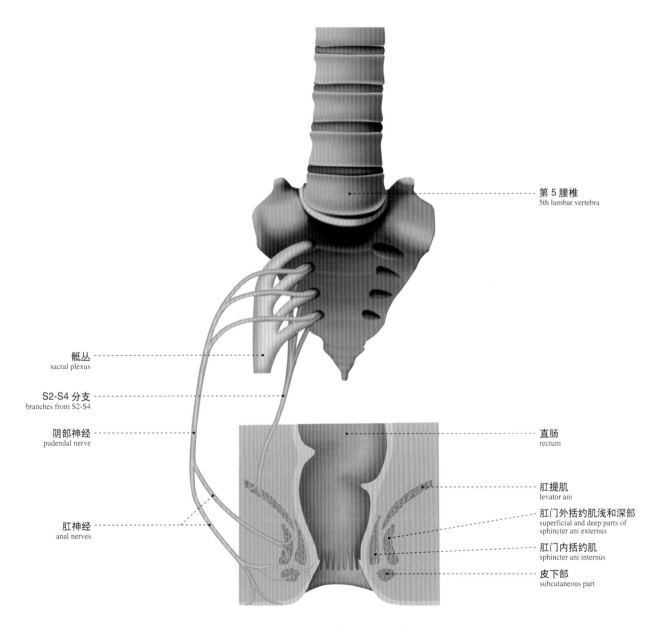

第 5 腰椎
5th lumbar vertebra

骶丛
sacral plexus

S2-S4 分支
branches from S2-S4

阴部神经
pudendal nerve

肛神经
anal nerves

直肠
rectum

肛提肌
levator ani

肛门外括约肌浅和深部
superficial and deep parts of
sphincter ani externus

肛门内括约肌
sphincter ani internus

皮下部
subcutaneous part

640. 肛门的运动和躯体神经支配
Somatomotor and somatosensory innervation of the anus

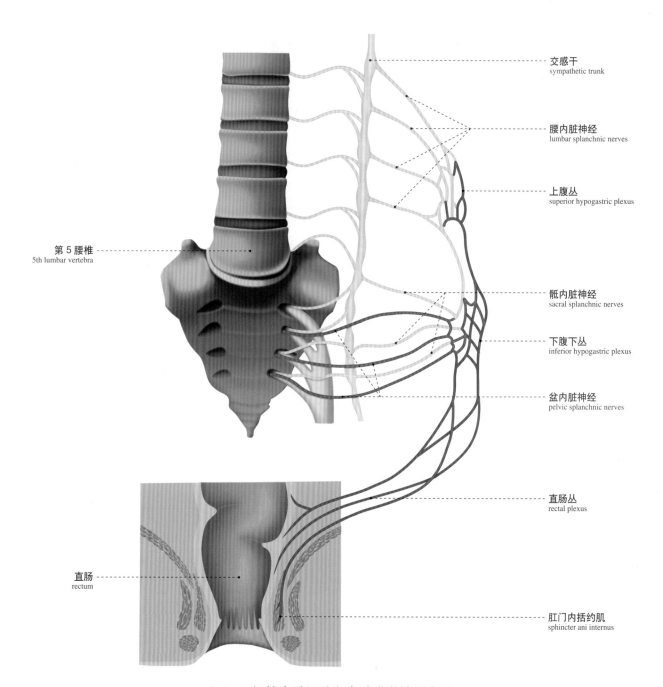

交感干
sympathetic trunk

腰内脏神经
lumbar splanchnic nerves

上腹丛
superior hypogastric plexus

第 5 腰椎
5th lumbar vertebra

骶内脏神经
sacral splanchnic nerves

下腹下丛
inferior hypogastric plexus

盆内脏神经
pelvic splanchnic nerves

直肠丛
rectal plexus

直肠
rectum

肛门内括约肌
sphincter ani internus

641. 肛门的内脏运动和内脏感觉神经支配
Visceromotor and viscerosensory innervation of the anus

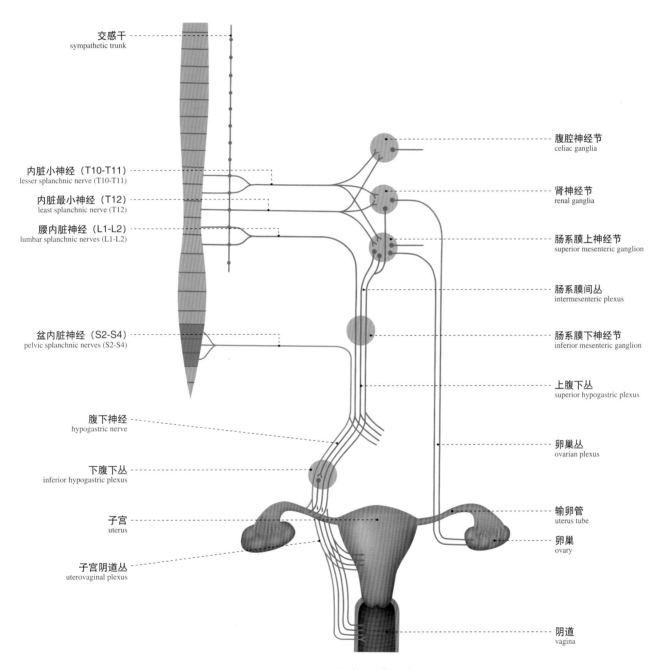

交感干
sympathetic trunk

内脏小神经（T10-T11）
lesser splanchnic nerve (T10-T11)

内脏最小神经（T12）
least splanchnic nerve (T12)

腰内脏神经（L1-L2）
lumbar splanchnic nerves (L1-L2)

盆内脏神经（S2-S4）
pelvic splanchnic nerves (S2-S4)

腹下神经
hypogastric nerve

下腹下丛
inferior hypogastric plexus

子宫
uterus

子宫阴道丛
uterovaginal plexus

腹腔神经节
celiac ganglia

肾神经节
renal ganglia

肠系膜上神经节
superior mesenteric ganglion

肠系膜间丛
intermesenteric plexus

肠系膜下神经节
inferior mesenteric ganglion

上腹下丛
superior hypogastric plexus

卵巢丛
ovarian plexus

输卵管
uterus tube

卵巢
ovary

阴道
vagina

642. 女性生殖器的自主神经支配
Autonomic innervation of the female genitalia

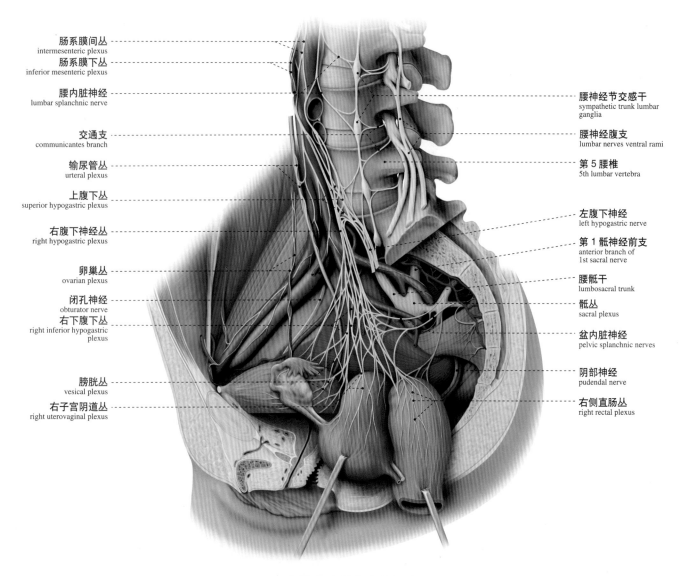

肠系膜间丛
intermesenteric plexus

肠系膜下丛
inferior mesenteric plexus

腰内脏神经
lumbar splanchnic nerve

交通支
communicantes branch

输尿管丛
urteral plexus

上腹下丛
superior hypogastric plexus

右腹下神经丛
right hypogastric plexus

卵巢丛
ovarian plexus

闭孔神经
obturator nerve

右下腹下丛
right inferior hypogastric plexus

膀胱丛
vesical plexus

右子宫阴道丛
right uterovaginal plexus

腰神经节交感干
sympathetic trunk lumbar ganglia

腰神经腹支
lumbar nerves ventral rami

第 5 腰椎
5th lumbar vertebra

左腹下神经
left hypogastric nerve

第 1 骶神经前支
anterior branch of 1st sacral nerve

腰骶干
lumbosacral trunk

骶丛
sacral plexus

盆内脏神经
pelvic splanchnic nerves

阴部神经
pudendal nerve

右侧直肠丛
right rectal plexus

643. 女性生殖器自主神经支配
Autonomic innervation of the female genitalia

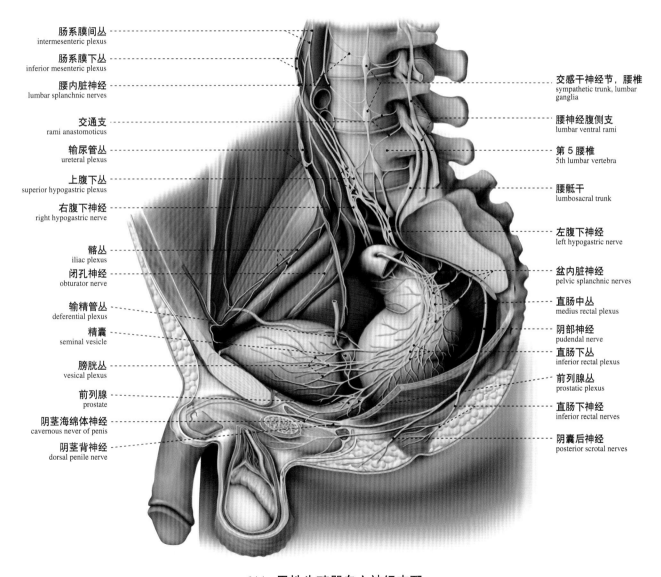

肠系膜间丛
intermesenteric plexus

肠系膜下丛
inferior mesenteric plexus

腰内脏神经
lumbar splanchnic nerves

交通支
rami anastomoticus

输尿管丛
ureteral plexus

上腹下丛
superior hypogastric plexus

右腹下神经
right hypogastric nerve

髂丛
iliac plexus

闭孔神经
obturator nerve

输精管丛
deferential plexus

精囊
seminal vesicle

膀胱丛
vesical plexus

前列腺
prostate

阴茎海绵体神经
cavernous never of penis

阴茎背神经
dorsal penile nerve

交感干神经节，腰椎
sympathetic trunk, lumbar ganglia

腰神经腹侧支
lumbar ventral rami

第5腰椎
5th lumbar vertebra

腰骶干
lumbosacral trunk

左腹下神经
left hypogastric nerve

盆内脏神经
pelvic splanchnic nerves

直肠中丛
medius rectal plexus

阴部神经
pudendal nerve

直肠下丛
inferior rectal plexus

前列腺丛
prostatic plexus

直肠下神经
inferior rectal nerves

阴囊后神经
posterior scrotal nerves

644. 男性生殖器自主神经支配
Autonomic innervation of the male genitalia

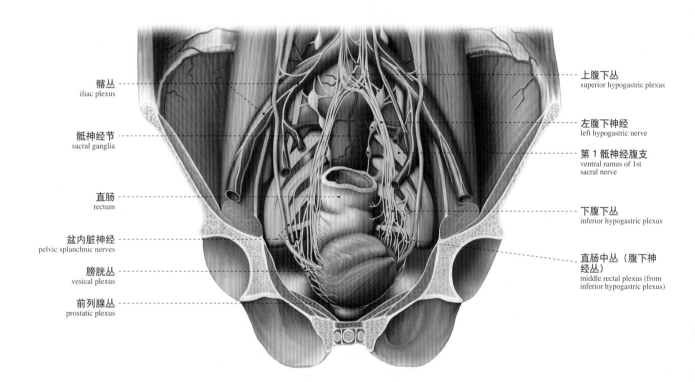

髂丛
iliac plexus

骶神经节
sacral ganglia

直肠
rectum

盆内脏神经
pelvic splanchnic nerves

膀胱丛
vesical plexus

前列腺丛
prostatic plexus

上腹下丛
superior hypogastric plexus

左腹下神经
left hypogastric nerve

第 1 骶神经腹支
ventral ramus of 1st
sacral nerve

下腹下丛
inferior hypogastric plexus

直肠中丛（腹下神
经丛）
middle rectal plexus (from
inferior hypogastric plexus)

645. 膀胱和直肠的自主神经支配
Autonomic innervation of the bladder and rectum

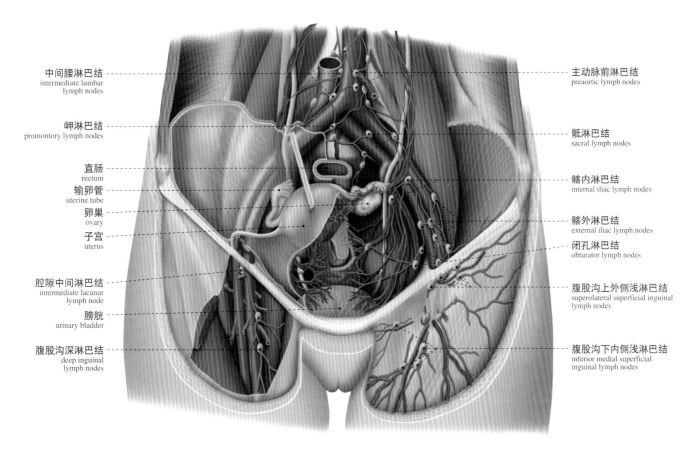

中间腰淋巴结
intermediate lumbar
lymph nodes

岬淋巴结
promontory lymph nodes

直肠
rectum

输卵管
uterine tube

卵巢
ovary

子宫
uterus

腔隙中间淋巴结
intermediate lacunar
lymph node

膀胱
urinary bladder

腹股沟深淋巴结
deep inguinal
lymph nodes

主动脉前淋巴结
preaortic lymph nodes

骶淋巴结
sacral lymph nodes

髂内淋巴结
internal iliac lymph nodes

髂外淋巴结
external iliac lymph nodes

闭孔淋巴结
obturator lymph nodes

腹股沟上外侧浅淋巴结
superolateral superficial inguinal
lymph nodes

腹股沟下内侧浅淋巴结
inferior medial superficial
inguinal lymph nodes

646. 女性生殖器的淋巴
Lymph of the female genitalis

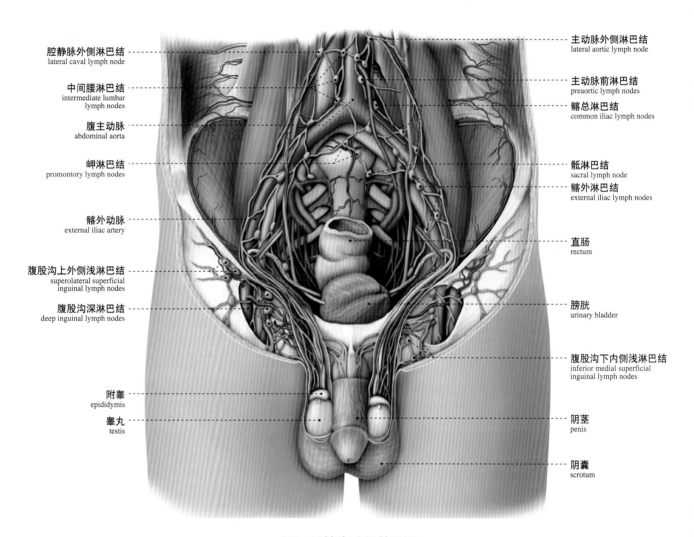

腔静脉外侧淋巴结
lateral caval lymph node

中间腰淋巴结
intermediate lumbar
lymph nodes

腹主动脉
abdominal aorta

岬淋巴结
promontory lymph nodes

髂外动脉
external iliac artery

腹股沟上外侧浅淋巴结
superolateral superficial
inguinal lymph nodes

腹股沟深淋巴结
deep inguinal lymph nodes

附睾
epididymis

睾丸
testis

主动脉外侧淋巴结
lateral aortic lymph node

主动脉前淋巴结
preaortic lymph nodes

髂总淋巴结
common iliac lymph nodes

骶淋巴结
sacral lymph node

髂外淋巴结
external iliac lymph nodes

直肠
rectum

膀胱
urinary bladder

腹股沟下内侧浅淋巴结
inferior medial superficial
inguinal lymph nodes

阴茎
penis

阴囊
scrotum

647. 男性生殖器的淋巴
Lymph of the male genitalis

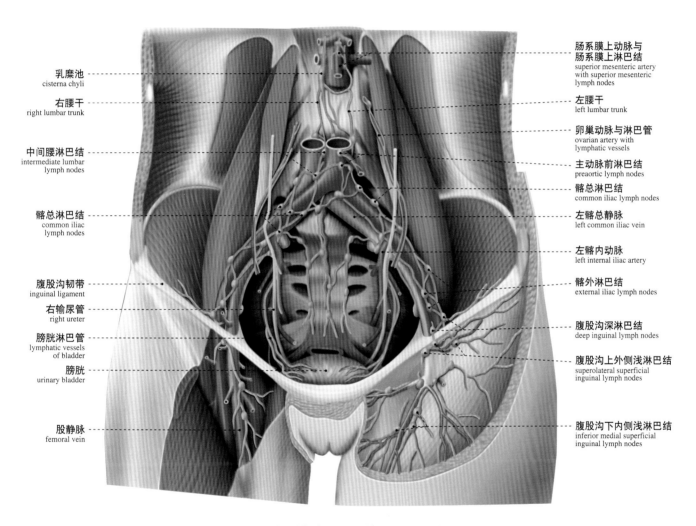

左侧标注（自上而下）：

乳糜池
cisterna chyli

右腰干
right lumbar trunk

中间腰淋巴结
intermediate lumbar
lymph nodes

髂总淋巴结
common iliac
lymph nodes

腹股沟韧带
inguinal ligament

右输尿管
right ureter

膀胱淋巴管
lymphatic vessels
of bladder

膀胱
urinary bladder

股静脉
femoral vein

右侧标注（自上而下）：

肠系膜上动脉与
肠系膜上淋巴结
superior mesenteric artery
with superior mesenteric
lymph nodes

左腰干
left lumbar trunk

卵巢动脉与淋巴管
ovarian artery with
lymphatic vessels

主动脉前淋巴结
preaortic lymph nodes

髂总淋巴结
common iliac lymph nodes

左髂总静脉
left common iliac vein

左髂内动脉
left internal iliac artery

髂外淋巴结
external iliac lymph nodes

腹股沟深淋巴结
deep inguinal lymph nodes

腹股沟上外侧浅淋巴结
superolateral superficial
inguinal lymph nodes

腹股沟下内侧浅淋巴结
inferior medial superficial
inguinal lymph nodes

648. 膀胱的盆腔淋巴结和淋巴回流
Pelvic lymph nodes and the lymphatic drainage of the bladder

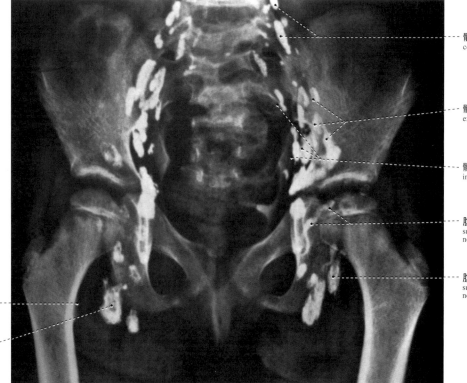

髂总淋巴结
common iliac lymph nodes

髂外淋巴结
external iliac lymph nodes

髂内淋巴结
internal iliac lymph nodes

腹股沟浅淋巴结
superficial inguinal lymph
nodes

腹股沟浅淋巴结
superficial inguinal lymph
nodes

小转子
lesser trochanter

腹股沟浅淋巴结
superficial inguinal
lymph nodes

649. 盆腔淋巴造影（前后位）
Pelvic lymphography (anteroposterior view)

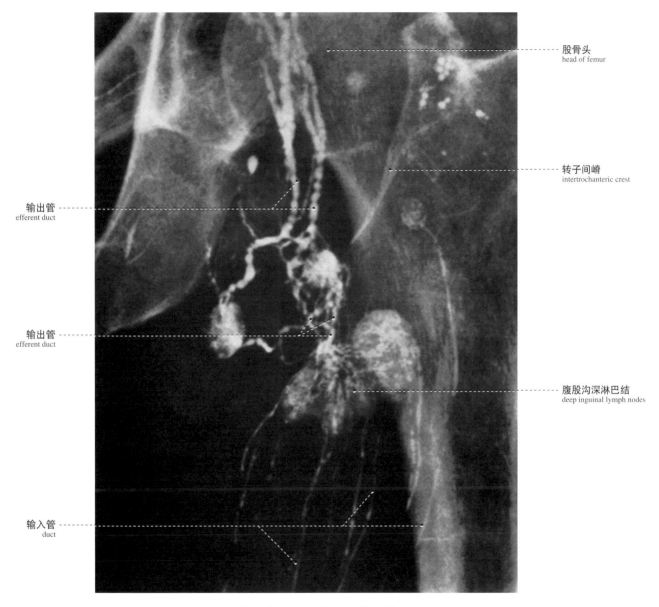

股骨头
head of femur

转子间嵴
intertrochanteric crest

输出管
efferent duct

输出管
efferent duct

腹股沟深淋巴结
deep inguinal lymph nodes

输入管
duct

650. 腹股沟区淋巴造影（前后位）
Lymphography of the inguinal region (anteroposterior view)

第三章

局部解剖

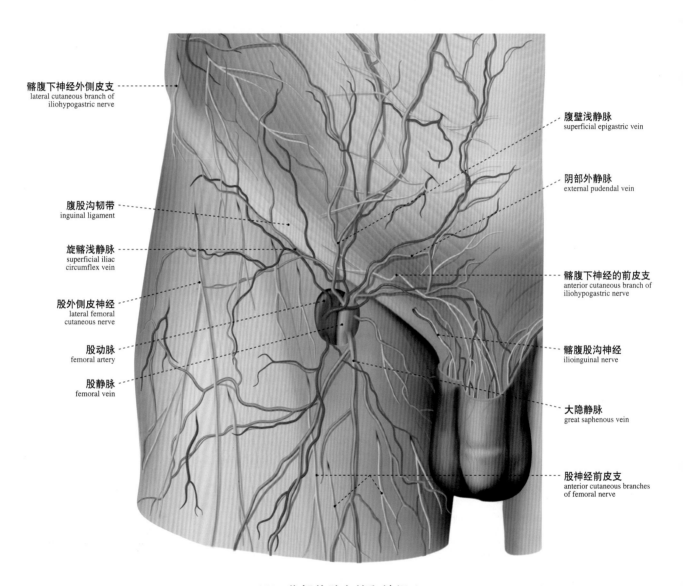

髂腹下神经外侧皮支
lateral cutaneous branch of
iliohypogastric nerve

腹股沟韧带
inguinal ligament

旋髂浅静脉
superficial iliac
circumflex vein

股外侧皮神经
lateral femoral
cutaneous nerve

股动脉
femoral artery

股静脉
femoral vein

腹壁浅静脉
superficial epigastric vein

阴部外静脉
external pudendal vein

髂腹下神经的前皮支
anterior cutaneous branch of
iliohypogastric nerve

髂腹股沟神经
ilioinguinal nerve

大隐静脉
great saphenous vein

股神经前皮支
anterior cutaneous branches
of femoral nerve

651. 盆部前壁血管和神经 1
Blood vessels and nerves of the pelvic anterior wall 1

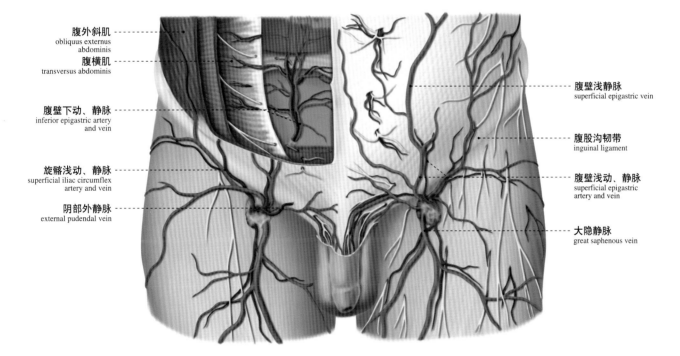

腹外斜肌
obliquus externus
abdominis

腹横肌
transversus abdominis

腹壁下动、静脉
inferior epigastric artery
and vein

旋髂浅动、静脉
superficial iliac circumflex
artery and vein

阴部外静脉
external pudendal vein

腹壁浅静脉
superficial epigastric vein

腹股沟韧带
inguinal ligament

腹壁浅动、静脉
superficial epigastric
artery and vein

大隐静脉
great saphenous vein

652. 盆部前壁血管和神经 2

Blood vessels and nerves of the pelvic anterior wall 2

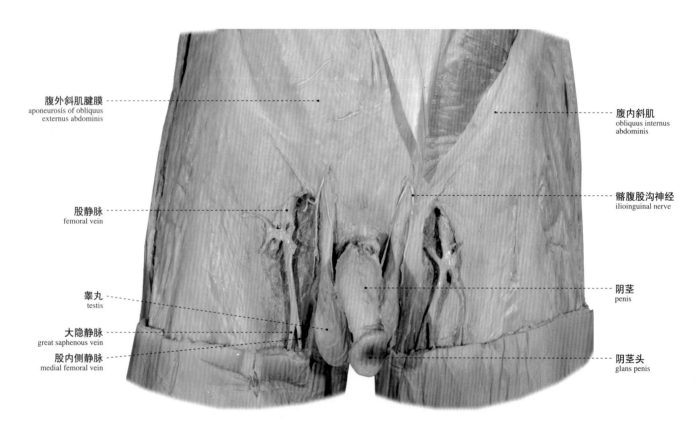

腹外斜肌腱膜
aponeurosis of obliquus
externus abdominis

腹内斜肌
obliquus internus
abdominis

股静脉
femoral vein

髂腹股沟神经
ilioinguinal nerve

睾丸
testis

阴茎
penis

大隐静脉
great saphenous vein

股内侧静脉
medial femoral vein

阴茎头
glans penis

653. 盆部前壁局部解剖 1

Topography of the pelvic anterior wall 1

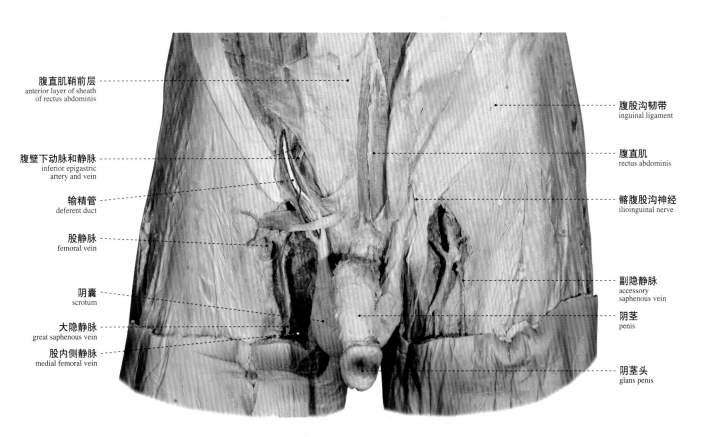

腹直肌鞘前层
anterior layer of sheath
of rectus abdominis

腹壁下动脉和静脉
inferior epigastric
artery and vein

输精管
deferent duct

股静脉
femoral vein

阴囊
scrotum

大隐静脉
great saphenous vein

股内侧静脉
medial femoral vein

腹股沟韧带
inguinal ligament

腹直肌
rectus abdominis

髂腹股沟神经
ilioinguinal nerve

副隐静脉
accessory
saphenous vein

阴茎
penis

阴茎头
glans penis

654. 盆部前壁局部解剖 2
Topography of the pelvic anterior wall 2

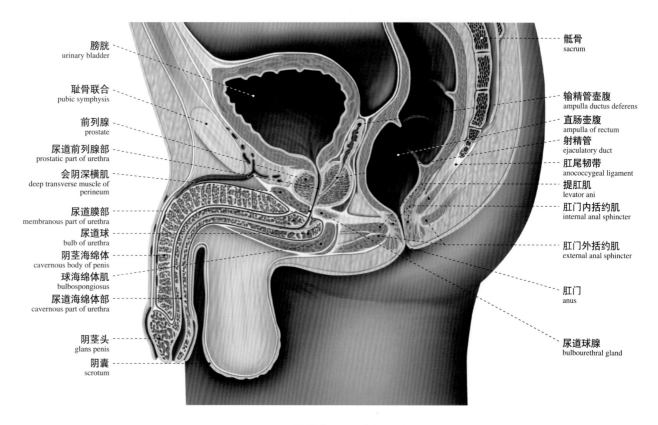

膀胱
urinary bladder

耻骨联合
pubic symphysis

前列腺
prostate

尿道前列腺部
prostatic part of urethra

会阴深横肌
deep transverse muscle of
perineum

尿道膜部
membranous part of urethra

尿道球
bulb of urethra

阴茎海绵体
cavernous body of penis

球海绵体肌
bulbospongiosus

尿道海绵体部
cavernous part of urethra

阴茎头
glans penis

阴囊
scrotum

骶骨
sacrum

输精管壶腹
ampulla ductus deferens

直肠壶腹
ampulla of rectum

射精管
ejaculatory duct

肛尾韧带
anococcygeal ligament

提肛肌
levator ani

肛门内括约肌
internal anal sphincter

肛门外括约肌
external anal sphincter

肛门
anus

尿道球腺
bulbourethral gland

655. 男性盆部（正中矢状断）
Male pelvis (median sagittal section)

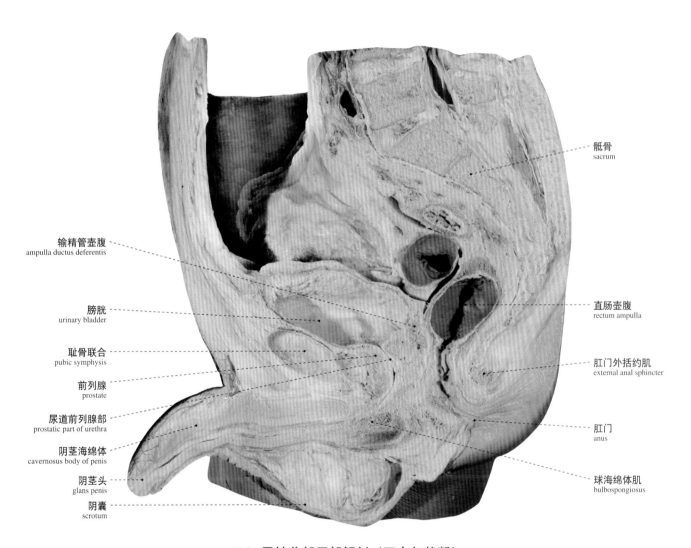

输精管壶腹
ampulla ductus deferentis

膀胱
urinary bladder

耻骨联合
pubic symphysis

前列腺
prostate

尿道前列腺部
prostatic part of urethra

阴茎海绵体
cavernosus body of penis

阴茎头
glans penis

阴囊
scrotum

骶骨
sacrum

直肠壶腹
rectum ampulla

肛门外括约肌
external anal sphincter

肛门
anus

球海绵体肌
bulbospongiosus

656. 男性盆部局部解剖（正中矢状断）
Topography of the male pelvis (median sagittal section)

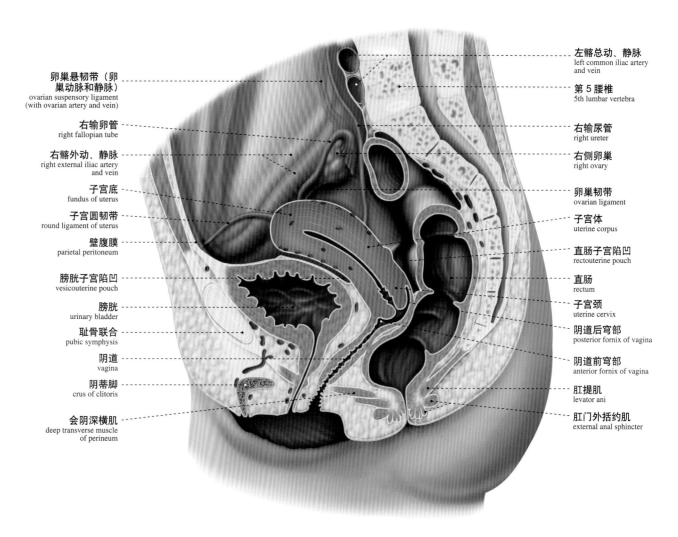

卵巢悬韧带（卵巢动脉和静脉）
ovarian suspensory ligament
(with ovarian artery and vein)

右输卵管
right fallopian tube

右髂外动、静脉
right external iliac artery
and vein

子宫底
fundus of uterus

子宫圆韧带
round ligament of uterus

壁腹膜
parietal peritoneum

膀胱子宫陷凹
vesicouterine pouch

膀胱
urinary bladder

耻骨联合
pubic symphysis

阴道
vagina

阴蒂脚
crus of clitoris

会阴深横肌
deep transverse muscle
of perineum

左髂总动、静脉
left common iliac artery
and vein

第 5 腰椎
5th lumbar vertebra

右输尿管
right ureter

右侧卵巢
right ovary

卵巢韧带
ovarian ligament

子宫体
uterine corpus

直肠子宫陷凹
rectouterine pouch

直肠
rectum

子宫颈
uterine cervix

阴道后穹部
posterior fornix of vagina

阴道前穹部
anterior fornix of vagina

肛提肌
levator ani

肛门外括约肌
external anal sphincter

657. 女性盆部（正中矢状断）
Female pelvis (median sagittal section)

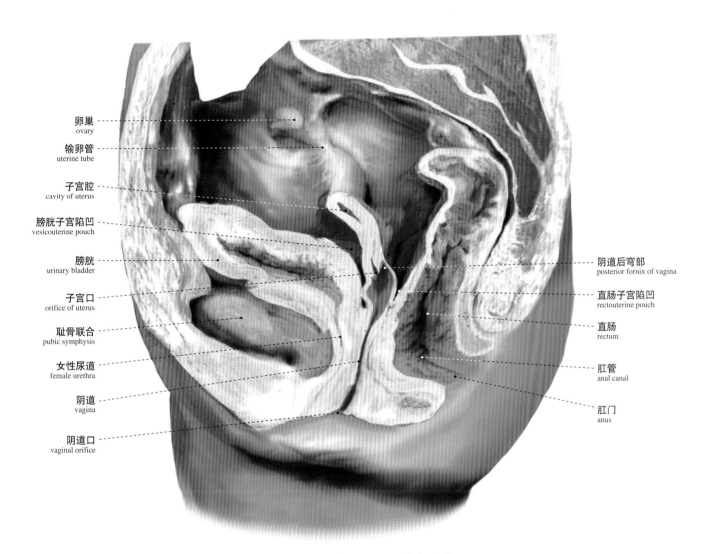

卵巢
ovary

输卵管
uterine tube

子宫腔
cavity of uterus

膀胱子宫陷凹
vesicouterine pouch

膀胱
urinary bladder

子宫口
orifice of uterus

耻骨联合
pubic symphysis

女性尿道
female urethra

阴道
vagina

阴道口
vaginal orifice

阴道后穹部
posterior fornix of vagina

直肠子宫陷凹
rectouterine pouch

直肠
rectum

肛管
anal canal

肛门
anus

658. 女性盆部局部解剖（正中矢状断）
Topography of the female pelvis (median sagittal section)

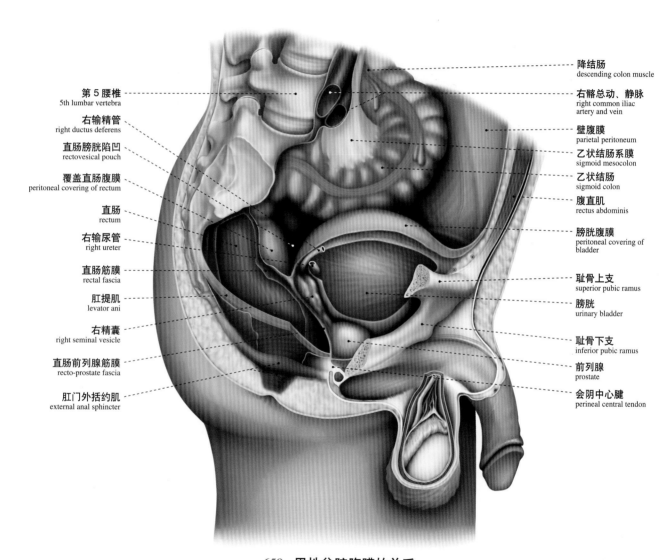

第 5 腰椎
5th lumbar vertebra

右输精管
right ductus deferens

直肠膀胱陷凹
rectovesical pouch

覆盖直肠腹膜
peritoneal covering of rectum

直肠
rectum

右输尿管
right ureter

直肠筋膜
rectal fascia

肛提肌
levator ani

右精囊
right seminal vesicle

直肠前列腺筋膜
recto-prostate fascia

肛门外括约肌
external anal sphincter

降结肠
descending colon muscle

右髂总动、静脉
right common iliac artery and vein

壁腹膜
parietal peritoneum

乙状结肠系膜
sigmoid mesocolon

乙状结肠
sigmoid colon

腹直肌
rectus abdominis

膀胱腹膜
peritoneal covering of bladder

耻骨上支
superior pubic ramus

膀胱
urinary bladder

耻骨下支
inferior pubic ramus

前列腺
prostate

会阴中心腱
perineal central tendon

659. 男性盆腔腹膜的关系
Peritoneal relationships in the male pelvis

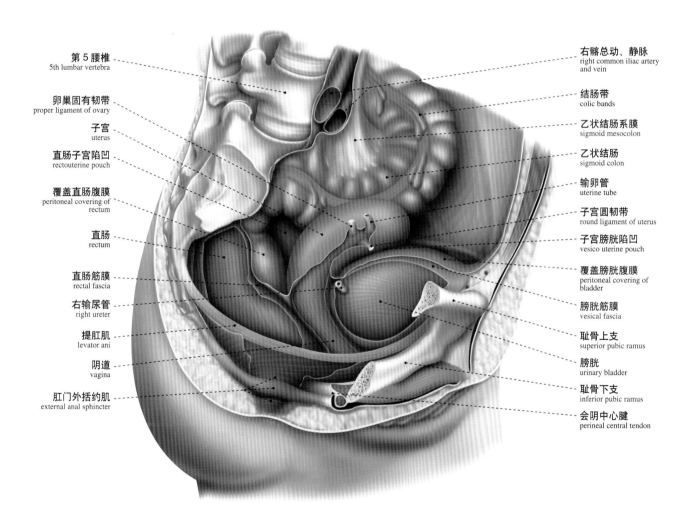

第 5 腰椎
5th lumbar vertebra

卵巢固有韧带
proper ligament of ovary

子宫
uterus

直肠子宫陷凹
rectouterine pouch

覆盖直肠腹膜
peritoneal covering of
rectum

直肠
rectum

直肠筋膜
rectal fascia

右输尿管
right ureter

提肛肌
levator ani

阴道
vagina

肛门外括约肌
external anal sphincter

右髂总动、静脉
right common iliac artery
and vein

结肠带
colic bands

乙状结肠系膜
sigmoid mesocolon

乙状结肠
sigmoid colon

输卵管
uterine tube

子宫圆韧带
round ligament of uterus

子宫膀胱陷凹
vesico uterine pouch

覆盖膀胱腹膜
peritoneal covering of
bladder

膀胱筋膜
vesical fascia

耻骨上支
superior pubic ramus

膀胱
urinary bladder

耻骨下支
inferior pubic ramus

会阴中心腱
perineal central tendon

660. 女性盆腔腹膜的关系
Peritoneal relationships in the female pelvis

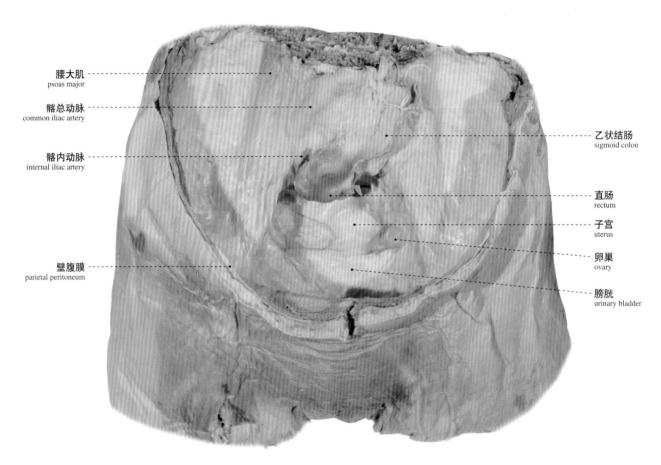

腰大肌
psoas major

髂总动脉
common iliac artery

髂内动脉
internal iliac artery

壁腹膜
parietal peritoneum

乙状结肠
sigmoid colon

直肠
rectum

子宫
uterus

卵巢
ovary

膀胱
urinary bladder

661. 女性盆腔腹膜
Peritoneum in the female pelvis

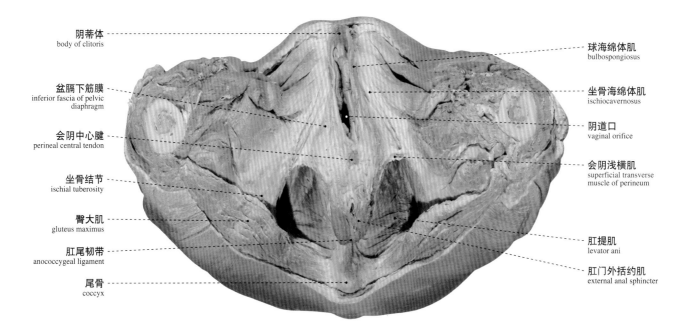

阴蒂体
body of clitoris

盆膈下筋膜
inferior fascia of pelvic diaphragm

会阴中心腱
perineal central tendon

坐骨结节
ischial tuberosity

臀大肌
gluteus maximus

肛尾韧带
anococcygeal ligament

尾骨
coccyx

球海绵体肌
bulbospongiosus

坐骨海绵体肌
ischiocavernosus

阴道口
vaginal orifice

会阴浅横肌
superficial transverse muscle of perineum

肛提肌
levator ani

肛门外括约肌
external anal sphincter

662. 女性会阴局部解剖 1

Topography of the female perineum 1

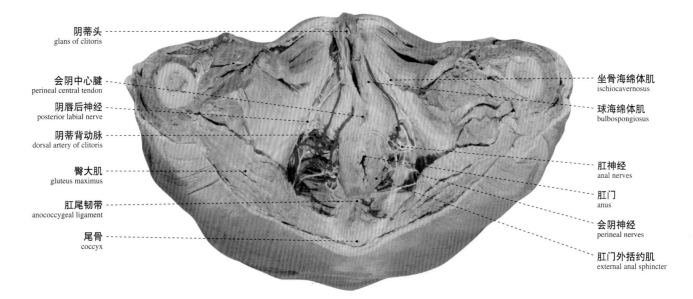

阴蒂头
glans of clitoris

会阴中心腱
perineal central tendon

阴唇后神经
posterior labial nerve

阴蒂背动脉
dorsal artery of clitoris

臀大肌
gluteus maximus

肛尾韧带
anococcygeal ligament

尾骨
coccyx

坐骨海绵体肌
ischiocavernosus

球海绵体肌
bulbospongiosus

肛神经
anal nerves

肛门
anus

会阴神经
perineal nerves

肛门外括约肌
external anal sphincter

663. 女性会阴局部解剖 2

Topography of the female perineum 2

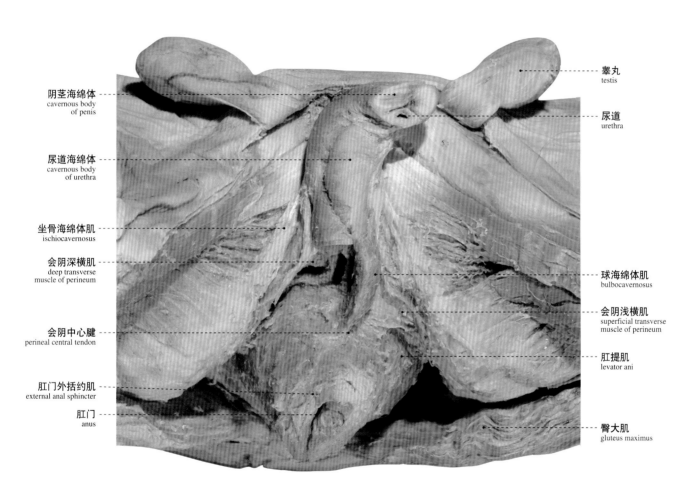

阴茎海绵体
cavernous body
of penis

尿道海绵体
cavernous body
of urethra

坐骨海绵体肌
ischiocavernosus

会阴深横肌
deep transverse
muscle of perineum

会阴中心腱
perineal central tendon

肛门外括约肌
external anal sphincter

肛门
anus

睾丸
testis

尿道
urethra

球海绵体肌
bulbocavernosus

会阴浅横肌
superficial transverse
muscle of perineum

肛提肌
levator ani

臀大肌
gluteus maximus

664. 男性会阴局部解剖 1
Topography of the male perineum 1

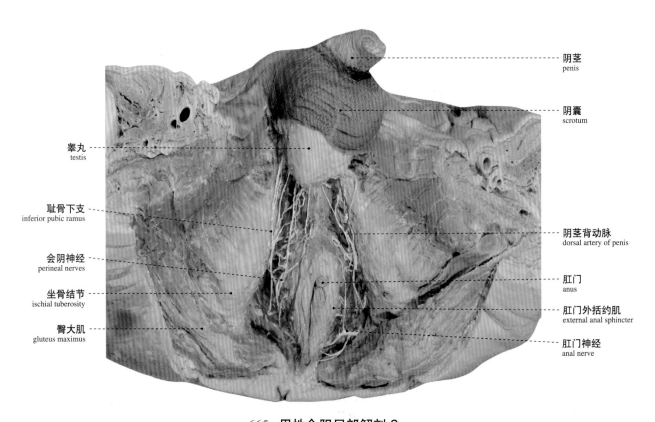

阴茎
penis

阴囊
scrotum

睾丸
testis

耻骨下支
inferior pubic ramus

会阴神经
perineal nerves

坐骨结节
ischial tuberosity

臀大肌
gluteus maximus

阴茎背动脉
dorsal artery of penis

肛门
anus

肛门外括约肌
external anal sphincter

肛门神经
anal nerve

665. 男性会阴局部解剖 2

Topography of the male perineum 2

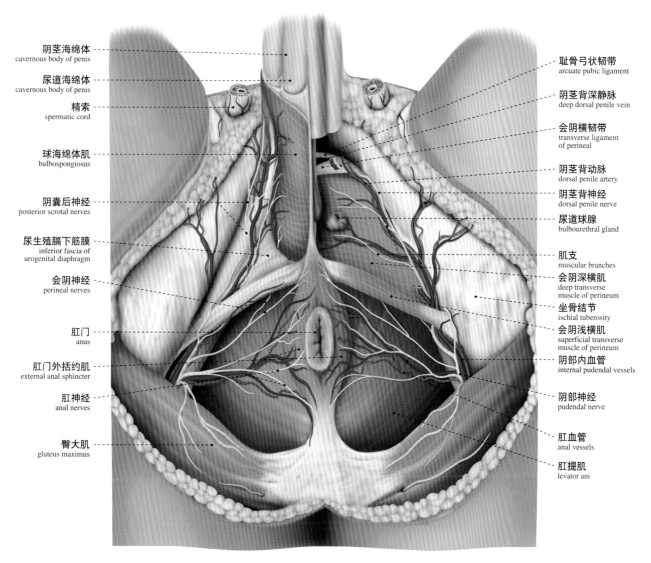

阴茎海绵体
cavernous body of penis

尿道海绵体
cavernous body of penis

精索
spermatic cord

球海绵体肌
bulbospongiosus

阴囊后神经
posterior scrotal nerves

尿生殖膈下筋膜
inferior fascia of
urogenital diaphragm

会阴神经
perineal nerves

肛门
anus

肛门外括约肌
external anal sphincter

肛神经
anal nerves

臀大肌
gluteus maximus

耻骨弓状韧带
arcuate pubic ligament

阴茎背深静脉
deep dorsal penile vein

会阴横韧带
transverse ligament
of perineal

阴茎背动脉
dorsal penile artery

阴茎背神经
dorsal penile nerve

尿道球腺
bulbourethral gland

肌支
muscular branches

会阴深横肌
deep transverse
muscle of perineum

坐骨结节
ischial tuberosity

会阴浅横肌
superficial transverse
muscle of perineum

阴部内血管
internal pudendal vessels

阴部神经
pudendal nerve

肛血管
anal vessels

肛提肌
levator ani

666. 男性会阴部血管和神经
Blood vessels and nerves of the male perineum

第四章

膀 胱

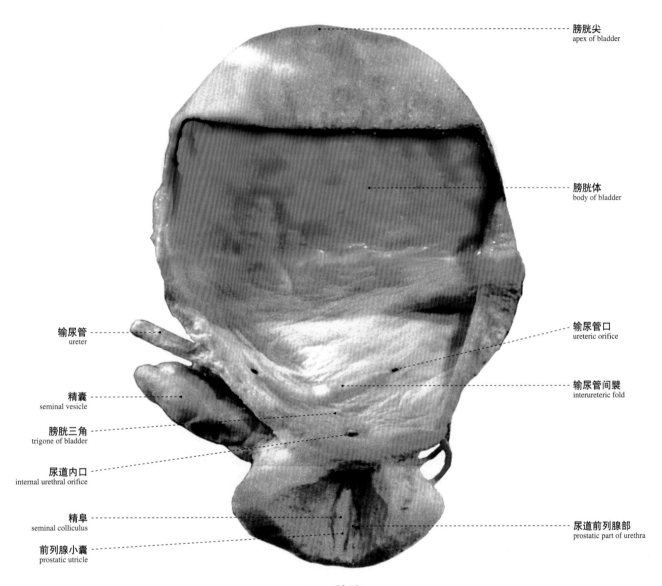

膀胱尖
apex of bladder

膀胱体
body of bladder

输尿管
ureter

输尿管口
ureteric orifice

精囊
seminal vesicle

输尿管间襞
interureteric fold

膀胱三角
trigone of bladder

尿道内口
internal urethral orifice

精阜
seminal colliculus

尿道前列腺部
prostatic part of urethra

前列腺小囊
prostatic utricle

667. 膀胱
Bladder

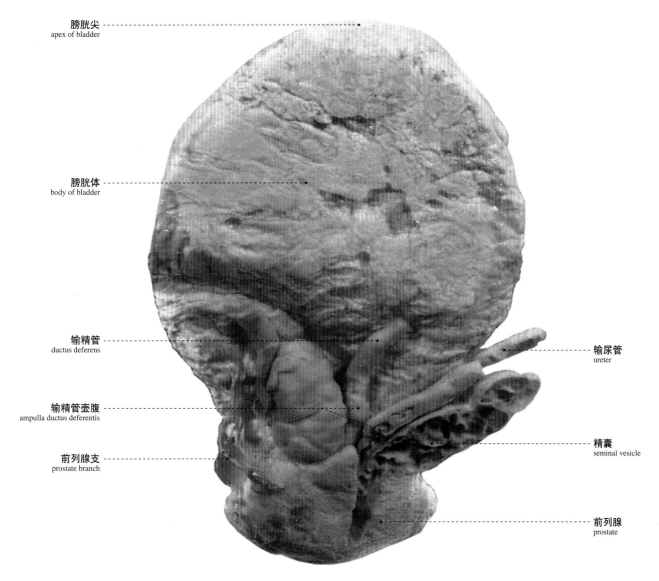

膀胱尖
apex of bladder

膀胱体
body of bladder

输精管
ductus deferens

输精管壶腹
ampulla ductus deferentis

前列腺支
prostate branch

输尿管
ureter

精囊
seminal vesicle

前列腺
prostate

668. 膀胱、输尿管、精囊和前列腺
Bladder, ureter, seminal vesicle and prostate

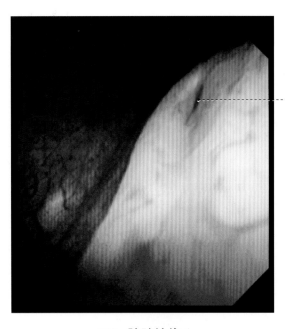

669. 膀胱镜像 1
Cystoscope image 1

输尿管口
ureteric orifice

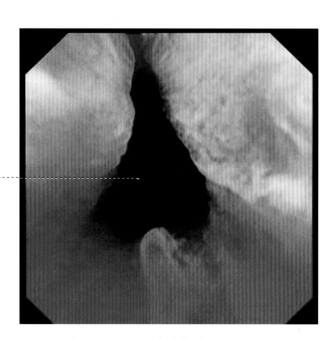

前列腺部尿道
urethra of the prostatic part

671. 膀胱镜像 3
Cystoscope image 3

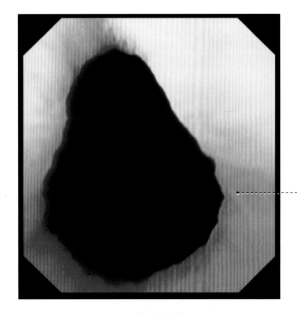

膀胱颈
neck of bladder

670. 膀胱镜像 2
Cystoscope image 2

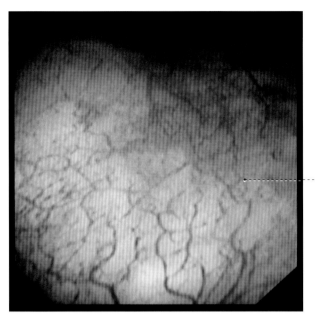

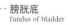

膀胱底
fundus of bladder

672. 膀胱镜像 4
Cystoscope image 4

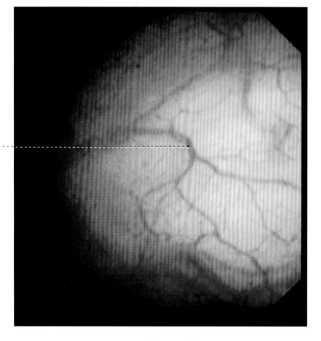

膀胱血管
blood vessel of the
urinary bladder

674. 膀胱镜像 6
Cystoscope image 6

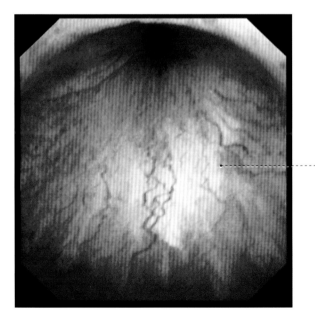

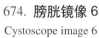

膀胱三角
trigone of bladder

673. 膀胱镜像 5
Cystoscope image 5

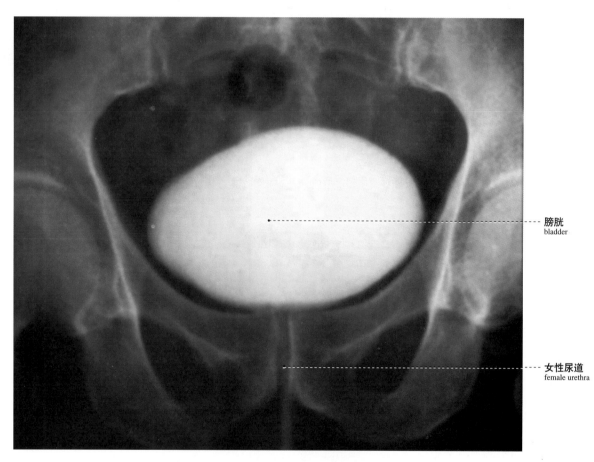

膀胱
bladder

女性尿道
female urethra

675. 女性膀胱尿道造影（前后位）
Female cystourethrography (anteroposterior view)

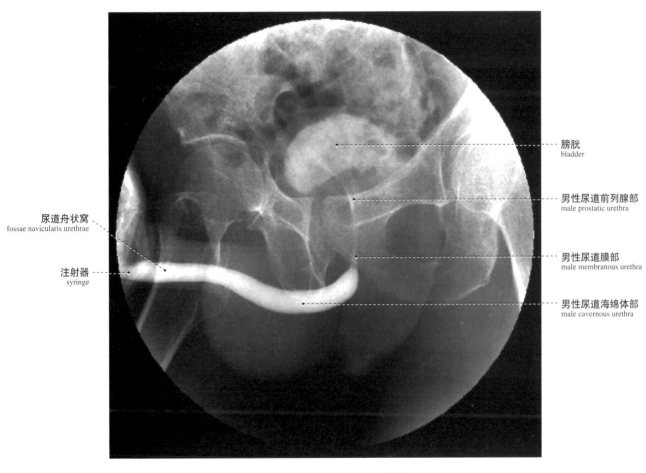

膀胱
bladder

男性尿道前列腺部
male prostatic urethra

男性尿道膜部
male membranous urethra

男性尿道海绵体部
male cavernous urethra

尿道舟状窝
fossae navicularis urethrae

注射器
syringe

676. 男性膀胱尿道造影（斜位）
Male cystourethrography (oblique view)

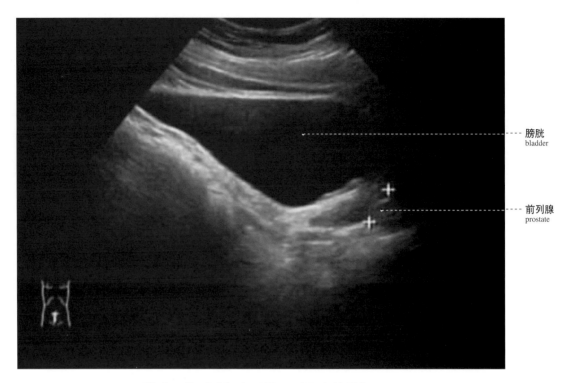

膀胱
bladder

前列腺
prostate

677. 膀胱、前列腺超声影像（耻骨上缘纵切面观）
Ultrasound image of the bladder and prostate (suprapubic longitudinal view)

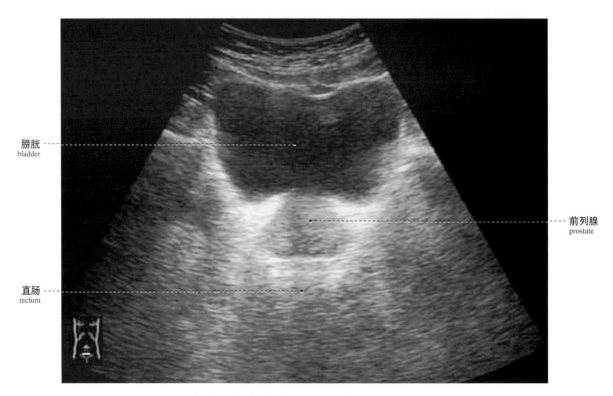

膀胱
bladder

前列腺
prostate

直肠
rectum

678. 膀胱、前列腺超声影像（耻骨上缘横切面观）
Ultrasound image of the bladder and prostate (suprapubic transverse view)

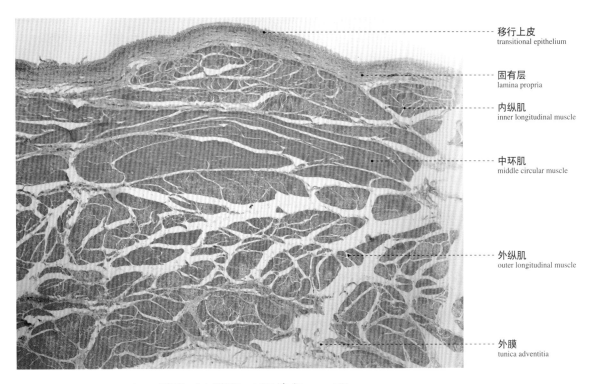

移行上皮
transitional epithelium

固有层
lamina propria

内纵肌
inner longitudinal muscle

中环肌
middle circular muscle

外纵肌
outer longitudinal muscle

外膜
tunica adventitia

679. 膀胱（人膀胱，HE 染色，×40）
Urinary bladder (human urinary bladder, HE staining, ×40)

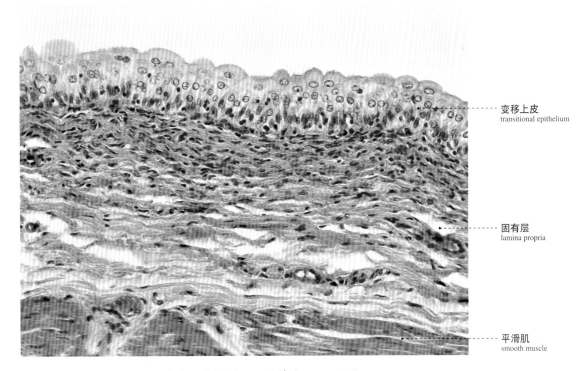

变移上皮
transitional epithelium

固有层
lamina propria

平滑肌
smooth muscle

680. 膀胱（人膀胱，HE 染色，×400）
Urinary bladder (human urinary bladder, HE staining, ×400)

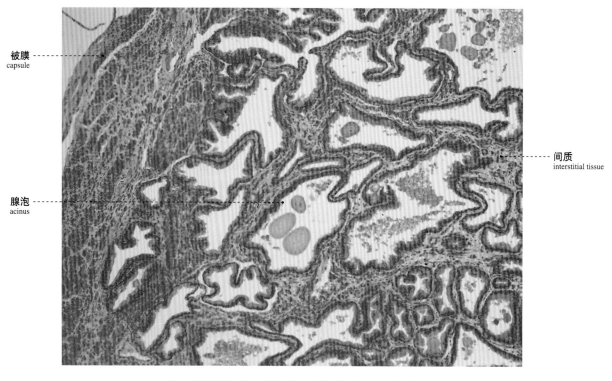

被膜
capsule

间质
interstitial tissue

腺泡
acinus

681. 前列腺（人前列腺，HE 染色，×100）
Prostate (human prostate, HE staining, ×100)

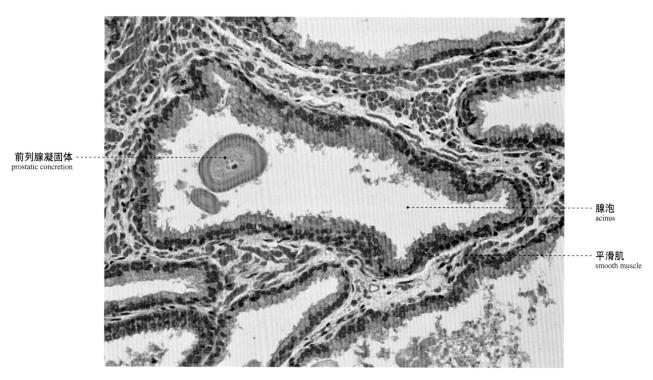

前列腺凝固体
prostatic concretion

腺泡
acinus

平滑肌
smooth muscle

682. 前列腺（人前列腺，HE 染色，×400）
Prostate (human prostate, HE staining, ×400)

第五章

直 肠

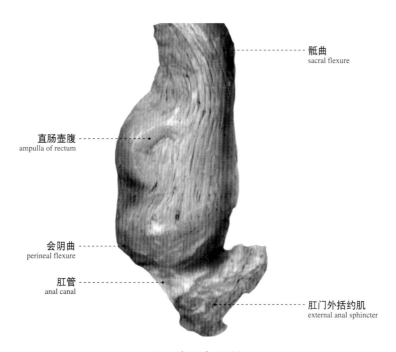

骶曲
sacral flexure

直肠壶腹
ampulla of rectum

会阴曲
perineal flexure

肛管
anal canal

肛门外括约肌
external anal sphincter

683. 直肠与肛管
Rectum and anal canal

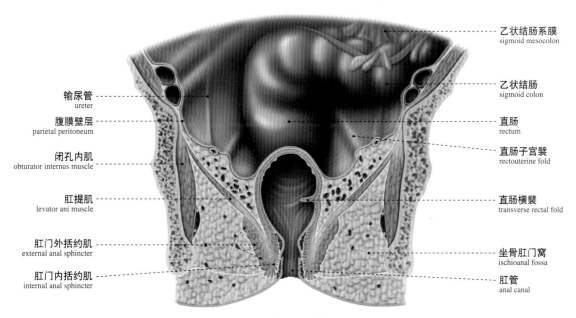

乙状结肠系膜
sigmoid mesocolon

输尿管
ureter

乙状结肠
sigmoid colon

腹膜壁层
parietal peritoneum

直肠
rectum

闭孔内肌
obturator internus muscle

直肠子宫襞
rectouterine fold

肛提肌
levator ani muscle

直肠横襞
transverse rectal fold

肛门外括约肌
external anal sphincter

坐骨肛门窝
ischioanal fossa

肛门内括约肌
internal anal sphincter

肛管
anal canal

684. 直肠（前面观）
Rectum (anterior aspect)

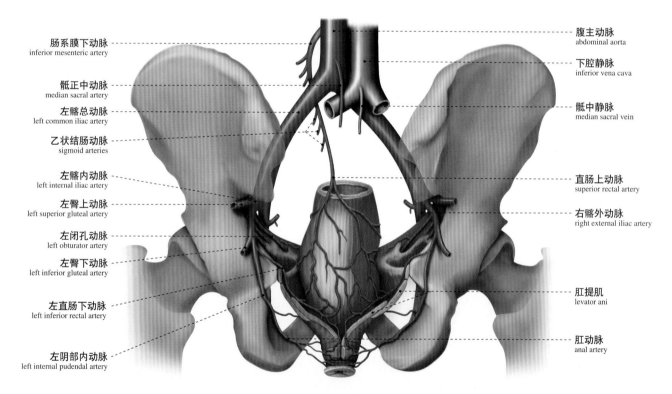

肠系膜下动脉
inferior mesenteric artery

骶正中动脉
median sacral artery

左髂总动脉
left common iliac artery

乙状结肠动脉
sigmoid arteries

左髂内动脉
left internal iliac artery

左臀上动脉
left superior gluteal artery

左闭孔动脉
left obturator artery

左臀下动脉
left inferior gluteal artery

左直肠下动脉
left inferior rectal artery

左阴部内动脉
left internal pudendal artery

腹主动脉
abdominal aorta

下腔静脉
inferior vena cava

骶中静脉
median sacral vein

直肠上动脉
superior rectal artery

右髂外动脉
right external iliac artery

肛提肌
levator ani

肛动脉
anal artery

685. 直肠的动脉（后面观）

Arteries of the rectum (posterior aspect)

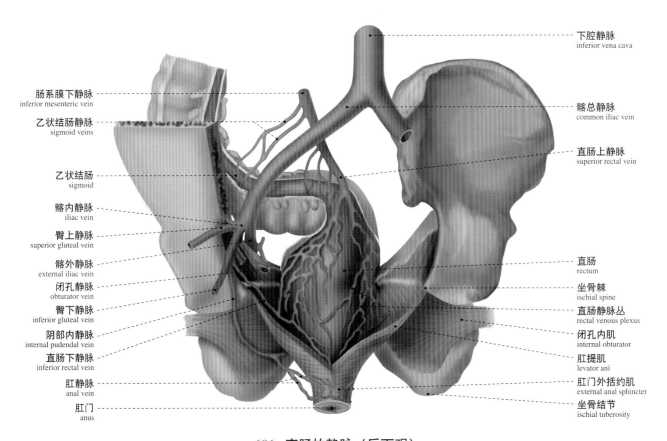

肠系膜下静脉
inferior mesenteric vein

乙状结肠静脉
sigmoid veins

乙状结肠
sigmoid

髂内静脉
iliac vein

臀上静脉
superior gluteal vein

髂外静脉
external iliac vein

闭孔静脉
obturator vein

臀下静脉
inferior gluteal vein

阴部内静脉
internal pudendal vein

直肠下静脉
inferior rectal vein

肛静脉
anal vein

肛门
anus

下腔静脉
inferior vena cava

髂总静脉
common iliac vein

直肠上静脉
superior rectal vein

直肠
rectum

坐骨棘
ischial spine

直肠静脉丛
rectal venous plexus

闭孔内肌
internal obturator

肛提肌
levator ani

肛门外括约肌
external anal sphincter

坐骨结节
ischial tuberosity

686. 直肠的静脉（后面观）
Veins of the rectum (posterior aspect)

直肠横襞 ----------
transverse folds
of rectum

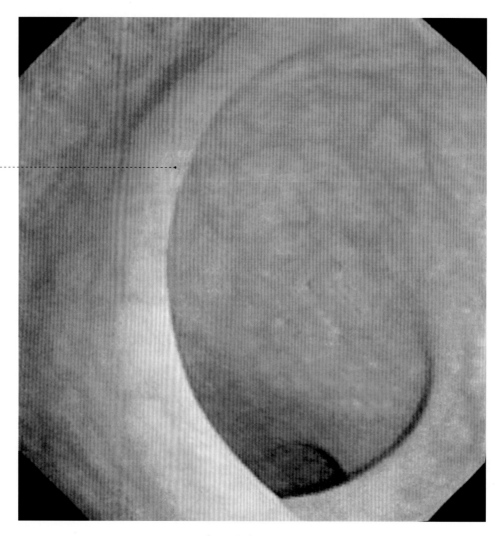

687. 直肠镜像（下面观）
Proctoscope image (inferior aspect)

第六章

男性生殖系统

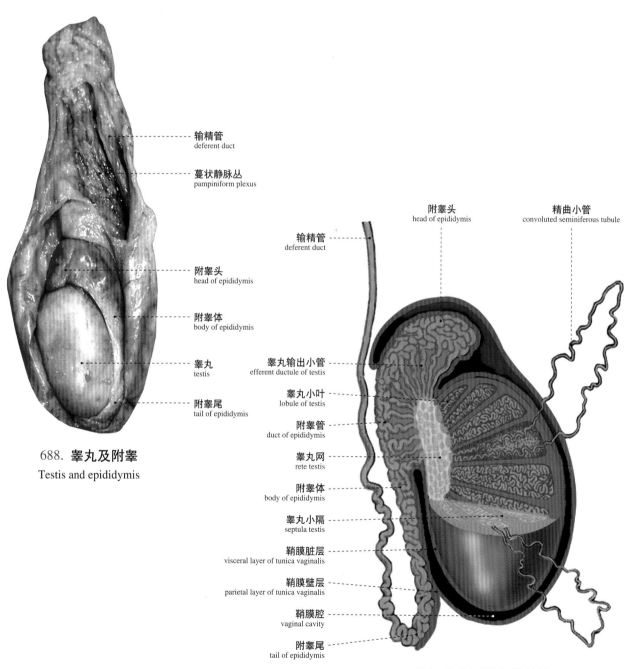

输精管
deferent duct

蔓状静脉丛
pampiniform plexus

附睾头
head of epididymis

附睾体
body of epididymis

睾丸
testis

附睾尾
tail of epididymis

688. 睾丸及附睾
Testis and epididymis

附睾头
head of epididymis

精曲小管
convoluted seminiferous tubule

输精管
deferent duct

睾丸输出小管
efferent ductule of testis

睾丸小叶
lobule of testis

附睾管
duct of epididymis

睾丸网
rete testis

附睾体
body of epididymis

睾丸小隔
septula testis

鞘膜脏层
visceral layer of tunica vaginalis

鞘膜壁层
parietal layer of tunica vaginalis

鞘膜腔
vaginal cavity

附睾尾
tail of epididymis

689. 睾丸及附睾的结构
Structure of the testis and the epididymis

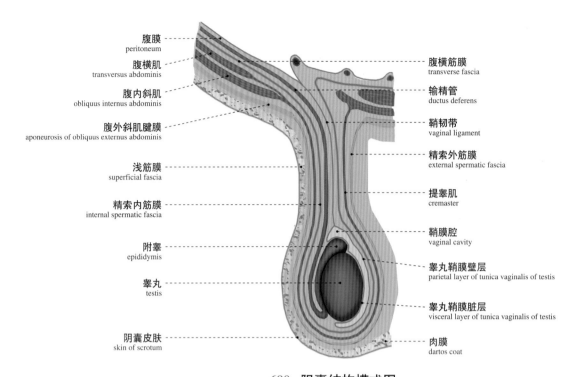

腹膜
peritoneum

腹横肌
transversus abdominis

腹内斜肌
obliquus internus abdominis

腹外斜肌腱膜
aponeurosis of obliquus externus abdominis

浅筋膜
superficial fascia

精索内筋膜
internal spermatic fascia

附睾
epididymis

睾丸
testis

阴囊皮肤
skin of scrotum

腹横筋膜
transverse fascia

输精管
ductus deferens

鞘韧带
vaginal ligament

精索外筋膜
external spermatic fascia

提睾肌
cremaster

鞘膜腔
vaginal cavity

睾丸鞘膜壁层
parietal layer of tunica vaginalis of testis

睾丸鞘膜脏层
visceral layer of tunica vaginalis of testis

肉膜
dartos coat

690. 阴囊结构模式图
Diagram of the structure of the scrotum

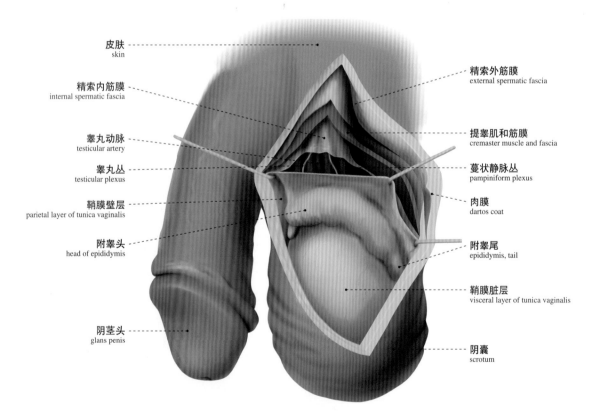

皮肤
skin

精索内筋膜
internal spermatic fascia

睾丸动脉
testicular artery

睾丸丛
testicular plexus

鞘膜壁层
parietal layer of tunica vaginalis

附睾头
head of epididymis

阴茎头
glans penis

阴囊皮肤
skin of scrotum

精索外筋膜
external spermatic fascia

提睾肌和筋膜
cremaster muscle and fascia

蔓状静脉丛
pampiniform plexus

肉膜
dartos coat

附睾尾
epididymis, tail

鞘膜脏层
visceral layer of tunica vaginalis

阴囊
scrotum

691. 阴囊结构
Structure of the scrotum

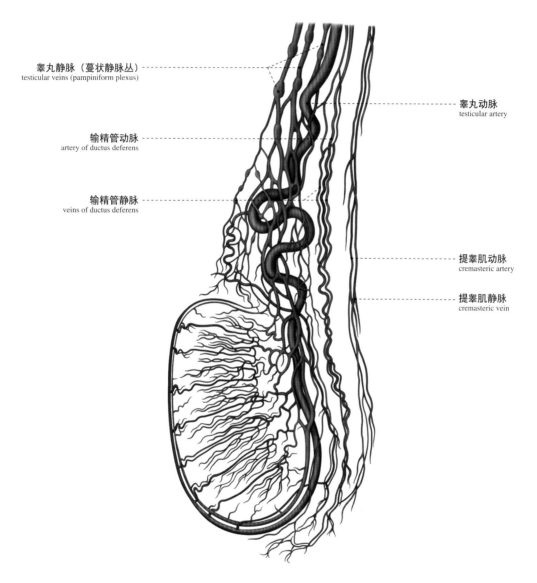

睾丸静脉（蔓状静脉丛）
testicular veins (pampiniform plexus)

睾丸动脉
testicular artery

输精管动脉
artery of ductus deferens

输精管静脉
veins of ductus deferens

提睾肌动脉
cremasteric artery

提睾肌静脉
cremasteric vein

692. 睾丸的动、静脉
Arteries and veins of the testis

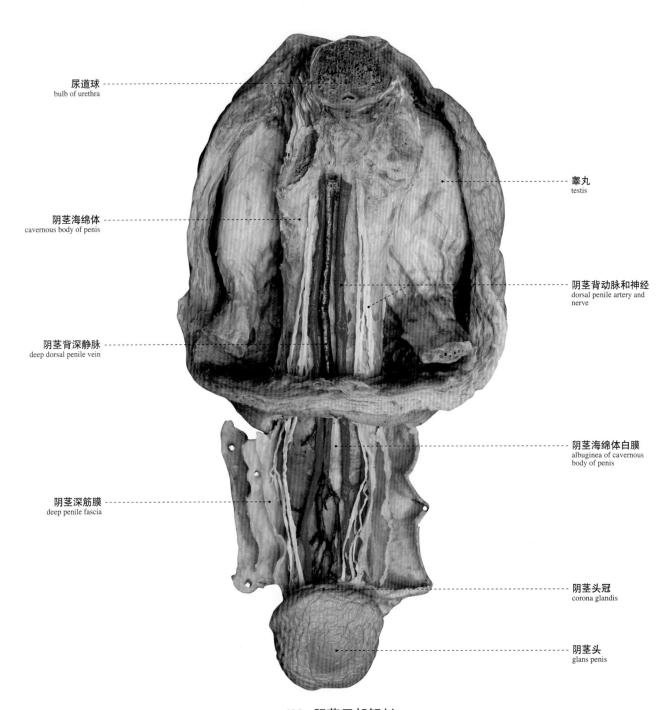

尿道球
bulb of urethra

睾丸
testis

阴茎海绵体
cavernous body of penis

阴茎背动脉和神经
dorsal penile artery and nerve

阴茎背深静脉
deep dorsal penile vein

阴茎海绵体白膜
albuginea of cavernous body of penis

阴茎深筋膜
deep penile fascia

阴茎头冠
corona glandis

阴茎头
glans penis

693. 阴茎局部解剖
Topography of the penis

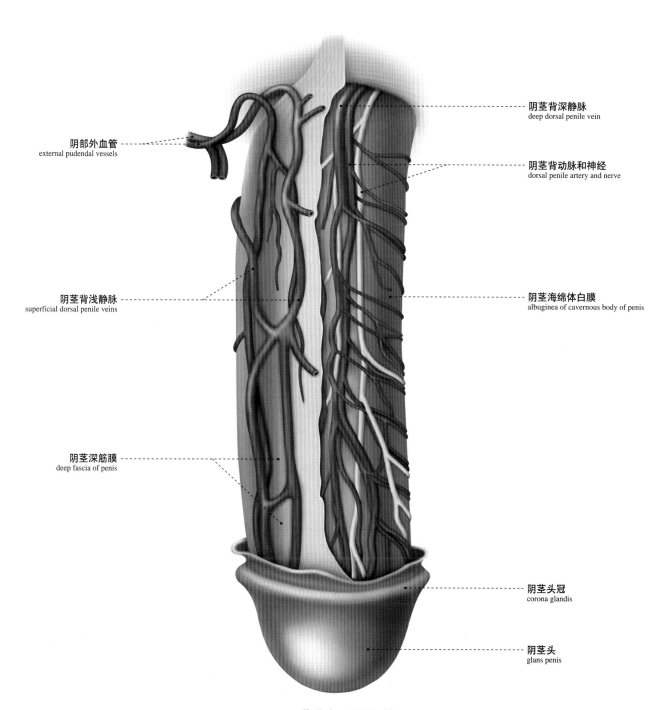

阴部外血管
external pudendal vessels

阴茎背浅静脉
superficial dorsal penile veins

阴茎深筋膜
deep fascia of penis

阴茎背深静脉
deep dorsal penile vein

阴茎背动脉和神经
dorsal penile artery and nerve

阴茎海绵体白膜
albuginea of cavernous body of penis

阴茎头冠
corona glandis

阴茎头
glans penis

694. 阴茎背部血管和神经
Dorsal blood vessels and nerves of the penis

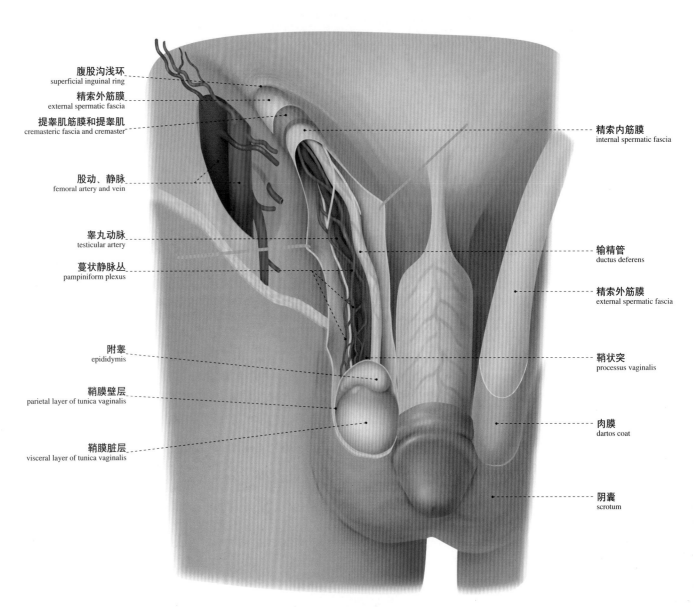

腹股沟浅环
superficial inguinal ring

精索外筋膜
external spermatic fascia

提睾肌筋膜和提睾肌
cremasteric fascia and cremaster

股动、静脉
femoral artery and vein

睾丸动脉
testicular artery

蔓状静脉丛
pampiniform plexus

附睾
epididymis

鞘膜壁层
parietal layer of tunica vaginalis

鞘膜脏层
visceral layer of tunica vaginalis

精索内筋膜
internal spermatic fascia

输精管
ductus deferens

精索外筋膜
external spermatic fascia

鞘状突
processus vaginalis

肉膜
dartos coat

阴囊
scrotum

695. 阴茎，阴囊和精索
Penis, scrotum and spermatic cord

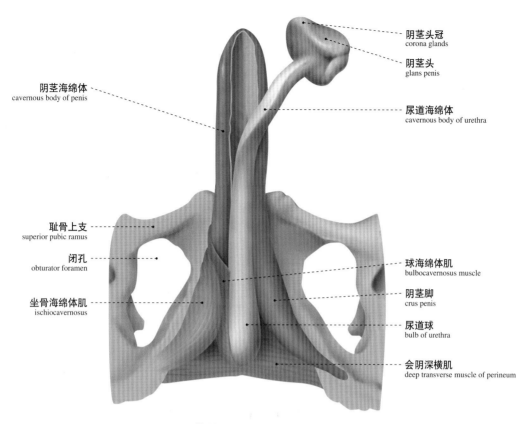

阴茎头冠
corona glands

阴茎头
glans penis

阴茎海绵体
cavernous body of penis

尿道海绵体
cavernous body of urethra

耻骨上支
superior pubic ramus

闭孔
obturator foramen

坐骨海绵体肌
ischiocavernosus

球海绵体肌
bulbocavernosus muscle

阴茎脚
crus penis

尿道球
bulb of urethra

会阴深横肌
deep transverse muscle of perineum

696. 阴茎的勃起组织和勃起肌肉
Erectile tissues and erectile muscles of the penis

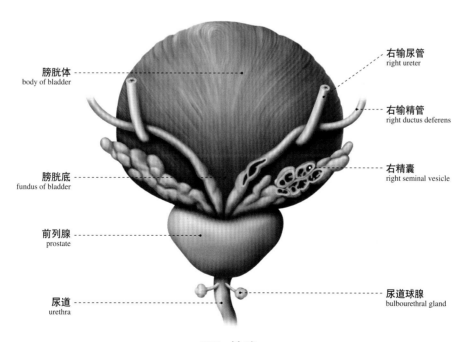

膀胱体
body of bladder

膀胱底
fundus of bladder

前列腺
prostate

尿道
urethra

右输尿管
right ureter

右输精管
right ductus deferens

右精囊
right seminal vesicle

尿道球腺
bulbourethral gland

697. 性腺
Sex glands

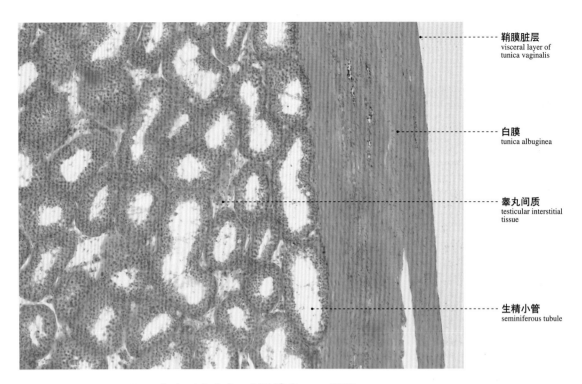

鞘膜脏层
visceral layer of
tunica vaginalis

白膜
tunica albuginea

睾丸间质
testicular interstitial
tissue

生精小管
seminiferous tubule

698. 睾丸（人睾丸，HE 染色，×100）
Testis (human testis, HE staining, ×100)

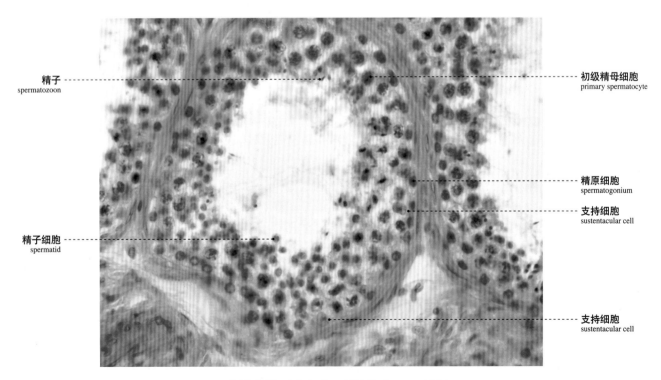

精子
spermatozoon

精子细胞
spermatid

初级精母细胞
primary spermatocyte

精原细胞
spermatogonium

支持细胞
sustentacular cell

支持细胞
sustentacular cell

699. 生精小管（人睾丸，HE 染色，×400）
Seminiferous tubule (human testis, HE staining, ×400)

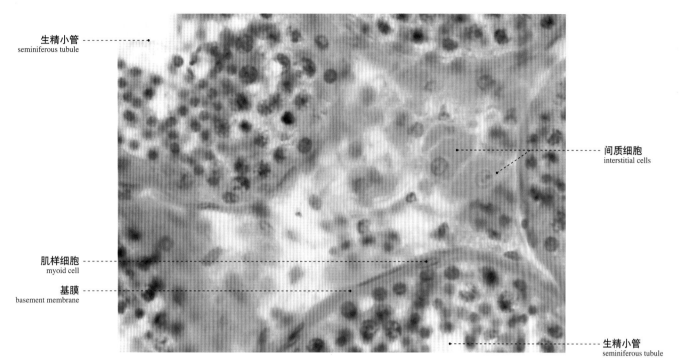

生精小管
seminiferous tubule

间质细胞
interstitial cells

肌样细胞
myoid cell

基膜
basement membrane

生精小管
seminiferous tubule

700. 间质细胞（人睾丸，HE 染色，×400）
Interstitial cell (human testis, HE staining, ×400)

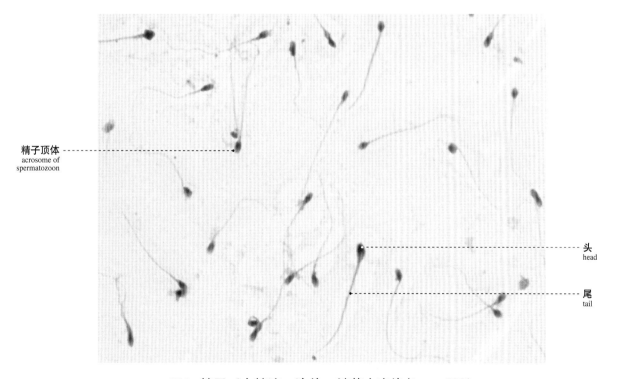

精子顶体
acrosome of
spermatozoon

头
head

尾
tail

701. 精子（人精液，涂片，铁苏木素染色，×400）
Spermatozoon (human semina, smear, iron hematoxylin staining, ×400)

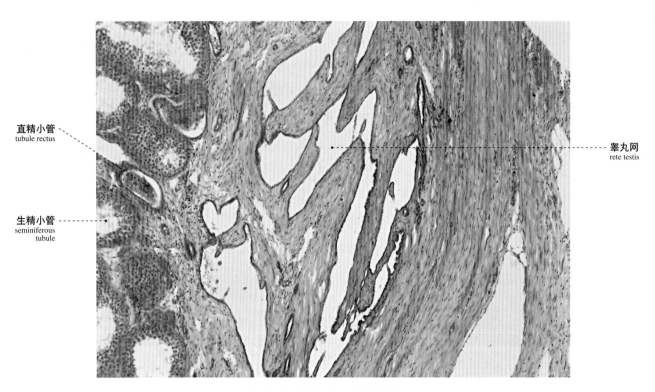

直精小管
tubule rectus

生精小管
seminiferous
tubule

睾丸网
rete testis

702. 睾丸网（人睾丸，HE 染色，×100）
Rete testis (human testis, HE staining, ×100)

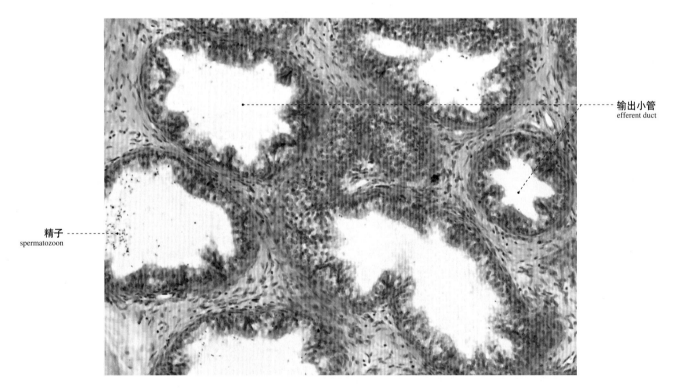

输出小管
efferent duct

精子
spermatozoon

703. 输出小管（人附睾，HE 染色，×400）
Efferent duct (human epididymis, HE staining, ×400)

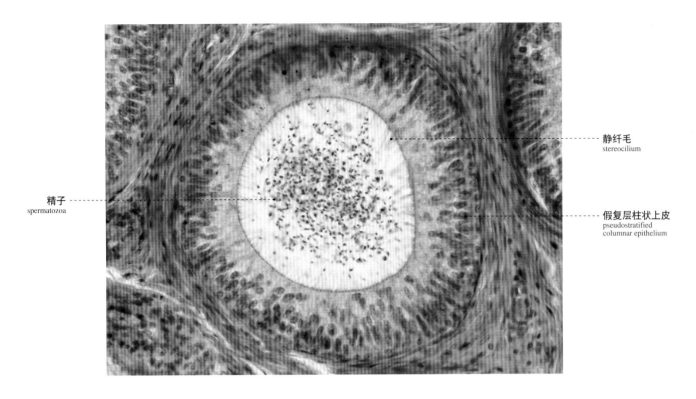

静纤毛
stereocilium

精子
spermatozoa

假复层柱状上皮
pseudostratified
columnar epithelium

704. 附睾管（人附睾，HE 染色，×400）
Epididymal duct (human epididymis, HE staining, ×400)

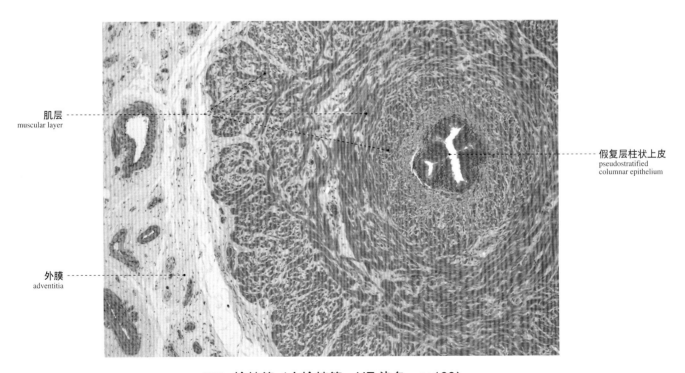

肌层
muscular layer

外膜
adventitia

假复层柱状上皮
pseudostratified
columnar epithelium

705. 输精管（人输精管，HE 染色，×100）
Ductus deferens (human ductus deferens, HE staining, ×100)

第七章

女性生殖系统

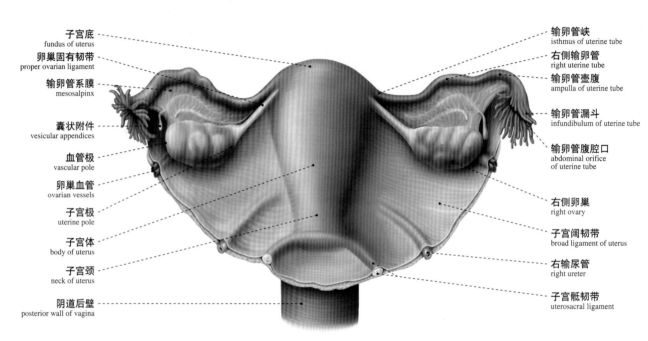

子宫底
fundus of uterus

卵巢固有韧带
proper ovarian ligament

输卵管系膜
mesosalpinx

囊状附件
vesicular appendices

血管极
vascular pole

卵巢血管
ovarian vessels

子宫极
uterine pole

子宫体
body of uterus

子宫颈
neck of uterus

阴道后壁
posterior wall of vagina

输卵管峡
isthmus of uterine tube

右侧输卵管
right uterine tube

输卵管壶腹
ampulla of uterine tube

输卵管漏斗
infundibulum of uterine tube

输卵管腹腔口
abdominal orifice
of uterine tube

右侧卵巢
right ovary

子宫阔韧带
broad ligament of uterus

右输尿管
right ureter

子宫骶韧带
uterosacral ligament

706. 子宫及附件（后上面观）
Uterus and the adnexa (posterosuperior aspect)

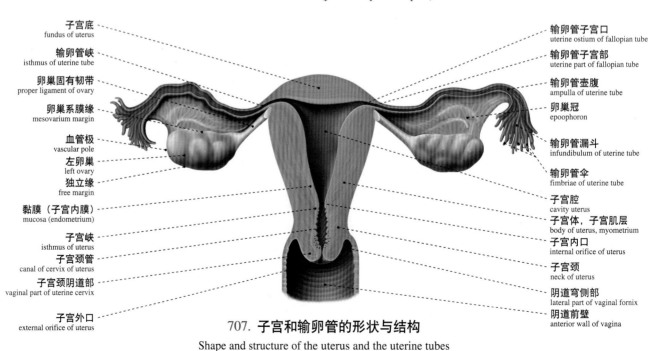

子宫底
fundus of uterus

输卵管峡
isthmus of uterine tube

卵巢固有韧带
proper ligament of ovary

卵巢系膜缘
mesovarium margin

血管极
vascular pole

左卵巢
left ovary

独立缘
free margin

黏膜（子宫内膜）
mucosa (endometrium)

子宫峡
isthmus of uterus

子宫颈管
canal of cervix of uterus

子宫颈阴道部
vaginal part of uterine cervix

子宫外口
external orifice of uterus

输卵管子宫口
uterine ostium of fallopian tube

输卵管子宫部
uterine part of fallopian tube

输卵管壶腹
ampulla of uterine tube

卵巢冠
epoophoron

输卵管漏斗
infundibulum of uterine tube

输卵管伞
fimbriae of uterine tube

子宫腔
cavity uterus

子宫体，子宫肌层
body of uterus, myometrium

子宫内口
internal orifice of uterus

子宫颈
neck of uterus

阴道穹侧部
lateral part of vaginal fornix

阴道前壁
anterior wall of vagina

707. 子宫和输卵管的形状与结构
Shape and structure of the uterus and the uterine tubes

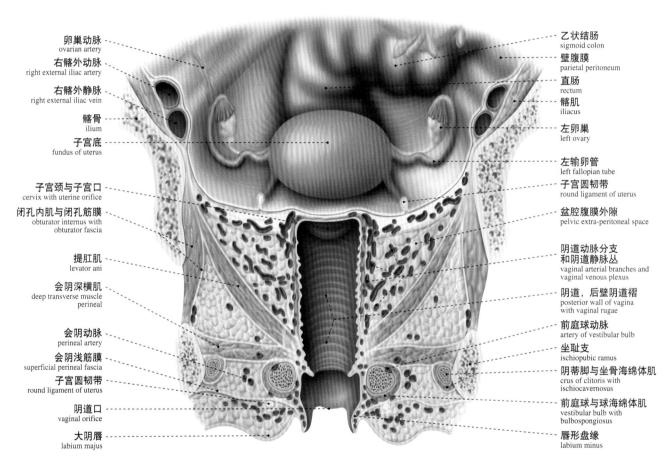

卵巢动脉
ovarian artery

右髂外动脉
right external iliac artery

右髂外静脉
right external iliac vein

髂骨
ilium

子宫底
fundus of uterus

子宫颈与子宫口
cervix with uterine orifice

闭孔内肌与闭孔筋膜
obturator internus with
obturator fascia

提肛肌
levator ani

会阴深横肌
deep transverse muscle
perineal

会阴动脉
perineal artery

会阴浅筋膜
superficial perineal fascia

子宫圆韧带
round ligament of uterus

阴道口
vaginal orifice

大阴唇
labium majus

乙状结肠
sigmoid colon

壁腹膜
parietal peritoneum

直肠
rectum

髂肌
iliacus

左卵巢
left ovary

左输卵管
left fallopian tube

子宫圆韧带
round ligament of uterus

盆腔腹膜外隙
pelvic extra-peritoneal space

阴道动脉分支
和阴道静脉丛
vaginal arterial branches and
vaginal venous plexus

阴道，后壁阴道褶
posterior wall of vagina
with vaginal rugae

前庭球动脉
artery of vestibular bulb

坐耻支
ischiopubic ramus

阴蒂脚与坐骨海绵体肌
crus of clitoris with
ischiocavernosus

前庭球与球海绵体肌
vestibular bulb with
bulbospongiosus

唇形盘缘
labium minus

708. 女性生殖器（冠状断）
Female genitals (coronal section)

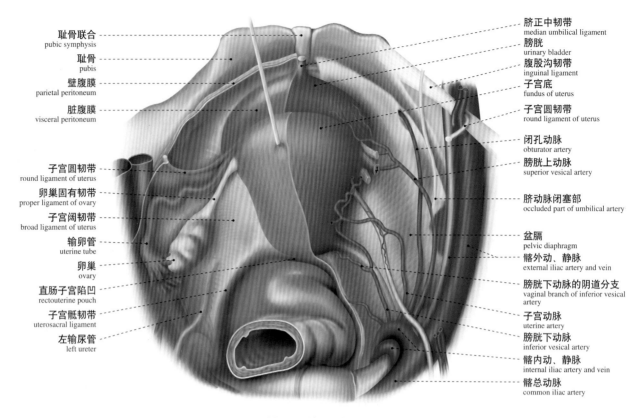

耻骨联合
pubic symphysis

耻骨
pubis

壁腹膜
parietal peritoneum

脏腹膜
visceral peritoneum

子宫圆韧带
round ligament of uterus

卵巢固有韧带
proper ligament of ovary

子宫阔韧带
broad ligament of uterus

输卵管
uterine tube

卵巢
ovary

直肠子宫陷凹
rectouterine pouch

子宫骶韧带
uterosacral ligament

左输尿管
left ureter

脐正中韧带
median umbilical ligament

膀胱
urinary bladder

腹股沟韧带
inguinal ligament

子宫底
fundus of uterus

子宫圆韧带
round ligament of uterus

闭孔动脉
obturator artery

膀胱上动脉
superior vesical artery

脐动脉闭塞部
occluded part of umbilical artery

盆膈
pelvic diaphragm

髂外动、静脉
external iliac artery and vein

膀胱下动脉的阴道分支
vaginal branch of inferior vesical artery

子宫动脉
uterine artery

膀胱下动脉
inferior vesical artery

髂内动、静脉
internal iliac artery and vein

髂总动脉
common iliac artery

709. 女性盆腔输尿管的进程
Course of the ureter in the female pelvis

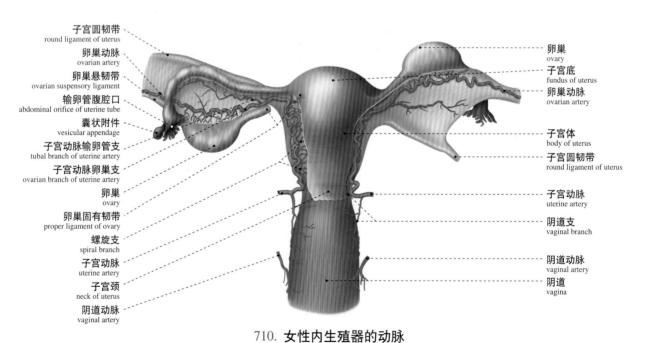

子宫圆韧带
round ligament of uterus

卵巢动脉
ovarian artery

卵巢悬韧带
ovarian suspensory ligament

输卵管腹腔口
abdominal orifice of uterine tube

囊状附件
vesicular appendage

子宫动脉输卵管支
tubal branch of uterine artery

子宫动脉卵巢支
ovarian branch of uterine artery

卵巢
ovary

卵巢固有韧带
proper ligament of ovary

螺旋支
spiral branch

子宫动脉
uterine artery

子宫颈
neck of uterus

阴道动脉
vaginal artery

卵巢
ovary

子宫底
fundus of uterus

卵巢动脉
ovarian artery

子宫体
body of uterus

子宫圆韧带
round ligament of uterus

子宫动脉
uterine artery

阴道支
vaginal branch

阴道动脉
vaginal artery

阴道
vagina

710. 女性内生殖器的动脉
Arteries of the female internal genitals

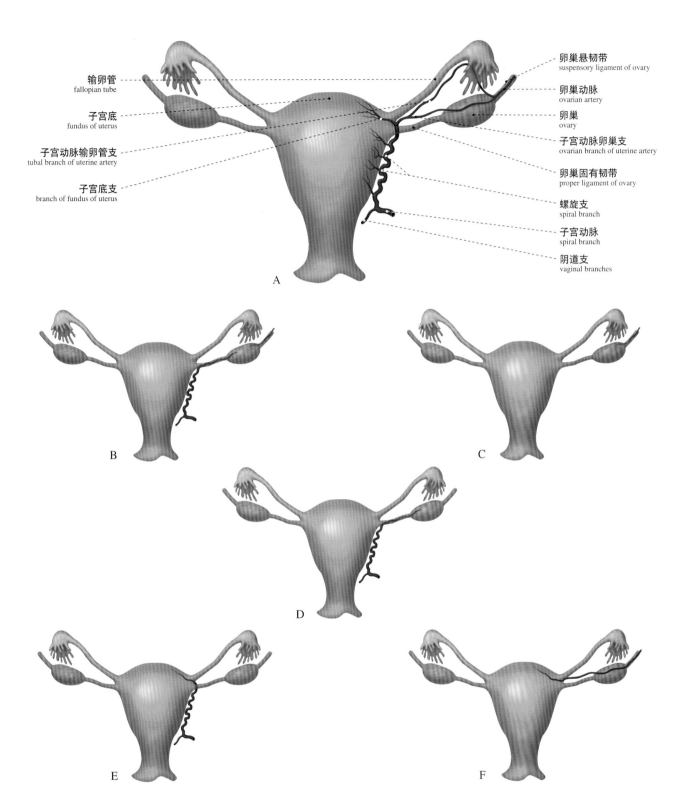

输卵管
fallopian tube

子宫底
fundus of uterus

子宫动脉输卵管支
tubal branch of uterine artery

子宫底支
branch of fundus of uterus

卵巢悬韧带
suspensory ligament of ovary

卵巢动脉
ovarian artery

卵巢
ovary

子宫动脉卵巢支
ovarian branch of uterine artery

卵巢固有韧带
proper ligament of ovary

螺旋支
spiral branch

子宫动脉
spiral branch

阴道支
vaginal branches

A

B

C

D

E

F

711. 女性内生殖器的动脉变异
Arterial variations of the female internal genitals

A. 营养子宫的血管；B. 营养卵巢的血管；C. 营养卵巢的血管；D. 营养卵巢的血管；E. 营养子宫底的血管；F. 营养子宫底的血管

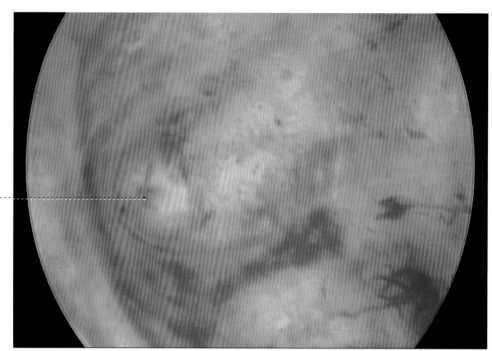

输卵管开口
opening of fallopian tube

712. 宫腔镜图像 1
Hysteroscope image 1

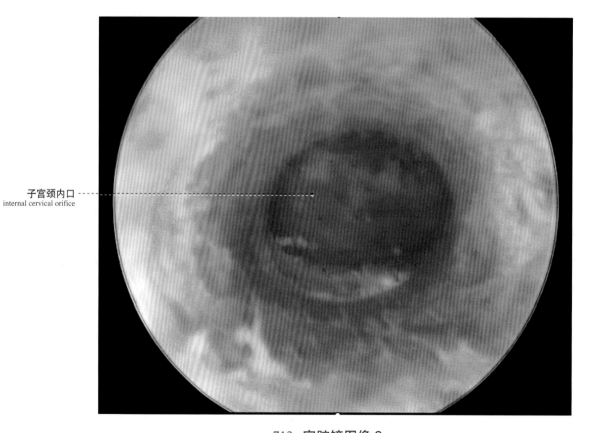

子宫颈内口
internal cervical orifice

713. 宫腔镜图像 2
Hysteroscope image 2

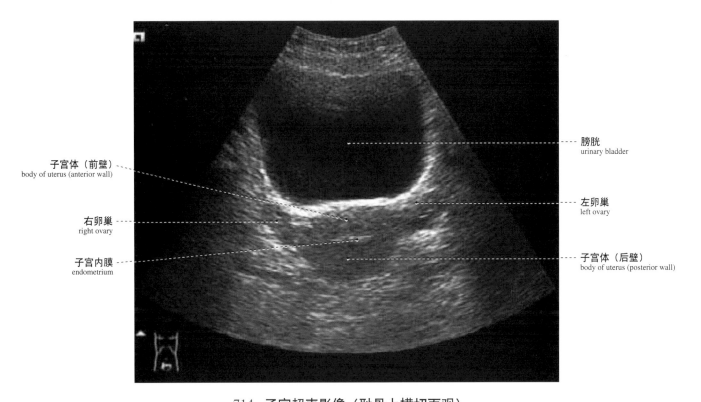

子宫体（前壁）
body of uterus (anterior wall)

右卵巢
right ovary

子宫内膜
endometrium

膀胱
urinary bladder

左卵巢
left ovary

子宫体（后壁）
body of uterus (posterior wall)

714. 子宫超声影像（耻骨上横切面观）
Ultrasound image of the uterus (suprapubic transverse view)

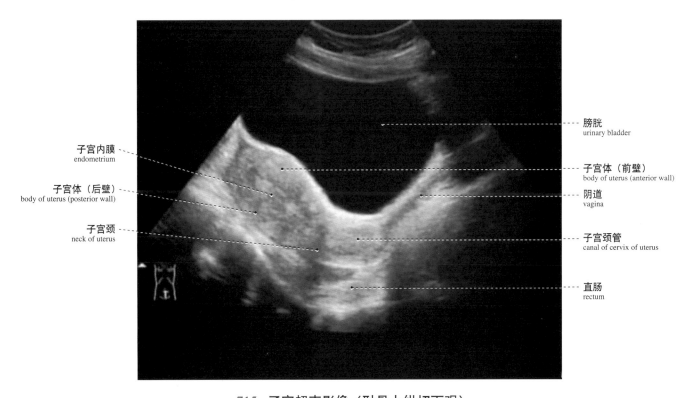

子宫内膜
endometrium

子宫体（后壁）
body of uterus (posterior wall)

子宫颈
neck of uterus

膀胱
urinary bladder

子宫体（前壁）
body of uterus (anterior wall)

阴道
vagina

子宫颈管
canal of cervix of uterus

直肠
rectum

715. 子宫超声影像（耻骨上纵切面观）
Ultrasound image of the uterus (suprapubic longitudinal view)

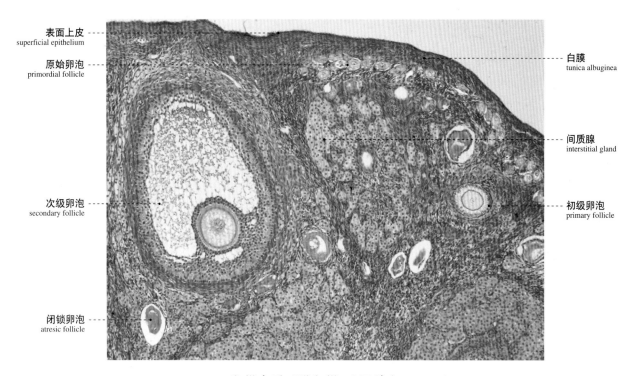

表面上皮
superficial epithelium

原始卵泡
primordial follicle

次级卵泡
secondary follicle

闭锁卵泡
atresic follicle

白膜
tunica albuginea

间质腺
interstitial gland

初级卵泡
primary follicle

716. 卵巢皮质（猫卵巢，HE 染色，×40）
Ovarian cortex (ovary of cat, HE staining, ×40)

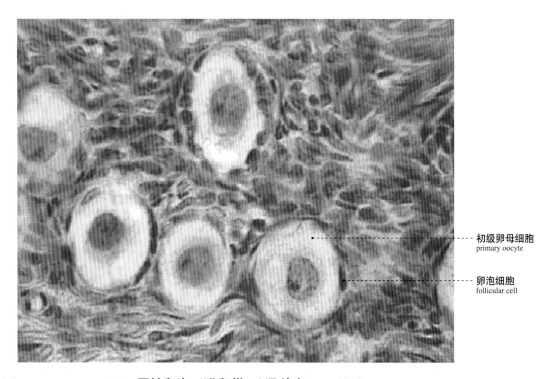

初级卵母细胞
primary oocyte

卵泡细胞
follicular cell

717. 原始卵泡（猫卵巢，HE 染色，×400）
Primordial follicle (ovary of cat, HE staining, ×400)

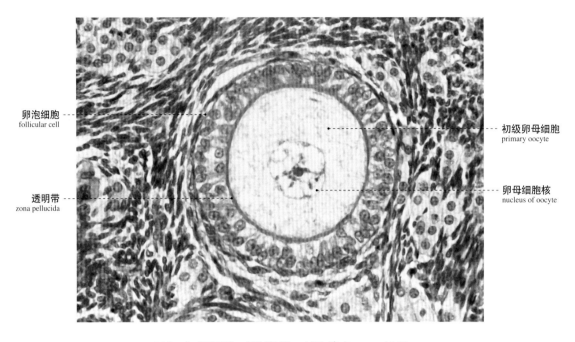

卵泡细胞
follicular cell

透明带
zona pellucida

初级卵母细胞
primary oocyte

卵母细胞核
nucleus of oocyte

718. 初级卵泡（猫卵巢，HE 染色，×400）
Primary follicle (ovary of cat, HE staining, ×400)

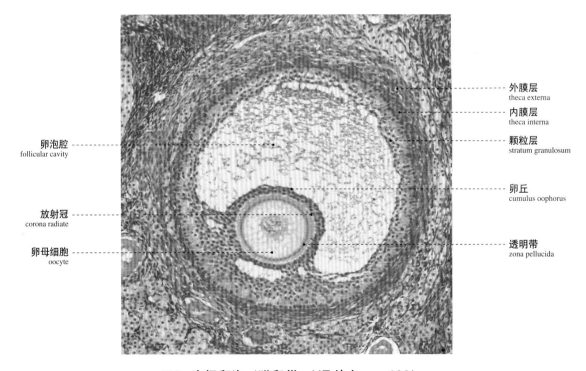

卵泡腔
follicular cavity

放射冠
corona radiate

卵母细胞
oocyte

外膜层
theca externa

内膜层
theca interna

颗粒层
stratum granulosum

卵丘
cumulus oophorus

透明带
zona pellucida

719. 次级卵泡（猫卵巢，HE 染色，×100）
Secondary follicle (ovary of cat, HE staining, ×100)

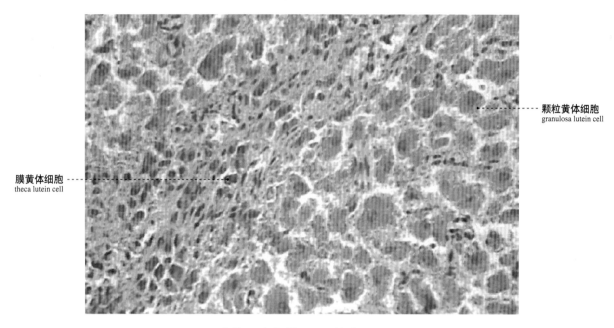

颗粒黄体细胞
granulosa lutein cell

膜黄体细胞
theca lutein cell

720. 黄体（人卵巢，HE 染色，×400）
Corpus luteum (human ovary, HE staining, ×400)

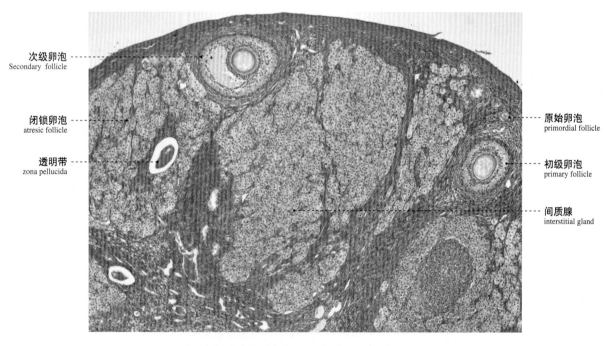

次级卵泡
Secondary follicle

闭锁卵泡
atresic follicle

透明带
zona pellucida

原始卵泡
primordial follicle

初级卵泡
primary follicle

间质腺
interstitial gland

721. 闭锁卵泡与间质腺（猫卵巢，HE 染色，×40）
Atresic follicle and interstitial gland (ovary of cat, HE staining, ×40)

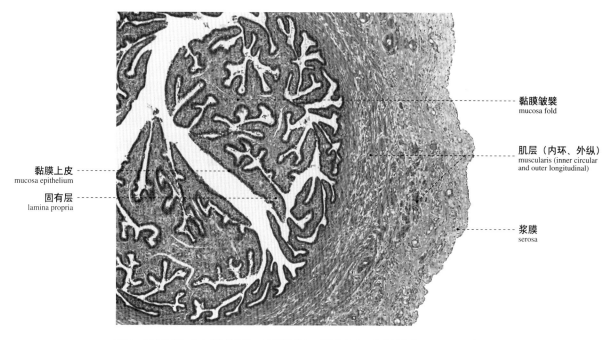

黏膜皱襞
mucosa fold

肌层（内环、外纵）
muscularis (inner circular
and outer longitudinal)

浆膜
serosa

黏膜上皮
mucosa epithelium

固有层
lamina propria

722. 输卵管（人输卵管，壶腹部，横切面，HE 染色，×100）
Oviduct (human oviduct, ampulla, transverse section, HE staining, ×100)

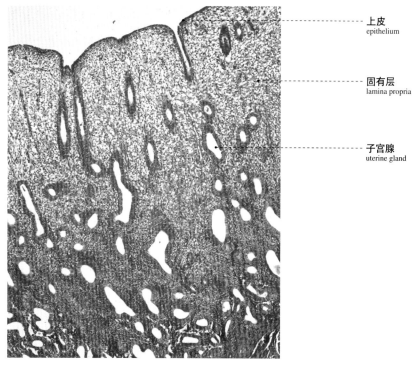

上皮
epithelium

固有层
lamina propria

子宫腺
uterine gland

723. 增生期子宫内膜（人子宫，HE 染色，×400）
Endometrium in the proliferative phase (human uterus, HE staining, ×400)

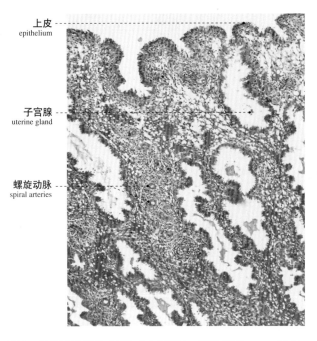

上皮
epithelium

子宫腺
uterine gland

螺旋动脉
spiral arteries

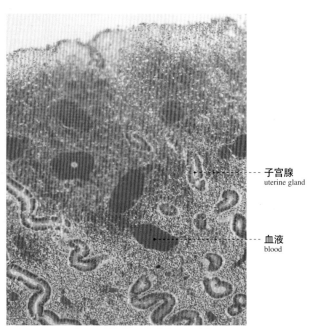

子宫腺
uterine gland

血液
blood

724. 分泌期子宫内膜（人子宫，HE 染色，×400）
Endometrium in the secretory phase
(human uterus, HE staining, ×400)

725. 月经早期子宫内膜（人子宫，HE 染色，×400）
Endometrium in early menstrual phase
(human uterus, HE staining, ×400)

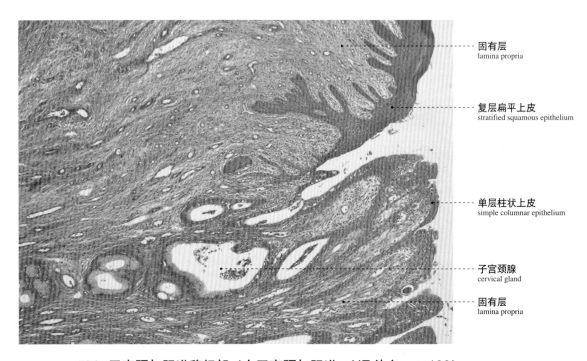

固有层
lamina propria

复层扁平上皮
stratified squamous epithelium

单层柱状上皮
simple columnar epithelium

子宫颈腺
cervical gland

固有层
lamina propria

726. 子宫颈与阴道移行部（人子宫颈与阴道，HE 染色，×100）
Transitional portion of the cervix and the vagina (human cervix and vagina, HE staining, ×100)

第八章

生殖系统的发生

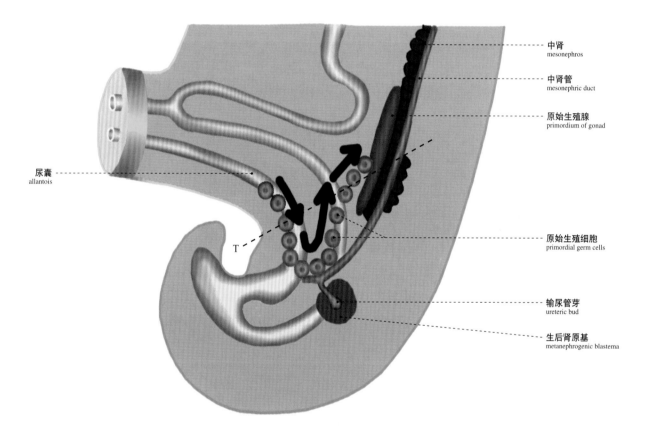

中肾
mesonephros

中肾管
mesonephric duct

原始生殖腺
primordium of gonad

尿囊
allantois

T

原始生殖细胞
primordial germ cells

输尿管芽
ureteric bud

生后肾原基
metanephrogenic blastema

727. 原始生殖细胞迁移（第5～6周）
Migration of the primordial germ cells (5th~6th week)

图示第 5 周来自尿囊根部卵黄囊的原始生殖细胞向生殖腺嵴迁移

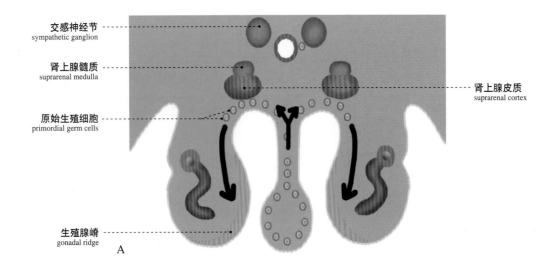

交感神经节
sympathetic ganglion

肾上腺髓质
suprarenal medulla

原始生殖细胞
primordial germ cells

肾上腺皮质
suprarenal cortex

生殖腺嵴
gonadal ridge

A

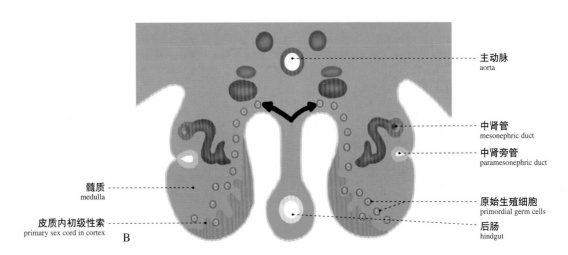

主动脉
aorta

中肾管
mesonephric duct

中肾旁管
paramesonephric duct

原始生殖细胞
primordial germ cells

后肠
hindgut

髓质
medulla

皮质内初级性索
primary sex cord in cortex

B

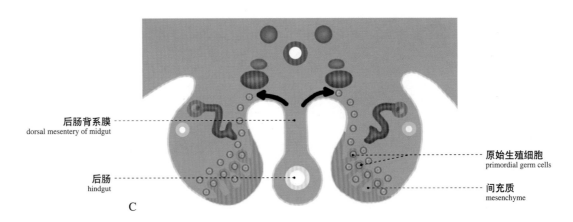

后肠背系膜
dorsal mesentery of midgut

后肠
hindgut

原始生殖细胞
primordial germ cells

间充质
mesenchyme

C

728. 原始生殖细胞迁移（第 6 ~ 12 周）
Migration of the primordial germ cells (6th~12th week)

A. 第 5 周；B. 第 6 周；C. 第 6 周后；A、B、C 图为图 727 中 T 线发生的切面

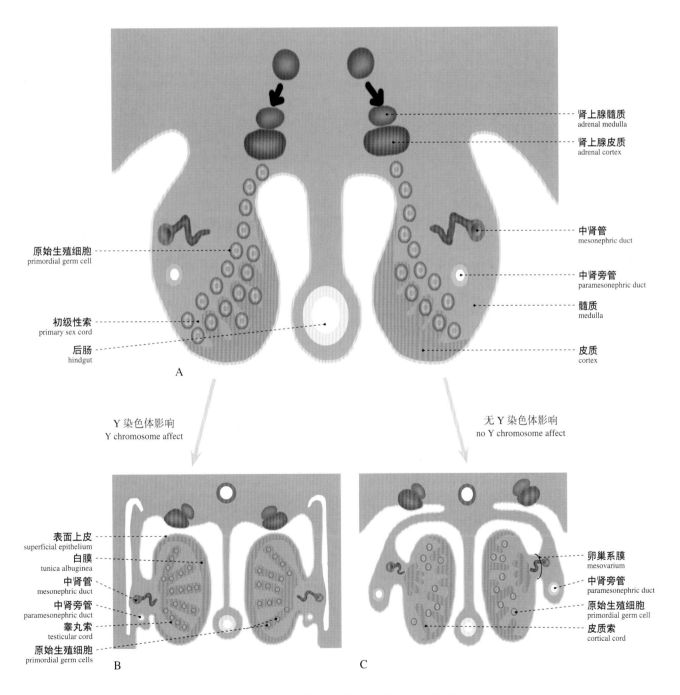

肾上腺髓质
adrenal medulla

肾上腺皮质
adrenal cortex

中肾管
mesonephric duct

中肾旁管
paramesonephric duct

髓质
medulla

皮质
cortex

原始生殖细胞
primordial germ cell

初级性索
primary sex cord

后肠
hindgut

A

Y 染色体影响
Y chromosome affect

无 Y 染色体影响
no Y chromosome affect

表面上皮
superficial epithelium

白膜
tunica albuginea

中肾管
mesonephric duct

中肾旁管
paramesonephric duct

睾丸索
testicular cord

原始生殖细胞
primordial germ cells

B

卵巢系膜
mesovarium

中肾旁管
paramesonephric duct

原始生殖细胞
primordial germ cell

皮质索
cortical cord

C

729. 生殖腺的发生与分化（第 6 ~ 12 周）
Development and differentiation of the gonads (6th~12th week)

A. 未分化的性腺（第 6 周）；B. 男性（第 7 周）；C. 女性（第 12 周）

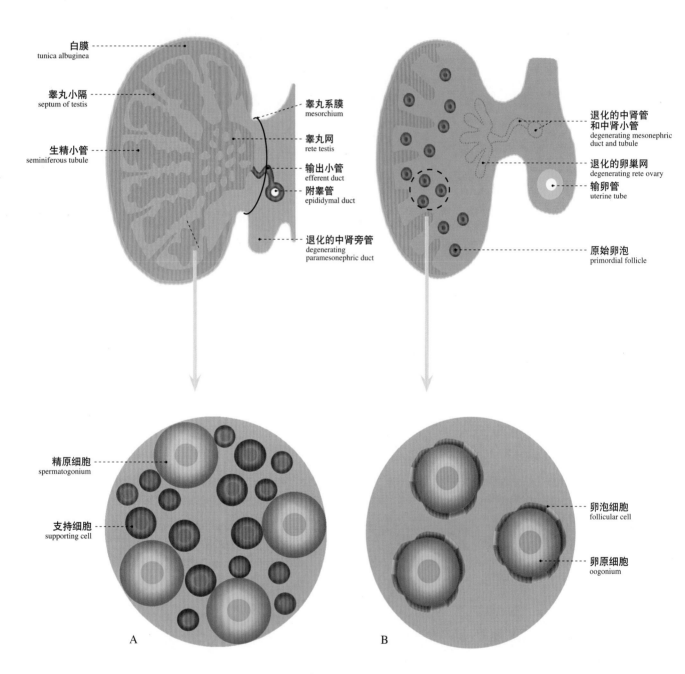

白膜
tunica albuginea

睾丸小隔
septum of testis

生精小管
seminiferous tubule

睾丸系膜
mesorchium

睾丸网
rete testis

输出小管
efferent duct

附睾管
epididymal duct

退化的中肾旁管
degenerating
paramesonephric duct

退化的中肾管
和中肾小管
degenerating mesonephric
duct and tubule

退化的卵巢网
degenerating rete ovary

输卵管
uterine tube

原始卵泡
primordial follicle

精原细胞
spermatogonium

支持细胞
supporting cell

卵泡细胞
follicular cell

卵原细胞
oogonium

A

B

730. 生殖腺的发生与分化（第 20 周）
Development and differentiation of the gonads (20th week)

A. 男性：生精小管切面（第 20 周）；B. 女性：卵巢皮质切面（第 20 周）

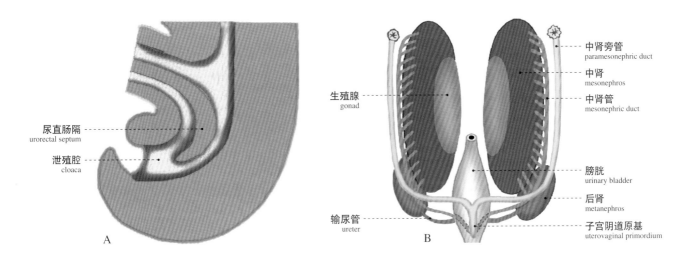

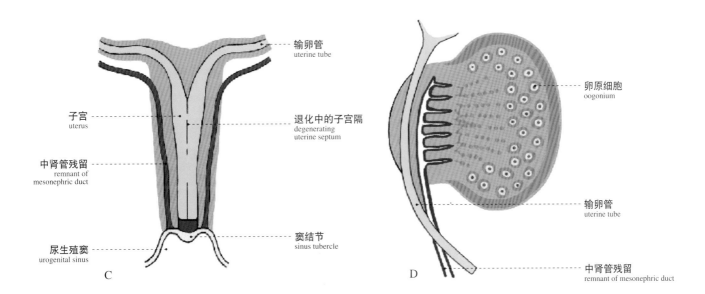

731. 生殖管道的发生 1
Development of genital ducts 1

A. 第 5 周（侧面观）；B. 第 7 周（后腹壁前面观）；C. 第 9 周（子宫和阴道的发生）；D. 第 5 周（卵巢和生殖管道的发生）

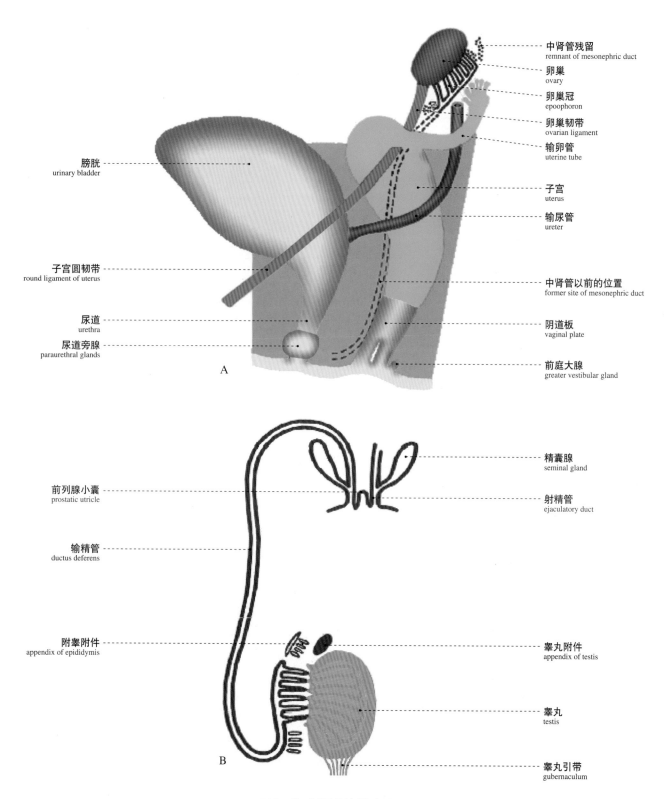

中肾管残留
remnant of mesonephric duct

卵巢
ovary

卵巢冠
epoophoron

卵巢韧带
ovarian ligament

输卵管
uterine tube

子宫
uterus

输尿管
ureter

中肾管以前的位置
former site of mesonephric duct

阴道板
vaginal plate

前庭大腺
greater vestibular gland

膀胱
urinary bladder

子宫圆韧带
round ligament of uterus

尿道
urethra

尿道旁腺
paraurethral glands

A

精囊腺
seminal gland

射精管
ejaculatory duct

前列腺小囊
prostatic utricle

输精管
ductus deferens

附睾附件
appendix of epididymis

睾丸附件
appendix of testis

睾丸
testis

睾丸引带
gubernaculum

B

732. 生殖管道的发生 2
Development of genital ducts 2
A. 12 周胎儿（女性）；B. 胚 4 个月（睾丸下降后的生殖管道）

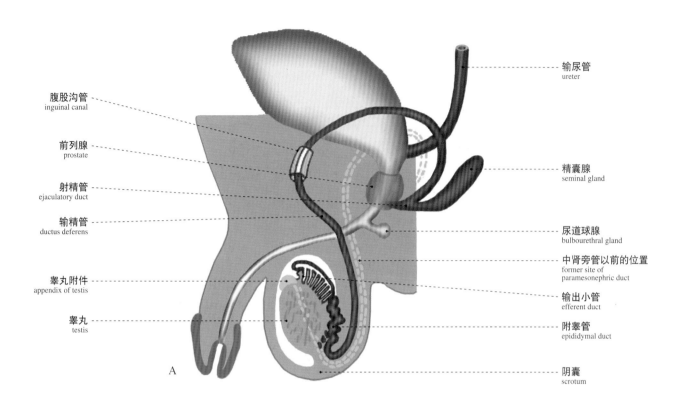

腹股沟管
inguinal canal

前列腺
prostate

射精管
ejaculatory duct

输精管
ductus deferens

睾丸附件
appendix of testis

睾丸
testis

输尿管
ureter

精囊腺
seminal gland

尿道球腺
bulbourethral gland

中肾旁管以前的位置
former site of
paramesonephric duct

输出小管
efferent duct

附睾管
epididymal duct

阴囊
scrotum

A

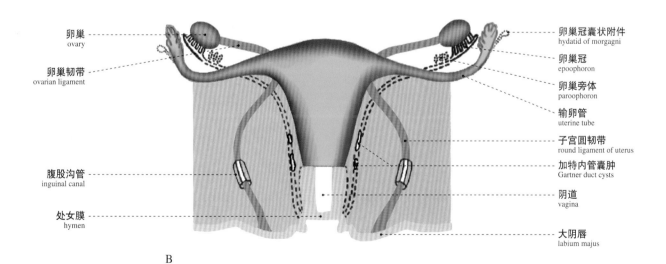

卵巢
ovary

卵巢韧带
ovarian ligament

腹股沟管
inguinal canal

处女膜
hymen

卵巢冠囊状附件
hydatid of morgagni

卵巢冠
epoophoron

卵巢旁体
paroophoron

输卵管
uterine tube

子宫圆韧带
round ligament of uterus

加特内管囊肿
Gartner duct cysts

阴道
vagina

大阴唇
labium majus

B

733. 生殖管道的发生 3

Development of genital ducts 3

A. 男性新生儿；B. 女性新生儿

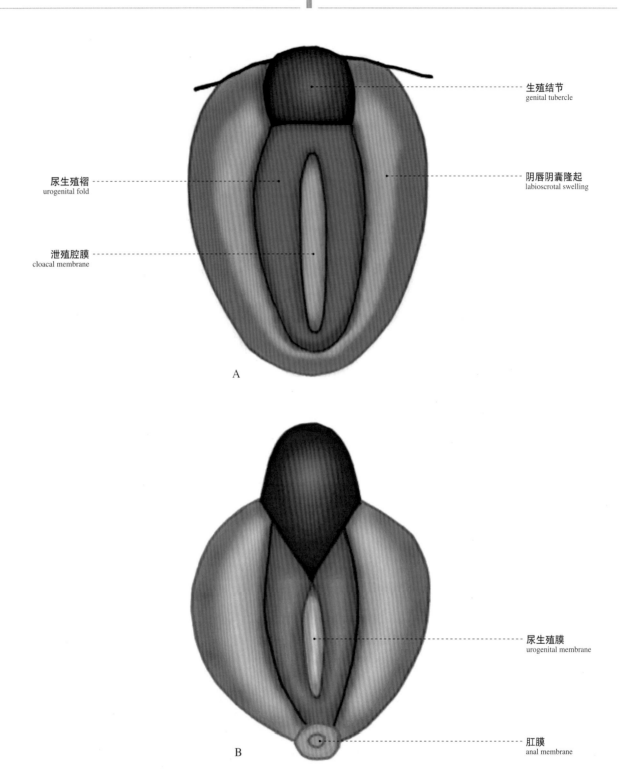

生殖结节
genital tubercle

阴唇阴囊隆起
labioscrotal swelling

尿生殖褶
urogenital fold

泄殖腔膜
cloacal membrane

A

尿生殖膜
urogenital membrane

肛膜
anal membrane

B

734. 外生殖器的发生（第 4 ~ 7 周）
Development of the external genitalia (4th~7th week)

A、B 为 4 ~ 7 周（性别未分化期）

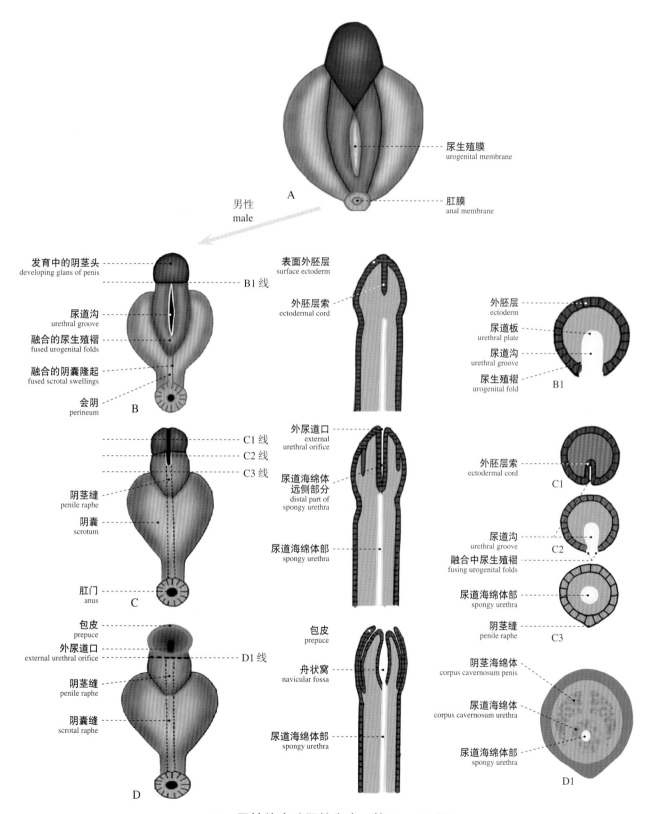

男性
male

尿生殖膜
urogenital membrane

肛膜
anal membrane

发育中的阴茎头
developing glans of penis

B1 线

尿道沟
urethral groove

融合的尿生殖褶
fused urogenital folds

融合的阴囊隆起
fused scrotal swellings

会阴
perineum

B

表面外胚层
surface ectoderm

外胚层索
ectodermal cord

外胚层
ectoderm

尿道板
urethral plate

尿道沟
urethral groove

尿生殖褶
urogenital fold

B1

C1 线
C2 线
C3 线

阴茎缝
penile raphe

阴囊
scrotum

肛门
anus

C

外尿道口
external urethral orifice

尿道海绵体远侧部分
distal part of spongy urethra

尿道海绵体部
spongy urethra

外胚层索
ectodermal cord

C1

尿道沟
urethral groove

C2

融合中尿生殖褶
fusing urogenital folds

尿道海绵体部
spongy urethra

阴茎缝
penile raphe

C3

包皮
prepuce

外尿道口
external urethral orifice

D1 线

阴茎缝
penile raphe

阴囊缝
scrotal raphe

D

包皮
prepuce

舟状窝
navicular fossa

尿道海绵体部
spongy urethra

阴茎海绵体
corpus cavernosum penis

尿道海绵体
corpus cavernosum urethra

尿道海绵体部
spongy urethra

D1

735. 男性外生殖器的发生（第 9 ～ 12 周）
Development of the male external genitalia (9th~12th week)

A 为性别未分化；B、C、D 分别为 9、10、12 周男性外生殖器的发生；B1、C1、C2、C3、D1 分别为 B、C、D 相应阴茎部位横切面

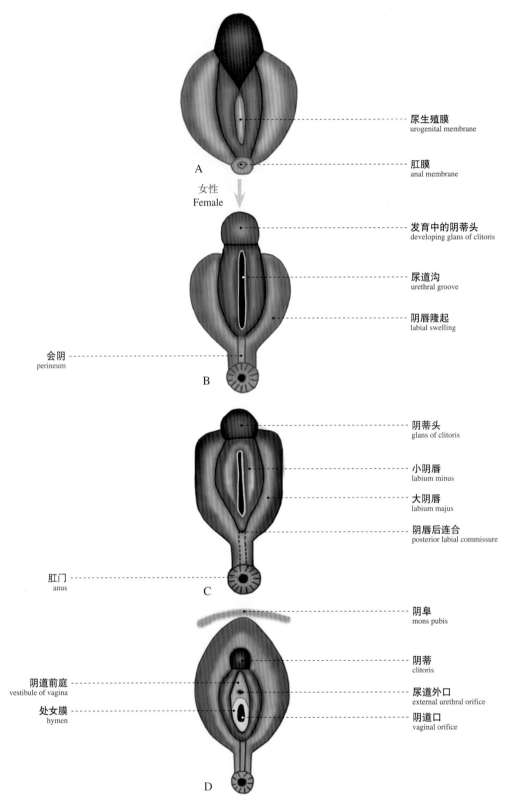

尿生殖膜
urogenital membrane

肛膜
anal membrane

A

女性
Female

发育中的阴蒂头
developing glans of clitoris

尿道沟
urethral groove

阴唇隆起
labial swelling

会阴
perineum

B

阴蒂头
glans of clitoris

小阴唇
labium minus

大阴唇
labium majus

阴唇后连合
posterior labial commissure

肛门
anus

C

阴阜
mons pubis

阴蒂
clitoris

阴道前庭
vestibule of vagina

尿道外口
external urethral orifice

处女膜
hymen

阴道口
vaginal orifice

D

736. 女性外生殖器的发生（第 9 ~ 12 周）
Development of the female external genitalia (9th~12th week)

B、C、D 分别为 9、11、12 周女性外生殖器的发生

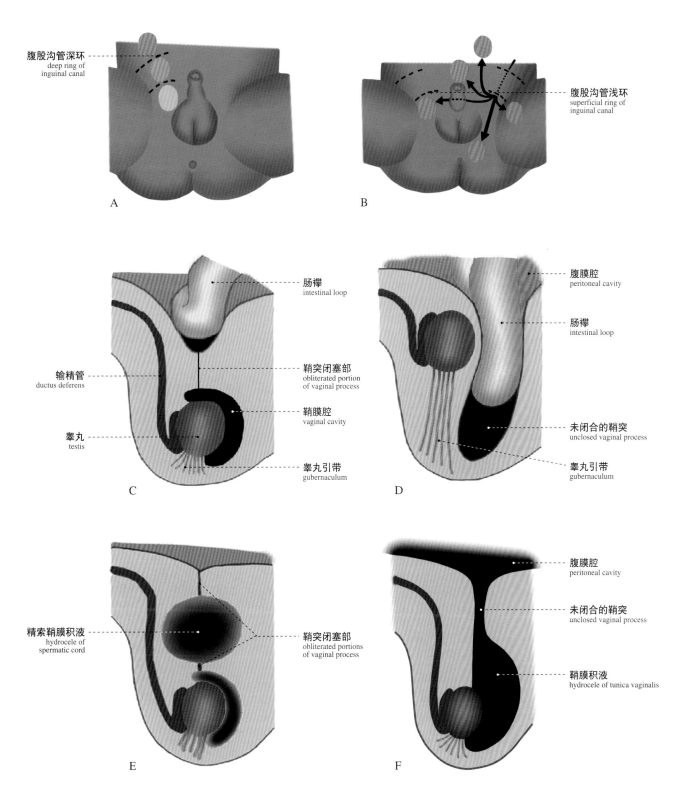

腹股沟管深环
deep ring of
inguinal canal

腹股沟管浅环
superficial ring of
inguinal canal

A

B

肠襻
intestinal loop

输精管
ductus deferens

鞘突闭塞部
obliterated portion
of vaginal process

鞘膜腔
vaginal cavity

睾丸
testis

睾丸引带
gubernaculum

C

腹膜腔
peritoneal cavity

肠襻
intestinal loop

未闭合的鞘突
unclosed vaginal process

睾丸引带
gubernaculum

D

精索鞘膜积液
hydrocele of
spermatic cord

鞘突闭塞部
obliterated portions
of vaginal process

E

腹膜腔
peritoneal cavity

未闭合的鞘突
unclosed vaginal process

鞘膜积液
hydrocele of tunica vaginalis

F

737. 隐睾和先天性腹股沟疝
Cryptorchid testes and congenital inguinal hernia

A. 隐睾可能的位置；B. 异位睾丸常见的位置；C. 先天性不完全性腹股沟疝；D. 先天性完全性腹股沟疝；E. 精索鞘膜积液；F. 交通鞘膜积液

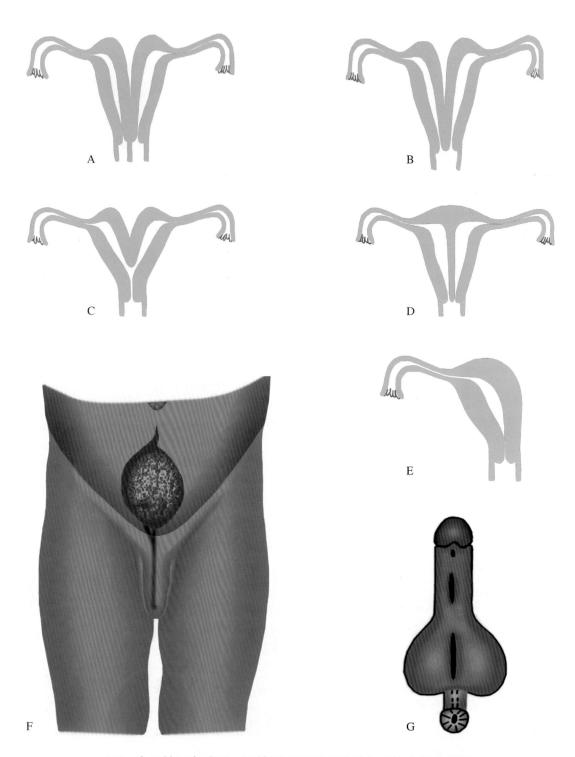

738. 先天性子宫畸形，男性尿道下裂及尿道上裂伴有膀胱外翻

Congenital uterine abnormalities, male hypospadias and epispadia combined with ectopia of the bladder

A. 双子宫双阴道；B. 双子宫单阴道；C. 双角子宫；D. 有隔子宫；E. 单角子宫；F. 尿道上裂伴有膀胱外翻；G. 尿道下裂

第九章

盆部断面与影像对照

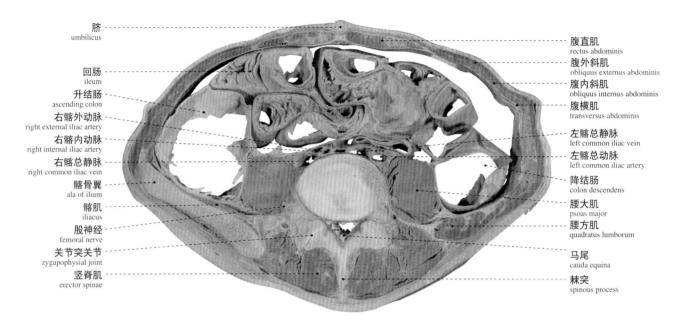

脐
umbilicus

回肠
ileum

升结肠
ascending colon

右髂外动脉
right external iliac artery

右髂内动脉
right internal iliac artery

右髂总静脉
right common iliac vein

髂骨翼
ala of ilium

髂肌
iliacus

股神经
femoral nerve

关节突关节
zygapophysial joint

竖脊肌
erector spinae

腹直肌
rectus abdominis

腹外斜肌
obliquus externus abdominis

腹内斜肌
obliquus internus abdominis

腹横肌
transversus abdominis

左髂总静脉
left common iliac vein

左髂总动脉
left common iliac artery

降结肠
colon descendens

腰大肌
psoas major

腰方肌
quadratus lumborum

马尾
cauda equina

棘突
spinous process

739. 盆部水平断面 1
Horizontal section of the pelvis 1

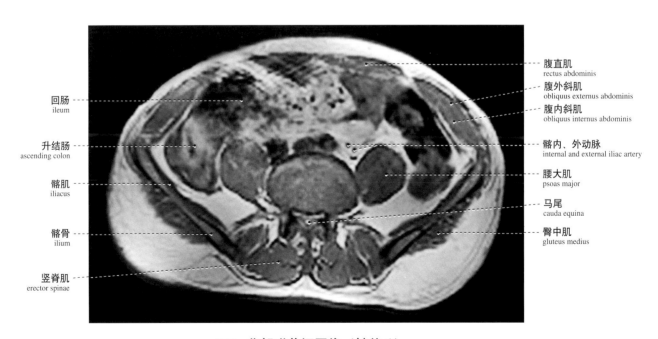

回肠
ileum

升结肠
ascending colon

髂肌
iliacus

髂骨
ilium

竖脊肌
erector spinae

腹直肌
rectus abdominis

腹外斜肌
obliquus externus abdominis

腹内斜肌
obliquus internus abdominis

髂内、外动脉
internal and external iliac artery

腰大肌
psoas major

马尾
cauda equina

臀中肌
gluteus medius

740. 盆部磁共振图像（轴位 1）
MRI of the pelvis (axial view 1)

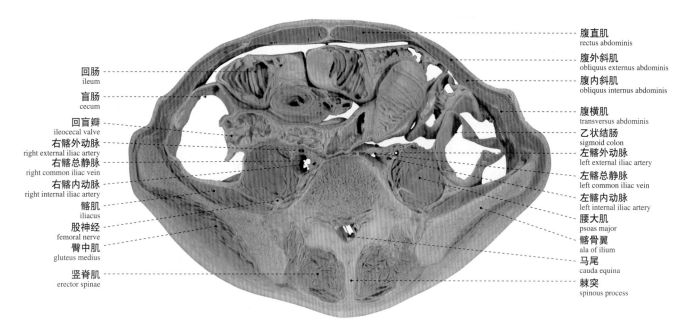

回肠
ileum

盲肠
cecum

回盲瓣
ileocecal valve

右髂外动脉
right external iliac artery

右髂总静脉
right common iliac vein

右髂内动脉
right internal iliac artery

髂肌
iliacus

股神经
femoral nerve

臀中肌
gluteus medius

竖脊肌
erector spinae

腹直肌
rectus abdominis

腹外斜肌
obliquus externus abdominis

腹内斜肌
obliquus internus abdominis

腹横肌
transversus abdominis

乙状结肠
sigmoid colon

左髂外动脉
left external iliac artery

左髂总静脉
left common iliac vein

左髂内动脉
left internal iliac artery

腰大肌
psoas major

髂骨翼
ala of ilium

马尾
cauda equina

棘突
spinous process

741. 盆部水平断面 2

Horizontal section of the pelvis 2

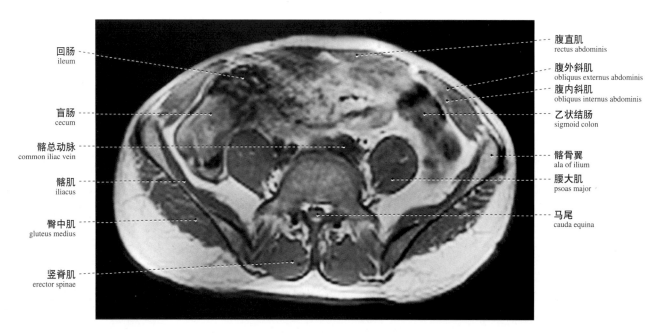

回肠
ileum

盲肠
cecum

髂总动脉
common iliac vein

髂肌
iliacus

臀中肌
gluteus medius

竖脊肌
erector spinae

腹直肌
rectus abdominis

腹外斜肌
obliquus externus abdominis

腹内斜肌
obliquus internus abdominis

乙状结肠
sigmoid colon

髂骨翼
ala of ilium

腰大肌
psoas major

马尾
cauda equina

742. 盆部磁共振图像（轴位 2）

MRI of the pelvis (axial view 2)

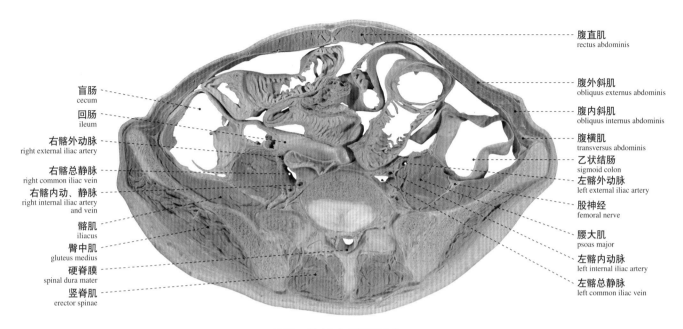

盲肠
cecum

回肠
ileum

右髂外动脉
right external iliac artery

右髂总静脉
right common iliac vein

右髂内动、静脉
right internal iliac artery
and vein

髂肌
iliacus

臀中肌
gluteus medius

硬脊膜
spinal dura mater

竖脊肌
erector spinae

腹直肌
rectus abdominis

腹外斜肌
obliquus externus abdominis

腹内斜肌
obliquus internus abdominis

腹横肌
transversus abdominis

乙状结肠
sigmoid colon

左髂外动脉
left external iliac artery

股神经
femoral nerve

腰大肌
psoas major

左髂内动脉
left internal iliac artery

左髂总静脉
left common iliac vein

743. 盆部水平断面 3

Horizontal section of the pelvis 3

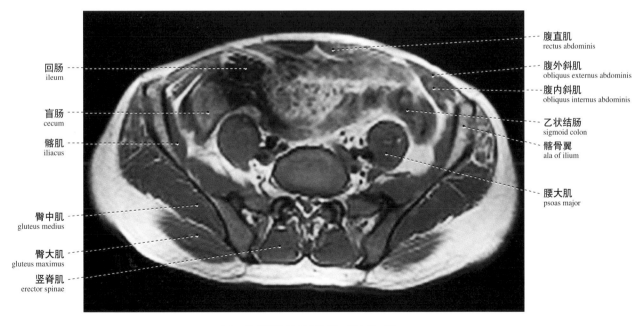

回肠
ileum

盲肠
cecum

髂肌
iliacus

臀中肌
gluteus medius

臀大肌
gluteus maximus

竖脊肌
erector spinae

腹直肌
rectus abdominis

腹外斜肌
obliquus externus abdominis

腹内斜肌
obliquus internus abdominis

乙状结肠
sigmoid colon

髂骨翼
ala of ilium

腰大肌
psoas major

744. 盆部磁共振图像（轴位 3）

MRI of the pelvis (axial view 3)

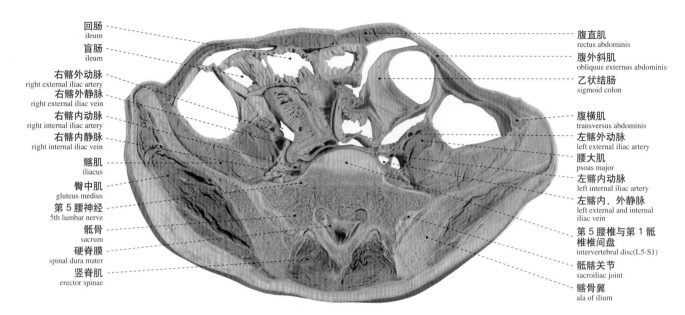

回肠 ileum	腹直肌 rectus abdominis
盲肠 ileum	腹外斜肌 obliquus externus abdominis
右髂外动脉 right external iliac artery	乙状结肠 sigmoid colon
右髂外静脉 right external iliac vein	腹横肌 transversus abdominis
右髂内动脉 right internal iliac artery	左髂外动脉 left external iliac artery
右髂内静脉 right internal iliac vein	腰大肌 psoas major
髂肌 iliacus	左髂内动脉 left internal iliac artery
臀中肌 gluteus medius	左髂内、外静脉 left external and internal iliac vein
第5腰神经 5th lumbar nerve	第5腰椎与第1骶椎椎间盘 intervertebral disc(L5-S1)
骶骨 sacrum	骶髂关节 sacroiliac joint
硬脊膜 spinal dura mater	髂骨翼 ala of ilium
竖脊肌 erector spinae	

745. 盆部水平断面 4
Horizontal section of the pelvis 4

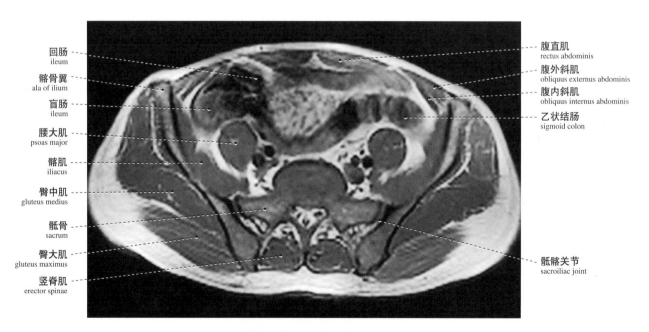

回肠 ileum	腹直肌 rectus abdominis
髂骨翼 ala of ilium	腹外斜肌 obliquus externus abdominis
盲肠 ileum	腹内斜肌 obliquus internus abdominis
腰大肌 psoas major	乙状结肠 sigmoid colon
髂肌 iliacus	
臀中肌 gluteus medius	
骶骨 sacrum	
臀大肌 gluteus maximus	骶髂关节 sacroiliac joint
竖脊肌 erector spinae	

746. 盆部磁共振图像（轴位 4）
MRI of the pelvis (axial view 4)

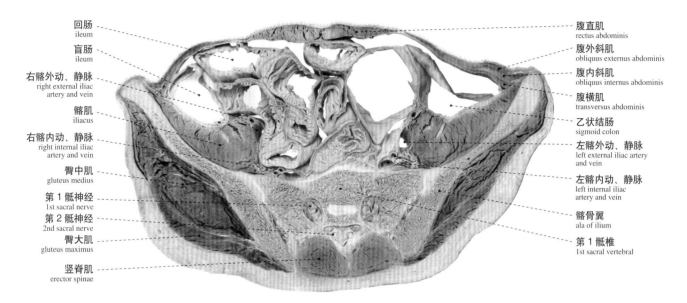

回肠
ileum

盲肠
ileum

右髂外动、静脉
right external iliac
artery and vein

髂肌
iliacus

右髂内动、静脉
right internal iliac
artery and vein

臀中肌
gluteus medius

第 1 骶神经
1st sacral nerve

第 2 骶神经
2nd sacral nerve

臀大肌
gluteus maximus

竖脊肌
erector spinae

腹直肌
rectus abdominis

腹外斜肌
obliquus externus abdominis

腹内斜肌
obliquus internus abdominis

腹横肌
transversus abdominis

乙状结肠
sigmoid colon

左髂外动、静脉
left external iliac artery
and vein

左髂内动、静脉
left internal iliac
artery and vein

髂骨翼
ala of ilium

第 1 骶椎
1st sacral vertebral

747. 盆部水平断面 5
Horizontal section of the pelvis 5

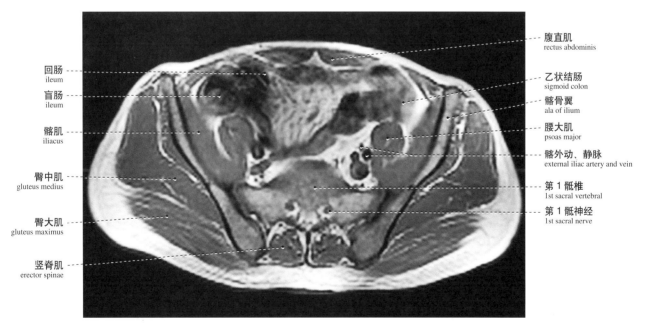

回肠
ileum

盲肠
ileum

髂肌
iliacus

臀中肌
gluteus medius

臀大肌
gluteus maximus

竖脊肌
erector spinae

腹直肌
rectus abdominis

乙状结肠
sigmoid colon

髂骨翼
ala of ilium

腰大肌
psoas major

髂外动、静脉
external iliac artery and vein

第 1 骶椎
1st sacral vertebral

第 1 骶神经
1st sacral nerve

748. 盆部磁共振图像（轴位 5）
MRI of the pelvis (axial view 5)

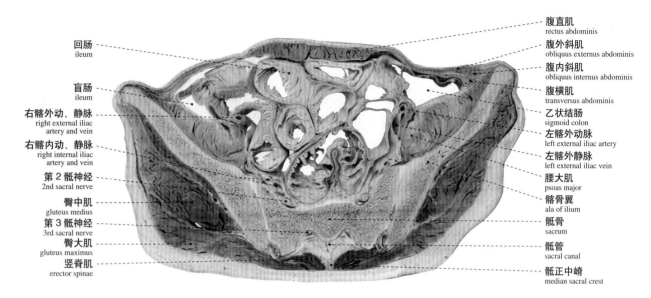

回肠
ileum

盲肠
ileum

右髂外动、静脉
right external iliac
artery and vein

右髂内动、静脉
right internal iliac
artery and vein

第 2 骶神经
2nd sacral nerve

臀中肌
gluteus medius

第 3 骶神经
3rd sacral nerve

臀大肌
gluteus maximus

竖脊肌
erector spinae

腹直肌
rectus abdominis

腹外斜肌
obliquus externus abdominis

腹内斜肌
obliquus internus abdominis

腹横肌
transversus abdominis

乙状结肠
sigmoid colon

左髂外动脉
left external iliac artery

左髂外静脉
left external iliac vein

腰大肌
psoas major

髂骨翼
ala of ilium

骶骨
sacrum

骶管
sacral canal

骶正中嵴
median sacral crest

749. 盆部水平断面 6
Horizontal section of the pelvis 6

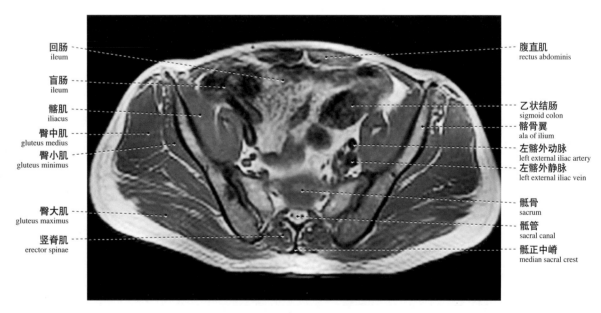

回肠
ileum

盲肠
ileum

髂肌
iliacus

臀中肌
gluteus medius

臀小肌
gluteus minimus

臀大肌
gluteus maximus

竖脊肌
erector spinae

腹直肌
rectus abdominis

乙状结肠
sigmoid colon

髂骨翼
ala of ilium

左髂外动脉
left external iliac artery

左髂外静脉
left external iliac vein

骶骨
sacrum

骶管
sacral canal

骶正中嵴
median sacral crest

750. 盆部磁共振图像（轴位 6）
MRI of the pelvis (axial view 6)

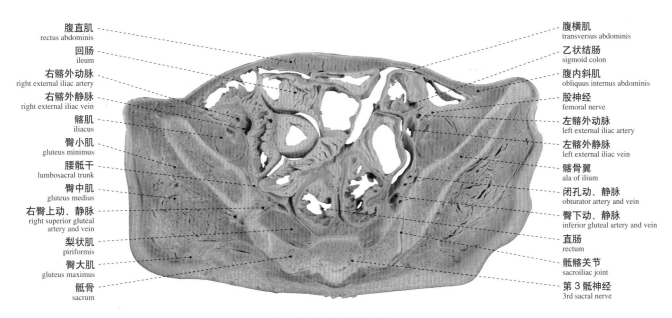

腹直肌
rectus abdominis

回肠
ileum

右髂外动脉
right external iliac artery

右髂外静脉
right external iliac vein

髂肌
iliacus

臀小肌
gluteus minimus

腰骶干
lumbosacral trunk

臀中肌
gluteus medius

右臀上动、静脉
right superior gluteal
artery and vein

梨状肌
piriformis

臀大肌
gluteus maximus

骶骨
sacrum

腹横肌
transversus abdominis

乙状结肠
sigmoid colon

腹内斜肌
obliquus internus abdominis

股神经
femoral nerve

左髂外动脉
left external iliac artery

左髂外静脉
left external iliac vein

髂骨翼
ala of ilium

闭孔动、静脉
obturator artery and vein

臀下动、静脉
inferior gluteal artery and vein

直肠
rectum

骶髂关节
sacroiliac joint

第 3 骶神经
3rd sacral nerve

751. 盆部水平断面 7
Horizontal section of the pelvis 7

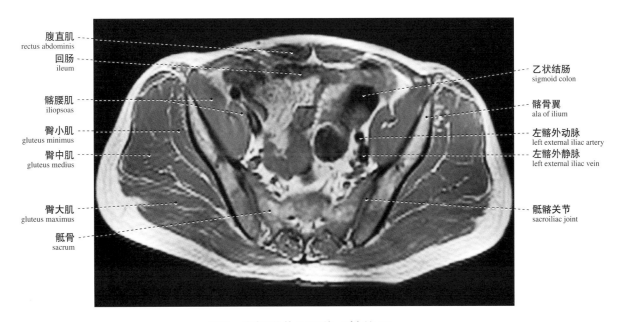

腹直肌
rectus abdominis

回肠
ileum

髂腰肌
iliopsoas

臀小肌
gluteus minimus

臀中肌
gluteus medius

臀大肌
gluteus maximus

骶骨
sacrum

乙状结肠
sigmoid colon

髂骨翼
ala of ilium

左髂外动脉
left external iliac artery

左髂外静脉
left external iliac vein

骶髂关节
sacroiliac joint

752. 盆部磁共振图像（轴位 7）
MRI of the pelvis (axial view 7)

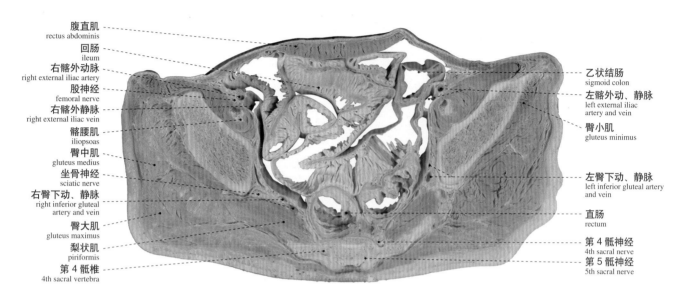

腹直肌
rectus abdominis

回肠
ileum

右髂外动脉
right external iliac artery

股神经
femoral nerve

右髂外静脉
right external iliac vein

髂腰肌
iliopsoas

臀中肌
gluteus medius

坐骨神经
sciatic nerve

右臀下动、静脉
right inferior gluteal
artery and vein

臀大肌
gluteus maximus

梨状肌
piriformis

第 4 骶椎
4th sacral vertebra

乙状结肠
sigmoid colon

左髂外动、静脉
left external iliac
artery and vein

臀小肌
gluteus minimus

左臀下动、静脉
left inferior gluteal artery
and vein

直肠
rectum

第 4 骶神经
4th sacral nerve

第 5 骶神经
5th sacral nerve

753. 盆部水平断面 8

Horizontal section of the pelvis 8

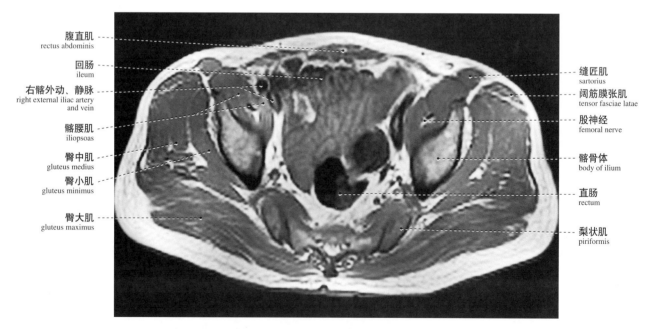

腹直肌
rectus abdominis

回肠
ileum

右髂外动、静脉
right external iliac artery
and vein

髂腰肌
iliopsoas

臀中肌
gluteus medius

臀小肌
gluteus minimus

臀大肌
gluteus maximus

缝匠肌
sartorius

阔筋膜张肌
tensor fasciae latae

股神经
femoral nerve

髂骨体
body of ilium

直肠
rectum

梨状肌
piriformis

754. 盆部磁共振图像（轴位 8）

MRI of the pelvis (axial view 8)

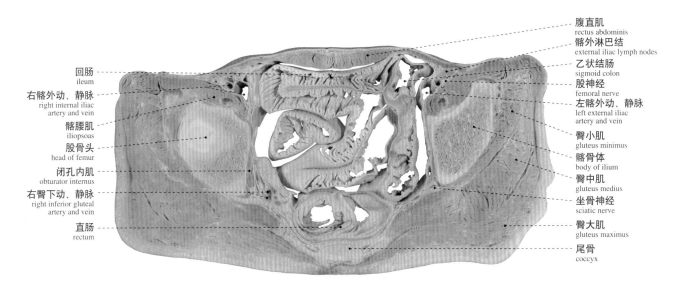

回肠
ileum

右髂外动、静脉
right internal iliac
artery and vein

髂腰肌
iliopsoas

股骨头
head of femur

闭孔内肌
obturator internus

右臀下动、静脉
right inferior gluteal
artery and vein

直肠
rectum

腹直肌
rectus abdominis

髂外淋巴结
external iliac lymph nodes

乙状结肠
sigmoid colon

股神经
femoral nerve

左髂外动、静脉
left external iliac
artery and vein

臀小肌
gluteus minimus

髂骨体
body of ilium

臀中肌
gluteus medius

坐骨神经
sciatic nerve

臀大肌
gluteus maximus

尾骨
coccyx

755. 盆部水平断面 9
Horizontal section of the pelvis 9

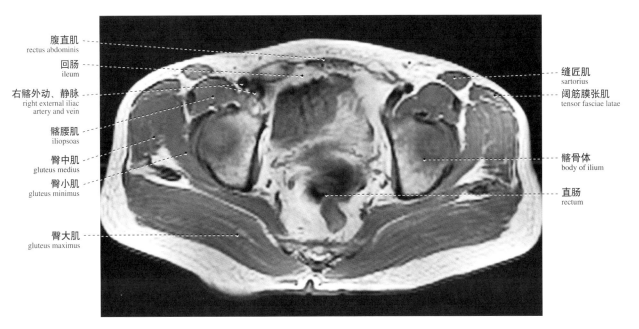

腹直肌
rectus abdominis

回肠
ileum

右髂外动、静脉
right external iliac
artery and vein

髂腰肌
iliopsoas

臀中肌
gluteus medius

臀小肌
gluteus minimus

臀大肌
gluteus maximus

缝匠肌
sartorius

阔筋膜张肌
tensor fasciae latae

髂骨体
body of ilium

直肠
rectum

756. 盆部磁共振图像（轴位 9）
MRI of the pelvis（axial view 9）

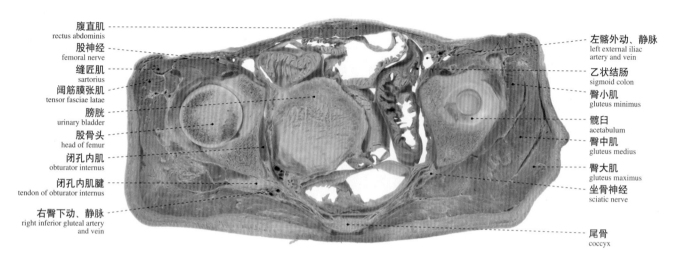

腹直肌
rectus abdominis

股神经
femoral nerve

缝匠肌
sartorius

阔筋膜张肌
tensor fasciae latae

膀胱
urinary bladder

股骨头
head of femur

闭孔内肌
obturator internus

闭孔内肌腱
tendon of obturator internus

右臀下动、静脉
right inferior gluteal artery and vein

左髂外动、静脉
left external iliac artery and vein

乙状结肠
sigmoid colon

臀小肌
gluteus minimus

髋臼
acetabulum

臀中肌
gluteus medius

臀大肌
gluteus maximus

坐骨神经
sciatic nerve

尾骨
coccyx

757. 盆部水平断面 10

Horizontal section of the pelvis 10

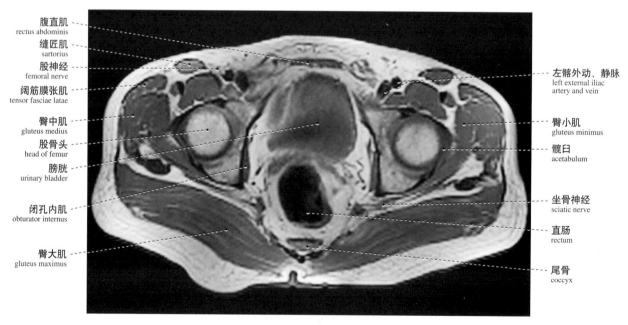

腹直肌
rectus abdominis

缝匠肌
sartorius

股神经
femoral nerve

阔筋膜张肌
tensor fasciae latae

臀中肌
gluteus medius

股骨头
head of femur

膀胱
urinary bladder

闭孔内肌
obturator internus

臀大肌
gluteus maximus

左髂外动、静脉
left external iliac artery and vein

臀小肌
gluteus minimus

髋臼
acetabulum

坐骨神经
sciatic nerve

直肠
rectum

尾骨
coccyx

758. 盆部磁共振图像（轴位 10）

MRI of the pelvis (axial view 10)

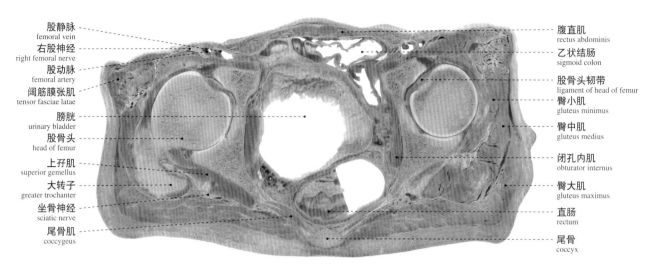

股静脉　femoral vein
右股神经　right femoral nerve
股动脉　femoral artery
阔筋膜张肌　tensor fasciae latae
膀胱　urinary bladder
股骨头　head of femur
上孖肌　superior gemellus
大转子　greater trochanter
坐骨神经　sciatic nerve
尾骨肌　coccygeus

腹直肌　rectus abdominis
乙状结肠　sigmoid colon
股骨头韧带　ligament of head of femur
臀小肌　gluteus minimus
臀中肌　gluteus medius
闭孔内肌　obturator internus
臀大肌　gluteus maximus
直肠　rectum
尾骨　coccyx

759. 盆部水平断面 11
Horizontal section of the pelvis 11

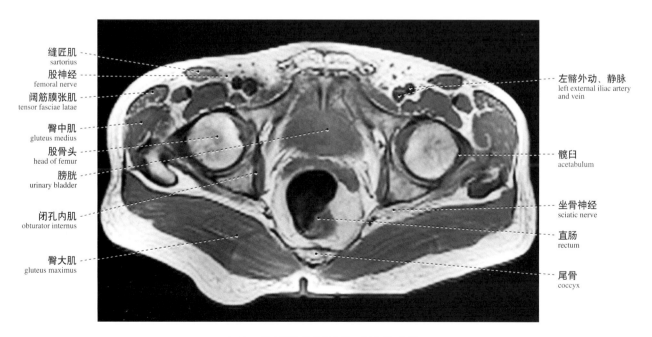

缝匠肌　sartorius
股神经　femoral nerve
阔筋膜张肌　tensor fasciae latae
臀中肌　gluteus medius
股骨头　head of femur
膀胱　urinary bladder
闭孔内肌　obturator internus
臀大肌　gluteus maximus

左髂外动、静脉　left external iliac artery and vein
髋臼　acetabulum
坐骨神经　sciatic nerve
直肠　rectum
尾骨　coccyx

760. 盆部磁共振图像（轴位 11）
MRI of the pelvis (axial view 11)

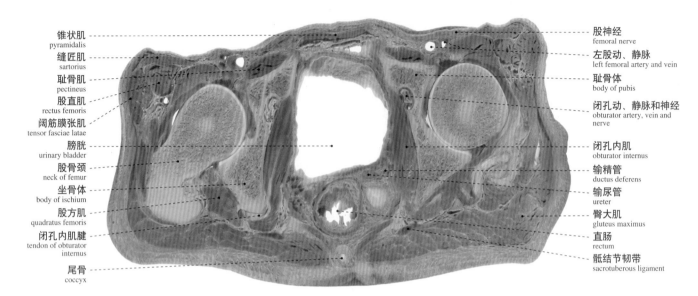

锥状肌
pyramidalis

缝匠肌
sartorius

耻骨肌
pectineus

股直肌
rectus femoris

阔筋膜张肌
tensor fasciae latae

膀胱
urinary bladder

股骨颈
neck of femur

坐骨体
body of ischium

股方肌
quadratus femoris

闭孔内肌腱
tendon of obturator internus

尾骨
coccyx

股神经
femoral nerve

左股动、静脉
left femoral artery and vein

耻骨体
body of pubis

闭孔动、静脉和神经
obturator artery, vein and nerve

闭孔内肌
obturator internus

输精管
ductus deferens

输尿管
ureter

臀大肌
gluteus maximus

直肠
rectum

骶结节韧带
sacrotuberous ligament

761. 盆部水平断面 12

Horizontal section of the pelvis 12

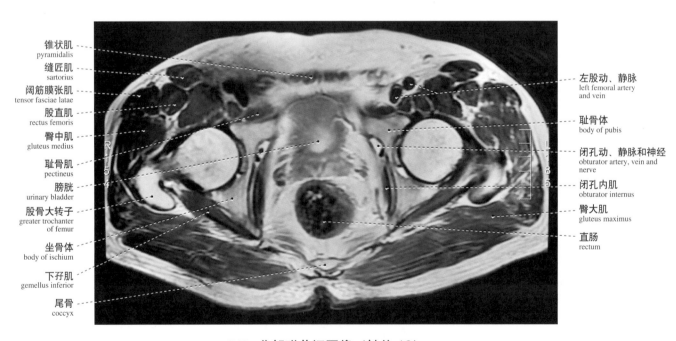

锥状肌
pyramidalis

缝匠肌
sartorius

阔筋膜张肌
tensor fasciae latae

股直肌
rectus femoris

臀中肌
gluteus medius

耻骨肌
pectineus

膀胱
urinary bladder

股骨大转子
greater trochanter of femur

坐骨体
body of ischium

下孖肌
gemellus inferior

尾骨
coccyx

左股动、静脉
left femoral artery and vein

耻骨体
body of pubis

闭孔动、静脉和神经
obturator artery, vein and nerve

闭孔内肌
obturator internus

臀大肌
gluteus maximus

直肠
rectum

762. 盆部磁共振图像（轴位 12）

MRI of the pelvis (axial view 12)

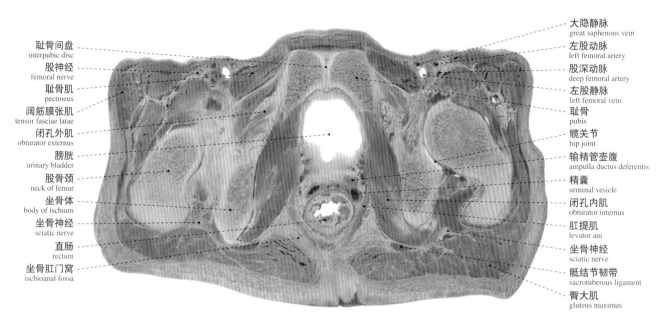

耻骨间盘
interpubic disc

股神经
femoral nerve

耻骨肌
pectineus

阔筋膜张肌
tensor fasciae latae

闭孔外肌
obturator externus

膀胱
urinary bladder

股骨颈
neck of femur

坐骨体
body of ischium

坐骨神经
sciatic nerve

直肠
rectum

坐骨肛门窝
ischioanal fossa

大隐静脉
great saphenous vein

左股动脉
left femoral artery

股深动脉
deep femoral artery

左股静脉
left femoral vein

耻骨
pubis

髋关节
hip joint

输精管壶腹
ampulla ductus deferentis

精囊
seminal vesicle

闭孔内肌
obturator internus

肛提肌
levator ani

坐骨神经
sciatic nerve

骶结节韧带
sacrotuberous ligament

臀大肌
gluteus maximus

763. 盆部水平断面 13
Horizontal section of the pelvis 13

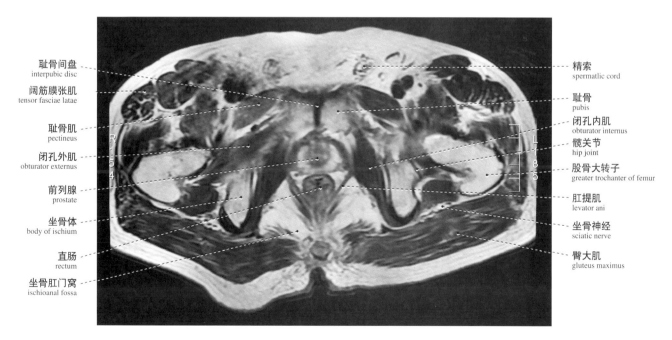

耻骨间盘
interpubic disc

阔筋膜张肌
tensor fasciae latae

耻骨肌
pectineus

闭孔外肌
obturator externus

前列腺
prostate

坐骨体
body of ischium

直肠
rectum

坐骨肛门窝
ischioanal fossa

精索
spermatic cord

耻骨
pubis

闭孔内肌
obturator internus

髋关节
hip joint

股骨大转子
greater trochanter of femur

肛提肌
levator ani

坐骨神经
sciatic nerve

臀大肌
gluteus maximus

764. 盆部磁共振图像（轴位 13）
MRI of the pelvis (axial view 13)

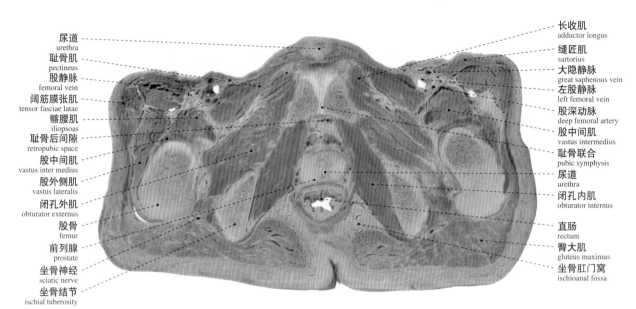

尿道
urethra

耻骨肌
pectineus

股静脉
femoral vein

阔筋膜张肌
tensor fasciae latae

髂腰肌
iliopsoas

耻骨后间隙
retropubic space

股中间肌
vastus inter medius

股外侧肌
vastus lateralis

闭孔外肌
obturator externus

股骨
femur

前列腺
prostate

坐骨神经
sciatic nerve

坐骨结节
ischial tuberosity

长收肌
adductor longus

缝匠肌
sartorius

大隐静脉
great saphenous vein

左股静脉
left femoral vein

股深动脉
deep femoral artery

股中间肌
vastus intermedius

耻骨联合
pubic symphysis

尿道
urethra

闭孔内肌
obturator internus

直肠
rectum

臀大肌
gluteus maximus

坐骨肛门窝
ischioanal fossa

765. 盆部水平断面 14
Horizontal section of the pelvis 14

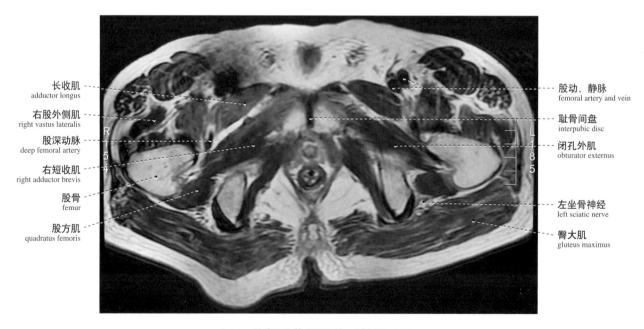

长收肌
adductor longus

右股外侧肌
right vastus lateralis

股深动脉
deep femoral artery

右短收肌
right adductor brevis

股骨
femur

股方肌
quadratus femoris

股动、静脉
femoral artery and vein

耻骨间盘
interpubic disc

闭孔外肌
obturator externus

左坐骨神经
left sciatic nerve

臀大肌
gluteus maximus

766. 盆部磁共振图像（轴位 14）
MRI of the pelvis (axial view 14)

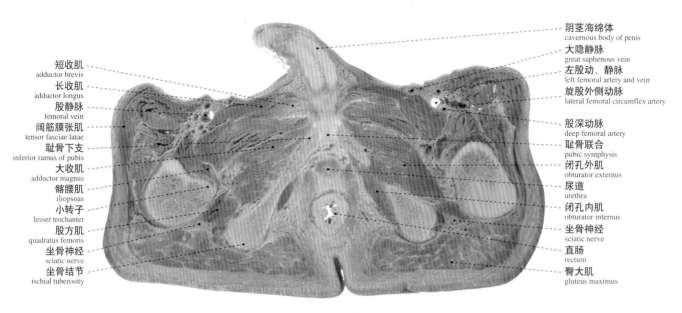

短收肌
adductor brevis

长收肌
adductor longus

股静脉
femoral vein

阔筋膜张肌
tensor fasciae latae

耻骨下支
inferior ramus of pubis

大收肌
adductor magnus

髂腰肌
iliopsoas

小转子
lesser trochanter

股方肌
quadratus femoris

坐骨神经
sciatic nerve

坐骨结节
ischial tuberosity

阴茎海绵体
cavernous body of penis

大隐静脉
great saphenous vein

左股动、静脉
left femoral artery and vein

旋股外侧动脉
lateral femoral circumflex artery

股深动脉
deep femoral artery

耻骨联合
pubic symphysis

闭孔外肌
obturator externus

尿道
urethra

闭孔内肌
obturator internus

坐骨神经
sciatic nerve

直肠
rectum

臀大肌
gluteus maximus

767. 盆部水平断面 15

Horizontal section of the pelvis 15

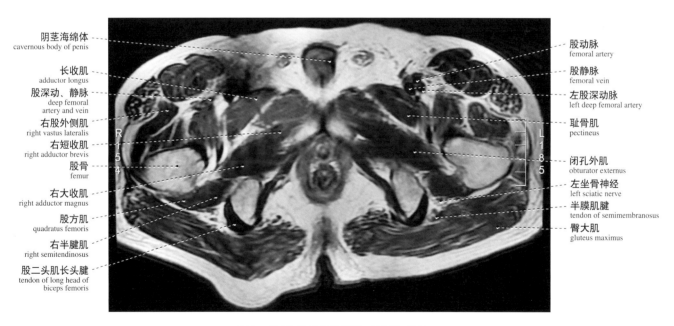

阴茎海绵体
cavernous body of penis

长收肌
adductor longus

股深动、静脉
deep femoral artery and vein

右股外侧肌
right vastus lateralis

右短收肌
right adductor brevis

股骨
femur

右大收肌
right adductor magnus

股方肌
quadratus femoris

右半腱肌
right semitendinosus

股二头肌长头腱
tendon of long head of biceps femoris

股动脉
femoral artery

股静脉
femoral vein

左股深动脉
left deep femoral artery

耻骨肌
pectineus

闭孔外肌
obturator externus

左坐骨神经
left sciatic nerve

半膜肌腱
tendon of semimembranosus

臀大肌
gluteus maximus

768. 盆部磁共振图像（轴位 15）

MRI of the pelvis (axial view 15)

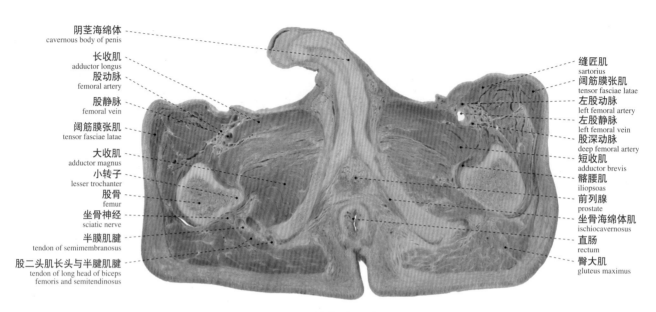

阴茎海绵体
cavernous body of penis

长收肌
adductor longus

股动脉
femoral artery

股静脉
femoral vein

阔筋膜张肌
tensor fasciae latae

大收肌
adductor magnus

小转子
lesser trochanter

股骨
femur

坐骨神经
sciatic nerve

半膜肌腱
tendon of semimembranosus

股二头肌长头与半腱肌腱
tendon of long head of biceps
femoris and semitendinosus

缝匠肌
sartorius

阔筋膜张肌
tensor fasciae latae

左股动脉
left femoral artery

左股静脉
left femoral vein

股深动脉
deep femoral artery

短收肌
adductor brevis

髂腰肌
iliopsoas

前列腺
prostate

坐骨海绵体肌
ischiocavernosus

直肠
rectum

臀大肌
gluteus maximus

769. 盆部水平断面 16
Horizontal section of the pelvis 16

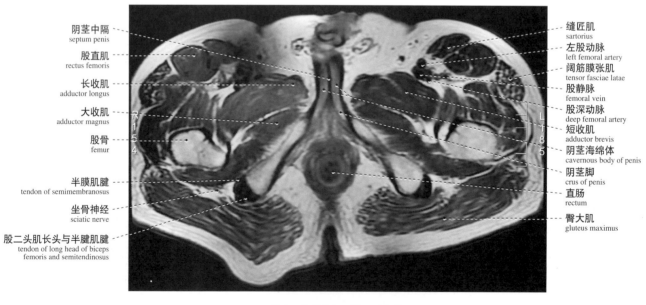

阴茎中隔
septum penis

股直肌
rectus femoris

长收肌
adductor longus

大收肌
adductor magnus

股骨
femur

半膜肌腱
tendon of semimembranosus

坐骨神经
sciatic nerve

股二头肌长头与半腱肌腱
tendon of long head of biceps
femoris and semitendinosus

缝匠肌
sartorius

左股动脉
left femoral artery

阔筋膜张肌
tensor fasciae latae

股静脉
femoral vein

股深动脉
deep femoral artery

短收肌
adductor brevis

阴茎海绵体
cavernous body of penis

阴茎脚
crus of penis

直肠
rectum

臀大肌
gluteus maximus

770. 盆部磁共振图像（轴位 16）
MRI of the pelvis (axial view 16)

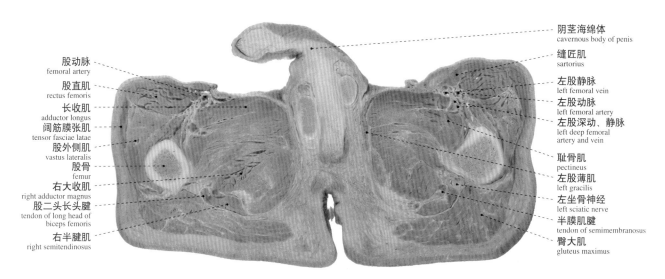

股动脉
femoral artery

股直肌
rectus femoris

长收肌
adductor longus

阔筋膜张肌
tensor fasciae latae

股外侧肌
vastus lateralis

股骨
femur

右大收肌
right adductor magnus

股二头长头腱
tendon of long head of
biceps femoris

右半腱肌
right semitendinosus

阴茎海绵体
cavernous body of penis

缝匠肌
sartorius

左股静脉
left femoral vein

左股动脉
left femoral artery

左股深动、静脉
left deep femoral
artery and vein

耻骨肌
pectineus

左股薄肌
left gracilis

左坐骨神经
left sciatic nerve

半膜肌腱
tendon of semimembranosus

臀大肌
gluteus maximus

771. 盆部水平断面 17
Horizontal section of the pelvis 17

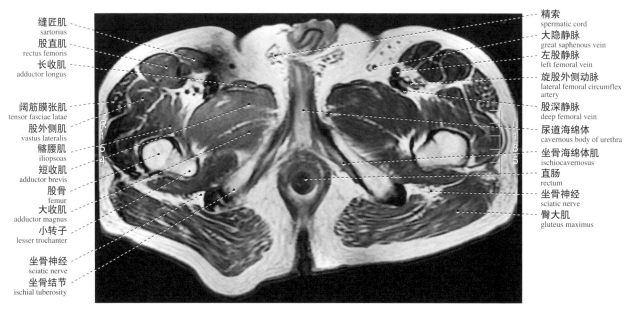

缝匠肌
sartorius

股直肌
rectus femoris

长收肌
adductor longus

阔筋膜张肌
tensor fasciae latae

股外侧肌
vastus lateralis

髂腰肌
iliopsoas

短收肌
adductor brevis

股骨
femur

大收肌
adductor magnus

小转子
lesser trochanter

坐骨神经
sciatic nerve

坐骨结节
ischial tuberosity

精索
spermatic cord

大隐静脉
great saphenous vein

左股静脉
left femoral vein

旋股外侧动脉
lateral femoral circumflex
artery

股深静脉
deep femoral vein

尿道海绵体
cavernous body of urethra

坐骨海绵体肌
ischiocavernosus

直肠
rectum

坐骨神经
sciatic nerve

臀大肌
gluteus maximus

772. 盆部磁共振图像（轴位 17）
MRI of the pelvis (axial view 17)

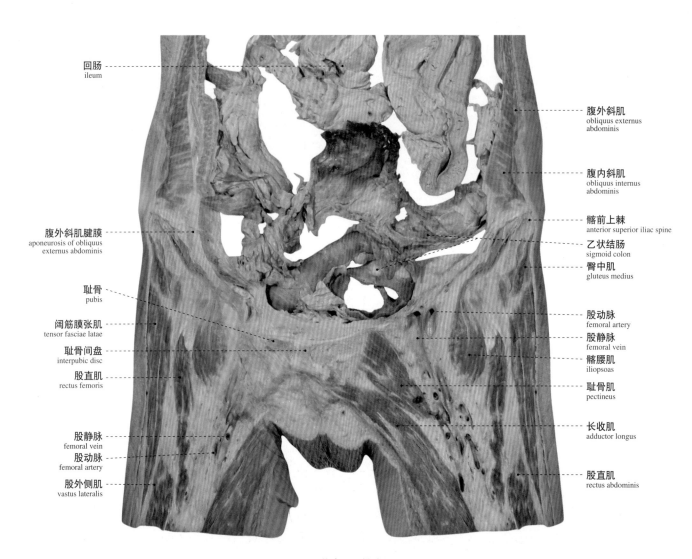

回肠
ileum

腹外斜肌
obliquus externus
abdominis

腹内斜肌
obliquus internus
abdominis

腹外斜肌腱膜
aponeurosis of obliquus
externus abdominis

髂前上棘
anterior superior iliac spine

乙状结肠
sigmoid colon

臀中肌
gluteus medius

耻骨
pubis

阔筋膜张肌
tensor fasciae latae

耻骨间盘
interpubic disc

股直肌
rectus femoris

股动脉
femoral artery

股静脉
femoral vein

髂腰肌
iliopsoas

耻骨肌
pectineus

长收肌
adductor longus

股静脉
femoral vein

股动脉
femoral artery

股外侧肌
vastus lateralis

股直肌
rectus abdominis

773. 盆部冠状断面 1
Coronal section of the pelvis 1

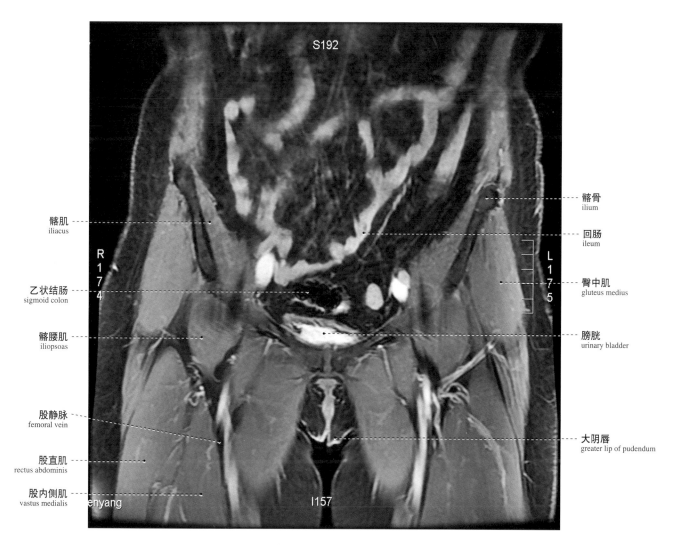

髂肌
iliacus

乙状结肠
sigmoid colon

髂腰肌
iliopsoas

股静脉
femoral vein

股直肌
rectus abdominis

股内侧肌
vastus medialis

髂骨
ilium

回肠
ileum

臀中肌
gluteus medius

膀胱
urinary bladder

大阴唇
greater lip of pudendum

774. 盆部磁共振图像（冠状位 1）
MRI of the pelvis (frontal view 1)

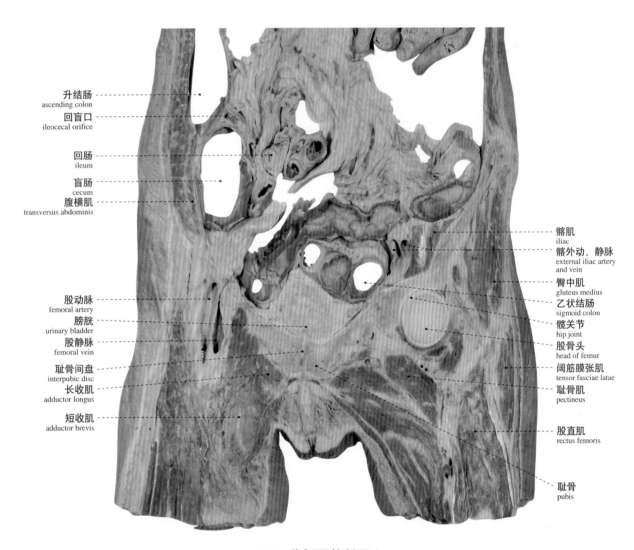

升结肠
ascending colon

回盲口
ileocecal orifice

回肠
ileum

盲肠
cecum

腹横肌
transversus abdominis

股动脉
femoral artery

膀胱
urinary bladder

股静脉
femoral vein

耻骨间盘
interpubic disc

长收肌
adductor longus

短收肌
adductor brevis

髂肌
iliac

髂外动、静脉
external iliac artery and vein

臀中肌
gluteus medius

乙状结肠
sigmoid colon

髋关节
hip joint

股骨头
head of femur

阔筋膜张肌
tensor fasciae latae

耻骨肌
pectineus

股直肌
rectus femoris

耻骨
pubis

775. 盆部冠状断面 2
Coronal section of the pelvis 2

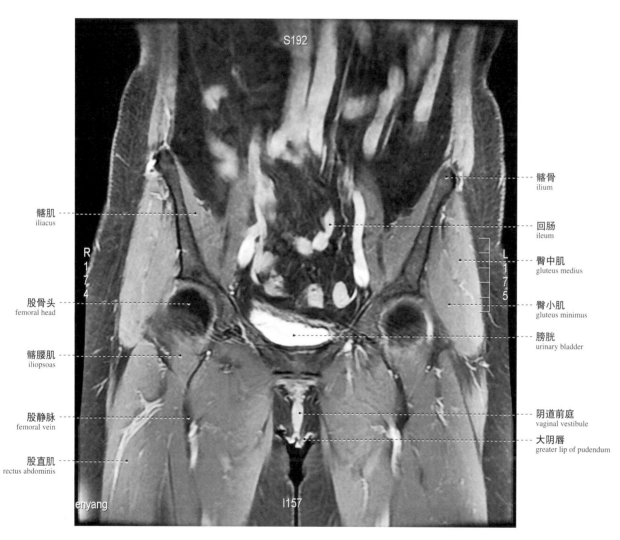

髂肌　iliacus

股骨头　femoral head

髂腰肌　iliopsoas

股静脉　femoral vein

股直肌　rectus abdominis

髂骨　ilium

回肠　ileum

臀中肌　gluteus medius

臀小肌　gluteus minimus

膀胱　urinary bladder

阴道前庭　vaginal vestibule

大阴唇　greater lip of pudendum

776. 盆部磁共振图像（冠状位 2）

MRI of the pelvis (frontal view 2)

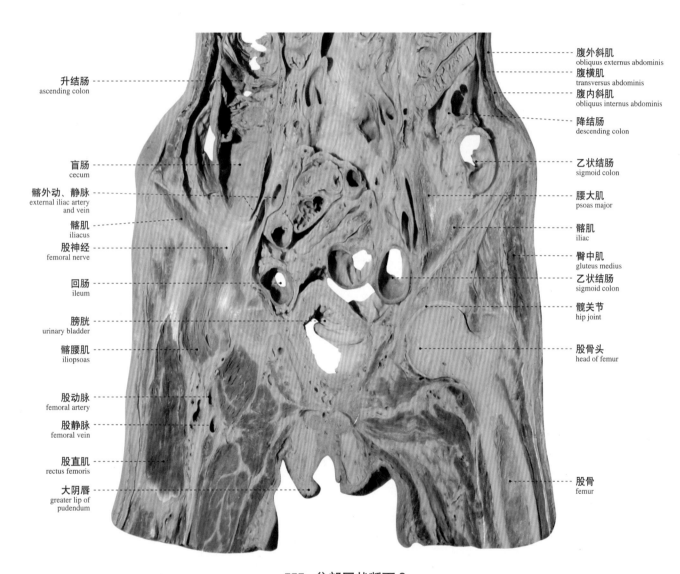

升结肠
ascending colon

盲肠
cecum

髂外动、静脉
external iliac artery
and vein

髂肌
iliacus

股神经
femoral nerve

回肠
ileum

膀胱
urinary bladder

髂腰肌
iliopsoas

股动脉
femoral artery

股静脉
femoral vein

股直肌
rectus femoris

大阴唇
greater lip of
pudendum

腹外斜肌
obliquus externus abdominis

腹横肌
transversus abdominis

腹内斜肌
obliquus internus abdominis

降结肠
descending colon

乙状结肠
sigmoid colon

腰大肌
psoas major

髂肌
iliac

臀中肌
gluteus medius

乙状结肠
sigmoid colon

髋关节
hip joint

股骨头
head of femur

股骨
femur

777. 盆部冠状断面 3
Coronal section of the pelvis 3

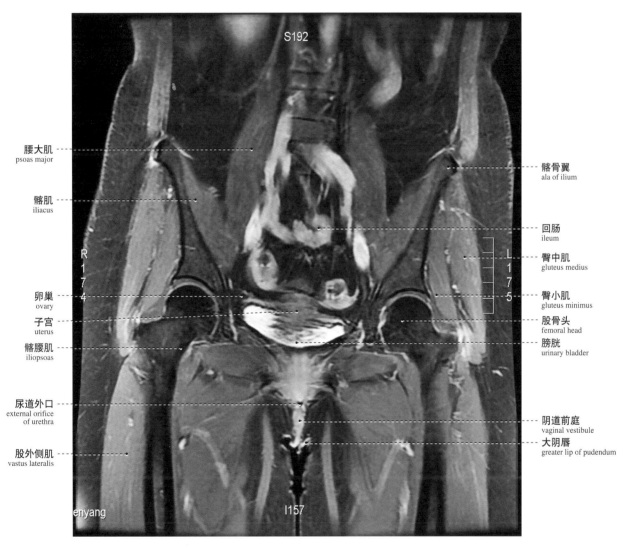

腰大肌
psoas major

髂肌
iliacus

卵巢
ovary

子宫
uterus

髂腰肌
iliopsoas

尿道外口
external orifice
of urethra

股外侧肌
vastus lateralis

髂骨翼
ala of ilium

回肠
ileum

臀中肌
gluteus medius

臀小肌
gluteus minimus

股骨头
femoral head

膀胱
urinary bladder

阴道前庭
vaginal vestibule

大阴唇
greater lip of pudendum

778. 盆部磁共振图像（冠状位3）
MRI of the pelvis (frontal view 3)

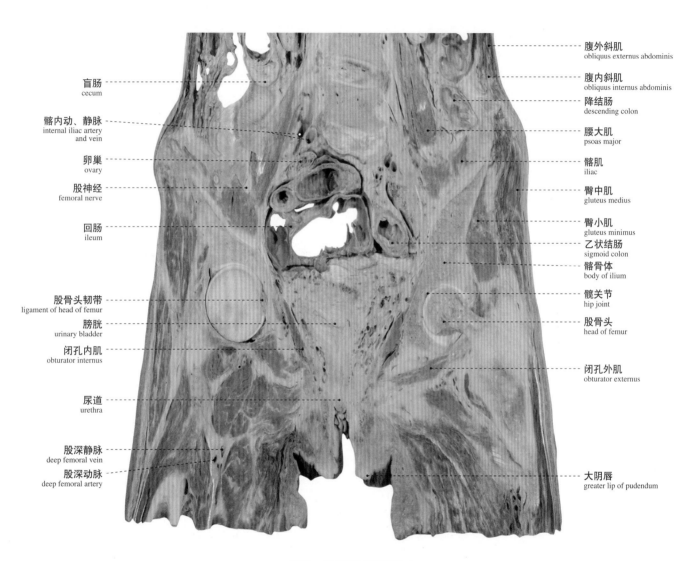

盲肠
cecum

髂内动、静脉
internal iliac artery
and vein

卵巢
ovary

股神经
femoral nerve

回肠
ileum

股骨头韧带
ligament of head of femur

膀胱
urinary bladder

闭孔内肌
obturator internus

尿道
urethra

股深静脉
deep femoral vein

股深动脉
deep femoral artery

腹外斜肌
obliquus externus abdominis

腹内斜肌
obliquus internus abdominis

降结肠
descending colon

腰大肌
psoas major

髂肌
iliac

臀中肌
gluteus medius

臀小肌
gluteus minimus

乙状结肠
sigmoid colon

髂骨体
body of ilium

髋关节
hip joint

股骨头
head of femur

闭孔外肌
obturator externus

大阴唇
greater lip of pudendum

779. 盆部冠状断面 4
Coronal section of the pelvis 4

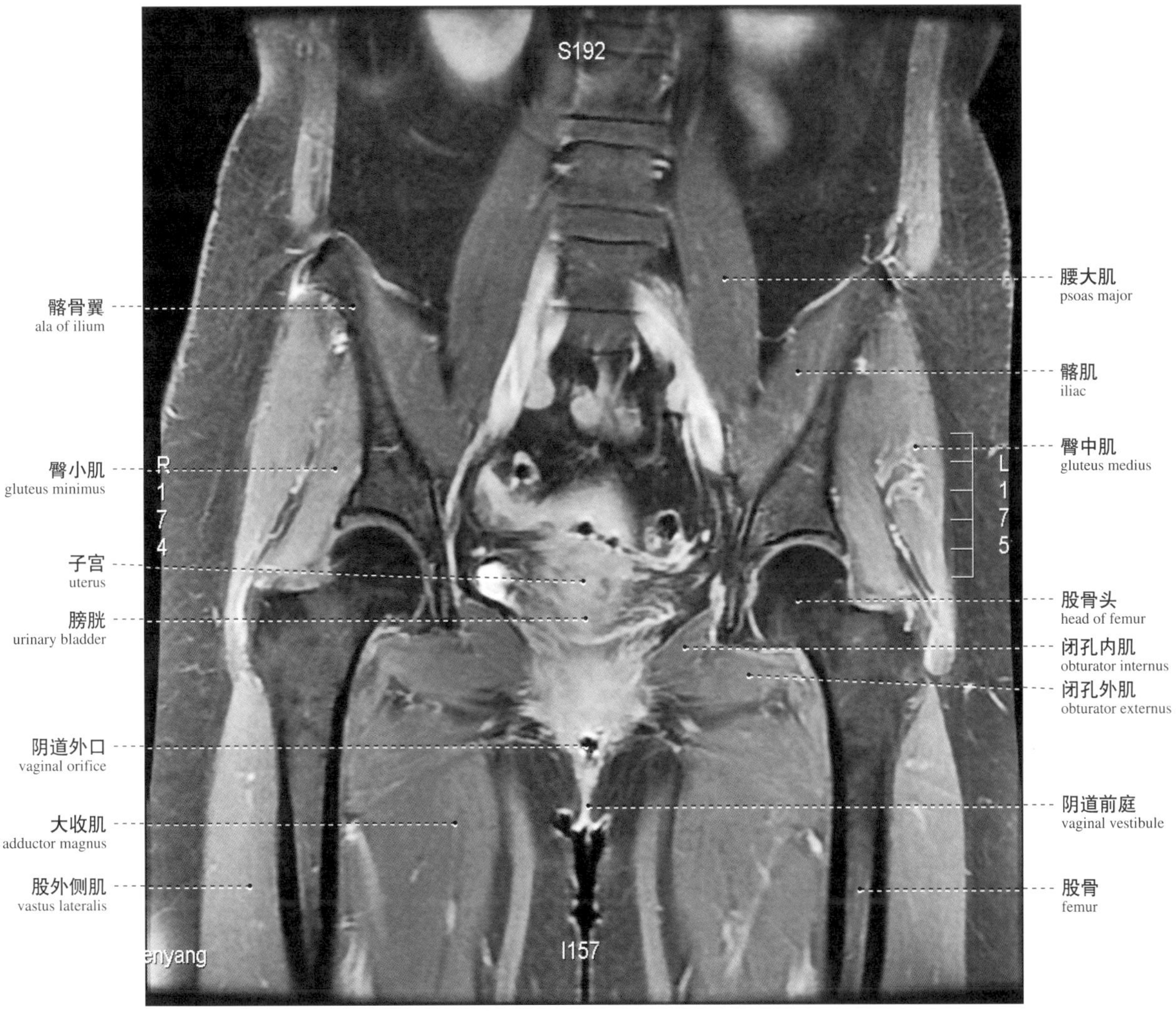
S192
髂骨翼
ala of ilium
臀小肌
gluteus minimus
R
1
7
4
子宫
uterus
膀胱
urinary bladder
阴道外口
vaginal orifice
大收肌
adductor magnus
股外侧肌
vastus lateralis
enyang
I157
腰大肌
psoas major
髂肌
iliac
臀中肌
gluteus medius
L
1
7
5
股骨头
head of femur
闭孔内肌
obturator internus
闭孔外肌
obturator externus
阴道前庭
vaginal vestibule
股骨
femur

780. 盆部磁共振图像（冠状位 4）

MRI of the pelvis (frontal view 4)

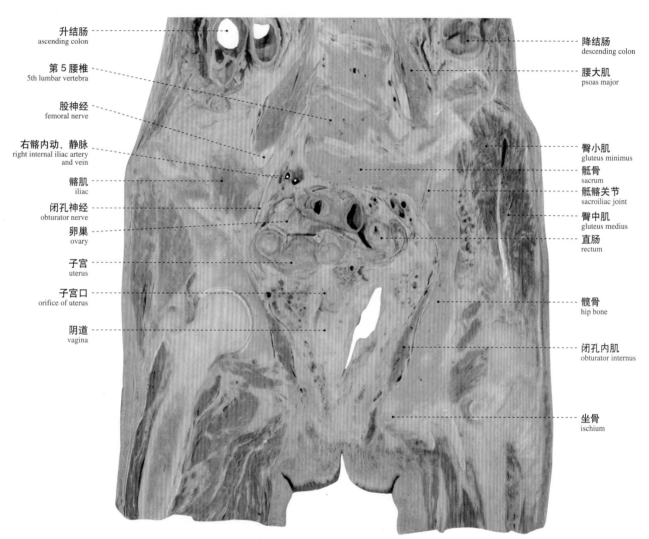

升结肠
ascending colon

第 5 腰椎
5th lumbar vertebra

股神经
femoral nerve

右髂内动、静脉
right internal iliac artery
and vein

髂肌
iliac

闭孔神经
obturator nerve

卵巢
ovary

子宫
uterus

子宫口
orifice of uterus

阴道
vagina

降结肠
descending colon

腰大肌
psoas major

臀小肌
gluteus minimus

骶骨
sacrum

骶髂关节
sacroiliac joint

臀中肌
gluteus medius

直肠
rectum

髋骨
hip bone

闭孔内肌
obturator internus

坐骨
ischium

781. 盆部冠状断面 5
Coronal section of the pelvis 5

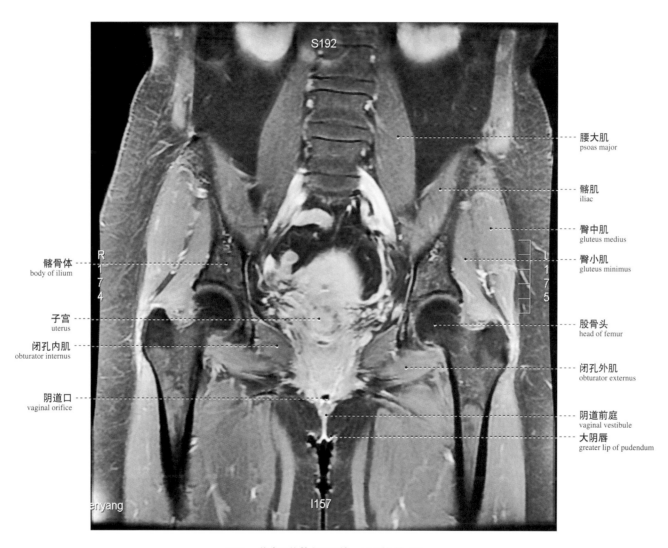

腰大肌
psoas major

髂肌
iliac

臀中肌
gluteus medius

臀小肌
gluteus minimus

股骨头
head of femur

闭孔外肌
obturator externus

阴道前庭
vaginal vestibule

大阴唇
greater lip of pudendum

髂骨体
body of ilium

子宫
uterus

闭孔内肌
obturator internus

阴道口
vaginal orifice

782. 盆部磁共振图像（冠状位 5）
MRI of the pelvis (frontal view 5)

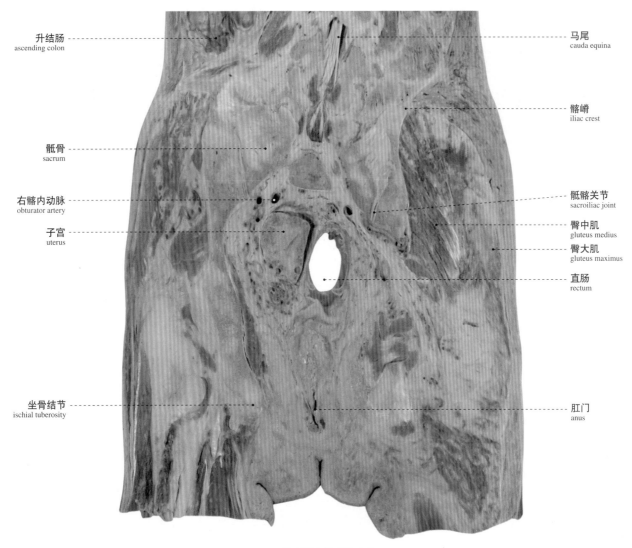

升结肠
ascending colon

骶骨
sacrum

右髂内动脉
obturator artery

子宫
uterus

坐骨结节
ischial tuberosity

马尾
cauda equina

髂嵴
iliac crest

骶髂关节
sacroiliac joint

臀中肌
gluteus medius

臀大肌
gluteus maximus

直肠
rectum

肛门
anus

783. 盆部冠状断面 6
Coronal section of the pelvis 6

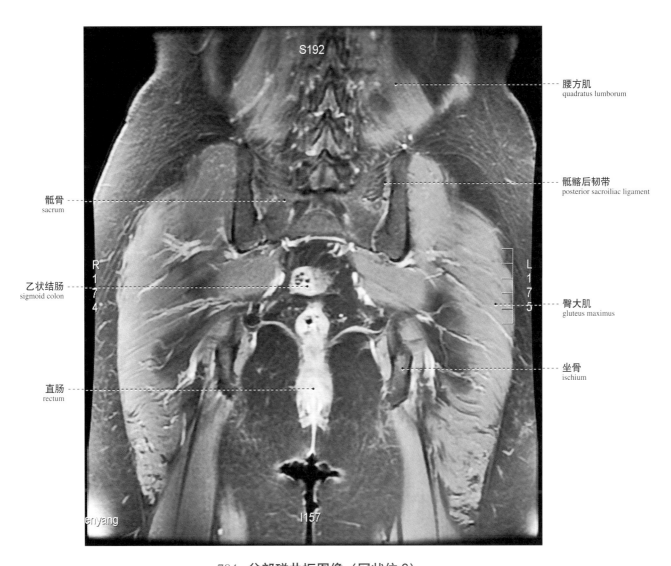

腰方肌
quadratus lumborum

骶髂后韧带
posterior sacroiliac ligament

臀大肌
gluteus maximus

坐骨
ischium

骶骨
sacrum

乙状结肠
sigmoid colon

直肠
rectum

784. 盆部磁共振图像（冠状位6）
MRI of the pelvis (frontal view 6)

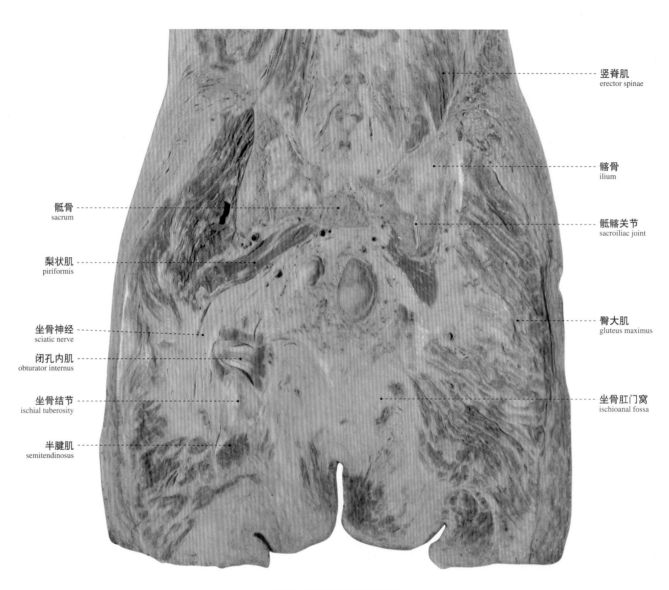

竖脊肌
erector spinae

髂骨
ilium

骶髂关节
sacroiliac joint

臀大肌
gluteus maximus

坐骨肛门窝
ischioanal fossa

骶骨
sacrum

梨状肌
piriformis

坐骨神经
sciatic nerve

闭孔内肌
obturator internus

坐骨结节
ischial tuberosity

半腱肌
semitendinosus

785. 盆部冠状断面 7
Coronal section of the pelvis 7

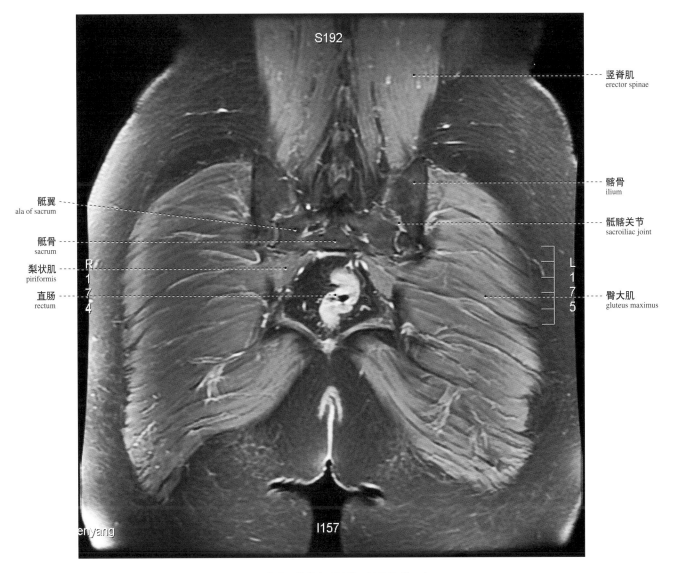

786. 盆部磁共振图像（冠状位 7）

MRI of the pelvis (frontal view 7)

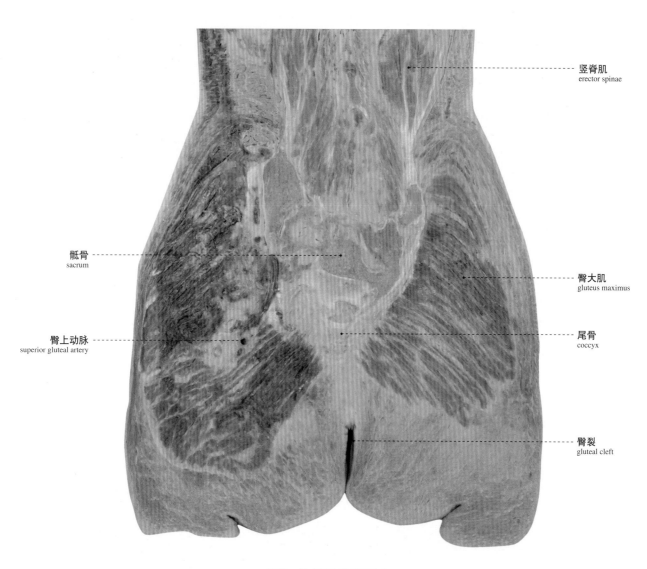

竖脊肌
erector spinae

骶骨
sacrum

臀上动脉
superior gluteal artery

臀大肌
gluteus maximus

尾骨
coccyx

臀裂
gluteal cleft

787. 盆部冠状断面 8
Coronal section of the pelvis 8

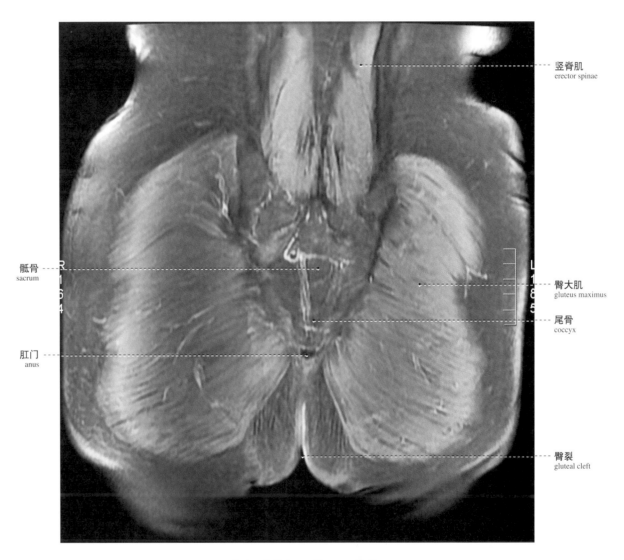

竖脊肌
erector spinae

骶骨
sacrum

臀大肌
gluteus maximus

尾骨
coccyx

肛门
anus

臀裂
gluteal cleft

788. 盆部磁共振图像（冠状位 8）
MRI of the pelvis (frontal view 8)

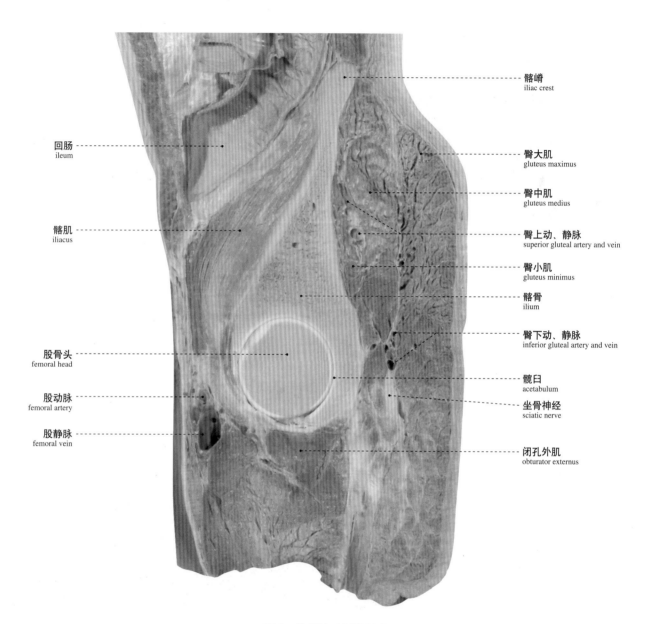

回肠
ileum

髂肌
iliacus

股骨头
femoral head

股动脉
femoral artery

股静脉
femoral vein

髂嵴
iliac crest

臀大肌
gluteus maximus

臀中肌
gluteus medius

臀上动、静脉
superior gluteal artery and vein

臀小肌
gluteus minimus

髂骨
ilium

臀下动、静脉
inferior gluteal artery and vein

髋臼
acetabulum

坐骨神经
sciatic nerve

闭孔外肌
obturator externus

789. 盆部矢状断面 1
Sagittal section of the pelvis 1

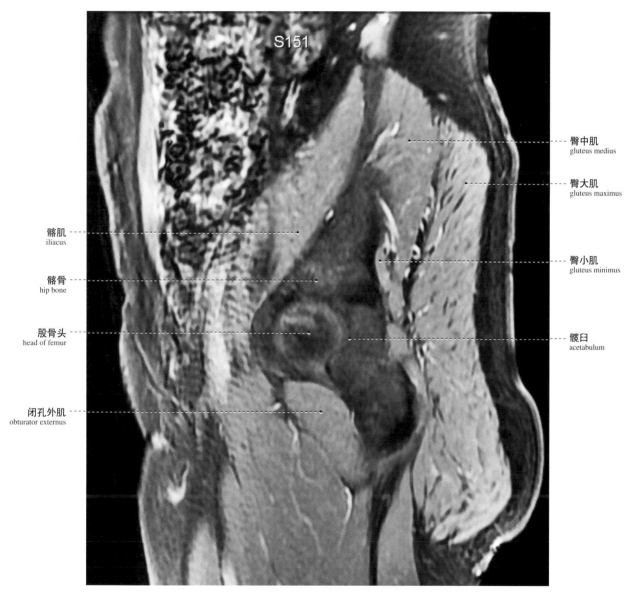

臀中肌
gluteus medius

臀大肌
gluteus maximus

臀小肌
gluteus minimus

髋臼
acetabulum

髂肌
iliacus

髂骨
hip bone

股骨头
head of femur

闭孔外肌
obturator externus

790. 盆部磁共振图像（矢状位 1）
MRI of the pelvis (sagittal view 1)

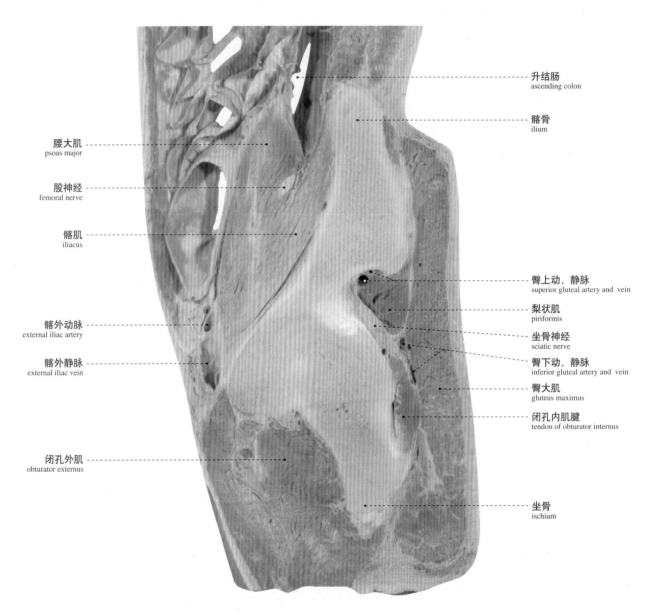

腰大肌
psoas major

股神经
femoral nerve

髂肌
iliacus

髂外动脉
external iliac artery

髂外静脉
external iliac vein

闭孔外肌
obturator externus

升结肠
ascending colon

髂骨
ilium

臀上动、静脉
superior gluteal artery and vein

梨状肌
piriformis

坐骨神经
sciatic nerve

臀下动、静脉
inferior gluteal artery and vein

臀大肌
gluteus maximus

闭孔内肌腱
tendon of obturator internus

坐骨
ischium

791. 盆部矢状断面 2
Sagittal section of the pelvis 2

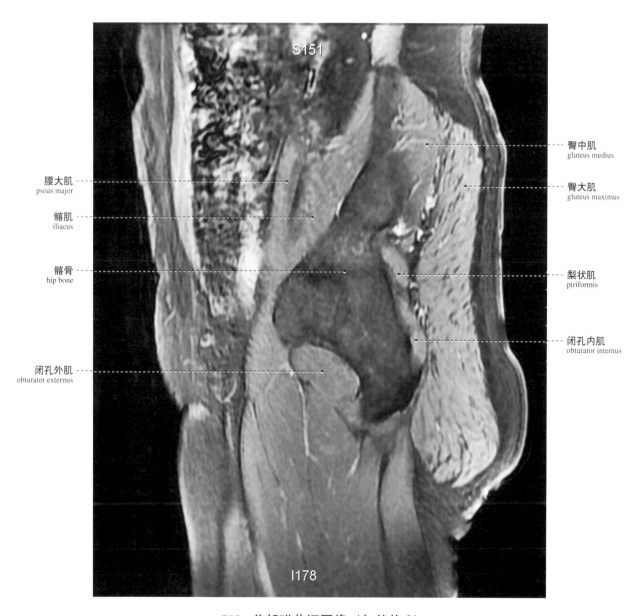

腰大肌
psoas major

髂肌
iliacus

髂骨
hip bone

闭孔外肌
obturator externus

臀中肌
gluteus medius

臀大肌
gluteus maximus

梨状肌
piriformis

闭孔内肌
obturator internus

792. 盆部磁共振图像（矢状位 2）
MRI of the pelvis (sagittal view 2)

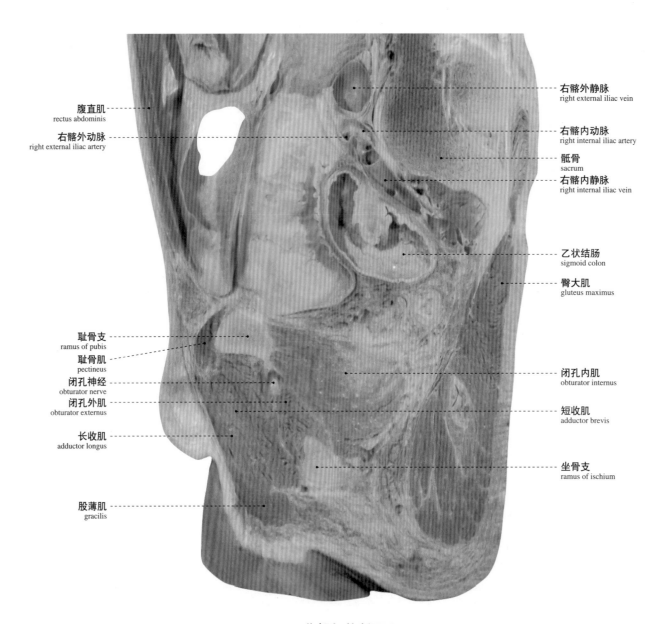

腹直肌
rectus abdominis

右髂外动脉
right external iliac artery

耻骨支
ramus of pubis

耻骨肌
pectineus

闭孔神经
obturator nerve

闭孔外肌
obturator externus

长收肌
adductor longus

股薄肌
gracilis

右髂外静脉
right external iliac vein

右髂内动脉
right internal iliac artery

骶骨
sacrum

右髂内静脉
right internal iliac vein

乙状结肠
sigmoid colon

臀大肌
gluteus maximus

闭孔内肌
obturator internus

短收肌
adductor brevis

坐骨支
ramus of ischium

793. 盆部矢状断面 3
Sagittal section of the pelvis 3

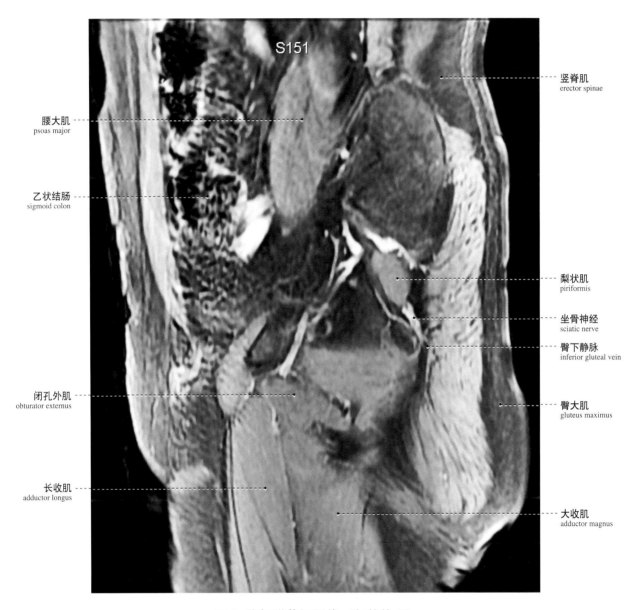

腰大肌
psoas major

乙状结肠
sigmoid colon

闭孔外肌
obturator externus

长收肌
adductor longus

竖脊肌
erector spinae

梨状肌
piriformis

坐骨神经
sciatic nerve

臀下静脉
inferior gluteal vein

臀大肌
gluteus maximus

大收肌
adductor magnus

794. 盆部磁共振图像（矢状位3）
MRI of the pelvis (sagittal view 3)

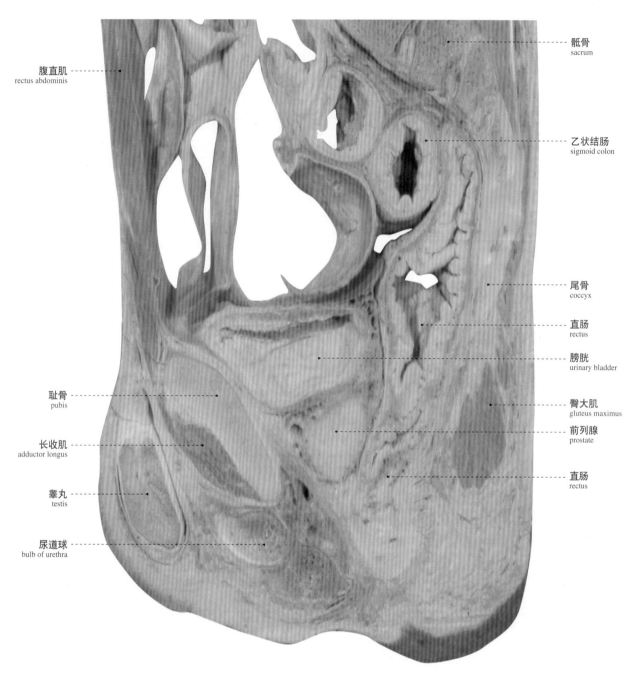

腹直肌
rectus abdominis

骶骨
sacrum

乙状结肠
sigmoid colon

尾骨
coccyx

直肠
rectus

膀胱
urinary bladder

耻骨
pubis

臀大肌
gluteus maximus

长收肌
adductor longus

前列腺
prostate

睾丸
testis

直肠
rectus

尿道球
bulb of urethra

795. 盆部矢状断面 4

Sagittal section of the pelvis 4

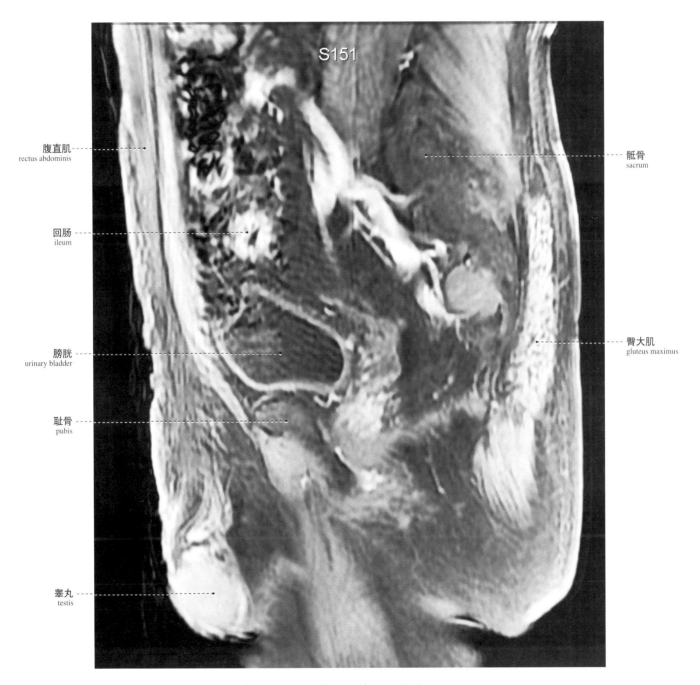

腹直肌
rectus abdominis

回肠
ileum

膀胱
urinary bladder

耻骨
pubis

睾丸
testis

骶骨
sacrum

臀大肌
gluteus maximus

796. 盆部磁共振图像（矢状位 4）
MRI of the pelvis (sagittal view 4)

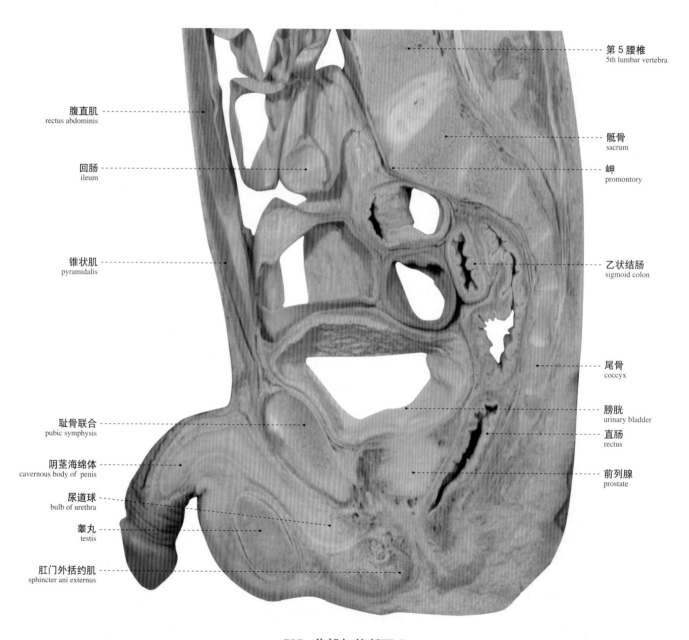

腹直肌
rectus abdominis

回肠
ileum

锥状肌
pyramidalis

耻骨联合
pubic symphysis

阴茎海绵体
cavernous body of penis

尿道球
bulb of urethra

睾丸
testis

肛门外括约肌
sphincter ani externus

第 5 腰椎
5th lumbar vertebra

骶骨
sacrum

岬
promontory

乙状结肠
sigmoid colon

尾骨
coccyx

膀胱
urinary bladder

直肠
rectus

前列腺
prostate

797. 盆部矢状断面 5
Sagittal section of the pelvis 5

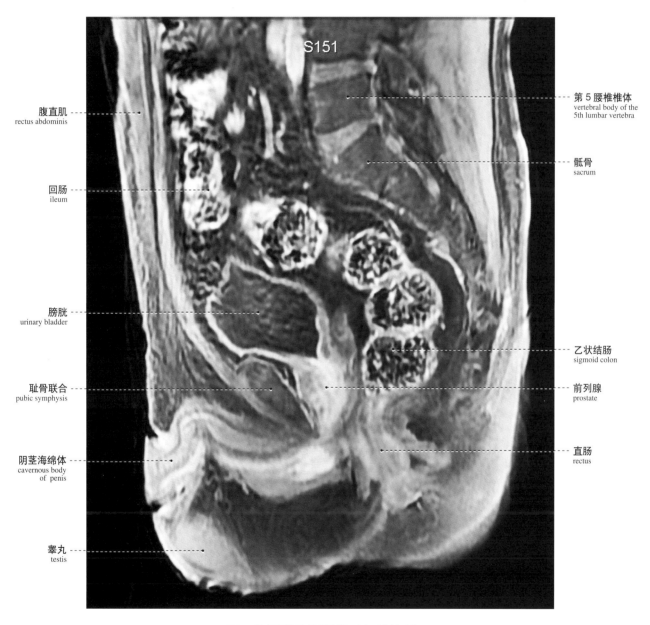

腹直肌
rectus abdominis

回肠
ileum

膀胱
urinary bladder

耻骨联合
pubic symphysis

阴茎海绵体
cavernous body
of penis

睾丸
testis

第5腰椎椎体
vertebral body of the
5th lumbar vertebra

骶骨
sacrum

乙状结肠
sigmoid colon

前列腺
prostate

直肠
rectus

798. 盆部磁共振图像（矢状位5）
MRI of the pelvis (sagittal view 5)

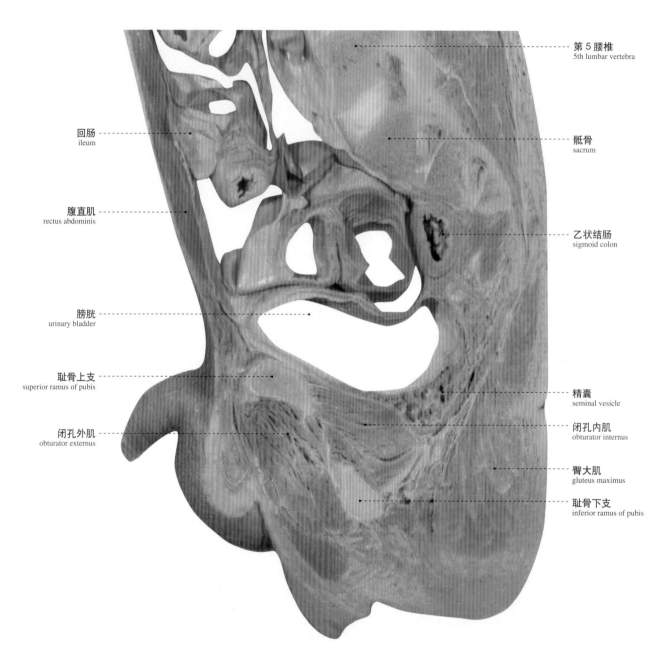

第 5 腰椎
5th lumbar vertebra

回肠
ileum

骶骨
sacrum

腹直肌
rectus abdominis

乙状结肠
sigmoid colon

膀胱
urinary bladder

耻骨上支
superior ramus of pubis

精囊
seminal vesicle

闭孔外肌
obturator externus

闭孔内肌
obturator internus

臀大肌
gluteus maximus

耻骨下支
inferior ramus of pubis

799. 盆部矢状断面 6
Sagittal section of the pelvis 6

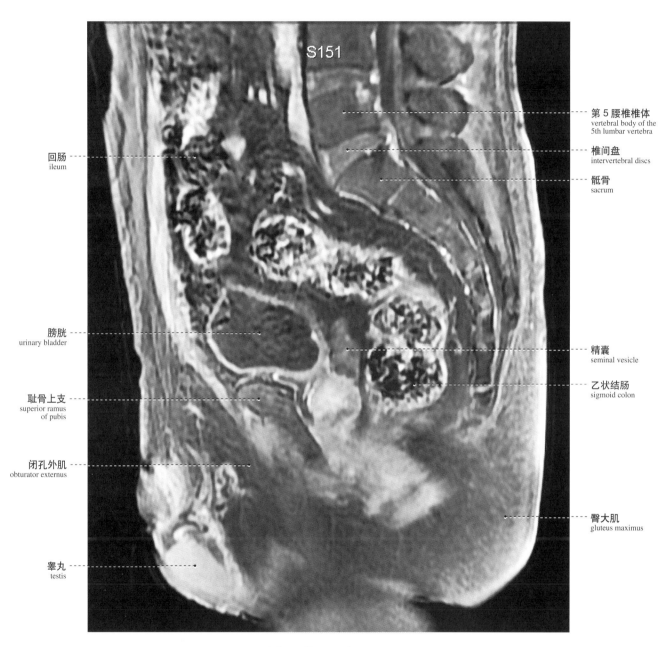

回肠
ileum

膀胱
urinary bladder

耻骨上支
superior ramus
of pubis

闭孔外肌
obturator externus

睾丸
testis

第 5 腰椎椎体
vertebral body of the
5th lumbar vertebra

椎间盘
intervertebral discs

骶骨
sacrum

精囊
seminal vesicle

乙状结肠
sigmoid colon

臀大肌
gluteus maximus

800. 盆部磁共振图像（矢状位 6）
MRI of the pelvis (sagittal view 6)

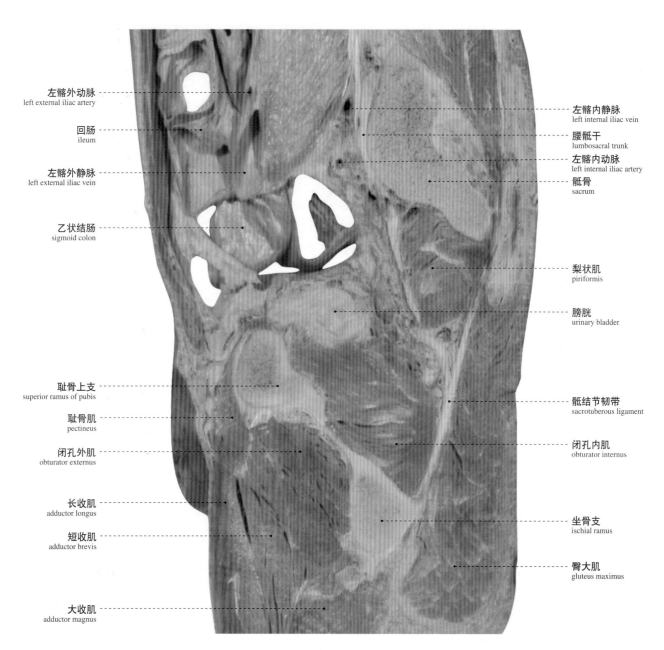

左髂外动脉
left external iliac artery

回肠
ileum

左髂外静脉
left external iliac vein

乙状结肠
sigmoid colon

耻骨上支
superior ramus of pubis

耻骨肌
pectineus

闭孔外肌
obturator externus

长收肌
adductor longus

短收肌
adductor brevis

大收肌
adductor magnus

左髂内静脉
left internal iliac vein

腰骶干
lumbosacral trunk

左髂内动脉
left internal iliac artery

骶骨
sacrum

梨状肌
piriformis

膀胱
urinary bladder

骶结节韧带
sacrotuberous ligament

闭孔内肌
obturator internus

坐骨支
ischial ramus

臀大肌
gluteus maximus

801. 盆部矢状断面 7
Sagittal section of the pelvis 7

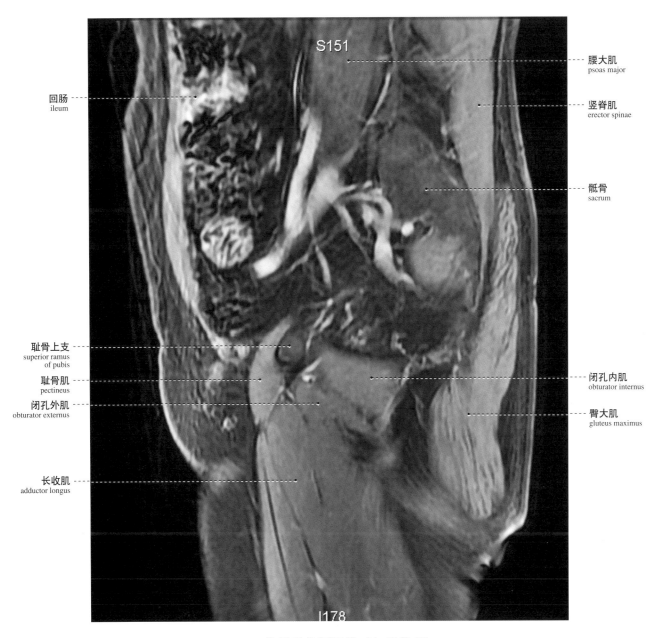

回肠
ileum

耻骨上支
superior ramus
of pubis

耻骨肌
pectineus

闭孔外肌
obturator externus

长收肌
adductor longus

腰大肌
psoas major

竖脊肌
erector spinae

骶骨
sacrum

闭孔内肌
obturator internus

臀大肌
gluteus maximus

802. 盆部磁共振图像（矢状位 7）
MRI of the pelvis (sagittal view 7)

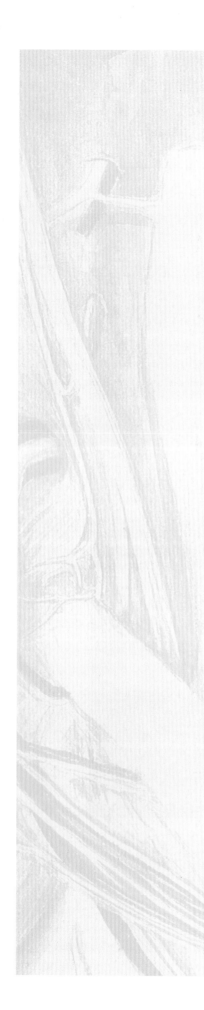

参考书目

[1] Schuenke M, Schulte E, Schumacher U. THIEME Atlas of Anatomy, Neck and Internal Organs. Thieme Stuttgart.

[2] Schuenke M, Schulte E, Schumacher U. THIEME Atlas of Anatomy, General Anatomy and Musculoskeletal System. Thieme Stuttgart.

[3] Schuenke M, Schulte E, Schumacher U. THIEME Atlas of Anatomy, Head and Neuroanatomy. Thieme Stuttgart.

[4] Putz R, Sobotta PR. Atlas der Anatomie des Menschen. Band 2, 21st edition. Elsevier, Pte Ltd.

[5] Standring S. GRAY'S Anatomy Susan Standring. Churchill Livingstone Elsevier.

[6] Netter FH. Atlas of Human Anatomy. SAUNDERS Elsevier.

[7] Bontrager KL, Lampignano JP. 王继琛译 . 放射技术与相关解剖 . 北京大学医学出版社 .

[8] Moore KL, Persaud TVN. The Developing Human. Saunders Elsevier.

[9] David W，Stoller MR. 廉宗澂译 . 关节镜和外科解剖图片集 . 天津科技翻译出版公司 .

[10] Agur AMR. Grant's Atlas of Anatomy. Lippincott Williams & Wilkins Inc.

[11] Stoller DW. MRI, Arthroscopy, and Surgical Anatomy of the Joints. Lippincott Williams & Wilkins lnc.

[12] 高士濂 . 实用解剖图谱 , 上肢分册 . 上海科学技术出版社 .

[13] 高士濂 . 实用解剖图谱 , 下肢分册 . 上海科学技术出版社 .

[14] 托尼 · 史密斯 . 左焕琛译 . 人体 . 上海科学技术出版社 .

[15] Agur AMR, Dalley AF. 左焕琛译 . Grant 解剖学图谱 . 上海科学技术出版社 .

[16] 金征宇 . 超高场 MR 全身应用图谱 . 中国协和医科大学出版社 .

[17] 张朝佑 . 人体解剖学 . 人民卫生出版社 .

[18] 郭光文 , 王序 . 人体解剖彩色图谱 . 人民卫生出版社 .

[19] 柏树令 , 段坤昌 , 陈金宝 . 人体解剖学彩色图谱 . 上海科学技术出版社 .

[20] 石玉秀 , 邓纯忠 , 孙桂媛 , 等 . 组织学与胚胎学彩色图谱 . 上海科学技术出版社 .

[21] 段坤昌 , 王振宇 , 李庆生 . 颅脑颈部应用解剖学彩色图谱 . 辽宁科学技术出版社 .

[22] 金连弘 . 人体断面解剖学彩色图谱 . 人民卫生出版社 .

[23] 姜树学，马述盛 . 断面解剖与 MRI、CT、ECT 对照图谱 . 辽宁科学技术出版社 .

[24] 梁长虹，赵振军 . 多层螺旋 CT 血管成像 . 人民军医出版社 .

[25] 徐达传 . 骨科临床解剖学图谱 . 山东科学技术出版社 .

[26] 姜宗来 . 胸心外科临床解剖学图谱 . 山东科学技术出版社 .

[27] 张正治 . 口腔颌面外科临床解剖学图谱 . 山东科学技术出版社 .

[28] 于春江，贾旺，张绍祥 . 神经外科临床解剖学图谱 . 山东科学技术出版社 .

[29] 孔祥玉，韩德民 . 眼耳鼻咽喉科临床解剖学图谱 . 山东科学技术出版社 .

[30] 刘树伟，柳澄，胡三元 . 腹部外科临床解剖学图谱 . 山东科学技术出版社 .

[31] 原林，王兴海 . 妇产外科临床解剖学图谱 . 山东科学技术出版社 .

[32] 丁自海，李忠华，苏泽轩 . 泌尿外科临床解剖学图谱 . 山东科学技术出版社 .

[33] 汪忠镐，舒畅 . 血管外科临床解剖学图谱 . 山东科学技术出版社 .

[34] 单鸿，姜在波，马壮 . 临床血管解剖学 . 世界图书出版公司 .

[35] 梁常虹，赵振军 . 多层螺旋 CT 血管成像 . 人民军医出版社 .

[36] 倪磊 . 膝关节镜彩色图谱 . 科学出版社 .

对提供参考书目的作者和出版社，在此一并表示衷心的感谢。